中国康复医学会“康复医学指南”丛书

体育保健康复指南

主　　编　赵　斌
副 主 编　张　钧　李豪杰
主　　审　王正珍

人民卫生出版社
·北　京·

图书在版编目（CIP）数据

体育保健康复指南/赵斌主编. —北京：人民卫生出版社，2020.11（2026.5重印）
ISBN 978-7-117-30697-3

Ⅰ.①体… Ⅱ.①赵… Ⅲ.①体育保健学-指南 Ⅳ.①G804.3-62

中国版本图书馆 CIP 数据核字（2020）第 196865 号

人卫智网	www.ipmph.com	医学教育、学术、考试、健康，购书智慧智能综合服务平台
人卫官网	www.pmph.com	人卫官方资讯发布平台

体育保健康复指南
Tiyu Baojian Kangfu Zhinan

主　　编：赵　斌
出版发行：人民卫生出版社（中继线 010-59780011）
地　　址：北京市朝阳区潘家园南里 19 号
邮　　编：100021
E - mail：pmph @ pmph.com
购书热线：010-59787592　010-59787584　010-65264830
印　　刷：北京捷迅佳彩印刷有限公司
经　　销：新华书店
开　　本：787 × 1092　1/16　　印张：22
字　　数：549 千字
版　　次：2020 年 11 月第 1 版
印　　次：2026 年 5 月第 2 次印刷
标准书号：ISBN 978-7-117-30697-3
定　　价：95.00 元
打击盗版举报电话：010-59787491　E-mail：WQ @ pmph.com
质量问题联系电话：010-59787234　E-mail：zhiliang @ pmph.com

编者（按姓氏笔画排序）

王　川［美复康健（天津）健康咨询有限公司］
王　艳（北京体育大学）
王　琳（上海体育学院）
王洪丹（吉林体育学院）
王雪强（上海体育学院）
毛海洪（印第安纳大学）
付德荣（广东体育职业技术学院）
朱文斐（陕西师范大学）
刘晓莉（北京师范大学）
刘培峰（上海市肿瘤研究所）
许　卓（吉林大学中日联谊医院）
李　雪（成都体育学院）
李　璟（国家体育总局运动医学研究所）
李丹阳（武汉体育学院）
李豪杰（吉林体育学院）
杨　翼（武汉体育学院）
吴卫兵（上海体育学院）
张　钧（上海师范大学）
张海峰（河北师范大学）
周　军（首都体育学院）
周敬滨（国家体育总局运动医学研究所）
赵　斌（河北师范大学）
荣湘江（首都体育学院）
胡晓燕（广东体育职业技术学院）
侯晓晖（广州体育学院）
钱菁华（北京体育大学）
黄　鹏（北京体育大学）

黄力平（天津体育学院）
曹鹏宇（吉林大学白求恩第一医院）
甄志平（北京师范大学）
廖远朋（成都体育学院）

编写秘书

焦伟伟（廊坊师范学院）

中国康复医学会“康复医学指南”丛书

序言

受国家卫生健康委员会委托，中国康复医学会组织编写了“康复医学指南”丛书（以下简称“指南”）。

康复医学是卫生健康工作的重要组成部分，在维护人民群众健康工作中发挥着重要作用。康复医学以改善患者功能、提高生活质量、重塑生命尊严、覆盖生命全周期健康服务、体现社会公平为核心宗旨，康复医学水平直接体现了一个国家的民生事业发展水平和社会文明发达程度。国家高度重视康复医学工作，近年来相继制定出台了一系列政策文件，大大推动了我国康复医学工作发展，目前我国康复医学工作呈现出一派欣欣向荣的局面。康复医学快速发展迫切需要出台一套与工作相适应的“指南”，为康复行业发展提供工作规范，为专业人员提供技术指导，为人民群众提供健康康复参考。

“指南”编写原则为，遵循大健康大康复理念，以服务人民群众健康为目的，以满足广大康复医学工作者需求为指向，以康复医学科技创新为主线，以康复医学技术方法为重点，以康复医学服务规范为准则，以康复循证医学为依据，坚持中西结合并重，既体现当今现代康复医学发展水平，又体现中国传统技术特色，是一套适合中国康复医学工作国情的“康复医学指南”丛书。

“指南”具有如下特点：一是科学性，以循证医学为依据，推荐内容均为公认的国内外最权威发展成果；二是先进性，全面系统检索文献，书中内容力求展现国内外最新研究进展；三是指导性，书中内容既有基础理论，又有技术方法，更有各位作者多年的实践经验和辩证思考；四是中西结合，推荐国外先进成果的同时，大量介绍国内开展且证明有效的治疗技术和方案，并吸纳中医传统康复技术和方法；五是涵盖全面，丛书内容涵盖康复医学各专科、各领域，首批计划推出 66 部指南，后续将继续推出，全面覆盖康复医学各方面工作。

“指南”丛书编写工作举学会全体之力。中国康复医学会设总编写委员会负总责，各专业委员会设专科编写委员会，各专业委员会主任委员为各专科指南主编，全面负责本专科指南编写工作。参与编写的作者均为我国当今康复医学领域的高水平专家、学者，作者数量达千余人之多。“指南”是全体参与编写的各位同仁辛勤劳动的成果。

“指南”的编写和出版是中国康复医学会各位同仁为广大康复界同道、

为人民群众健康奉献出的一份厚礼，我们真诚希望本书能够为大家提供工作中的实用指导和有益参考。由于“指南”涉及面广，信息量大，加之编撰时间较紧，书中的疏漏和不当之处在所难免，期望各位同仁积极参与探讨，敬请广大读者批评指正，以便再版时修正完善。

衷心感谢国家卫生健康委员会对中国康复医学会的高度信任并赋予如此重要任务，衷心感谢参与编写工作的各位专家、同仁的辛勤劳动和无私奉献，衷心感谢人民卫生出版社对于“指南”出版的高度重视和大力支持，衷心感谢广大读者对于“指南”的关心和厚爱！

百舸争流，奋楫者先。我们将与各位同道一起继续奋楫前行！

中国康复医学会会长
方国恩
2020年8月28日

中国康复医学会“康复医学指南”丛书

编写委员会

中国康复医学会“康复医学指南”丛书

目录

前言

为贯彻实施《“健康中国 2030”规划纲要》和推动康复医学事业的发展，受国家卫生健康委员会委托，中国康复医学会于 2018 年启动了“康复医学指南”丛书的编著工作。体育保健康复专业委员会作为中国康复医学会领导下的二级学会，承担起了该丛书的分册——《体育保健康复指南》的编著任务。

在中国康复医学会的领导和指导下，为保质保量完成好本书的编著任务，中国康复医学会体育保健康复专业委员会主任委员赵斌教授通过遴选副主编及编者，成立编委会，带领大家认真学习理解学会领导有关指示精神及中国康复医学会《关于进一步做好〈康复医学指南〉系列丛书编写工作若干要求的通知》等文件要求，曾先后 10 次召集 2 位副主编及学术秘书召开视频会议，并召集编委会成员召开碰头会、定稿会等，加强总体筹划、组织协调、动员宣传和调查研究，就各个环节和书稿质量反复商讨、推敲和审核，并制定了《〈体育保健康复指南〉编写规范》，从政治问题、版权问题和学术问题三个方面明确了编写的基本要求；从学科内容、名词术语等方面明确了编写行文要求；从全书部件、章节要素和章节格式三个方面明确了编写格式要求；从总体字数、书稿结构和附件说明等方面明确了编写交稿要求，同时规定了编写时间节点并下达了编撰任务书，为顺利有序地推进编写工作、保证书稿质量提供了依据、打牢了基础。

通过主编、副主编及编委会所有人员历时 14 个月的共同努力，《体育保健康复指南》终于如期完成。《体育保健康复指南》分为体育保健指南、运动防护指南和运动康复指南三大篇：第一篇“体育保健指南”包括运动与健康、运动健康风险测评、健康体适能测评和其他相关测评；第二篇“运动防护指南”包括运动损伤预防概述、运动伤病的预防与应急处理、运动损伤的预防与康复和运动性疾病的预防与处置；第三篇“运动康复指南”包括运动处方、不同年龄人群的运动处方制定与实施、特定人群的运动处方制定与实施和慢性病患者的运动康复。本书有针对性、科学性、实用性和权威性，既可作为康复医学工作者的参考书，也可作为体育保健康复工作者的专业工具书，为体育保健康复领域的科研、教学和管理人员提供指导。

在《体育保健康复指南》编著的过程中，得到了主审北京体育大学王正珍教授和中国康复医学会余红亚主任的指导与审阅，在此表示感谢。

中国康复医学会体育保健康复专业委员会主任委员

赵　斌

2020 年 6 月

前言

目录

第三篇 运动康复指南

绪　论

2016年10月，国务院颁布的《"健康中国2030"规划纲要》在第六章第三节"加强体医融合和非医疗健康干预"提出："发布体育健身活动指南，建立完善针对不同人群、不同环境、不同身体状况的运动处方库，推动形成体医结合的疾病管理与健康服务模式"。这充分体现了以人民健康为中心，主动健康为导向，全方位进行健康影响因素干预，全生命周期进行健康维护和疾病防控，把健康关口前移，将"治已病"向"治未病"转变。同时，这也就要求要更有力地贯彻和积极践行体育保健康复的功能，发挥体育保健康复在健康促进、慢性病预防等方面的积极作用。

一、体育保健康复的含义

本《体育保健康复指南》正是在"健康中国"的大背景下应运而生，体育保健康复亦是由体育保健与运动康复两部分组成，这两部分是既各自独立又密切相关的两个学科。体育保健学是保健学中的一个分支，它是研究人体在体育运动过程中保健规律的一门学科，采用体育的手段和方法来增强体质，增进健康，防治伤病；它主要是以维护生命，保持健康，以预防为主，增强体质，提高健康水平为目标。运动康复学是康复医学的一个分支，是对患者采用各种运动方法使其在身体功能和精神上获得全面恢复，是以促进人体功能恢复、重返社会、提高生活与生命质量为己任。这两门学科的共同特点是利用体育的理论与方法融合医学、卫生学等知识来解决人类生命全方位、全周期的健康问题。

二、体育保健康复的发展

追溯历史，其实体育保健康复在健康促进与健康维护中的应用由来已久。比如，我们耳闻能详的体育传统功法五禽戏、八段锦等在古时候已经验证了其治病功效，从马王堆出土的汉代文物中就详细记载了五禽戏强身健体和治疗疾病的过程；比如，太极拳能够有病治病、无病健身，至今不仅国内的应用和研究经久不衰，还推广到了西方一些国家。而在西方利用骑马、爬山、游戏比赛减少身心不适，增加体力，促进人际交流的的记载也有上千年的历史。但是，将各种体育运动保健措施科学合理地引入到医疗系统，并作为康复医学中的重要组成部分和治疗疾病的手段仅仅是近半个多世纪的事情。

现代体育保健康复在我国的真正发展仅仅三四十年，1982年第一本《体育保健学》教材进入体育专业的课堂，1984年"全国高校体育保健研究学会"成立，2012年"中国康复医学会体育保健康复专业委员会"成立，2012年"运动康复"列为体育类国家专业计划目录中，2016年国家提出"全民健身与全民健康深度融合"及"运动处方库"建设。可见，体育保健康复正以高速的发展来适应社会大众的健康及康复需求。在国家政府及体育医疗相关部门的推动下，从治疗到预防为主、从医疗手段到运动干预、从药物到运动处方，坚持防治结合、联防联控和群防群控，努力为人民群众提供全生命周期的卫生与健康服务。

三、《体育保健康复指南》的编制与应用

为进一步贯彻实施《“健康中国 2030” 规划纲要》，并推动康复事业的发展，受国家卫生健康委员会委托，中国康复医学会于 2018 年启动了 “中国康复医学会指南丛书” 的编著工作。体育保健康复专业委员会作为中国康复医学会领导下的二级学会，承担起了该系列丛书分册《体育保健康复指南》的编著任务。

《体育保健康复指南》作为体育保健康复领域的第一部 “指南” 性质的著作，是集科学性、系统性、先进性、权威性与实用性为一体的工具书。该书从体育保健、运动防护和运动康复三大方面为体育保健康复领域的科研、教学、管理人员提供相关理论依据及实施方法参考，同时适用于体育人员保健康复领域及康复医学临床应用等相关学科，以求在体育保健康复服务 “健康中国” 建设及提高人民健康水平方面做出应有的贡献。

（赵　斌）

第一篇

体育保健指南

第一章　运动与健康

随着社会和经济的迅猛发展，健康成为人类的第一需求。运动是健康生活方式的重要体现，“运动干预”是促进健康和增强体质的重要手段和途径。随着《“健康中国 2030”规划纲要》的颁布和实施，运动作为健康中国的重要组成部分，在提高人们身体素质和健康水平、促进人的全面发展上具有重要作用。但是运动对人体健康的影响也是一把“双刃剑”，轻则达不到锻炼效果，重则出现运动性伤病，只有通过科学的理论指导并进行符合人体要求的适宜的运动才能达到健康目标。因此只有加强运动中的保健，才能达到运动促进健康的效果。

第一节　运动的健康效益

运动与健康效益之间存在复杂的因果联系。影响运动健康效益的外部因素包括信息、社会支持、环境和政策因素等，内部因素包括心理与生理因素等。通过提高运动水平改善身体能力（有氧耐力、生理机能、身体成分、技能、代谢能力与情绪），从而产生健康效果。而目前，运动不足已成为全球范围死亡的主要危险因素之一，许多国家缺乏运动的人群比例在不断增加。

一、运动的生理健康效益

有规律的适量的运动有益于健康，它通过提高个体运动水平改善身体能力，产生健康促进作用，防控慢性病发生发展，降低全因死亡风险。

（一）增强心血管功能

运动时交感 - 肾上腺系统活动显著增加，心率和每搏输出量增加，对心血管功能有良好的影响。

1. 对心脏的影响　长期适宜的运动可导致心肌细胞体积增大，直径增粗，心肌收缩蛋白和肌红蛋白增多，肌原纤维间毛细血管密度增加，线粒体到毛细血管的最大氧气弥散距离缩小，有利于心肌组织的氧化磷酸化过程及能量产生。长期坚持适宜的运动可使心肌实质和间质成分成比例增长，使心脏的重量和体积增大，左心室舒张和收缩功能增强，心肌泵血功能显著提高，每搏输出量增加，心脏储备力增加，这对提高运动时的最大摄氧量和有氧耐力具有重要作用。

2. 对血管的影响　运动对血管的影响主要表现在对血管内皮、平滑肌和微循环血管的良好影响。

（1）对血管内皮的影响：由于血液流动对血管壁面切应力的作用，适宜的运动使得血管内皮细胞呈流畅梭形变化，其排列方向与血流方向一致，血管内皮的排列更符合流体力学原理，同时增强内皮细胞的内分泌功能。

（2）对血管平滑肌的影响：适宜的运动可使动脉管壁中膜增厚、弹性纤维和平滑肌增厚，血管壁的弹性增强，血管搏动有力，有利于血液流动。

（3）对微循环血管的影响：运动可使冠状血管扩张，刺激小动脉和侧支血管增生，增强冠状血管平滑肌细胞的功能，促使冠状动脉转运能力提高，改善心肌微循环，使心肌的氧气供应和营养物质供应丰富。运动还可以改变毛细血管在各器官里的分布和数量，使毛细血管开放数量及新生数量增多、分支吻合增多，有利于改善器官的血供，增强器官的功能。

（二）调节能量代谢

人体日常生活中的一切肌肉活动或运动实际上都是能量代谢过程。由于对能量代谢需求的改变，机体对能量的储存、释放、转换和利用也出现相应适应。运动时机体需要给骨骼肌提供足够的能量以满足骨骼肌收缩能量的需要。而 ATP 是肌肉收缩时将化学能转变为机械能的唯一直接来源，因此运动时肌肉 ATP 的再合成和转运速率将大幅加快。骨骼肌中 ATP 含量较低，为了保证运动时骨骼肌收缩的能量，ATP 的分解过程必须与再合成过程密切偶联。在不同的运动模式下，各能量代谢系统的动用取决于运动强度和持续时间。

1. 一次急性运动对能量代谢的调节作用　急性运动刚开始的能量主要来源于三磷酸腺苷（ATP）和磷酸肌酸（CP）的分解。ATP 在 ATP 酶催化下迅速分解为 ADP 和 Pi，同时释放能量。ADP 随后与 CP 作为共同底物在肌酸激酶的催化下迅速再合成 ATP。由于是直接利用骨骼肌储存的 ATP，且骨骼肌用于再合成 ATP 的 CP 分解速率极快，所以磷酸源供能系统较乳酸供能系统和有氧氧化供能系统能够提供更大的输出功率。由于该过程中 ATP、CP 分解时不需要氧气的参与，也不产生乳酸，故为无氧代谢的非乳酸成分。如果运动维持足够的强度并继续维持下去，呼吸和循环系统的动员一旦不能满足运动骨骼肌对氧的需求，糖酵解供能系统将逐渐占据能量供应的主导地位，同时产生大量乳酸。糖酵解供能过程不需要氧气参加，同时产生大量乳酸，又称无氧代谢的乳酸成分。

有氧代谢较磷酸原和糖酵解供能系统具有更为复杂的化学过程。低、中强度运动中呼吸和循环系统的动员能够满足运动骨骼肌对氧气的需求，充足的代谢底物能够提供更大的能量供应总量，因此运动时间能大为延长。

一般来讲，在不同的运动模式、运动持续时间和强度下，3 种供能系统都参与能量供应，只不过各自在总体能量供应中所占的比例不同。

2. 慢性运动对能量代谢的调节　有氧代谢和无氧代谢能力除取决于能源物质储备外，能量代谢的调节能力以及运动后恢复过程的代谢能力也是重要因素。一般来讲，慢性运动可上调其主要能量代谢供能系统的酶活性，对神经、激素的调节更加敏感，内环境变化时各器官系统的功能更加协调，同时加速能源物质及各代谢调节系统的恢复，促进疲劳的消除。

慢性运动对能量代谢的影响可以用运动或能量节省化反映。慢性运动提高机体的运动节省化程度往往是骨骼肌能量代谢系统改善、运动单位募集类型改变、同等强度运动中通气量和心率降低以及运动技能提高的结果。

（三）改善身体成分构成

合理的身体成分构成有益于健康，已成为人们的共识。适宜的运动被认为是一种合理有效地改善身体构成的重要手段。研究认为，运动可以通过增加能量消耗，提高基础代谢率，抑制脂肪的生成来减少脂肪的积累，以及通过增加肌肉达到改善身体构成的目的。

1. 运动对脂肪代谢的影响　长期坚持有氧运动能更好地降低人体的脂肪，同时增加瘦体重，使身体成分向良好趋势发展。中等强度运动（通常在最大摄氧量的 50%~70%）被研究证明可以促进脂肪氧化达到最佳状态。也有学者提出，高强度的间歇运动在减肥效果方面要优于中低强度的运动。虽然高强度的运动过程利用脂肪氧化供能的比例较少，但是由于在高强度运动后机体恢复期内，人体的代谢率会升高并持续伴随，从而增加机体额外的能量消耗，促进脂肪分解。高强度运动后机体持续伴随的能耗为中、低强度运动能耗的大约9倍之多。

2. 运动对骨骼肌的影响　研究发现，抗阻力量练习是刺激骨骼肌生长和肥大、增加肌肉力量的有效手段。抗阻力量练习对身体成分的影响主要体现在：①骨骼肌通过克服阻力刺激骨骼肌细胞的体积增加和肌肉生理横断面积增大；②抗阻力量训练可以促进机体运动后恢复期内的蛋白质合成；③同时从细胞和分子水平出发，力量训练可以激活肌细胞旁的卫星细胞，使其与体内的类骨骼肌细胞重新结合生成新的肌细胞，从而增加骨骼肌细胞总数量；④此外，骨骼肌的肥大促进机体内有氧代谢能力水平的提高可以加强脂肪组织的利用，达到减少脂肪控制体重的效果。

（四）改善骨健康

1. 增加骨密度　运动可以直接或间接通过地面反作用力和肌肉收缩力对骨产生机械应力刺激，使骨产生功能适应性变化。适宜的运动对成骨细胞产生恰当的机械性应力，刺激成骨活性增强，增加骨组织内 DNA 和骨胶原的合成，引起骨结构的良性改变，如骨物理强度和坚固性增加、骨干变粗、骨密质增厚、骨质退行性变化推迟和减轻等。

运动可提高需钙值，促进钙的吸收。适当运动使骨皮质的血流量增加，改善骨组织的血液供给；进行户外运动，可接受充足的阳光，使维生素 D 增加，从而促进了钙的吸收，增加机体的骨密度。

2. 调节骨代谢　适量的运动可提高雄激素及睾酮的水平，通过调节内分泌，提高成骨细胞的活性，促进骨的蛋白质合成，使骨基质总量增加，基质的增加又有利于骨的钙化。因此长期适量运动可促进骨的代谢，使骨密度增加。同时适量的运动可以抑制甲状旁腺激素的分泌，降低破骨细胞的功能，减少了骨钙的丢失，使骨密度保持在较高的水平。

（五）增强免疫力

免疫机能作为机体抵抗力的标志，是身体健康的代表性指标之一。运动与免疫的关系非常复杂，研究表明，不同的运动对免疫机能会造成不同的影响。适度的运动可提高免疫机能，降低患感染性疾病的风险，而过度运动则对免疫机能有抑制作用。

1. 适度的运动增强机体的免疫力　经常适度运动者比静坐工作者患上呼吸道感染的风险明显要低，适度运动者每年患感冒的次数和患感冒的总天数明显少于不锻炼者。进行适度运动者免疫系统会发生数种有益的变化：一个为期 3 个月的适度运动计划使一组年龄为 65~100 岁老人的免疫力增强，他们由于呼吸道感染而住院的天数比同龄对照组明显减少；对坚持运动 10 年以上的老人进行研究发现，血浆白介素 -1 的活性比普通老人对照组明显增强，自然杀伤细胞（NK 细胞）的功能增高，而对抗原刺激的淋巴细胞增殖反应影响不大，这表明，长期规律的运动可加强免疫功能。

运动能改善免疫功能，增加全身免疫和 T 细胞、B 细胞数目和功能，增加杀伤细胞的数量和能力。每一次适度运动对人体的免疫监视功能都是一次促进，并且会在较长时间内降低机体感染的风险。定期进行适度运动，可增强免疫功能、降低患病风险。

2. 过度的运动降低机体的免疫力　长期过度的运动对机体的免疫机能有较强的负面影响，主要表现为：①淋巴细胞数量减少，增殖能力明显降低，细胞免疫功能受到损伤；

②主要免疫球蛋白含量显著降低；③运动后血浆儿茶酚胺和应激激素明显升高，并由此导致免疫细胞数量减少以及活性降低等免疫机能的不良变化；④鼻腔中性粒细胞吞噬作用降低，血液粒细胞氧化活性降低；⑤机体抗病毒能力降低；⑥延迟性过敏反应降低，表现为皮肤出现红疹等；⑦机体免疫系统产生细胞因子的能力降低；⑧上呼吸道清除外部病原体的能力受损；⑨大负荷运动影响细胞免疫和体液免疫。综上所述，过度的运动，对免疫机能有明显的负性影响。

（六）其他

1. 改善呼吸系统功能　经常进行运动者，呼吸器官的构造和机能都会发生良性的变化，主要表现为骨性胸廓发达、胸围增大，既加大了从肺内向外排气的量，又为肺内充满较多的气体提供了空间条件。运动可以使呼吸肌逐渐发达且力量增强，由于膈肌的收缩和放松能力提高，肺活量也增大，特别是进行游泳和划船等项目的运动者肺活量增大尤为显著。随着运动水平的提高，肺通气量也相应增大，肺泡的弹性和通透性加大，更有利于进行气体交换，并且组织对氧的利用率也可能提高，表现为呼吸差加大（呼吸差即深吸气时与深呼气时的胸围之差），安静时呼吸频率变慢。同时，由于呼吸与运动的协调配合较好，能够适应和满足较强烈的运动对呼吸系统的要求。运动对呼吸系统的影响是多方面的，科学适宜的运动对呼吸系统有益。

2. 增进消化系统功能　长期适量的运动可对消化系统的功能产生良好的效应，具体包括：①整体提高心肺功能，相应地促进消化器官的血液循环，保证氧气和营养物质的供给；②膈肌和腹肌的活动对腹腔内的消化器官起到节律性的按摩作用，可增强胃肠的蠕动；③中枢神经系统兴奋和抑制的协调状态有利于对消化系统调节机能的改善，而良好愉悦的心情又能提高食欲，有助于刺激消化液分泌，提高消化酶的活性；④适量的运动对预防消化道疾病有益处，如运动可加速肠道物质的运送，减少肠黏膜与致癌物的接触，从而降低大肠癌的发病率。运动使结肠动力增加，胃肠道机械撞击增多，加上腹肌收缩致结肠压力增加可减少便秘的发生。

3. 改善神经系统的功能　运动是发展和保持神经系统功能的有效手段，科学安排运动的负荷对保证神经系统的功能有重要作用。适宜的运动有利于神经系统功能的正常运行。

适度的运动对保持和促进脑健康、延缓大脑功能的老化有明显效果。经常运动者脑血管会更有弹性，大脑血液循环更加通畅，这样能够向脑组织提供更充足的氧气和营养物质，使大脑活动更加自如、思维更加敏捷。

适度的运动可以减少脊髓前角细胞在衰老过程中的死亡数量，使脊髓前角细胞中的线粒体结构产生良好的代偿性改变并使脊髓前角细胞的细胞核、核仁增大，从而使脊髓前角细胞合成核糖体的能力增强。还有研究表明，适度的运动可引起大脑锥体细胞树突棘的数量增多，增加了中枢神经元的信息输入量。

二、促进健康的运动

促进健康的运动首先应该适度，包括运动的频率、强度、时间、类型和有关的注意事项。针对不同人群、不同生理和病理状态，适度运动有不同的内涵，其基本考虑是：①平常缺乏运动的人，如果能够经常参加中等强度的运动，他们的健康状况和生活质量都可以得到改善；②获得运动促进健康的有益作用不是必须从事很剧烈的运动锻炼，日常生活中的运动也会带来健康促进效益；③增加运动量（时间、频率、强度）可以获得更大的健康促进效益；

④不同的运动频率、时间、强度和形式促进健康的作用有所不同，综合耐力、肌肉力量和柔韧性活动和锻炼可以获得更全面的健康促进效益；⑤根据个人条件，保持适度的运动可以降低发生运动有关的意外伤害的风险。

（一）运动的频率

运动频率经常或规律指每周5~7d，强调规律运动一方面因为平常缺乏运动的人，只有经过一定时间规律适度的运动积累，相应的健康促进效应才能显现；另一方面因为日常有适度运动的人，如果停止规律的运动，相应的健康促进效应会逐渐消失。特别值得指出的是，有研究表明为了弥补工作日运动的不足，周末进行较多的运动对健康促进也有积极的作用。运动的健康效益有赖于长期坚持。

（二）运动的时间

每天30min以上，或每周累计150min的运动，可以增进心肺功能、降低血压和血糖、改善血脂和血糖代谢、调节内分泌系统功能、提高骨密度、保持或增加瘦体重、减少体内脂肪蓄积、控制不健康的体重增加等，同时可以使冠心病、脑卒中、2型糖尿病、乳腺癌和结肠癌的发病风险降低20%~30%，有益于健康。具体到运动强度和时间，强度较大时，运动时间可以较短；强度较小时，运动时间应增加，每天15~60min，不强调每次运动时间都要达到期望值，而是以每天或每周应达到累计时间为佳。

现有证据还表明，针对不同的健康目标，运动的内容和剂量可能不同。通常维持体重需要60~90min／d的中等强度运动量，以达到一个总的运动能量消耗值。但如以降低各种慢性疾病风险为目标，每天30min中等强度的运动对于无论是体重正常还是肥胖的人群都是有效的。

分次（10min/次 ×3）累积30min运动，其效应相当于一次持续30min的运动。现有的证据提示，男性每周累计爬楼梯125层，女性85~100层，每次至少5层，有助于改善心血管系统的健康水平。

就运动时间而言，每天30min中等强度运动对心血管疾病、糖尿病和相关癌症预防作用证据充足，且延长活动时间可以获得更大的健康效益。

（三）运动的强度

几乎所有的运动推荐量和指南都强调中等强度运动有益于健康。中等强度的运动可以降低心血管疾病、糖尿病、结肠癌和乳腺癌等慢性疾病的发病风险和病死率。强度大于或等于7METs（代谢当量）的活动具有更强的促进和预防疾病的作用，强度小于3METs的活动可以增加能量消耗，有助于体重控制。

1. 运动强度与死亡率的调查数据显示，每周运动的能量消耗在700kcal以上，就可见明显的死亡率降低效应，但这一变化趋势到3500kcal／w时不再增加。折算下来，每天运动的能量消耗约在100~500kcal左右，约相当于中等强度运动30min到较大强度运动60min。

2. 从运动强度与健康效益的剂量反应关系看，缺乏运动的人增加运动强度所获得健康效应最大，而运动较多的人增加运动强度所增加的健康效应较小，但他们获得的累计健康效应更大。

3. 中等强度运动的推荐能量消耗值通常为150kcal／d，由于体重不同，完成同样时间或距离运动的能量消耗不同，所以运动消耗150kcal所需时间也不同，30min只是一个平均值。用心率掌握运动强度，由于不同个体的基础心率的差异，同样心率的运动负荷量也因人而异。

4. 从运动有益健康的作用上讲，除了一些疾病状态下对运动强度有所限制外，适宜时间和频率的各种强度运动对健康都是有益处的。因此，指导日常运动的基本原则之一是进行尽量多的运动。

（四）运动的风险

1. 运动的风险　运动的风险是指活动中和活动后发生疾病或伤害的风险，包括心血管事件和外伤。尽管适量运动降低发生心血管疾病的风险和死亡率，但是剧烈运动可以诱发心血管意外。对于心血管系统健康的人群，这种情况通常不会发生，但已有心脏病理改变、已经明确诊断有心血管病和表面上健康却有隐性心脏病的患者易发生心血管意外事件。小于 35 岁者发生运动猝死的可能性较小，美国报道的按年计算的发病率，女性为 1/770 000，男性为 1/130 000，原因以肥厚性心肌病为主。中老年人发生运动猝死和非致命性心肌梗死的危险增加，主要与血管动脉粥样硬化斑块的破裂有关。临床运动试验的统计显示，经过健康筛查，健康者发生意外的可能性很小，而高危患者各种心血管意外的发生率为 6/10 000。

运动外伤是另一类与运动有关的健康危害，其原因与准备活动不充分、疲劳和运动过度等有关，器材、着装、道路和场地等因素也与运动外伤的发生有关。运动强度、时间和频率的增加都伴随运动外伤发生率的增加，因此适量运动是关键的。

2. 运动风险的预防　运动的风险和效益并存，有益健康的运动必须适度。为避免运动伤害，应注意以下几点：①量力而行、循序渐进并采取必要的保护措施；②关注运动中的安全，自我监测运动中的不适症状；③掌握发生意外时的应急处置技能；④平时活动少的人、中老年人、患病者和有潜在疾病者，锻炼前需进行健康风险筛查和运动能力评估；⑤合理安排运动量。

三、运动与全因死亡率和慢性疾病

（一）运动与全因死亡率

1. 全因死亡率　全因死亡率是指一定时期内各种原因导致的总死亡人数与该人群同期平均人口数之比。全因死亡率，就是“所有死因的死亡率”，不论何种原因导致的死亡，都算作死亡人数。全因死亡率是用来衡量某时期人群因病、伤死亡危险大小的指标。

2. 运动与全因死亡率　全因死亡率是一个反映各种危险因素作用的综合指标，运动同样是一个作用于多个系统的综合因素，因此运动与全死因死亡率的关联更全面的反映了运动对人类健康的影响。

与久坐少动生活方式或心肺功能水平低的人群相比，参加中等到大强度运动或心肺功能健康水平高的人死亡率更低。参加中等强度运动，例如每周爬 20 层楼梯，可以降低全因死亡率，参加强度更大的运动所带来的效应更大，全因死亡率进一步降低。

对于发生有关慢性疾病的高危人群，运动同样有效。与久坐少动生活方式的慢性疾病人群相比，经常参加运动的慢性疾病人群，发生过早死亡的机会低；在超重和肥胖人群中，运动较多和身体素质较好的人群，发生过早死亡的机会低。不活动的心血管疾病患者死亡率较运动较多者高 2~4 倍，增加运动水平能够减少 20%~35% 的死亡率。积极的体育锻炼能够减少 50% 以上由心血管疾病引发的死亡率，而且，每周通过运动和体育锻炼增加 1 000kcal（4 200kJ）的能量消耗或者增加 1MET 活动强度能够减少 20% 的死亡率。高负荷的运动能够有效降低来自各种疾病的死亡率。这些结果表明，运动的多少与死亡率有着重要的关联，运动越多者死亡率越低，甚至运动负荷量适当的增加都能够有效地降低死亡率，积极从事运动的人能够减少死亡率达 44%。因此，有规律地进行运动可以降低冠心病、脑卒中、2 型糖尿病、高血压、结肠癌、乳腺癌和抑郁症等疾病的死亡率。

（二）运动与慢性疾病

慢性非传染性疾病目前已构成全球近 50% 的疾病负担，每 10 例死亡中约有 6 例归因于慢性非传染性疾病，缺乏运动是慢性疾病的一个独立高危因素。

1. 运动对普通成年和老年群体慢性疾病发生率的影响

（1）运动对普通成年群体慢性疾病发生率的影响：运动能够和药物一样预防和控制疾病。成年人群运动和慢性疾病之间存在着线性关系，即越缺乏运动的人，其患慢性疾病的机率就越高。

（2）运动对老年人群体慢性疾病发生率的影响：与年轻群体相比，运动对老年群体慢性疾病发生率的预防效果更为显著。大量的研究证明，运动和老年人慢性疾病发生率之间存在定量关系。积极运动的老人和缺乏运动的老人相比，其慢性疾病的发生率更低。每天多活动 1h 的老年人，其瘫痪的概率会减少 40%~50%。总之，对老年群体而言，运动和慢性疾病发生率之间存在剂量 - 患病率（dose-response）的关系。

2. 运动与心血管疾病　与从事规律的中等强度以上运动的人群相比，缺乏运动人群发生各种致命性和非致命性冠心病事件危险度高 1.5~2 倍。临床有关研究所提供的证据可以从多个角度说明运动对于冠心病影响的机制，包括对动脉粥样硬化、血脂、血栓形成、血压、微循环和纤溶活性的影响。

3. 运动与糖尿病　很多前瞻性研究证实，运动较多的人 2 型糖尿病发病率低于运动少的人。据估计，适宜水平的运动可以减少 30%~50% 糖尿病的新发病例。

运动影响糖尿病的生物学机制主要发生在系统、组织和细胞水平。一般讲，包括胰岛素敏感性的增加、葡萄糖代谢的改善、发生动脉粥样硬化的危险降低和腹部脂肪的减少等。适应于规律的运动而产生的这种保护作用，可以在停止运动以后短时间内降低，运动预防和治疗糖尿病的作用似乎只来自于持续规律的运动。

4. 运动与癌症　研究显示，运动具有预防结肠癌和结肠癌前病变的作用。运动降低结肠癌危险的机制包括影响前列腺素代谢、减少粪便在肠道的通过时间和增加抗氧化活性物质的水平。现有的证据没有发现运动与直肠癌的明确关联。

多数研究报道证明运动多的妇女发生乳腺癌的危险降低。在绝经前、围绝经期和绝经后女性人群中，休闲时间或职业相关的运动伴随发生乳腺癌的危险度降低约 30%。运动可以影响雌激素和孕激素的分泌、代谢和清除，是运动降低发生乳腺癌危险的可能原因。

有关运动与其他癌症的关联，目前的证据尚不足以做出结论。有一些证据提示大强度的运动有预防前列腺癌的保护作用，但另一些研究者并没有证实这一关联。对于运动与女性的子宫和卵巢肿瘤、男性的睾丸癌及两性的肺癌的关联，有关的研究还太少，结论也不明确。

5. 运动与腰痛、骨质疏松、关节炎和跌倒　毕生参加运动可以提高、维持肌肉骨骼系统的健康，也可以延缓由于缺乏运动而产生的增龄性肌肉骨骼系统功能水平的降低。老年人参加运动，可以帮助其维持肌肉力量和关节的柔韧性，进而保持自己的独立生活能力、减少发生跌倒和股骨颈骨折的危险。缺乏运动与骨质疏松和骨折的发生相关。在青少年和中年女性人群的研究中可见，负重的运动对于提高骨量峰值有重要意义。运动负荷具有增加骨量的作用，但是最有效的运动形式尚不清楚。

研究表明，运动可以降低老年人发生跌倒的危险，但现有的证据还不足以确定缺乏运动对于跌倒的独立贡献。

运动对于维持关节的健康是必需的，也有助于控制关节炎的症状。尚没有证据说明运动本身可以引起关节炎，但是随着运动强度和时间的增加，发生关节外伤的危险有增加趋势。普通人长期参加休闲性的跑步，没有发现增加发生关节炎的危险。

（张 钧）

第二节 运动与营养

营养和运动作为健康促进的两个基本方面，日益受到人们的重视，也成为健康管理研究的热点。运用营养学的知识，指导人们在运动进行合理膳食营养，对提高运动促进健康的效果、增加体质和提高运动能力均有显著的作用。

一、运动与合理营养

运动能量代谢集中在短短的几小时内，具有强度大、消耗率高、肾上腺皮质和髓质激素分泌增加、酶和辅酶的活性加强、酸性代谢产物堆积等特征，可使体内的营养素代谢和需要发生变化。实验证实，合理的营养可以调节器官、组织和细胞的功能，有利于运动时代谢过程和中间反应顺利进行，从而提高人体运动时的机能，并促进运动后的恢复。由此可见，合理的营养膳食是运动健身效果的有力保证，运动和合理营养二者有机结合才是增进健康的最佳方式。合理营养在保证运动增进健康中的作用如下：

（一）合理营养应为运动者提供适宜的能量

任何形式的运动均以能量消耗为基础，但人体内可能快速动用的能源储备有限，如果无充足可利用的能源物质，就不能满足运动中需要不断快速合成ATP的要求。因此，运动应注意摄取含碳水化合物丰富的食物以保证体内有充足的肌糖原和肝糖原储备，保证运动过程中ATP快速再合成的需要。

（二）合理营养应为运动者提供充分的维生素和微量元素

能源物质在体内储存或分解需要一系列辅酶的催化，维生素和微量元素多数是辅酶的组成成分或激活剂，提供充分的维生素和微量元素营养，可促进运动者体内代谢，并提高抗氧化能力，满足运动中水分和电解质的生理需要，有利于改善运动能力，增进健康。而这些营养素的缺乏会降低运动能力，影响健康。

（三）合理营养应为运动者防止运动损伤提供物质保证

肌纤维中能源物质（糖原）的水平与运动外伤的发生有直接联系。研究表明，当快收缩的肌纤维中糖原耗尽时，人体会发生疲劳，控制和纠正运动动作的能力受损害，运动外伤的发生风险也随之增加。体内糖原储备充足，有利于预防运动外伤。

（四）合理营养有助于运动者在运动后的恢复

运动者运动后身体功能的恢复在于恢复身体的能量供应及其储备（包括肌肉和肝脏糖原）、代谢能力（包括有关酶的浓度，如维生素和微量元素）、体液（保证体内的血容量和微循环体液量）、元素平衡及细胞膜的完整性（如铁、锌、钠、钾、镁等）。代谢能力的恢复主要靠合理营养实现。

（五）合理营养可延缓运动者运动性疲劳的发生或减轻其程度

引起运动者运动性疲劳的常见原因有：脱水引起体温调节障碍所致的体温增高、酸性代谢产物堆积、电解质平衡失调造成的代谢紊乱及能源储备耗竭等。合理营养措施，可保持良好的身体机能状态，延缓疲劳的发生或减轻疲劳的程度。

二、运动合理营养的基本要求

（一）食物的数量和质量应满足运动的需要

食物的数量应满足运动能量消耗的需要，使运动者能保持适宜的体重和体脂；在质量方面应保证全面营养需要适合的配比。食物中能源物质：蛋白质、脂肪和碳水化合物的比例应适应不同运动的需要，一般情况下蛋白质提供的能量占总能量的12%~15%，脂肪提供的能量占总能量的20%~30%，碳水化合物提供的能量占总能量的50%~65%。

（二）食物应当营养平衡且多样化

食物应包括谷物食物（如米、面、适量粗粮杂粮及薯类）、蔬菜水果、奶和奶制品、水产品、鱼、肉、禽、蛋、豆和豆制品等食物，适量使用烹调用油和白糖等纯能量食物。

（三）一日三餐的能量分配应根据运动量和强度安排

运动者的早餐应有较高的能量，并含有丰富的蛋白质、无机盐和维生素等。午餐应适当增加能量，但应注意避免肠胃负担过重。晚餐的能量一般不宜过多，以免影响睡眠。早、午、晚三餐的能量大致为30%、40%和30%左右。运动量较大、能量消耗增多时，可考虑加餐。

（四）运动的进食时间应考虑消化机能和运动者的饮食习惯

较大运动量运动前的一餐一般应当在3h以前完成，因为正常情况下胃中食物的排空时间为3~4h。运动时，内脏缺血，进食和运动的时间间隔过近，既不利消化，又影响运动锻炼的效果。运动结束后，血液主要分布在肢体皮肤血管内，内脏仍处于缺血状态。因此，运动结束后，不宜立即进食，至少需要休息30~40min再进食。

三、运动与营养平衡

合理营养是指能保证人体摄食的热能和各种营养素全面达到营养生理需要量，又在各种营养素之间建立代谢协调的生理平衡。具体地讲，合理营养是指同时在四个方面使营养供给与机体生理需要之间建立起平衡关系，即氨基酸平衡、热量营养素构成平衡和各种营养素摄入量之间的平衡。合理营养的基本作用是在各种营养素消化、吸收、运输、利用的动态过程中使身体各组织都能正常工作。任何一种营养素过多或不足都会影响其功能平衡，造成平衡关系失调，对人体健康造成不良影响，甚至导致某些营养性疾病或慢性病。

（一）氨基酸平衡

食物蛋白营养价值的高低，很大程度上取决于食物中所含的8种必需氨基酸的数量及比例，只有数量及比例同人体的需要接近时，才会合成人体的组织蛋白质。世界卫生组织提出了一个人体所需8种必需氨基酸的比例，比例越与之接近，生理价值越高。生理价值接近100时，即100%被吸收，就称为全部氨基酸平衡。能达到氨基酸全部平衡的蛋白质，称为完全蛋白质。利用这个标准可以对各种食物的蛋白质进行氨基酸评分。鸡蛋、人奶的氨基酸比例与人体极为接近，因此可称为氨基酸平衡的食品。健身运动者由于运动的项目、运动时间和运动强度等不一样，造成体内氨基酸消耗的差异，要根据运动者运动的情况，保持体内氨基酸的平衡。多数食品氨基酸构成均不平衡，所以蛋白质的营养价值就受到影响，如玉米中亮氨酸过高影响了异亮氨酸的利用；小米中精氨酸过高，影响了赖氨酸的利用。因此，运动者运动时，应注意食物的合理搭配，纠正氨基酸构成比例的不平衡，如将谷物、豆类和动物蛋白混食等，可以提高蛋白质的利用率和营养价值，提高健身者的健康水平。

（二）热量营养素构成平衡

碳水化合物、脂肪和蛋白质均能给机体提供热量，故称为热量营养素。当这三种物质摄入量适当时，各自的特殊作用方可发挥并互相起到促进和保护作用，这种情况称之为热量营养素构成平衡。碳水化合物、蛋白质、脂肪三者摄入量的合适比例为：碳水化合物约占50%~65%、蛋白质约占10%~15%、脂肪约占20%~30%，即称为热量营养素平衡。当膳食中碳水化合物摄入量过多时，热量比例会提高，破坏三者平衡，出现体重增加，增加消化系统和肾脏负担，减少摄入其他营养素的机会。当膳食中脂肪热量提供过高时，将引起肥胖、高血压和心脏病。蛋白质热量提供过高时，则影响蛋白质功能的发挥，造成蛋白质消耗，影响体内氮平衡。相反，当碳水化合物和脂肪热量供给不足时，就会削弱对蛋白质的保护作用。三者之间是相互影响的，一旦出现不平衡，将会影响身体的健康。运动者运动时要根据各自运动的特点，合理补充能量物质，促进健康。

（三）各种营养摄入量间的平衡

各种营养素之间存在着错综复杂的关系，并且不同的生理状态、不同的活动和运动对营养素的需要量也有不同。中国营养学会制定了各种营养素的每日参考摄入量，膳食中所摄入的各种营养素在一定周期内保持在参考摄入量上下误差不超过10%的范围，这种相互间的比例，即可称之为营养素间的基本平衡。每日约摄入20多种各类食物大约1 500g左右，才能基本达到平衡膳食的要求。运动者要根据各自运动的特点，合理补充各种营养素，保证健康水平的提高。

总之，运动者营养不合理会影响身体健康，严重时还会导致疾病的发生。运动时只有在膳食平衡的情况下才能增强体质，增进健康。同时也可有效地预防各种慢性疾病的发生。

（张　钧）

第三节　运动与心理

心理健康问题是一个全球普遍的公共健康问题。焦虑和情绪障碍是成年人中最常见的精神障碍，很多人都有过重度心理问题和重度抑郁的经历，这些心理问题会增加身心健康疾病的风险。良好的心理健康不只是没有精神、心理障碍或抑郁。心理健康是指个人和群体与其他人和环境进行互动的能力，以便提高主观幸福感、促进最优发展、提高认知、情感与关系能力的使用。因此，良好的心理健康也包括生活质量、积极影响、主观幸福感和社会功能等方面。

运动是保持或增进心理健康、消除心理疾病的一个重要方法。就目前而言，尽管一些心理疾病的起因以及运动如何有助于心理疾病的消除的基本机制尚不完全清楚，但运动作为一种心理治疗手段在国内外已十分流行。

一、运动与心理

（一）运动与焦虑

运动对焦虑症状改善具有显著影响。研究发现，中高强度运动比低强度运动改善焦虑症状效果更好。2008 年美国健康和人类服务运动指南咨询委员会报告指出，规律的运动可以预防焦虑及其症状发作，参加有计划的运动可以减少健康成年人焦虑症状。澳大利亚的一个前瞻性队列研究显示，与不活动的人群比较，每周进行 3h 以上的高等强度运动的人群发生任何一种焦虑症的几率平均减少了 53%。

（二）运动与抑郁

研究显示，规律的运动可防止抑郁症状和重度抑郁障碍的发作。前瞻性队列研究的结果显示，积极运动的人群比不积极运动的人群出现抑郁症状的平均几率约低 25%~40%。随机对照试验的结果显示，有规律地进行运动可以减少健康成年人的抑郁症状。运动达标人群（至少 30min/d 的中等强度活动，5d/w 或 20min/d 的高强度活动，3d/w）抑郁风险降低 23%；运动未达标人群抑郁风险降低 16%。大量研究显示，运动与抑郁症状呈显著负相关。

（三）运动和压力

2008 年美国卫生与人类服务部的报告显示，积极运动有利于缓解心理压力。积极运动的人群心理烦恼发生率降低（或增加幸福感）大约 30%。基于人群的研究表明，与不运动或低水平的运动者相比，中等或高等强度的运动者心理烦恼感觉降低（或幸福感的增加）。运动达到《美国身体活动指南活动》建议水平的人群比没有达标的人群获得缓解心理压力的益处大。研究结果提示，运动可以缓解压力，减少抱怨。

（四）运动和心理幸福感

2008 年美国卫生与人类服务部的报告显示，积极活动对人心理健康和心理烦恼可以产生小到中等程度的有利作用。该报告还发现，运动可以增强自尊心，减少慢性疲劳。研究表明，运动与心理幸福感显著相关；两项队列研究均表明，增加 1h 的运动有益于心理健康和活力，对提高社会功能有积极影响。每周至少运动 3d，每天持续时间 30~35min，对积极情感的影响增大。

二、运动对心理健康的积极影响

（一）运动对心理健康的积极影响

运动有益于心理健康、有助于增强积极反应（如自我效能、精力充沛和身体健康等）。运动的心理健康效益简要归纳如下：①通过运动和运动锻炼能使参加者成绩提高，工作缺勤降低；②做事和决定果断，减少过度饮酒；③提高信心，减少怒气；④情绪稳定，减少焦虑；⑤独立性提高，抑郁减少；⑥心理控制源内控倾向增加，敌意态度减少；⑦记忆力增强，恐惧感减少；⑧心境良好，神经质表现减少；⑨知觉能力提高，应激反应减少；⑩交往可接受性增加，紧张感减低；⑪身体自我评价良好；⑫性生活满意感提高，工作错误减少；⑬良好的自我感觉（健康幸福感）增加，慌乱减少；⑭提高工作效率，减少艾滋病毒在体内的发展等。

（二）运动对心理活动的影响

运动对心理健康的积极影响主要涉及到焦虑、抑郁、心境和情感、自尊、认知功能等心理活动。有规律的运动有利于心理健康，即有助于减少消极反应（如焦虑和抑郁）。在焦虑方面：运动可以在一定程度上降低焦虑的产生；可以减轻个体的特质焦虑程度，一次运动可以在一定程度上减轻个体的状态焦虑。在抑郁方面：运动可以减轻个体的抑郁程度，在一定程度上降低临床抑郁产生的风险。在心境和情感方面：运动和积极的心境与情感之间相关性较高；有氧运动对精力、紧张、抑郁、疲劳、混乱有较小到中等程度的影响，对愤怒有较小的影响。在自尊方面：运动可以作为一种中介因素提高个体的身体自我价值感和其他重要的身体自我感觉，如身体意象。在认知功能方面：经常进行运动的健康人比不经常进行运动的人有更好的认知能力。

（三）运动的心理效应

并非任何形式的运动都能产生相同的心理效益，只有科学的运动才与一定的心理效应相联系。为不同的个体其制订适当的运动计划，或者对于心理疾病患者，为其开具适当的运动处方，才能使运动产生最大的心理效益。运动的心理效应主要表现在：运动能够使个体产生良好的情绪状态，能够改善个体的自我知觉和提高自信心，有助于个体智力的发展，有助于人格的完善，能够改善睡眠和提高睡眠质量，有助于发展个体的交往技能，增强归属感，运动还有助于人们的审美体验，有助于磨炼人的意志，有助于个体获得冒险体验等。

三、运动对心理健康的负作用

只有根据自己身体、心理等方面的具体情况参加适宜的运动才能促进心理健康，相反，如果所采用的活动方法和手段不科学，不仅会损害身体健康，而且还会给心理健康带来负面的影响，其主要表现在心理耗竭和活动的依赖性。

（一）心理耗竭

心理耗竭是指活动者在活动中因长期无法克服的运动应激而产生的一种耗竭性心理生理反应，是一种活动心理症状。心理耗竭不仅会损害运动者的心理健康，还可以直接导致其退出运动。

（二）运动依赖性

运动依赖性是指运动者对有规律的运动生活方式的一种心理生理依赖。运动的依赖性可分为积极和消极两种，有积极运动依赖性的人能够控制运动行为，在运动后有积极的情感体验；有消极运动依赖性的人在运动后往往会产生更多应激、抑郁、焦虑和愤怒等情绪体验。

综上所述，在健康成年人中，运动与心理健康密切相关。运动确实可以对心理健康产生小到中等程度的积极影响，并有显著的异质性，表明心理效益存在广泛的个体差异。对于那些活动少或惰性大的人群以及心理社会功能水平较低的人群，增加运动可以更多地改善其心理健康。有强有力的证据支持，运动可以改善抑郁，提高生活质量和幸福感。

（张　钧）

参考文献

[1] BIZE R, JOHNSON J, PLOTNIKOFF R. Physical activity level and health-related quality of life in the general adult population: A systematic review[J]. Prev Med, 2007, 45(6): 401-415.

[2] BOUCHARD C, BLAIR S N, KATZMARZYK P T. Less Sitting, More Physical Activity, or Higher Fitness?[J] Mayo Clinic Proceedings, 2015, 90(11): 1533-1540.

[3] CONN V S. Anxiety outcomes after physical activity interventions: meta-analysis findings[J]. Nurs Res, 2010, 59(3): 224-231.

[4] CONN V S. Depressive symptom outcomes of physical activity interventions: meta-analysis findings[J]. Ann Behav Med, 2010, 39(2): 128-138.

[5] FRANKLIN B A, BRINKS J, STERNBURGH L. Move More, Sit Less: A First-Line, Public Health Preventive Strategy[J]. Preventive Cardiology, 2010, 13(4): 203-208.

[6] GIBBS B B, HERGENROEDER A L, KATZMARZYK P T, et al. Definition, measurement, and health risks associated with sedentary behavior[J]. Med Sci Sports Exerc, 2015, 47(6): 1295-1300.

[7] GILLISON F B, SKEVINGTON S M, SATO A, et al. The effects of exercise interventions on quality of life in clinical and healthy populations; a meta-analysis[J]. Soc Sci Med, 2009, 68(9): 1700-1710.

[8] HARBER M P, KAMINSKY L A, ARENA R, et al. Impact of Cardiorespiratory Fitness on All-Cause and Disease-Specific Mortality: Advances Since 2009[J]. Prog Cardiovasc Dis, 2017, 60(1): 11-20.

[9] HASKELL W L, et al. Physical activity and public health: updated recommendation for adults from the American College of Sports Medicine and the American Heart Association[J]. Med Sci Sports Exerc, 2007, 39(8): 1423-1434.

[10] LEE I M, SHIROMA E J, LOBELO F, et al. Effect of physical inactivity on major non-communicable diseases worldwide: an analysis of burden of disease and life expectancy[J]. Lancet, 2012, 380(9838): 219-229.

[11] PIERCY K L, TROIANO R P, BALLARD R M, et al. The Physical Activity Guidelines for Americans[J]. JAMA, 2018, 320(19): 2020-2028.

[12] Physical Activity Guidelines for Americans. [2019-06-01]. https://health.gov/PAGuidelines/

[13] PUETZ T. Physical activity and feelings of energy and fatigue-Epidemiology evidence[J]. Sports Med, 2006, 36(9): 767-780.

[14] REED J, Buck S. The effect of regular aerobic exercise on positive-activated affect: A meta-analysis[J]. Psychol Sport Exerc, 2009, 10(6): 581-594.

[15] RETHORST C D, WIPFLI B M, LANDERS D M. The antidepressive effects of exercise: A meta-analysis of randomized trials[J]. Sports Med, 2009, 39(6): 491-511.

[16] ROSS R, BLAIR S N, ARENA R, et al. Importance of Assessing Cardiorespiratory Fitness in Clinical Practice: A Case for Fitness as a Clinical Vital Sign: A Scientific Statement From the American Heart Association[J]. Circulation, 2016, 134(24): e653-e699.

第二章　运动健康风险测评

体育运动在给我们带来健康和快乐的同时，也可能会对我们的身心造成一定的负面影响。随着我国全民健身计划的实施，社会体育全面开展，人们参与体育运动的热情日益高涨，极大地促进了我国体育事业的发展，然而在人们进行体育运动时，影响运动安全的危害事故也随之而来，因此，对运动风险进行评估和控制是实现人们健康运动的重要环节。

第一节　运动风险与心血管危险因素筛查

运动风险是我们运动安全保障工作中的巨大的阻碍，在运动参与者进行体力活动时我们必须警觉危险事件的发生，而心血管意外又是其中最危急的，所以我们在不断探索降低运动风险策略的过程中，心血管危险因素的筛查引起了我们的重点关注，相信随着心血管危险因素的筛查手段进步，运动相关不良心血管事件预防策略的有效性也会不断提高。

一、定义和术语

（一）定义

1. 运动风险是针对运动安全问题提出的。运动风险可定义为：在从事体育运动的过程中，由于风险致因导致风险事件的发生，从而引起运动目标的缺失，造成人身心健康及财产损害的过程。

2. 运动中的心血管意外风险是指，运动员或锻炼者在运动中或运动后出现急性心肌缺血、心肌梗死、心脏骤停、心室纤颤等心血管事件或死亡的风险。主要包括年轻人猝死和成年人与动脉粥样硬化有关的运动心血管事件。

（二）术语表达

1. 体力活动和运动经常交换使用，但这两个术语不是同义词：体力活动是指任何可以引起骨骼肌收缩并在静息能量消耗基础上引起能量消耗增加的体力活动；而运动则是有计划、有组织、可重复的体力活动，是一种旨在促进或维持一种或多种体适能组成的体力活动。

2. 体力活动的强度范围可由储备摄氧量（VO_2R）、储备心率（HRR）、摄氧量（VO_2）、心率（HR）或代谢当量（MET）的百分比表示，可分为低强度、中等强度和较大强度三个等级。而运动相关心血管事件的大多数研究中，中等强度限定为3~6METs，由于不同人的体适能和年龄不同，中等强度体力活动也可以限定为40%~60%VO_2R。体力活动强度不用通过运动测试和VO_{2max}的直接测试评价，可通过主观疲劳表（PRE）评价，或者通过在运动中出现适度的呼吸困难，但仍然很舒适地交谈进行评价，具体运动强度评估方法在运动处方相关章节再作详述。

二、运动相关风险

定期进行运动的给身体健康带来的益处是肯定的，但是体力活动会增加肌肉骨骼损伤以及心血管并发症方面的风险。总的来说，肌肉骨骼损伤是最常见的运动相关并发症，其通常与运动强度、所进行运动的特性、身体状态以及肌肉骨骼系统是否存有异常等方面密切相关，而恶性的心血管事件如心源性猝死和急性心肌梗死通常与较高强度的运动有关，虽然心血管事件的发生不如肌肉骨骼损伤多见，但是运动中心血管事件的发生往往带来比较严重的后果。

一般来说，具有正常心血管机能的健康个体在运动过程中不会引起心血管事件的发生。健康个体进行中等强度的身体活动引起心脏骤停或心肌梗死的风险是很低的。然而，无论一个个体是否被患有心血管疾病，较大强度的运动都可能增加其心源性猝死和心肌梗死的发生率。

三、心血管危险因素筛查

筛查不同人群在运动中发生心血管意外的危险因素，有助于相关专业人士对被检者的健康水平及在运动中发生心血管意外的风险水平有一个初步的了解和评估，以确定被检者接下来需要进一步完善的检查，如运动负荷试验、超声心动图、动态心电图等检查。

目前常用的运动前心血管危险因素筛查方法如下：

（一）PAR-Q 问卷和 AHA/ACSM 健康 / 体适能机构运动前筛查问卷

对于如何在未发现或疑似冠心病的无症状高危成年人中进行运动前的监控测试，目前还没有一致的结论，但是美国心脏病协会（American Heart Association，AHA）和美国心脏病学会（American College of Cardiology，ACC）以及美国运动医学学会（American College of Sports Science，ACSM）达成了如下的一致：无症状的糖尿病患者、无症状的 45 岁以上男性和 55 岁以上女性、无症状的糖尿病患者计划开展中等强度到高强度运动、无症状的 45 岁以上男性和 55 岁以上女性以及具有 2 项以上心血管危险因素的人群计划开展中等强度到高强度运动前，都应当进行相关的筛查。

目前应用较多的运动前自我筛查有体力活动准备问卷，即 PAR-Q（The Physical Activity Readiness Questionnaire，PAR-Q）问卷，和 AHA/ACSM 健康 / 体适能修订的运动前筛查问卷。PAR-Q 主要包括 7 个关于运动参与者身体状况的问题，包括运动时产生的不良症状，心血管骨骼肌病史等，而 AHA/ACSM 健康 / 体适能修订的运动前筛查问卷则包含针对答者病史、症状、其他健康问题和心血管危险因素的调查。这些问卷会告诉运动参与者在运动前是否需要进一步咨询医生，并且给相关专业人士对运动参与者的健康评估提供参考。此外，PAR-Q 于 2014 年更新为 PAR-Q+，在 PAR-Q 的基础上增加了后续几个问题，为答者提供更全面的评估，具体问卷可查询《ACSM 运动测试与运动处方指南第十版》。

（二）12 项基本情况调查

AHA 推荐的 12 项基本情况调查（表 1-2-1-1），其中 8 项为家庭和个人病史，4 项为个人体格检查。12 项基本情况有助于大规模或小规模进行筛查。1 项以上呈阳性者，应进行相关的心血管疾病检查。对于初高中生其父母有 1 项以上呈阳性者，必须进行相关的心血管疾病检查。这一筛查策略是美国目前普遍采用的。

表 1-2-1-1 AHA 推荐 12 项基本情况调查一览表

个人史
1. 劳力性胸痛／胸闷
2. 不明原因晕厥／一过性晕厥
3. 劳力性和不明原因呼吸困难
4. 诊断未明的心脏杂音
5. 系统性血压升高
家庭史
1. ≥1 名家属 50 岁前发生心源性猝死
2. 直系亲属 50 岁前因心脏原因丧失劳动能力
3. 家庭成员中有下列疾病：肥厚型或扩张型心肌病，长 QT 间期综合征或其他离子通道病，马方综合征或其他具有临床意义的心律失常
体格检查
1. 心脏杂音
2. 股动脉搏动，除外主动脉缩窄
3. 马方综合征
4. 肱动脉血压（坐位）

（三）心电图

心电图（electrocardiogram，ECG）在临床检查中或健康筛查中运用较多，ECG 可监测被检者是否有异常的心电活动或存在心律失常的情况，对许多心血管疾病的预测和诊断有辅助作用。

考虑到心电图结果的特异性较低以及与运动训练相关的心电图表现具有多变性，目前常用的标准 12 导联心电图在无症状的人群中检测冠状动脉疾病的诊断值有限的。但是，我们仍可将其作为筛选评估的一部分使用，因为 ECG 结果偶尔可获得一些已愈合的心肌梗死证据，并且还有助于一些较不常见的疾病的检测，例如肥厚型心肌病、长 QT 间期综合征、布鲁加达综合征和预激综合征。因此，建议采用标准的 12 导联 ECG 作为所有 40 岁以上运动员（男性和女性）的常规评估的一部分。

（四）心电图运动试验

在无症状人群中，心电图运动试验（ECG exercise testing）是一种相对有效和廉价的冠心病心肌缺血检测方法。心电运动试验通过逐步增加运动负荷，以心电图为主要检测手段，并通过试验前、中、后的心电和症状以及体征的反应来判断心肺功能，可用于辅助临床疾病的诊断和指导康复治疗，确定被测者运动的安全性。因此，建议那些拥有中高危心血管风险及即将进入激烈竞争环境的运动员接受心电图运动试验。此外，建议对有潜在冠心病症状的任何年龄的运动员，及没有危险因素的 65 岁以上运动员进行测试。但是，不建议在无重大风险因素的健康无症状运动员中使用心电图运动试验。

（五）超声心动图

超声心动图（ultrasound cardiogram，UCG）检查技术具有无损伤、安全、操作简便、重复以及动态观察心脏内部变化等特点，已成为运动员心脏检查和机能评定的重要手段之一。建议当病史或临床检测提示可疑有心脏瓣膜或心肌方面疾病时，应完善超声心动图检查，以进一步筛查心血管疾病所造成的危险因素。

该检查利用超声波较强的投射性和一定方向的传播性，尽管心脏和大血管结构复杂，但其反射强弱有一定规律，通过交错的反射和暗区，可观察心脏、大血管的解剖结构、活动规律和血流动力学的变化。主要用于下述心脏病的诊断：①心脏瓣膜病，二尖瓣狭窄和/或关闭不全、二尖瓣脱垂、三尖瓣和主动脉瓣狭窄和/或关闭不全；②心肌病变，心肌梗死特别是室壁瘤的发现、物发性心肌病、以心腔扩张为主的扩张型心肌病以及以心壁增厚为主要表现的肥厚型心肌病；③先天性心脏病，能观察到房室间隔缺损、大血管转位和血液分流的情况；④其他，心包的增厚和积液，心脏内和心旁的肿瘤，如心内粘液瘤、心肌的肿瘤等。

四、运动相关不良心血管事件预防

由于与较大强度运动有关的心血管事件发生率很低，因此测试减少这些事件发生的相关策略的有效性是十分困难的。近期 ACSM 和 AHA 声明："内科医师不应过度评价运动风险，因为习惯性体力活动的收益显著高于运动的风险"，报告中还提出了数种降低较大强度运动中心脏事件发生率的策略：

1. 专业健康护理人员应了解运动相关事件的病理基础，从而可以对参加体力活动的儿童和成年人进行大致评估。

2. 体力活动活跃的个体应了解心脏病的前驱症状（如极度不寻常的疲劳感和胸部和/或肩背部疼痛），并在类似症状出现进展时及时获取医学治疗。

3. 高中和大学运动员应接受有认证的专业人员进行的运动前筛查。

4. 运动员应了解其心脏状况或通过已有指南在竞赛前对家族史进行评估。

5. 健康护理机构应确认其工作人员接受过处理心脏急症的训练，并有专门的计划及相关急救设备。

6. 体力活动活跃的个体应根据他们不同的运动能力、日常体力活动水平和环境来调整他的运动计划。

静坐少动的个体或平日不经常运动的人群中心脏事件发生率是异常增加的，个体应以较低强度的活动开始他们的运动项目，并以较慢的进度增加运动，此外还应对其进行危险分层，以备以后的医学评估和/或筛查、决定运动测试的类型（极量或亚极量）以及测试中需要的医学监督时使用。

个体患有确诊或可疑的心血管、肺部或代谢性疾病或肾脏疾病时，应在参加较大强度运动计划之前获得医生许可。

最后，人们都应当接受有关心血管疾病相关的症状和体征的教育，也应该通过内科医师来评估远期是否存在出现这些症状的可能性。

第二节　运动风险评价

针对不同人群体质及健康水平的差异，为了尽可能提高运动参与者的运动安全性，我们需有一套运动前健康筛查程序对运动风险进行评价，并供有资质的健康/体适能、运动医学或健康管理专业人士参考，该过程主要包括以下几个要点：①自我筛查方法，包括体力活动准备问卷（PAR-Q）或 AHA/ACSM 健康 / 体适能机构修订的运动前筛查问卷；②通过有资质的健康 / 体适能、运动医学或健康管理专业人士进行心血管危险因素评价和分级；而对确诊心血管疾病的个体可使用美国心血管和肺脏康复协会（American Association of Cardiovascular and Pulmonary Rehabilitation，AACVPR）的危险分层方案进行进一步的危险分层；③医学检查和体适能测评等运动测试（见本章第三节）。

一、自我筛查

所有计划参加体力活动的个体都应该通过自述病史或健康风险评估问卷进行运动前的健康筛查。这些自我筛查方法能通过体力活动准备问卷（PAR-Q）或 AHA/ACSM 健康 / 体适能机构修订的运动前筛查问卷简便地完成。

二、动脉粥样硬化性心血管疾病危险因素评估

（一）动脉粥样硬化性心血管疾病危险因素及判断标准

有资质的健康 / 体适能、临床运动或健康管理专业人士，对完整的体力活动准备问卷（PAR-Q）或 AHA/ACSM 健康 / 体适能机构修订的运动前筛查问卷进行评价，确定个体是否有相关的心血管危险因素阳性（表 1-2-2-1）从而确定被检者的危险分层，并根据其危险分层给予医学检查、运动测试和医务监督建议。

表 1-2-2-1 动脉粥样硬化性心血管疾病危险因素及判断标准

危险因素	判断标准
年龄	男性≥ 65 岁，女性≥ 55 岁
家族史	心肌梗死，冠状动脉旁路移植术后，父亲或其他男性近亲属 55 岁前猝死，母亲或其他近亲属 65 岁前猝死
吸烟	吸烟或戒烟不足 6 个月或吸二手烟
静坐少动的生活方式	至少 3 个月没有参加每周至少 3 天，每天不少于 30min 的中等强度体力活动（40%~60%VO_2R）
肥胖	体重指数＞ 30kg/m^2 或男性腰围＞ 102cm，女性腰围＞ 88cm
高血压	收缩压≥ 140mmHg 和 / 或舒张压＞ 90mmHg，至少进行两次血压测定，或正在服用降压药
血脂异常	低密度脂蛋白（LDL）胆固醇≥ 130mg/dl（3.37mmol/L），或高密度脂蛋白（HDL）胆固醇＜ 40mg/dl（1.04mmol/L），或正在服用降压药
糖尿病前期	空腹血糖受损（IFG），即空腹血糖≥ 100mg/dl（5.55mmol/L），并且≤ 125mg/dl（6.94mmol/L）；或葡萄糖耐量受损（IGT），即口服葡萄糖耐量试验（OGTT）2h 实验血糖≥ 140mg/dl（7.77mmol/L）并且≤ 199mg/dL（11.04mmol/L），至少进行两次测量确定
负性危险因素	高密度脂蛋白（HDL）胆固醇≥ 60mg/dl（1.55mmol/L）

对于不能明确或不宜获得的心血管疾病危险因素，应将其记为危险因素（糖尿病前期除外）。如果糖尿病前期的诊断标准缺失或不知道，那么对满足以下条件的人应将糖尿病前期记录为危险因素：①年龄≥ 45 岁，体重指数（BMI）≥ $25kg/m^2$；②年龄< 45 岁，体重指数（BMI）≥ $25kg/m^2$，并有其他糖尿病前人群心血管疾病危险因素。然后，计算正性危险因素的数量，高 HDL 是有利因素，如果 HDL ≥ 60mg/dL（1.55mmol/L），可以从正性危险因素总数中减去 1。

（二）危险分层

危险分层流程见图 1-2-2-1：

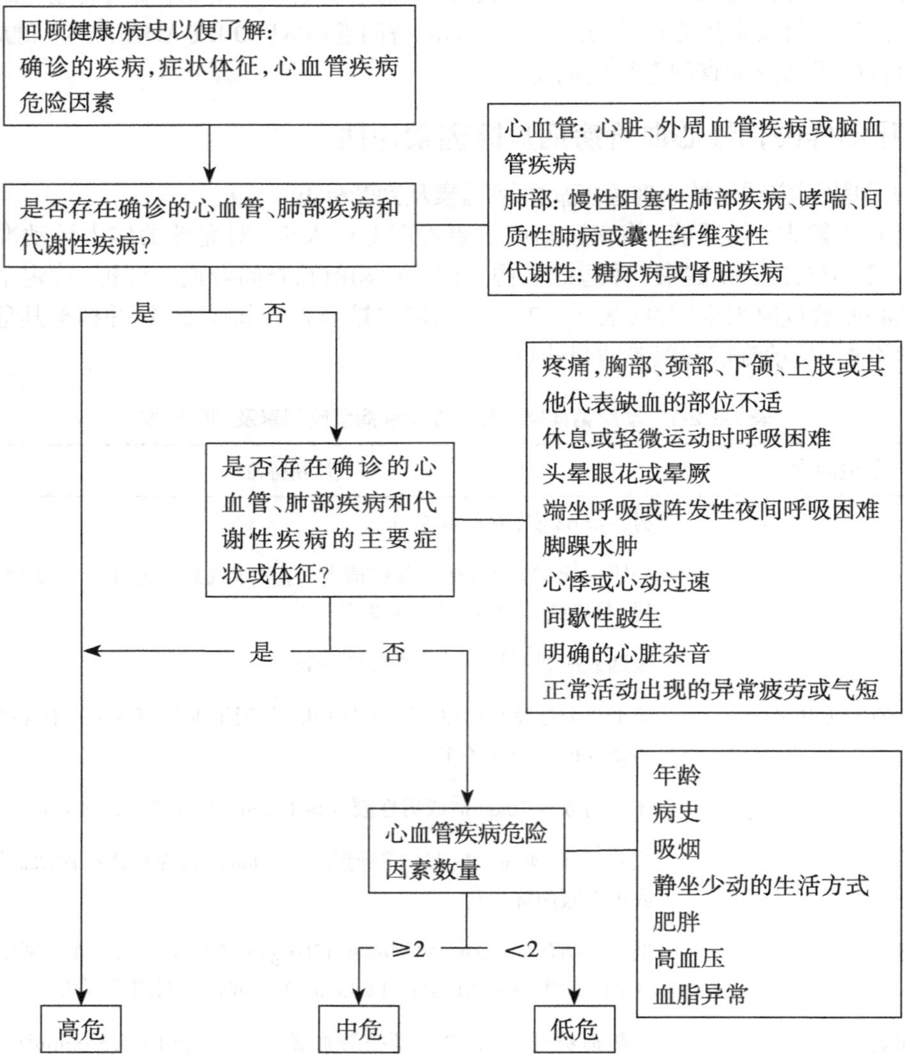

图 1-2-2-1　ACSM 危险分层流程图

（三）基于危险分层的医学检查、运动测试和医务监督建议

ACSM 基于危险分层给予医学检查、运动测试和医务监督三方面的建议，基本框架见图 1-2-2-2，具体推荐见后文。

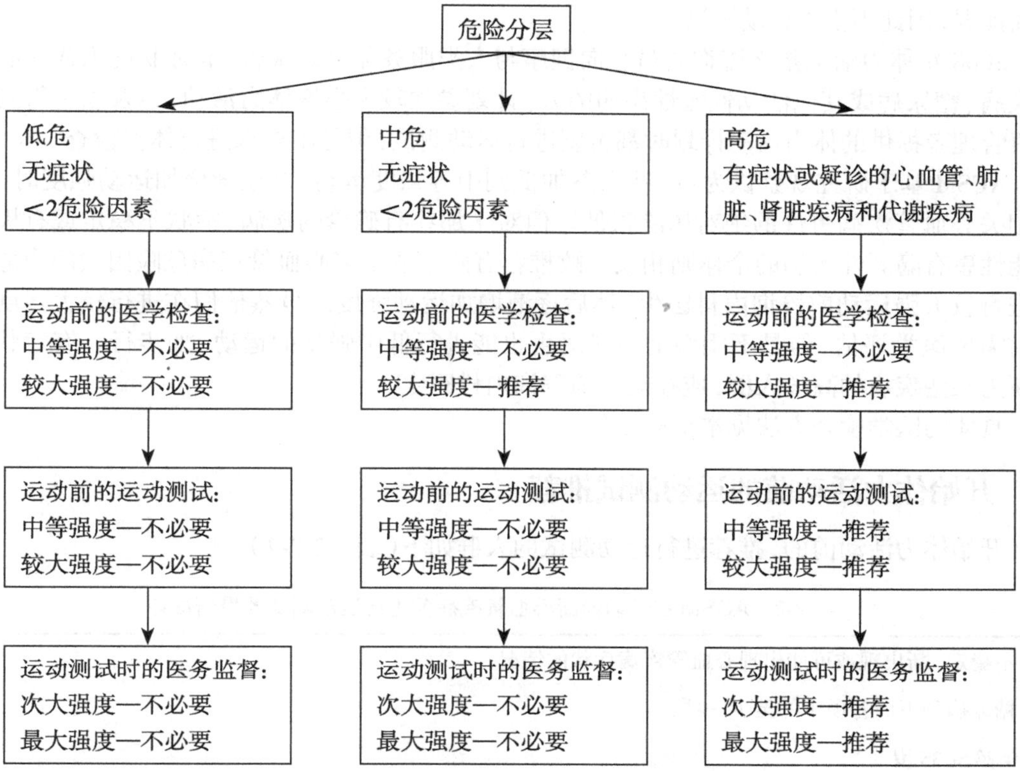

图 1-2-2-2 ACSM 基于危险分层的医学检查、运动测试和医务监督建议

中等强度运动：40%~60% VO_2R；3~6METs，能引起心率和呼吸增加。较大强度运动：≥ 60% VO_2R；≥ 6METs，能引起心率和呼吸显著增加。不必要：医学检查、运动测试和运动测试时的医务监督不作为运动前筛查的基本条件。但是，存在危险时或指定运动处方需要更多信息时和 / 或为病人提供建议时，可以考虑将它们作为运动前筛查的基本条件。推荐：在健康筛查过程中，建议进行医学检查、运动测试和运动测试时的医务监督

三、开始体力活动前的医学检查推荐

与安静状态相比，进行较大强度体力活动时，发生心血管事件的风险会增加，但健康人发生心血管事件的绝对风险是很低的。推荐将体格检查和 / 或运动负荷试验作为所有中危到高危人群参加低到中等强度项目前健康筛查的一部分，意味着活跃的生活方式会比静坐少动的生活方式带来更大的风险，但对普通人而言，规律运动对心血管健康的益处远远高于运动带来的风险。越来越多的研究证明，运动测试对无症状个体心血管疾病事件的预测能力较弱，这是因为虽然通过测试能发现冠状动脉供血不足，但猝死和急性心梗却常常迅速地发生在之前没阻塞性损害的地方。

目前，关于运动前健康筛查的过程中是否需要医疗评价（体格检查和 / 或运动负荷试验）尚缺乏一致性的意见。由于心血管疾病风险的增加，美国心脏病学会（ACC）和美国心脏协会（AHA）推荐在中等强度或较大强度运动前进行运动测试，但是证据尚不一致，意见仍有分歧。

美国预防服务工作队（USPSTF）认为，在参加体力活动前进行运动测试评价的利弊缺乏

有效证据，因此不推荐运动测试。

2008 年体力活动指南咨询委员会向健康与人类服务秘书处报告：有症状的人或有心血管疾病、糖尿病或其他活动性慢性疾病的人，计划参加较大强度体力活动，以及没有得到其健康管理者提供的体力活动计划时都希望进行运动测试，但是不要求进行体格检查。

ACSM 基于研究观察认为：一些人参加低到中等强度运动，并逐渐增加运动强度时，运动相关心血管疾病事件的绝对风险很低。但对于那些有确诊的疾病、症状不稳定或有极高可能性患有隐匿性疾病的个体则相反。故推荐有两个或更多心血管疾病危险因素的中危人群进行较大强运动前咨询内科医生，然后逐渐增加运动强度。虽然他们在进行较大强度运动前需要医学评估，但是不用咨询内科医生也能进行低中强度的运动，如步行。有症状或诊断为某些疾病的高危人群，应在运动前咨询内科医生。

具体的医学检查方法见本章第三节。

四、开始体力活动前的运动测试推荐

开始体力活动前的，推荐进行运动测试的人群如下（表 1-2-2-2）

表 1-2-2-2　ACSM 在运动诊断心血管疾病前进行运动测试的最新推荐

1. 不稳定，新出现或可能出现心血管疾病症状的情况
2. 糖尿病和下面各项中的至少一项：
年龄＞ 35 岁
或 2 型糖尿病超过 10 年
或 1 型糖尿病超过 15 年
或高胆固醇血症（总胆固醇≥ 240mg/dl，即 6.62mmol/L）
或高血压（收缩压≥ 140mmHg 或舒张压≥ 90mmHg）
或吸烟
或＜ 60 岁的近亲属中有冠状动脉疾病家族史
或为血管疾病
或外周动脉疾病
或自主神经疾病
或肾脏疾病晚期
有症状或已经诊断某些疾病，包括慢性阻塞性肺部疾病（COPD）、哮喘、间质性肺疾病或囊性纤维化

根据当地的环境和政策不同，详细的方案也有所不同。为了给参加中等强度到较大强度运动前的人进行医学检查和运动测试指导，ACSM 针对何时进行适当的医学检查和运动测试，以及在运动测试时何时需要医务监督给出了推荐。

除了高危人群以外，一般不推荐在参加体力活动前进行运动测试。对于中低危人群来说，运动测试信息有利于制订安全有效的运动处方。因此，如果测试是为了制订有效的运动处方，则推荐对中低危人群进行运动测试。心血管事件危险性受运动强度和心血管疾病危险因素直接影响，尽管图 1-2-2-1 中提供了中等强度和较大强度运动的绝对和相对范围，但在开始一个运动计划之前，健康 / 体适能和临床运动专家在决定运动前健康筛查水平时，应根据人群及其具体情况选择合适的绝对和相对强度范围。

五、运动测试的医务监督推荐

如果专家在运动医学上受过专业训练，并且需要时内科医生也可以马上赶到，那么，高危人群的运动测试可以在内科医生以外的健康管理专业人士的监督下进行。如果专家在运动医学上受过专业训练，中危人群的运动测试也可以在内科医生以外的健康管理专业人士的监督下进行，而内科医生是否必须到达运动测试现场，主要看当地的政策和情况、病人的健康状况以及实验人员的训练水平和经验。

负责监督运动测试的内科医生应达到或超过 AHA 规定的最低监护和评价能力。在所有进行运动监测的地方，在场的测试人员至少应具备基本的生命支持能力（心肺复苏术，CPR），并接受过使用自动体外除颤仪（AED）的训练。最好其中一个或多个工作人员有急救和高级生命支持（ACLS）的认证。无论有没有内科医生的监督，所有运动测试都应准备应急方案，每个季度至少演习一遍应急方案并保证配备的除颤仪或 AED 有专业人员操作。

六、美国心肺康复协会（AACVPR）的心脏病病人危险分层

对确诊心血管疾病的个体可使用美国心血管和肺脏康复协会（AACVPR）的危险分层方案进行更深入的危险分层（表 1-2-2-3），此外，AACVPR 指南也为参加体力活动的人和 / 或病人的监测和医务监督以及运动限制给出了推荐。

表 1-2-2-3 AACVPR 的心脏病病人危险分层标准

低危
1. 参加体力活动的低危病人特征（要确定患者处于最低危险水平，所有列出来的特诊都必须具备）
运动测试和恢复期没有严重的室性心律失常
没有心绞痛或其他主要症状（如：在运动测试和恢复期出现异常的呼吸困难、头晕或头晕眼花）
运动测试和恢复期血流动力学反应正常（即随着工作负荷的增加或降低，心率和收缩压适度地上升或下降）
功能能力≥ 7METs
2. 非运动测试结果：
安静时射血分数≥ 50%
没有并发症的心肌梗死或血管重建术
安静时没有严重的实行心律失常
没有充血性心力衰竭
发病后 / 手术后没有局部缺血的症状或体征
没有抑郁症

续表

中危
1. 参加体力活动的中危病人的特征（有其中一项或几项特征即可确定病人属于中危）
有心绞痛或其他主要症状，例如：只在高强度运动时（≥ 7METs）出现异常的呼吸困难、头晕或晕厥，运动测试或恢复期有轻到中等水平的局部缺血（ST段比基线压低< 2mm）
功能能力≤ 5METs
2. 非运动测试结果：
安静时射血分数为40%~49%
高危
1. 参加体力活动的高危病人的特征（有其中一项或几项特征即可确定病人属于高危）
运动测试或恢复期有严重的室性心律失常
有心绞痛或其他主要症状，例如在低强度运动时（< 5METs）或恢复期有异常的呼吸困难、头晕或晕厥
运动测试或恢复期有严重的局部缺血（ST段比基线压低≥ 2mm）
运动测试时有异常的血流动力学反应（即随着工作负荷增加，有心率变异、心跳无力或收缩压下降）或恢复期间有反常的血流动力学反应（如严重的运动后低血压）
2. 非运动测试结果：
安静时射血分数< 40%
心脏骤停或突然死亡
安静时严重的心律失常
有并发症的心肌梗死或血管重建史
有充血性心力衰竭
发病后或手术后有局部缺血的症状或体征
有抑郁症

七、运动前健康筛查程序的更新

ACSM在第十版的指南中对运动前健康筛查程序进行了更新，具体可见图1-2-2-3。不同于上述基于心血管疾病危险因素数量和心血管、代谢及肺部疾病的症状体征对运动参与者进行危险分层，然后根据不同的危险分层和运动强度给予运动前医学检查和运动测试的建议。新的筛查程序是基于个体目前的体力活动水平、已有的心血管、代谢及肺部疾病的症状体征和期望进行的体力活动水平三个要素进行设置的。这三个要素被认为是运动相关心血管事件风险的重要调节要素。在成年人中，活动相关的心源性猝死和急性心肌梗死风险在那些不适应较大强度体力活动的潜在心血管疾病患者中是最高的，在剧烈到最大强度体力活动中，心源性猝死和急性心肌梗死的相对风险与是否存在心血管疾病或劳累性症状直接相关，并且与体力活动的习惯性水平成反比。在无症状的个体中，即使在剧烈运动期间，运动中发生的不良心血管事件的相对风险和绝对风险也是很低的。

在新的运动前健康筛查程序中，个体进行中高强度的体力活动前，心血管疾病危险因素档案不再作为决定保健工作者运动决策的一部分，没有足够的证据表明，在无潜在疾病存在时心血管危险因素具有导致心血管事件风险，心血管疾病危险因素用于预测心血管事件的能力是很低的，此外最近的证据表明，传统的心血管危险因素用于基础的运动前健康筛查可能过于保守，因为心血管危险因素的普遍存在可能会导致过度的医生转诊，特别是在老年人群体中，但是 ACSM 仍然肯定心血管疾病危险因素在疾病的预防和管理中所起到的作用，所以将其纳入运动前评估的部分。

新的筛查程序不再包括对个体按低、中、高危进行分层决策。筛查就医学许可作出一般性建议结合医学检查 / 运动测试给出具体建议，并由医疗专业人士自行决定是否批准。

此外，在开始锻炼计划之前，不自动引导肺部疾病患者获取医学许可，因为肺部疾病不会直接增加运动期间心血管并发症的风险，事实上许多肺病患者处于一种被动的静坐少动的生活方式，可能增加心血管事件风险。然而，吸烟作为常见的危险因素，COPD 和心血管疾病经常是共病的，COPD 病史是吸烟者心血管事件的独立预测因素，因此在健康筛查的过程中注意 COPD 患者是否有心血管或代谢疾病相关症状体征是很有必要的（图 1-2-2-3）。

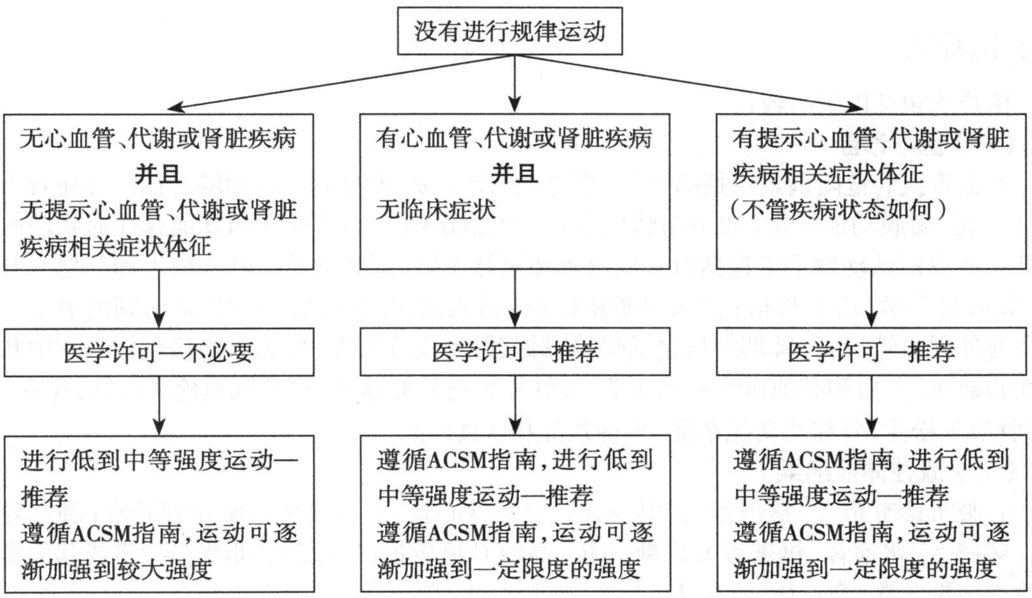

图 1-2-2-3　ACSM 更新的运动前健康筛查程序

显然，健康的运动参与者，如果目前没有进行规律运动，也没有心血管、代谢或肾脏疾病的病史或症状体征，可在无医学许可的情况下，立即开展轻到中等强度运动的计划，如果需要进行超过中等强度的运动，应遵循相应运动处方。

目前没有进行规律运动，并且有已知心血管、代谢或肾脏疾病和但是无临床症状的参与者，应在开展任何强度的系统性运动计划前获得医学许可。在医学许可之后，个人可以开始轻到中等强度的运动，并且遵循 ACSM 指南，运动可逐渐加强到一定限度的强度。

目前没有进行规律运动的且有症状的参与者，无论疾病状况如何，都应寻求医学许可。如果日常生活活动中出现相应症状或体征，则急需医学许可，之后，个人可以轻到中等强度的运动，并且遵循 ACSM 指南，运动可逐渐加强到一定限度的强度。

已进行规律运动，有心血管、代谢或肾脏疾病病史但目前无相应症状体征（临床稳定）的参与者，可继续进行轻到中等强度的运动，无需医学许可。但是，如果他们希望进行较大强度的有氧运动，则建议获取医学许可。

已进行规律运动，但有提示心血管、代谢或肾脏疾病的症状体征迹象（无论疾病状况）的参与者，在继续任何强度的运动之前，应停止运动并获取医学许可。

第三节 运动前医学评价

通过回顾以前的检查结果，可以更好地识别运动高风险人群，并进行危险分层，计划进行低等强度到中等强度运动的中低危人群只需要进行简单的运动前评价，而针对高危人群，不管是在健康 / 体适能计划还是在临床计划中，都需要进行更详细的运动相关医学检查。临床上，全面的运动前测试评价通常包括医疗史、体格检查、实验室检查、及相关临床运动测试。

一、医疗史

医疗史包括以下内容：

（一）医学诊断

心血管疾病危险因素包括高血压、肥胖、血脂异常、糖尿病和代谢综合征。心血管疾病包括心衰、瓣膜功能异常（如主动脉狭窄和二尖瓣疾病）、心肌梗死和其他急性冠状动脉综合征。经皮冠状动脉手术包括血管成形术和冠脉支架、冠状动脉旁路移植术和其他心脏手术，如瓣膜手术、心脏移植；植入起搏器和 / 或植入复律除颤仪，心律失常射频消融术。其他还有外周血管疾病，肺部疾病包括哮喘、肺气肿和支气管炎，脑血管疾病包括脑卒中和一过性脑缺血，贫血和其他血液系统异常（如红斑狼疮），静脉炎、深静脉血栓或栓塞，癌症，怀孕，骨质疏松症，骨骼肌功能紊乱，精神紊乱和饮食紊乱。

（二）既往体检结果

心脏听诊有杂音、喀喇音、奔马律和其他异常心音，以及其他心脏血管异常；肺部异常（如：哮鸣音、水泡音、爆破音）；血糖、AIC、高敏 C 反应蛋白、血脂和脂蛋白异常或其他实验室检查结果异常；高血压，水肿等。

（三）症状史

身体不适（如：胸部、下颌、颈部、背部和上肢等处压榨感、麻木、疼痛、沉重感、烧灼感、紧缩感和挤压感），轻度疼痛、头晕眼花或晕厥，暂时性视觉或语言功能丧失，单侧一过性麻木或虚弱，呼吸困难，心率加快或心悸，尤其在体力活动、饮食过量、心情沮丧时或暴露在寒冷环境中（或这些因素的综合作用）时出现。

（四）近期患病史、住院史、最新的医学诊断或外科手术史

（五）骨关节异常，包括关节炎、关节肿大和障碍、步行或运动测试的情况

（六）用药史（包括饮食和保健品）、过敏史

（七）其他生活习惯

是否有喝咖啡、饮酒、抽烟等生活习惯，或出于娱乐目的服用违禁药物。

（八）运动习惯

习惯的体力活动水平和准备改变的内容：频率、强度、运动的类型和时间。

（九）工作经历

当前的工作情况或期望达到的体力活动能力要求。

（十）家族史

包括心脏病、肺部疾病、代谢性疾病、脑卒中或猝死。

二、体格检查

体格检查项目繁多，大致包括以下内容：

（一）身高体重

除了身高及体重的测量，在多数情况下体重指数、腰围和/或身体成分（体脂百分比）也是必要的。

（二）脉率和心律

（三）安静状态下的血压

包括坐位、仰卧位或站立位的血压。

（四）肺部听诊

注意肺部各个部位的呼吸音是否不一致，有没有水泡音、哮鸣音或其他呼吸音。

（五）心尖触诊

在心尖搏动最强点，注意心尖搏动的位置、强度和范围，以及有无心尖负性搏动。

（六）心脏听诊

注意有无杂音、奔马律、喀拉音和摩擦音。

（七）颈动脉、腹部动脉和股动脉的触诊和听诊

（八）对腹部肠鸣音、肿块、内脏肿大和柔软度评价

（九）下肢浮肿和外周动脉搏动的触诊和检查

（十）是否存在与关节或其他限制运动测试的医学情况相关联的进一步检查

（十一）神经功能检查

包括反射和认知能力。

（十二）皮肤检查

尤其是糖尿病病人的足部检查。

三、实验室检查

基于临床情况和危险分层，ACSM 推荐了一系列相关的实验室检查（表 1-2-3-1），包括血清生化、全血细胞计数、血脂、脂蛋白、验证标志物、空腹血糖、AIC 和肺功能检查等。此处挑选几种较为重要的检查项目介绍。

表 1-2-3-1 ACSM 根据危险分层和临床评估推荐的实验室测试

低危到中危人群
1. 空腹血清总胆固醇、低密度脂蛋白胆固醇、高密度脂蛋白胆固醇和甘油三酯
2. 空腹血清，尤其是 45 岁以上的人、年轻的超重组（BMI ≥ 25kg/m^2）和有一个或多个 2 型糖尿病危险因素的人：近亲属中有糖尿病者，高危种族人群（如：非洲裔美国人、拉丁美洲人、本土美国人、亚裔美国人和太平洋岛国人），生育 4.08kg 以上婴儿者或有妊娠糖尿病的人，高血压（成人 BP ≥ 140/90mmHg），HDL-C ＜ 40mg/dl（1.04mmol/L）和 / 或甘油三酯≥ 150mg/dl（1.69mmol/L），糖耐量或者空腹血糖异常［空腹血糖≥ 100mg/dl（5.55mmol/L）］，习惯性体力活动缺乏，多囊卵巢综合征和血管疾病史
3. 甲状腺功能检查，作为一种筛查评估，特别存在血脂异常时
高危人群
1. 以上检查结合相关的心血管实验室测试（如：静态 12 导联心电图、动态心电图监测、冠脉造影、放射性核素检查或超声心动图和运动测试）
2. 颈动脉和其他外周血管的超声检查
3. 考虑检查脂蛋白（a）、高敏 C 反应蛋白、LDL-C 颗粒的大小和数量、HDL 亚型（特别关注那些有冠心病家族史，但无心血管危险因素的年轻人）
4. 存在或怀疑有心力衰竭的病人应进行胸部 X 线检查
5. 既往史和体格检查发现需要进行的全面的血清化学成分和血常规测试
肺部疾病病人
1. 肺部 X 线
2. 肺功能测试
3. 一氧化碳扩散能力
4. 其他特殊的肺部检查（如血氧饱和度或血气分析）

（一）血脂和脂蛋白

血脂检查是对血液中所含脂类进行定量测定，主要测定血清中的总胆固醇（total cholesterol，TC）、甘油三酯（TG）、低密度脂蛋白胆固醇（LDL-C）和高密度脂蛋白胆固醇（HDL-C）的水平等。通过检查血浆中的血脂，可以辅助诊断或预防一些疾病，如：肥胖症、动脉硬化、高血脂、冠心病、糖尿病、肾病综合征，以及其他一些心血管疾病。

1. 总胆固醇　胆固醇（cholesterol，CHO）中 70% 为胆固醇酯（cholesterol esterase，CE）、30% 为游离胆固醇（ree cholesterol，FC），总称为总胆固醇。

【参考值】①合适水平：＜ 5.20mmol/L；②边缘水平：5.23~5.69mmol/L；③升高：＞ 5.72mmol/L。

【临床意义】血清 TC 水平受年龄、家族、性别、遗传、饮食、精神等多种因素影响，且男性高于女性，脑力劳动者高于体力劳动者。因此，很难制定统一的参考值。根据 CHO 水平高低及其引起心、脑血管疾病的危险性，将 CHO 分为合适水平、边缘水平和升高（或减低）

即危险水平。作为诊断指标，TC既不特异，也不灵敏，只能作为某些疾病，特别是动脉粥样硬化的一种危险因素。因此，TC常作为动脉粥样硬化的预防、发病预测和疗效观察的参考指标。

2. 甘油三酯 甘油三酯(triglyceride，TG)，又称三酰甘油，是甘油和3个脂肪酸所形成的酯，又称为中性脂肪(neutral fat)。TG是机体恒定的功能来源，主要存在于β-脂蛋白和乳糜微粒中，直接参与CHO和CE的合成。TG也是动脉粥样硬化的危险因素之一。

【参考值】0.56~1.70mmol/L。

【临床意义】TG增高常见于冠心病、原发性高脂血症、动脉粥样硬化症、肥胖症、糖尿病、痛风、甲状旁腺功能减退症、肾病综合征、高脂饮食和胆汁淤积性黄疸等。越来越多的证据表明，升高的TG水平与心血管的危险因素之间存在密切的关系，最近有研究表明，某些类型的富含甘油三酯的脂蛋白，尤其是极低密度脂蛋白(VLDLs)和中等密度脂蛋白(IDLs)，能促进动脉粥样硬化和心血管疾病的发生。

3. 低密度脂蛋白(LDL) 低密度脂蛋白是富含胆固醇的脂蛋白，是动脉粥样硬化的危险因素之一。LDL经过化学修饰后，其中的载脂蛋白apoB-100变性，通过清道夫受体(scavenger receptor)被吞噬细胞摄取，形成泡沫细胞(foamy cells)并停留在血管壁内，导致大量CHO沉积，促使动脉壁形成动脉粥样硬化斑块，故LDL为致动脉粥样硬化的因子。临床上以LDL胆固醇(LDL-C)的含量来反映LDL水平。

【参考值】①合适水平：≤ 3.12mmol/L；②边缘水平：3.15~3.61mmol/L；③升高：> 3.64mmol/L。

【临床意义】LDL是动脉粥样硬化的危险因子，LDL水平增高与冠心病发病呈正相关。因此，LDL可用于判断发生冠心病的危险性。

4. 高密度脂蛋白(HDL) 高密度脂蛋白是血清中颗粒密度最大的一组脂蛋白，其蛋白质和脂质各占50%。HDL水平增高有利于外周组织清除CHO，从而防止动脉粥样硬化的发生，故HDL被认为是抗动脉粥样硬化因子。一般检测HDL胆固醇(HDL-C)的含量来反映HDL水平。

【参考值】① 1.03~2.07mmol/L；②合适水平：> 1.04mmol/L；③减低：≤ 0.91mmol/L。

【临床意义】HDL增高对防止动脉粥样硬化、预防冠心病的发生有重要作用。HDL与TG呈负相关，也与冠心病的发病呈负相关，且HDL亚型HDL2与HDL的比值(HDL2/HDL)对诊断冠心病更有价值。HDL水平低的个体发生冠心病的危险性大，HDL水平高的个体发生冠心病的危险性小，故HDL可用于评价发生冠心病的危险性。

除了上述指标，美国家庭胆固醇教育计划(NCEP)关于诊断、评价和治疗成年人高胆固醇血症专家小组报告(ATP Ⅲ)认为：高血压、吸烟、糖尿病、超重和肥胖、缺乏体力活动和导致动脉粥样硬化等因素是可以改变的非脂质类危险因素；而年龄、男性和早期心血管疾病家族史是不可改变的脂质类危险因素。TC、脂蛋白残粒(RLP-C)、脂蛋白a、LDL-C、HDL亚型、载脂蛋白B和A-1以及TC/HDL-C都已被ATP Ⅲ明确为脂类危险因素。促血栓形成因子、凝血酶原、凝血因子、炎症因子(如高敏C反应蛋白)、空腹血糖异常和同型半胱氨酸是已被ATP Ⅲ明确的非脂质类危险因素。近期研究表明，降低同型半胱氨酸并不能降低发生心血管疾病的风险。

（二）血清生化结果

多种血液指标分析广泛应用于临床运动计划中。这些分析为全面了解病人的健康状况运动能力提供信息，也有助于解释某些心电图异常。因为分析血液样本的方法多种多样，因此，比较来自不同实验室的测试结果时应该注意。表 1-2-3-2 列出了部分血液化学成分的参考值。

表 1-2-3-2　血液化学成分检查结果参考表

分类	男性	无性别差异	女性
AIC		≤ 6%	N/A
血尿素氮（BUN）/mg·dl^{-1}		4~24	
肌酐 /mg·dl^{-1}		0.3~1.4	
BUN/ 肌酐		7~27	
血尿酸 /g·dl^{-1}	4.0~8.9	2.3~7.8	
钠 /mEq·dl^{-1}		135~150	
钾 /mEq·dl^{-1}		3.5~5.5	
氯 /mEq·dl^{-1}		98~110	
渗透压 /mOsm · kg^{-1}		278~302	
钙 /mEq · dl^{-1}		8.5~10.5	
钙离子 /mg · dl^{-1}		4.0~5.2	
磷 /mg · dl^{-1}		2.5~4.5	
总蛋白 /mg · dl^{-1}		6.0~8.5	
白蛋白 /g · dl^{-1}		3.0~5.5	
球蛋白 /g · dl^{-1}		2.0~4.0	
白 / 球比		1.0~2.2	
血清铁 /μg · dl^{-1}	40~100		35~180
肝功能检查			
胆红素 /mg · dl^{-1}		＜ 1.5	
谷草转氨酶（SGOT）（AST）/μ · L^{-1}	8~46		7~34
谷丙转氨酶（SGPT）（ALT）/μ · L^{-1}	7~46		4~35

注：在涉及实验室测试数据的正常范围时应说明变量。空腹血糖为 100~125mg/dl 时，表示空腹血糖受损

（三）肺功能

肺功能检查内容包括肺容积、通气、换气、血流和呼吸动力等项目。通过肺功能检查可对受检者呼吸生理功能的基本状况做出质和量的评价，明确肺功能障碍的程度和类型。肺功能检查对研究疾病的发病机制、病理生理、明确诊断、指导治疗、判断疗效和疾病的康复、劳动力的鉴定以及评估胸腹部大手术的耐受性等都有重要意义。

对于45岁以上的吸烟者和有呼吸困难（即呼吸短促）、慢性咳嗽、哮鸣音或有较多粘痰者，应通过肺活量测定法进行肺功能测试。肺活量测定常用的数据包括用力肺活量（FVC）、第1秒最大呼气量（FEV1），FEV1/FVC和呼气量峰值（PEF）。这些指标可用于识别病人是否出现阻塞性通气功能障碍，在许多常见的呼吸系统疾病中被用作辅助诊断或病情评估，如哮喘、慢性支气管炎、肺气肿和COPD等疾病，特别是在COPD诊疗中，在使用支气管扩张剂后FEV1/FVC < 0.7 作为判断患者持续性气流受限的客观指标，并且GOLD分级依据其FEV1下降程度对进行气流受限严重程度分级。

四、临床运动测试

标准的递增运动负荷试验（graded exercise testing，GXT）在临床上用于评估病人对递增强度有氧运动的承受能力。目前使用较多的运动测试方式为功率车和跑台测试。在进行GXT时，为了监测心肌缺血、血流动力学或电压不稳，以及其他相关症状或体征，主要监测的指标包括心率、血压、ECG变化、主观感觉、症状体征、通气和气体交换指标等，对于充血性心力衰竭（CHF）、怀疑或确诊为限制性肺部疾病和/或不明原因的劳力性呼吸困难患者应使用血气分析。

（一）适应证与测试目的

1. 诊断性运动测试用于心、肺疾病的诊断及康复评定。

2. 用于判断冠心病、CHF、肺动脉高压、COPD等慢性病的严重程度及预后。

3. 心肌梗死后运动测试用于对患者发病危险因素进行评估、制定运动处方以及评估包括血管重建在内的治疗或干预效果。

4. 功能性运动测试用于评定机体功能能力。

（二）禁忌证

1. 绝对禁忌　近期安静心电图显示严重心肌缺血、近期心肌梗死（2天内）或其他急性心脏事件；不稳定型心绞痛；可引起症状或血流动力学改变的未控制的心律失常；严重的有症状的主动脉狭窄；未控制的有症状的心力衰竭；急性肺栓塞或肺梗死；急性心肌炎或心包炎；怀疑或已知动脉瘤破裂；急性全身感染，伴发热、全身疼痛或淋巴结肿大。

2. 相对禁忌　冠状动脉左主干狭窄；中度狭窄性心脏瓣膜病；电解质紊乱；严重高血压；心动过速或心动过缓；肥厚性心肌病或其他形式的流出道狭窄；运动中加重的神经肌肉、肌肉骨骼疾病和风湿性疾病；重度房室传导阻滞；室壁瘤；未控制的代谢性疾病；慢性感染性疾病；精神或躯体障碍导致的运动能力低下。

若运动的益处大于风险，可暂不作为相对禁忌证。在某些情况下，这些受试者可在医务监督下运动，或采用较低强度运动，尤其是安静时无症状者。

（三）结果分析

运动测试时的心电图、心肺耐力和血流动力学及其临床意义见表1-2-3-3。

表1-2-3-3 运动测试时的心电图、心肺耐力和血流动力学及其临床意义

变量	临床意义
ST段压低	异常的ECG反应，具体为ST段水平压低≥1mm或ST段压低超过J点60~80ms，提示心肌缺血。
ST段抬高	ST段抬高出现在陈旧性Q波心梗的导联时，几乎总能反映动脉瘤或室壁运动异常。当无有意义的Q波存在时，运动相关的ST段抬高常与稳定的高度冠脉狭窄联系在一起。
室上性心动过速（SVT）	在运动测试期间通常会发生孤立的动脉异常搏动或短暂的SVT，而对心血管疾病来说似乎没有诊断或预测意义。
室性心动过速	运动期间对安静性室性心动过速的抑制不排除潜在心血管疾病的存在；相反，频发性室性早搏、复杂性室性早搏或二者兼有，并不一定表示存在潜在的缺血性心脏病。复杂性室性异位心律、包括室性二联律或多联律（PVCs）以及室性心动过速发作（≥3次连续搏动），如果它们的发生与心肌缺血的症状和/或体征相关联，或发生于有心脏猝死、心脏病或心瓣膜病病史的患者身上，则可能与有意义的心血管疾病和预后不良有关。与单纯在运动期间发生的室性异位心律相比、在恢复期发现的频发性室性异位心律对死亡的预警作用更强。
心率（HR）	递增负荷运动的正常HR反应是一个相对线性的增加过程，对一个运动的人来说，对应的增幅为10±2次/MET，心脏变时功能不全可能通过以下几点表现出来：①对于受主观疲劳限制并未服用β受体阻断药的受试者来说，运动中峰值HR比用年龄推算的最大HR要低>2SD（约20次/min）或不能达到>用年龄推算的最大HR的85%；②变时反应指数（CI）<0.8（CI的计算：任何测试阶段的储备心率百分数除以储备代谢率百分数）。
恢复期心率（HRR）	异常（恢复缓慢）的HRR与较差的预后相关。异常的HRR是指心率下降≤12次/min，或2min内下降≤22次/min（以仰卧姿势恢复）。
收缩压（SBP）	随着运动峰值平台到达，SBP在运动时的正常反应是渐增高，通常为10±2mmHg/MET，当SBP>250mmHg时，运动测试应该被终止。用力性血压过低（SBP不再升高或降低>10mmHg）可代表有心肌缺血和心或射血功能紊乱。极量强度运动中SBP<140mmHg提示预后不良。
舒张压（DBP）	DBP在运动中的正常反应是无变化或降低。DBP>115mmHg被认为是运动测试终止指征。
心绞痛症状	可分为1~4四个等级，分别对应可感觉到但较轻、中度、中等偏重和重度。等级3（中等偏重）通常应该视为运动测试终止指征。
心肺耐力	VO_2R_{max}/VO_{2peak}的平均值用MET表示，健康静坐少动的人群预期值可以用一些回归方程得到。近期Meta分析显示，有氧耐力每提高1MET，全因死亡率和心血管事件发生率分别降低13%和15%。
通气效率	通常每分通气量/二氧化碳产生量（VE/VCO_2）斜率<30。该值增高是存在心力衰竭和潜在肺动脉高压的征兆。该值达到或超过45则提示心力衰竭病人预后严重不良。该值增加可清楚提示心力衰竭和肺动脉高压病人的通气灌注异常加重，故可对疾病严重性进行准确的描述。
呼吸末二氧化碳分压（$P_{ET}CO_2$）	安静时$P_{ET}CO_2$通常为36~42mmHg，在轻到中等强度运动负荷下会增加3~8mmHg，而在最大强度运动负荷时下降。在安静状态下或在运动中通气灌注异常加重时，或在心力衰竭和肺动脉高压病人中，该值异常低下能精确地提示疾病的严重程度和预后不良。该值也可帮助评价心力衰竭病人的心脏功能。

（刘培峰）

参考文献

[1] 李晓亮. “运动风险”概念的剖析与界定 [J]. 哈尔滨体育学院学报, 2011, 29(6).

[2] GARBER C E, BLISSMER B, DESCHENES M R, et al. ACSM position stand. The quantity and quality of exercise for developing and maintaining cardiorespiratory, musculoskeletal, and neuromotor fitness in apparently healthy adults: guidance for prescribing exercise[J]. Med Sci Sports Exerc, 2011, 43(7): 1334-1559.

[3] SISCOVICK D S, WEISS N S, FLETCHER R H, et al. The Incidence of Primary Cardiac Arrest during Vigorous Exercise[J]. N Engl J Med, 1984, 311(14): 874-877.

[4] 曲绵域, 于长隆. 实用运动医学 [M]. 北京: 人民体育出版社, 2003.

[5] 美国运动医学学会. ACSM 运动测试与运动处方指南 [M]. 王正珍, 译. 北京: 北京体育大学出版社, 2015.

[6] MARON B J, THOPMPSON P D, ACKERMAN M J, et al. Recommendations and considerations related to preparticipation screening for cardiovascular abnormalities in competitive athletes: 2007 update: a scientific statement from the American heart association council on nutrition, physical activity, and metabolism: endorsed by the American college of cardiology foundation[J]. Circulation, 2007, 115(12): 1643-1455.

[7] ARAUJO C, THOMPSON P D, FLETCHER G F, et al. Recommendations for Preparticipation Screening and the Assessment of Cardiovascular Disease in masters athletes: an advisory for healthcare professionals from the working groups of the World Heart Federation, the International Federation of Sports Medicine, and the American Heart Association Committee on Exercise, Cardiac Rehabilitation, and Prevention[J]. Circulation, 2001, 103(2): 327-334.

[8] U. S. PREVENTIVE SERVICE TASK FORCE. Screening for Coronary Heart Disease: Recommendation Statement[J]. Ann Intern Med, 2004, 140(7): 569-572.

[9] BUCHNER D M. Physical activity to prevent or reverse disability in sedentary older adults[J]. Am J Prev Med, 2003, 25(3): 214-215.

[10] MURPHY A. Guidelines for Cardiac Rehabilitation and Secondary Prevention Programmes[J]. Physiotherapy, 2000, 86(12): 667-667.

[11] AMERICAN COLLEGE OF SPORTS MEDICINE. ACSM's Guidelines for Exercise Testing and Prescription[M]. 10th ed. Baltimore(MD): Lippincott Williams & Wilkins, 2018.

[12] BICKLEY L S, BATES B. Bates' Pocket Guide to Physical Examination and History Talking. Baltimore(MD): Lippincott Williams & Wilkins, 2008, 416.

[13] 万学红, 卢雪峰. 诊断学 [M]. 北京: 人民卫生出版社, 2013.

[14] FERGUSON G T, ENRIGHT P L, BUIST A S, et al. Office Spirometry for Lung Health Assessment in Adults: A Consensus Statement From the National Lung[J]. Chest, 2000, 117(4): 1146-1161.

[15] GIBBONS R J, ABRAMS J, CHATTERJEE K, et al. ACC/AHA 2002 guideline update for the management of patients with chronic stable angina--summary article: a report of the American College of Cardiology/American Heart Association Task Force on practice guidelines (Committee on the Management of Patients With Chronic Stable Angina)[J]. Journal of the American College of Cardiology, 2003, 41(1): 159-168.

第三章 健康体适能测评

伴随体育运动不断普及，体适能（physical fitness）的测量和评价日益引起重视，其内涵和外延不断扩大。体适能由早期主要包括健康体适能（health-related fitness）和技能体适能（skill-related fitness），发展到包括代谢体适能（metabolic-related fitness）和功能性体适能（functional fitness）的综合体系。其中，健康体适能是指与人体健康密切相关的体适能，由身体成分、心肺适能、肌肉适能以及柔韧适能组成，是心血管、肺和肌肉发挥理想效率的能力。它不仅是机体维护自身健康的基础，而且是机体保证以最大活力完成日常工作、降低慢性病风险的条件。因此，剖析健康体适能的测量和评价方法，可促使人民了解健身效果，调动锻炼积极性，有效地利用资源达到最大的健康改善效果。

第一节 健康体适能基本理论

从广义上讲，体适能是指人体适应外界环境的能力，是健康概念的一种延伸；从狭义讲，是指人体所具备的有充足的精力从事日常工作和 / 或学习而不感到疲劳，同时有余力享受康乐休闲活动的乐趣，有能够适应突发状况的能力。健康体适能包括身体成分、肌肉适能、心肺适能以及柔韧适能，与疾病的预防及生活质量密切相关。

一、定义和术语

健康体适能是指关于身体方面的健康状态，它能直接与个体从事日常生活和工作的能力相关，受规律性身体活动的影响，是促进健康、预防疾病并增进工作效率的身体要素。健康体适能主要包括身体成分、心肺适能、肌肉适能以及柔韧适能。

（一）定义

1. 身体成分　是指组成人体的各组织、器官的总成分。根据各个成分的生理功效的不同，常把体重分为体脂重和去脂体重。身体成分常以体脂率表示。通常情况下，人的身体主要是由水、蛋白质、脂肪和无机物四种成分构成，普通成年人的正常比例是：水占 55%，蛋白质占 20%，体脂肪占 20%，无机物占 5%，这是实现人体成分均衡和维持身体健康状况的一个最基本的条件。

2. 肌肉适能　是指机体依靠肌肉收缩克服和对抗阻力维持身体运动的能力。肌肉适能可以分为肌肉力量和肌肉耐力。

3. 心肺适能　是反映由心脏、血液、血管和肺组成的呼吸与血液循环系统向肌肉运送氧气和能量物质，维持机体从事运动的能力。由于拥有良好心肺适能的人通常也具有较好的运动耐力或有氧运动能力，因此，心肺适能有时又被称为心血管耐力或者有氧适能。心肺和血管的功能对于氧和营养的分配、清除体内垃圾具有重要的作用，尤其是在进行有一定强度的活动时，良好的心肺功能显得尤为重要，故心肺适能通常被认定是健康体适能要素中最重要的一项。

4. 柔韧适能　是指人体关节活动幅度的大小以及跨过关节的韧带、肌腱、肌肉、皮肤及其他组织的弹性和伸展能力，又称柔韧性。它包括两个方面的含义：一个是关节活动幅度的大小，一个是跨过关节的肌肉、肌腱、韧带等软组织的伸展性。关节的活动幅度主要取决于关节本身结构，因此，柔韧适能的提升主要依靠跨过关节的肌肉、肌腱、韧带等软组织的合理训练获得。在体育运动中或者生活中，柔是指肌肉、韧带拉长的范围，韧是指肌肉韧带发挥的力量及控制关节不受损伤的最大活动幅度，柔和韧的结合便是柔韧，发挥的能力便是柔韧适能。但是，不能把柔韧性和柔软性混为一谈，虽然两者都可用肢体活动幅度的大小来衡量，可是他们在实质上是有区别的。柔韧是既柔和又坚韧，即柔中有刚，刚柔相济；柔软只是柔与不硬，或曰柔中无刚，刚柔不济。从性能上看，柔韧是在幅度中还含有速度和力量的因素，即做大幅度动作时，肌肉仍能快速有力地收缩。

（二）术语表达

1. 身体成分相关术语

（1）瘦体重：体重中非脂肪的体重称为瘦体重，包括肌肉、骨骼、内脏、血液及皮肤的重量。

（2）体脂率：指身体脂肪重量占总体重的百分比。

（3）基础代谢率：在基础代谢状态下，身体维持最基本生命活动所需要的最低限度的能量消耗量。基础代谢率反映身体产生热量的情况，可间接用当时的耗氧量来计算。

（4）肥胖：身体中的脂肪堆积过多。肥胖的程度与体脂所占体重的比例有关。肥胖不能只靠体重来判断，不论体重高低，只要肌肉量达不到规定标准，体脂百分比高，都应视为肥胖。而当体重正常，体脂百分比高，体脂过剩时就被称为隐性肥胖。

2. 肌肉适能相关术语

（1）肌肉力量：狭义的肌肉力量是指身体某一肌群所产生的最大力量，亦指肌肉一次爆发出的最大力。广义来说，肌肉力量就是人体的某一肌群能够得到良好及均衡的发展，以用来应付工作生活的需要，也就是说每个人所需要的肌力体适能也不相同。在日常生活中所进行的任何一件事，都必须以肌肉力量来完成。如果肌力不足，会导致工作效率减低，易发生运动伤害，肌肉容易疲劳等。较好的肌肉力量不仅能够协助身体形成健美的骨骼、曲线和结实的肌肉，而且还能减肥，让人们的生活更美好、更健康。

（2）肌肉耐力：是指一块肌肉或肌群在某一负荷下能长时间保持持续收缩的能力。它与肌肉力量密切相关，在某种程度上依肌肉力量而定，因为肌肉力量较差的人能持续的时间较短，反复的次数也较少。

（3）肌肉萎缩：肌肉纤维横切面积缩小。

（4）肌肉肥大：主要是指肌纤维横断面积的增大。肌纤维肥大会增加每个肌纤维的肌原纤维数目、增加蛋白细丝的量、增加肌纤维的微血管密度、增加结缔组织肌腱和韧带组织的数量，以及增加肌肉内 ATP、磷酸肌酸、糖原、线粒体和各种酶。

（5）原动肌：关节运动时，主动做向心收缩的肌肉或肌群。

（6）拮抗肌：原动肌收缩的同时，相对放松被伸展的一组肌肉或肌群。

（7）固定肌：用以固定骨骼与身体各部分，支撑、稳定某部分关节，以令其他关节完成所需活动的一组肌肉或肌群。

（8）骨骼肌：运动系统的肌肉属于横纹肌，由于绝大部分附着于骨，故又名骨骼肌。每块肌肉都具有一定形态、结构和功能的器官，分布有丰富的血管、淋巴，在躯体神经支配下收缩或舒张，进行随意运动。

3. 心肺适能的相关术语

（1）心脏：是循环系统中的动力。人的心脏如个人的拳头大小，外形像桃子，位于横膈之上，两肺中间偏左。它主要由心肌构成，有左心房、左心室、右心房、右心室四个腔。上方两个称为心房，下方两个称为心室，心房之间及心室之间有肌肉加以分隔（称房间瓣和室间瓣）。心房与心室之间有瓣膜的构造（房室瓣），可以防止血液逆流。

（2）血管：是指血液流过的一系列管道。血管可分为动脉、静脉及毛细血管。动脉分支为微动脉（最小的动脉），再分支为毛细血管，而毛细血管以漏斗形式汇合成微静脉，微静脉汇聚成有单向瓣膜的大静脉。

（3）心率：心脏在 1min 内跳动的次数。正常成年人安静时的心率有显著的个体差异，平均在 75 次 /min 左右（正常在 60~100 次 /min 之间）。心率可因年龄、性别及其他生理情况差异而不同。

（4）血压：多为体循环中的动脉血压。是在有足够的血液充满血管的前提下，由心室收缩射血，并与外阻力和大动脉弹性的协同之下作用产生的。血压因个人的年龄、性别、遗传及生理状况差异而有所不同，平均血压大概为 120/80mmHg。

（5）肺活量：一次尽力吸气后，再尽力呼出的气体总量。肺活量＝潮气量 + 补吸气量 + 补呼气量。潮气量指每次呼吸时吸人或呼出的气体量。补吸气量又叫吸气储备量，指平静吸气末，再尽力吸气所能吸入的气体量。补呼气量又叫呼气储备量，指平静呼气末，再尽力呼气所能呼出的气体量。

4. 柔韧适能的相关术语

（1）关节：是指骨关节，它是骨杠杆转动的枢纽，是保持肢体灵活和赖以活动的部位。关节的主要结构包括关节面、关节腔和关节囊三部分。关节面是各骨相互接触处的光滑面。关节腔是关节软骨和关节囊间密闭的腔隙。关节囊由结缔组织组成，它附着于关节面周围的骨面上。

（2）关节软骨：关节面上有弹性的坚韧组织。表面光滑，能减少相邻两骨的摩擦，缓冲运动时产生的震动。

（3）韧带：属于致密结缔组织。主要分为两类：弹性结缔组织和胶原纤维彼此交织成的不规则的致密结缔组织。

（4）肌腱：是肌腹两端的索状或膜状致密结缔组织，便于肌肉附着和固定。肌腱由致密结缔组织构成，色白较硬，没有收缩能力。长肌的肌腱多呈圆索状，阔肌的肌腱阔而薄，呈膜状，又叫腱膜。

（5）屈和伸：是关节沿冠状轴进行的运动。运动时，两骨之间的角度发生变化，角度变小称为屈，角度增大称为伸。一般来说，关节的屈，指关节向腹侧面成角，而膝关节则相反，小腿向后贴近大腿的运动叫做膝关节的屈，反之则称为伸。在足部，足上抬，足背向小腿前面靠拢为踝关节的伸；足尖下垂为踝关节的屈。

（6）内收和外展：关节沿矢状轴进行的运动。运动时，骨向正中矢状面靠拢，称收或内收，远离身体正中矢状面，称展或外展。但手指的收展是以中指为准的靠拢、散开运动，足趾的收展是以第二趾为准的靠拢、散开运动。

（7）旋内和旋外：关节沿垂直轴进行的运动，统称旋转。骨向前内侧旋转称旋内，向后外侧旋转称旋外。在前臂，桡骨围绕通过桡骨头和尺骨头的轴线旋转，将手背转向前方的运动称旋前，将手掌恢复到向前而手背转向后方的运动称旋后。

二、流行病学

慢性疾病已成为全球公共健康领域的焦点问题，体力活动不足和静坐少动的生活方式成为当今慢性疾病发生的第一独立危险因素，也是21世纪最大的公共卫生问题。2009年WHO指出，身体活动不足已经成为全球范围内死亡的第四位主要危险因素（占全球死亡归因的6%），仅次于高血压（13%）、烟草使用（9%）和高血糖（6%），并推测全球每年有大约300多万人的死亡是由于身体活动不足造成（图1-3-1-1）。

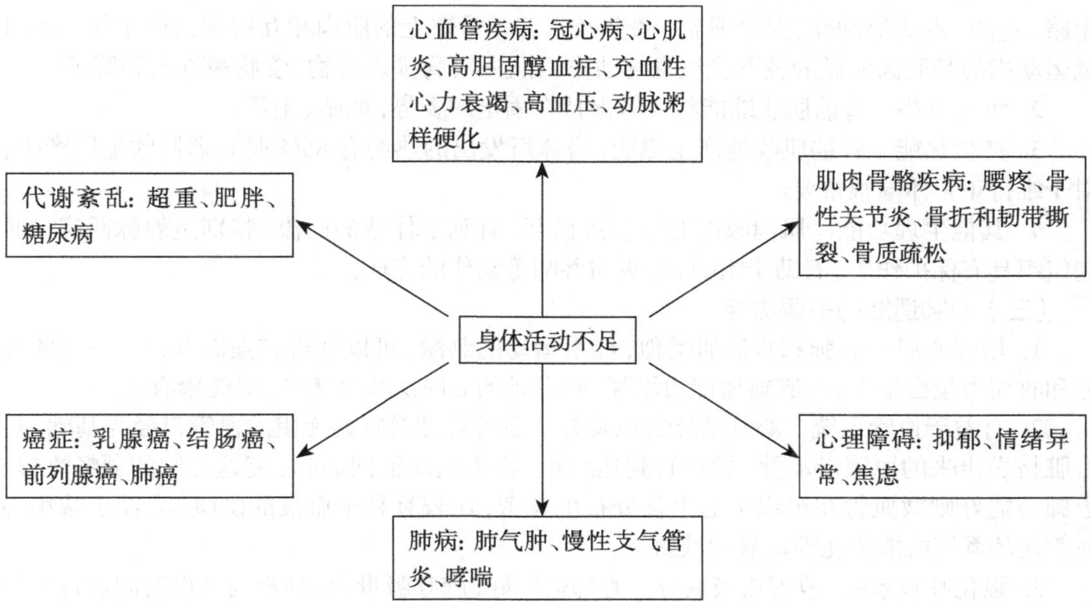

图1-3-1-1 身体活动不足对身体健康的影响

研究表明，提高身体活动不仅在一级预防中使健康获益，在疾病的二级预防中也能带来相似的益处。如果在最初诊断慢性疾病后就开始采用身体活动和运动进行干预，许多疾病带来的危害都可减轻，而且对特定的疾病（如2型糖尿病）甚至可阻止或延缓疾病的进展。当将身体活动作为二级预防的一部分时，慢性疾病患者的生活质量和寿命都会得到提高，也会使慢性病高危人群的体质及健康状态得到提高，避免发展成为疾病的状态。

美国运动医学会（ACSM）推出了“身体活动对于预防和治疗骨质疏松症的建议”中指出最佳锻炼方案中应该包括量、柔韧和神经肌肉控制能力方面的练习，上述身体活动可降低跌倒风险，降低骨质疏松性骨折的发生率。坚持有规律的身体活动特别是承重性和冲击性的身体活动是促进骨矿物质沉积，延缓骨量丢失，预防骨质疏松症的保护因素。

2018年美国卫生和公共服务部（DHHS）发布的第二版《美国体力活动指南》将有氧运动（aerobic activity）、肌肉强化运动（muscle-strengthening activity）、骨强化运动（bone-strengthening activity）、平衡运动（balance activities）、柔性活动（flexibility activities）作为维护健康的主要运动类型推荐。因此，健康体适能作为改变运动不足状态、提高健康水平的运动测量技术，旨在向公众介绍以科学管理体重、规律有氧运动、合理力量练习、适宜柔韧拉伸为主要目的的方便、实用、普及、科学的测评方法。

三、分类与功能

（一）身体成分的主要功能

身体成分能反映人体的体质状况、体型特征和身材，而且是衡量减肥效果的依据。通常以体脂肪为参照，将身体成分划分为体脂和去脂体重两个基本部分，它们是反映人体内在结构比例特征的重要指标。

（二）肌肉适能的主要功能

1. 运动　即全身发生的任何动作，包含主观支配运动和不自觉运动。主观支配运动指走路、跑步、点头等动作，是靠骨骼、关节及附着于骨骼上的肌肉相互协调而产生的。不自觉运动指的是肌肉所做的较不受注意的动作，如心跳、胃搅动食物、食物被推入肠管等。

2. 维持姿势　骨骼肌收缩能将身体保持在固定的姿势，如站、坐等。

3. 产生热能　骨骼肌收缩产生热能，身体所发出的热约有 85% 是骨骼肌收缩所产生，对于维持正常体温很重要。

4. 其他生理功能　肌肉收缩时能促进循环，有利于体液的回流，特别是静脉回流。肌肉组织具有保护作用，有助于咀嚼、呼吸与吞咽等动作的完成。

（三）心肺适能的主要功能

1. 增强心肌　心肺和骨骼肌类似，经由运动的刺激，可以变得较强而有力。心脏的尺寸和收缩力量会增大，心脏输血能力增强，每分钟的心跳次数会减少，对健康有益。

2. 有益于血管系统　心肺适能能以良好的血管弹性及畅通无阻的血管口径为基础，是心脏挤送出来的血液沿动脉、微血管到达组织，再由组织汇回静脉，流返心脏的顺畅流程。心肺适能好则微血管在组织中的生长分布也较密，比较有利于血液的供应，有助于减小心血管循环系统机能退化性疾病的威胁。

3. 强化呼吸系统，改善血液成分　心肺适能好，肺呼吸量大，肺泡与微血管间进行气体交换的效率较高，长时间的身体活动才不会有疲劳提早出现的情形。同时，血液中的红细胞含量较多，有利于氧的运送，增加血液中高密度脂蛋白与低密度脂蛋白之比值，减少心脏病的发病率。

（四）柔韧适能的主要功能

1. 表现良好形态　柔韧性好的人，可以增肌肌肉弹性，在体态变化的同时，被动肌的弹性增进了，可以纠正不良的身体形态，身体动作比较美，表现得也更年轻。柔韧性不佳是引起关节炎、驼背及腰背痛等疾病的原因之一。

2. 减少运动损伤　运动中柔韧性好，增进要害环节连接领域和运动幅度，身体的活动将更灵活，肌肉活动的效率更高，可降低肌肉拉伤的产生率，提高动作的协调性，也可减少因为肌肉紧张所带来的提早疲劳与酸痛。比如：由于突然用力或是用力过猛，运动幅度超过了韧带、肌腱的柔韧限度，有可能对这些韧带或肌腱造成运动损伤，严重的损伤则会使肌腱断裂。

3. 提高技术和机能水平　柔韧素质是各项运动选材的重要依据之一，不同的运动项目对身体各部位的柔韧性的要求也不一样，提高关节的灵活性，可获得最佳的机能水平，有利于技术水平的提高，使技术动作显得轻巧、灵活，更加协调和准确，增加动作的协调和优美感。

四、影响因素

（一）身体成分的影响因素

1. 饮食　饮食为生命活力提供能量，形成机体生理功能所必需的酶、激素和神经递质等物质。世界卫生组织统计资料表明，发达国家中70%以上的人的死因为癌症和心脑血管疾病，而癌症和心血管疾病的发生与不合理的饮食结构有密切的关系。随着社会进步和经济发展，现在中国人缺的不是营养，而是平衡。因此，应吸取西方国家的膳食结构与疾病模式演变的教训，提倡和坚持合理的膳食结构，平衡能量的摄取，以减少相关疾病的发生。

2. 运动 各种年龄段的人都可以通过采取富有营养的膳食方式以及经常进行体育锻炼来减少慢性疾病的危害。运动是平衡身体能量的最好手段，也是促进健康的必要途径。应积极参加集体活动和体育锻炼，选择适合自身特点的运动项目，尤其是游泳、球类运动对于预防肥胖、增进健康是非常有益的，激发锻炼的热情是进行体育锻炼和形成良好锻炼习惯的基础。

3. 行为习惯 不良的行为习惯，如情绪不佳便暴饮暴食、过于依赖现代化设备而缺乏运动、看电视时吃零食等行为均会引起不良的身体成分变化。肥胖有一定的遗传性，但是更多的是“遗传”了父母的不良习惯。调查发现，每天看电视时间多于4h者更易肥胖；吸烟者与不吸烟害相比，其体重指数（BMI）更高，不饱和脂肪酸与饱和脂肪酸的比值低，尤其是男性吸烟者能量吸收显著高于不吸烟者；饮酒对体脂和体重影响的研究表明：女性饮酒与体重指数呈负相关，与碳水化合物的摄人也呈负相关。

4. 教育水平和社会经济地位 肥胖的发胖与教育水平和社会经济地位有关。教育水平和社会经济地位与期望的理想体型、特有的饮食习惯、生活方式都有关，同时对个体掌握的相关健康知识和占用物质资源均有影响。在发达国家受教育水平低、社会经济地位低者，肥胖的发生率高。

5. 内分泌失常 肥胖者最明显的内分泌异常是存在高胰岛素血症、胰岛素抵抗症。胰岛素抵抗可以造成葡萄糖代谢欠缺和脂质代谢异常，葡萄糖转运进细胞的能力下降，脂蛋白酯酶活性降低及低密度脂蛋白和甘油三酯升高，高密度脂蛋白降低。

身体成分，特别是体脂和去脂体重的变化，有年龄、性别、身材、种族和遗传方面的差别。其数量和分布不仅影响体质的强弱，而且会对人体健康产生不利影响。身体成分的测量和评价一直被医生、教练员和体质专家作为评价健康、运动能力和体质的重要依据，特别是对于成年人和老年人群。身体成分被认为是与健康相关的体质评价指标，可以监测营养状况、体液平衡和评价生长发育等，在临床和基础研究中具有重要价值，在运动员体重控制、减肥以及健美的等方面，也都有十分重要的指导意义。本节在介绍身体成分定义的基础上，详细介绍了身体成分的测评方法以及如何通过合理正确的方法和手段去干预和调整。

（二）肌肉适能的影响因素

1. 肌肉体积 肌肉体积与肌肉力量有着密切的关系，主要受单个肌纤维的直径和肌肉中肌纤维的数量两个因素的影响。肌肉体积可用肌肉横断面积的大小来表示，肌肉横断面积越大，肌肉的体积就越大，肌肉力量也就越大。有针对性的力量练习可以促进体内蛋白质的代谢，增加蛋白质的合成，增加单个肌纤维的直径而使肌肉体积增加。

2. 肌纤维类型 骨骼肌的肌纤维可分为红肌纤维和白肌纤维两种类型，白肌纤维收缩产生的力量大，红肌纤维收缩产生的力量小，但红肌纤维耐力较好。肌肉中肌纤维类型的比例受遗传因素的影响较大，力量和速度练习可以增加肌肉中白肌纤维的比例。

3. 神经调节 肌肉收缩力量除决定于肌肉本身的形状、机能特点外，还与神经系统的调节机能有关。神经系统可以通过两种方式调节肌肉力量：一种是通过发放强而集中的兴奋，动员尽量多的肌纤维参与收缩，以增大肌肉力量，有些人在肌肉最大收缩时能动员80%

以上的肌纤维参与收缩；二是通过增加神经中枢发放神经冲动的频率增加肌肉力量，神经冲动频率越高，肌肉力量越大。

4. 性别因素 男性的肌肉力量和质量通常比女性强大，这主要是因为男性体内有比女性体内更多的雄性激素，发育后的男性比女性一般具有更大的肌肉维度，而雄性激素是促使肌肉发展的主要生理因素。男女每一平方厘米肌肉所具有的力量基本没有区别，但是两者的肌肉大小和其有效力量存在着区别，男性有更大的可塑空间，具有相对的力量优势。

5. 年龄因素 人都是在其成熟过程中取得力量，肌肉力量在20~30岁是一生中的最高峰，30岁以后逐渐下降，65岁时的平均肌力是20~30岁时的80%。系统的健身训练和力量的锻炼在任何年龄都有助于增强体力或延迟力量的衰退。

（三）心肺适能的影响因素

1. 遗传 有科学研究估计，遗传对心肺适能的影响约占47%以上。同时，呼吸、心脏、血管和肌肉等系统会影响心肺适能。

2. 运动 适度的身体活动和训练可改善呼吸、心脏循环与肌肉系统的输送和利用能力，其中以有氧训练增加心肺适能的幅度更大。有氧训练会使一般人的心肺适能得到20%~25%的改善，而青少年的改善可超过30%。停止运动，心肺适能就会明显减退，三个月完全休息没有运动就会减少约30%的心肺适能。

3. 性别 青春期前男女的心肺适能差异不大，但青春期后差异变大，男性高于女性约10%~20%。原因在于男生有较高的红细胞和肌肉质量，以及较低的体脂率。

4. 年龄 心肺适能在25岁左右达最高峰，而后约每10年减少10%，但保持运动生活方式者只减少4%~5%，经常参与有氧训练者只减少2%~3%。

5. 体脂肪 最大摄氧量与体重相关，如果减少脂肪或体重，心肺适能会增加。过多的体脂肪会增加身体负担，影响心肺适能。

（四）柔韧适能的影响因素

1. 骨关节结构 骨关节结构是依据人体生理生长需要而形成的，这种结构是被限定的。关节运动轴决定关节的灵活性，目此关节运动幅度被限定在一定范围之内。通过训练可以使各个关节达到它最大的活动范围，充分挖掘其潜力。缺少训练则会导致各个关节具有的活动潜力逐渐消退

2. 跨过关节的肌肉、肌腱、韧带等的伸展性 关节的加固主要是肌腱和韧带，肌肉从关节外部补充加固关节力量，限制关节在一定范围内活动，保护关节不致因超出解剖允许的限度而受伤。体育运动中大部分动作需要尽可能地达到其最大范围才利于技术的发挥。发展某一关节的柔韧性，主要是使限制关节活动幅度的对抗肌主动受到牵拉伸展，并逐渐增加它们的伸展度，进而扩大关节的运动幅度。

3. 中枢神经系统 神经系统兴奋与抑制过程转换对肌肉之间的协调性改善以及肌肉紧张和放松的调节能力的提高至关重要。中枢神经支配下的肌肉，韧带力量的增加必须与所控制的关节活动范围相适应，不能因肌肉过分增大而影响关节活动幅度，或因肌肉、韧带过分伸展造成关节的松弛无力。

4. 关节周围组织的大小 关节周围的肌肉过大或脂肪过多，都影响着柔韧性的提高。在力量练习后要做伸展和放松练习，尽量拉长肌纤维，增强肌肉弹性，从而使力量和柔韧性同时提高。如果皮下脂肪过多，肌肉收缩力量相对较弱，加之脂肪占一定空间体积，则会影响柔韧的有效幅度。

5. 年龄与性别　柔韧性的增长在10岁以前自然获得发展，10岁以后随年龄的增长、骨的骨化过程和肌肉的增长，韧性逐渐加强，柔性相对降低。女性的肌纤维细长，横断面积小于男性，伸展性好，对关节活动限制小。因此女性关节的灵活性好于男性。

6. 其他因素　疲劳程度：当肌肉由长时间工作产生疲劳时，其弹性、伸展性、兴奋性均降低，造成肌肉收缩与放松不完善，各肌群不能协调工作，从而导致关节柔韧性的降低。

温度：当肌肉温度升高时，新陈代谢加强，供血增多，肌肉的粘滞性减少，从而提高肌肉的弹性和伸展性，柔韧性得以提高。影响柔韧性的温度有外界环境温度和体内温度，体内温度的调节用于补偿外界环境对机体产生的不适应。

活动水平：不爱活动的人比经常活动的人柔韧性差，其原因是长期坐着不动，相应肌群变短和僵硬，导致肌肉、韧带的正常伸展性丧失，关节活动范围缩小。

（甄志平）

第二节　身体成分测评

身体成分的标准平衡是健康的基石，是反映人体内在结构比例特征的重要指标，也是评价人体营养状况、健康水平、肥胖程度以及体育锻炼效果的一项指标，体脂和去脂体重的变化，有年龄、性别、身材、种族和遗传方面的差别。其数量和分布不仅影响体质的强弱，而且会对人体健康产生不利影响。身体成分的测量和评价一直被医生、教练员和体质专家作为评价健康、运动能力和体质的重要依据，特别是对于成年人和老年人群。身体成分被认为是与健康相关的体质评价指标，可以监测营养状况、体液平衡和评价生长发育等，在临床和基础研究中具有重要价值，在运动员体重控制、减肥以及健美等方面，也都有十分重要的指导意义，其常用的身体成分测评方法为体重指数（BMI）、皮褶厚度测量法、腰臀比以及生物电阻抗分析法。

（一）体重指数

体重指数（BMI），又称体质指数、身高体重指数，采用体重除以身高的平方得出的数字，计算公式：BMI= 体重（kg）/ 身高的平方（m^2）。这是国际上常用的衡量人体胖瘦程度的指标。对于大多数人来说，体重指数的过度增高或降低与不良健康后果之间的联系十分明显。美国运动医学会与卫生署皆用体重指数来代表身体成分，该办法简单易行，应用广泛，其具体的评价标准如表1-3-2-1所示：

表1-3-2-1　BMI评价标准

类别	WHO标准	亚洲标准	中国标准
偏瘦	＜18.5		＜18.5
正常	18.6~24.9	18.5~22.9	18.6~23.9
超重	25.0~29.9	23~24.9	24~27.9
肥胖	30.0~34.9	25~29.9	≥28
重度肥胖	35.0~39.9	≥30	—
极重度肥胖	≥40.0		

虽然体重指数无法区分身体脂肪、肌肉重量或骨骼，但当体重指数超过 30kg/m^2 时，高血压、睡眠呼吸暂停综合征、2 型糖尿病、某些癌症、心血管疾病和死亡的风险都会升高（表 1-3-2-2）。

表 1-3-2-2 基于 BMI 及腰围的疾病风险

等级	BMI（kg/m^2）	男性，≤ 102cm 女性，≤ 88cm	男性，> 102cm 女性，> 88cm
低体重	< 18.5	–	–
正常	18.5~24.9	–	–
超重	25.0~29.9	增加	高
肥胖，分级			
Ⅰ	30.0~34.9	高	非常高
Ⅱ	35.0~39.9	非常高	极高
Ⅲ	≥ 40.0	极高	极高

患 2 型糖尿病、高血压和心血管疾病风险："–"表示处于 BMI 水平时无附加风险；体重正常者腰围增加也是风险增加的标志

（二）皮褶厚度测量法

皮褶厚度是推断全身脂肪含量、判断皮下脂肪发育情况的一项重要指标。随着年龄变化，人的体脂也出现规律性的变化。人体脂肪的分布有一定的规律，通常 2/3 存在于皮下，1/3 存在于身体内部、脏器周围。皮下脂肪厚度与体脂总量有一定的比例关系。因此，皮褶厚度的测量不仅可以反映体脂分布情况，而且可以从不同部位的皮褶厚度推算出体脂总量。皮褶厚度测量法是通过直接测量人体皮下脂肪的厚度来推测体脂百分比，此方法简单、无损伤。检测时使用的仪器有皮褶厚度卡钳和标尺，该仪器便于携带，能进行大样本的测量，其检测步骤如下：

1. 检验皮褶厚度卡钳　测量前应先检验卡钳，将砝码挂于钳口，调整指针至红色标记刻度的 15~25mm 范围内。每次测试前将指针调至 0 点，卡钳压强应保持在 10g/mm^2，面积为 20~40mm^2，如图 1-3-2-1 所示：

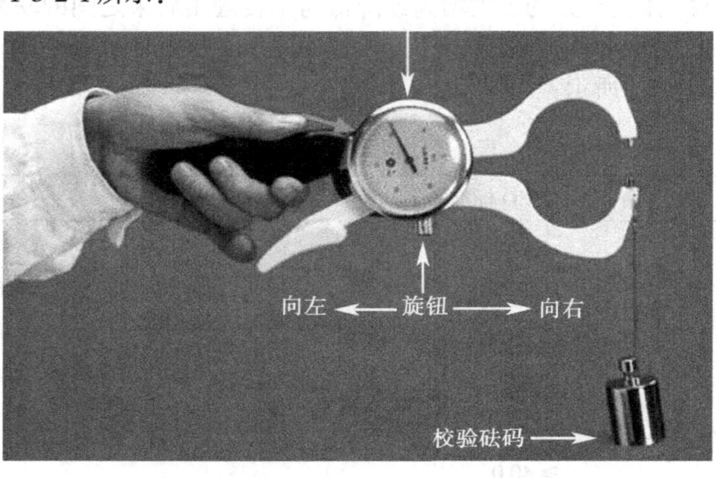

图 1-3-2-1 校验皮褶厚度卡钳

2. 检测部位　躯干测量部位是肩胛小角、腹部和髂前上嵴；四肢测量部位是肱三头肌和大腿等（图 1-3-2-2）。受试者自然站立，暴露身体的右侧测量部位。各测量部位定位如下：

（1）上臂部：皮褶垂直走向，上肢自然下垂，在上臂后肩峰与尺骨鹰嘴连线中点处（如图 1-3-2-2A）

（2）肩胛下角：皮褶斜行，与脊柱呈 45° 夹角，在肩胛下角 2~3cm 处，（如图 1-3-2-2B）

（3）髂前上嵴：皮褶斜行，腋前线过髂前上嵴上方，沿髂骨翼自然走行处测量（如图 1-3-2-2C）

（4）腹部：皮褶垂直走向，在脐旁右侧 2cm 处（如图 1-3-2-2D）

（5）大腿部：皮褶垂直走向，腹股沟中点与髌骨上缘中点连线的中点（如图 1-3-2-2E）

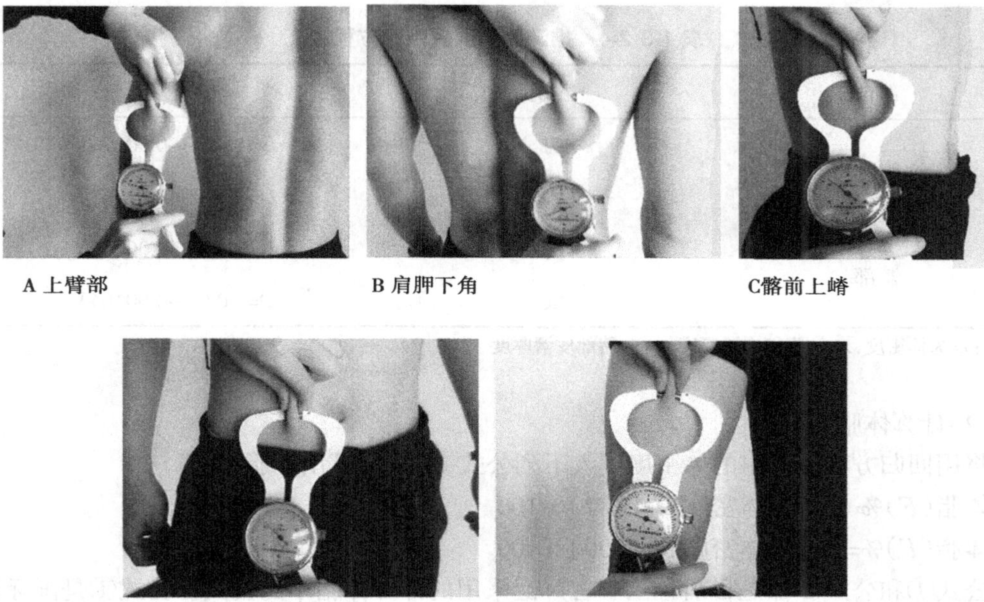

A 上臂部　B 肩胛下角　C髂前上嵴

D 腹部　E 大腿部

图 1-3-2-2　皮褶厚度测量

3．注意事项

（1）测量时，左手捏皮褶时用力应均匀，并保持恒定。

（2）卡钳的位置要正确。

（3）捏皮褶时，不应连带肌肉。

（4）测量过程中，卡钳的刻度盘和钳口压力应经常校正。

4. 计算身体成分

（1）计算人体密度

采用测皮褶厚度法，不能直接计算人体密度，必须通过以人体密度 D_b 为因变量、以皮褶厚度为自变量建立的回归方程式，间接地推算人体密度，进而推算体脂率、瘦体重、绝对体脂脂肪量等。采用皮褶厚度推算人体密度的公式较多，国内应用较为广泛的是日本体育学会测定评价专科分会提出的铃木 - 长岭公式。已知上臂部和肩胛部皮褶厚度的推测方程式见表 1-3-2-3，已知腹部和髂前上嵴的皮褶厚度的推测方程式见表 1-3-2-4：

表 1-3-2-3 推测体密度的回归方程式 1

年龄	男	女
9~11 岁	D=1.0879−0.00151X	D=1.0794−0.00142X
12~14 岁	D=1.0868−0.00133X	D=1.0888−0.00142X
15~18 岁	D=1.0977−0.00146X	D=1.0931−0.00160X
成人	D=1.0913−0.00116X	D=1.0897−0.00133X

注：D 为体密度，X 为肩胛下角和上臂部皮褶厚度之和

表 1-3-2-4 推测体密度的回归方程式 2

部位	性别	推测方程
腹部	男	D=1.0863−0.00176X_1
	女	D=1.0709−0.00105X_1
髂部	男	D=1.0872−0.00205X_2
	女	D=1.0711−0.00164X_2

注：D 为体密度，X_1 为腹部皮褶厚度，X_2 为髂部皮褶厚度

（2）计算体脂率

将用回归方程推算出的体密度代入下列公式，便可计算出体脂率：

体脂（F）%=（4.57/ 体密度 D-4.142）× 100　①

体脂（F）%=（4.95/ 体密度 D-4.500）× 100　②

公式①和公式②都是目前各国学者广泛采用的计算体脂率的公式。公式①是国际体力测定标准化委员会采用的标准公式，公式②是国际生物学规划所采用的标准公式。

此外，美国学者提出“三点法”，通过皮褶厚度推算身体密度，见表 1-3-2-5。

表 1-3-2-5 通用皮褶测试计算公式

测量部位	男	女
三头肌 髂前上嵴 大腿	D=1.10938−0.0008267 ×（3 处皮褶之和）+0.00000016 ×（3 处皮褶之和）2−0.0002574 × 年龄（SEE0.08~，或 3.9% 脂肪）	D=1.099421−0.0009929 ×（3 处皮褶之和）+0.0000023 ×（3 处皮褶之和）2−0.0001392 × 年龄（SEE0.08~，或 3.9% 脂肪）
三头肌 髂前上嵴 腹部	D=1.1125025−0.0013125 ×（3 处皮褶之和）+0.00000055 ×（3 处皮褶之和）2−0.000244 × 年龄（SEE0.08~，或 3.9% 脂肪）	D=1.089733−0.0009245 ×（3 处皮褶之和）+0.0000025 ×（3 处皮褶之和）2−0.0000979 × 年龄（SEE0.08~，或 3.9% 脂肪）

注：SEE（standard error of estimate），估计标准误

（三）腰臀比

腰臀比（WHR）指腰围除以臀围的比值，是应用最多的围度测量指标，也是判断肥胖程度的有效指标之一。这一指标的测量值可以用来反映腹部脂肪堆积的程度。腰臀比与身体脂肪含量有高度的相关性。腹部脂肪堆积，则腰围增大，腰臀比变大。一般认为，当男性的腰臀比大于 0.9，女性的腰臀比大于 0.8，可诊断为向心性肥胖。女性理想的腰臀比例在 0.67~0.80 之间，男性则在 0.85~0.95 之间。测定方法如下：

1. 腰围　受试者直立，双臂垂于两侧，腹部放松，水平测量躯干最细处（脐以上，剑突以下，一般在肚脐处）。国家肥胖工作组（NOTF）建议直接测量髂嵴上部更标准。然而，目前的惯例尚未采用 NOTF 的建议部位。

2. 臀围　受试者直立，两脚并拢，水平测量臀部隆起最明显处。

因为腹部肥胖是最根本的问题，腰围可作为一种健康风险评价指标单独使用（见表 1-3-2-6）。不同体重指数分级下，随腰围水平增加，健康风险增加。进而提出了基于腰围的成人危险分层方案。

表 1-3-2-6　成人腰围风险分层

危险分层	女性腰围 /cm	男性腰围 /cm
极低	＜ 70	＜ 80
低	70-89	80-99
高	90-109	100-120
极高	＞ 110	＞ 120

（四）生物电阻抗分析法

生物电阻抗分析法是通过测量电流通过身体脂肪和非脂肪组织时的差别来计算身体成分的一种方法。人体是电的导体，导电性反映人体水的含量。因为脂肪组织中几乎不含水，而人体水含量与去脂体重密切相关，因此电阻抗的大小可反映机体体脂重。此法方便快速、简捷，成本低廉，具有无创和安全等特点，适用于各个人群，有广阔的应用前景。目前在医疗康复机构、健身机构、营养研究机构以及一般家庭中使用较为普遍。随着电阻抗技术的不断发展，已有站立式、手捏式和手脚并用式测量仪问世（如图 1-3-2-3）。

（甄志平）

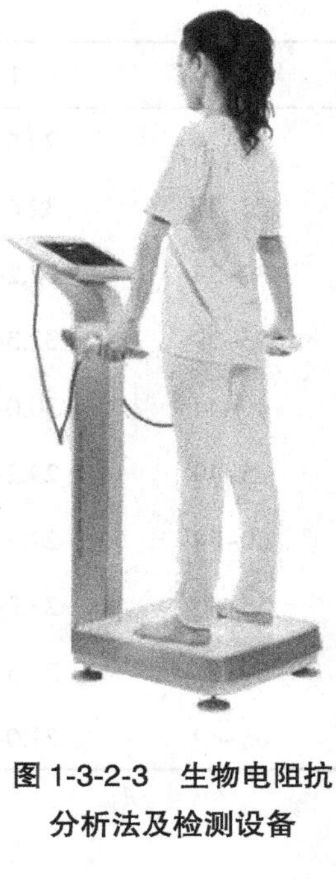

图 1-3-2-3　生物电阻抗分析法及检测设备

第三节 肌肉适能测评

肌肉适能是评价人体健康的重要内容。大量研究证实，肌肉适能不仅是人体运动的动力来源，也是维持心血管功能的重要保证。20世纪90年代以后，美国运动医学学会（ACSM）倡导均衡发展"健康体适能"，建议除了提高心肺耐力以外，还要重视肌肉力量的提高。从事规律的肌肉适能训练，对维持理想体重、保持优美身材、改善骨骼重量、减轻糖耐量受损状况、预防运动损伤和提高生活质量具有重要的作用。肌肉适能的测量与评价分为肌肉力量的测评以及肌肉耐力的测评。

（一）肌肉力量的测评

肌肉力量指肌肉用力的能力。根据肌肉的收缩形式可分为静力性肌力和动力性肌力。

1. 静力性肌力　静力肌力是当肌肉主要以等长形式收缩所产生的力量。它使肢体维持或固定于一定位置和姿势，而无明显的位移运动。例如站立、体操中的支撑、悬垂、倒立等。

静力性肌力的测评方法，一般采用弹簧式或传感式张力计检测，如握力计、背力计等，常用的测试方法为手握力测试，即测量前臂肌肉力量。在我国国民体质监测中，静力性肌力通过握力来反映成年人和老年人前臂和手部肌肉力量。测量工具为握力计，具体的测试方法为，受试者转动握力计的握距调节钮，调至适宜握距，然后用力手持握力计，身体直立，两脚自然分开（同肩宽），两臂自然下垂，开始测试时，用最大力握紧上下两个握柄。测试两次，取最大值，记录以 kg 为单位，保留一位小数点后一位。其评价标准见表1-3-3-1、表1-3-3-2：

表1-3-3-1　20~69岁男性手握力测试评价标准（左手+右手）

单位：kg

年龄/岁	1分	2分	3分	4分	5分
20~24	29.6~36.9	37.0~43.5	43.6~49.2	49.3~56.3	＞56.3
25~29	32.6~38.3	38.4~44.8	44.9~50.4	50.5~57.6	＞57.6
30~34	32.2~38.0	38.1~44.9	45.0~50.6	50.7~57.6	＞57.6
35~39	31.3~37.2	37.3~44.4	44.5~50.2	50.3~57.7	＞57.7
40~44	30.0~36.4	36.5~43.4	43.5~49.5	49.6~56.7	＞56.7
45~49	29.2~35.4	35.5~42.4	42.5~48.5	48.6~55.4	＞55.4
50~54	27.2~32.7	32.8~40.3	40.4~46.3	46.4~53.2	＞53.2
55~59	25.9~31.4	31.5~38.5	38.6~43.9	44.0~50.7	＞50.7
60~64	21.5~26.9	27.0~34.4	34.5~40.4	40.5~47.5	＞47.5
65~69	21.0~24.9	25.0~32.0	32.1~38.1	38.2~44.8	＞44.8

表 1-3-3-2　20~69 岁女性手握力测试评价标准（左手 + 右手）

单位：kg

年龄 / 岁	1 分	2 分	3 分	4 分	5 分
20~24	18.6~21.1	21.2~25.7	25.8~29.8	29.9~35.0	> 35.0
25~29	19.2~21.7	21.8~26.1	26.2~30.1	30.2~35.3	> 35.3
30~34	19.8~22.3	22.4~26.9	27.0~30.9	31.0~36.1	> 36.1
35~39	19.6~22.3	22.4~27.0	27.1~31.2	31.3~36.4	> 36.4
40~44	19.1~22.0	22.1~26.9	27.0~31.0	31.1~36.5	> 36.5
45~49	18.1~21.2	21.3~26.0	26.1~30.3	30.4~35.7	> 35.7
50~54	17.1~20.1	20.2~24.8	24.9~28.9	29.0~34.2	> 34.2
55~59	16.3~19.2	19.3~23.5	23.6~27.6	27.7~32.7	> 32.7
60~64	14.9~17.1	17.2~21.4	21.5~25.5	25.6~30.4	> 30.4
65~69	13.8~16.2	16.3~20.3	20.4~24.3	24.4~29.7	> 29.7

2. 动力性肌力　收缩时肌肉长度和关节角度不变，从表面上看不出动作的变化，肌力能保持最高状态的时间非常短促。动力肌力是肌肉收缩时关节改变角度，肌肉改变长度，动作使外观发生变化。

动力性肌力指肌肉进行缩短收缩时所产生的力量，它使肢体产生明显的位移运动，如步行、举起重物并使人体或器械产生加速运动。例如，蹬离地面及投掷器械、击球等。动力性肌力包括爆发性肌力和非爆发性肌力两种，爆发性肌力带有速度性，非爆发性肌力带有耐力性。这里先介绍爆发性肌力，非爆发性肌力会在后面的肌肉耐力中做专题论述。

爆发力是动力性肌力的一种，它要求在最短时间内发挥最大的力量。爆发力的大小不仅取决于力量，而且取决于力量和速度的结合。一个人瞬时的肌肉收缩力越强，则其行动的能力也越强。在人们的日常生活、劳动、国防以及运动训练中，爆发力发挥着重要的作用。爆发力的测评方式比较复杂，近年来虽然设计和生产了一些爆发力的测量装置，但其经济性、实用性和稳定性还存在一些问题，很难普遍应用，因此这里只介绍在国民体质监测中利用纵跳来测评爆发力的方法。

体质监测中纵跳是测量 20~39 岁成年人双腿垂直向上跳的爆发力，使用以人体滞空时间计算高度的电子纵跳仪进行测试。测试时，受试者站在纵跳仪踏板上，尽力垂直向上跳起，测试两次取最大值，记录以 cm 为单位，保留小数点后一位。注意在起跳时，双脚不能移动或有垫步动作，落地时，禁止有意收腹屈膝。其评价标准见表 1-3-3-3、表 1-3-3-4：

表 1-3-3-3　20~39 岁男性纵跳测试评价标准

单位：cm

年龄 / 岁	1 分	2 分	3 分	4 分	5 分
20~24	19.9~24.8	24.9~32.3	32.4~38.4	38.5~45.8	> 45.8
25~29	19.6~23.9	24.0~31.3	31.4~36.8	36.9~43.6	> 43.6
30~34	18.4~22.3	22.4~29.3	29.4~34.7	34.8~41.1	> 41.1
35~39	17.8~21.4	21.5~27.9	28.0~33.0	33.1~39.5	> 39.5

表 1-3-3-4 20~39 岁女性纵跳测试评价标准

单位：cm

年龄	1分	2分	3分	4分	5分
20~24	12.7~15.8	15.9~20.5	20.6~24.7	24.8~30.0	＞30.0
25~29	12.4~15.0	15.1~19.7	19.8~23.4	23.5~28.5	＞28.5
30~34	12.0~14.5	14.6~18.7	18.8~22.6	22.7~27.7	＞27.7
35~39	11.5~13.7	13.8~17.8	17.9~21.3	21.4~26.1	＞26.1

（二）肌肉耐力的测评

肌肉耐力的评价方法和常用指标可以采用肌肉群在一个固定负荷下重复收缩的次数和维持一定重量（70%）的持续时间或重复次数来评价。ACSM 针对普通人群的评价标准方法是俯卧撑和仰卧起坐，而我国国民体质监测中对 20~39 岁男性成年人采用俯卧撑，女性成年人采用仰卧起坐的方式来进行肌耐力测评。此外，对肌肉耐力的评价方法也可以在力量训练器上进行，采用 1 次最大重量，记录肌群重复工作的次数或在疲劳前保持持续收缩的时间。

1. 俯卧撑测试 反映人体上肢、肩背部肌肉力量及持续工作能力。使用垫子测试。测试时，受试者双手撑地，手指向前，双手间距与肩同宽，身体挺直，屈臂使身体平直下降至肩与肘处于同一水平面，然后将身体平直撑起，恢复至开始姿势为完成 1 次（如图 1-3-3-1），记录次数。

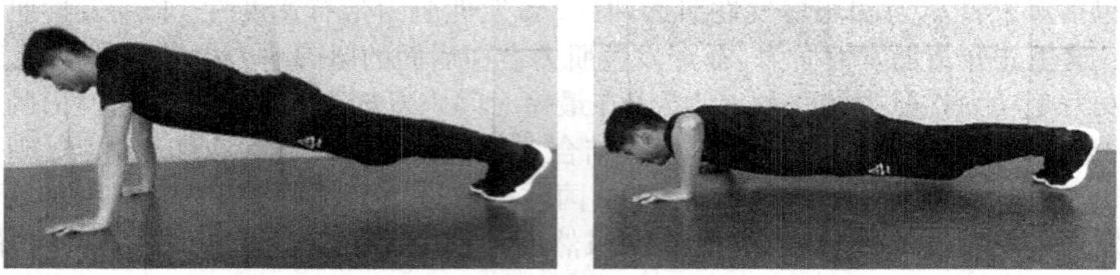

图 1-3-3-1 俯卧撑测试姿势

测试者发令："预备""开始"，记录其完成的次数。被测者手肘屈曲至下巴触垫才算一次，腹部不可触垫。若中途停顿，便立刻终止测试，记录完成次数。俯卧撑的连续次数越多，表示上肢肌肉力量耐力越好，其评价标准见表 1-3-3-5：

表 1-3-3-5 20~39 岁男性俯卧撑测试评价标准

单位：次

年龄/岁	1分	2分	3分	4分	5分
20~24	7~12	13~19	20~27	28~40	＞40
25~29	5~10	11~17	18~24	25~35	＞35
30~34	4~10	11~15	16~22	23~30	＞30
35~39	3~6	7~11	12~19	20~27	＞27

2. 仰卧起坐测试　反映人体腰腹部肌肉的力量及持续工作能力。使用垫子和秒表进行测试。测试时两人一组，受试者仰卧于垫子上，屈膝约 90°，同伴按住其双踝，以固定身体，并为其记录次数。受试者双臂交叉平方胸前，手掌放在双肩上，以仰卧姿势开始（如图 1-3-3-2）。测试者发开始口令的同时开表计时，受试者由仰卧开始，卷腹团身至肘部触及大腿（如图 1-3-3-3），然后还原至仰卧姿势，双肩胛骨触垫为完成 1 次，记录 1min 完成的次数。

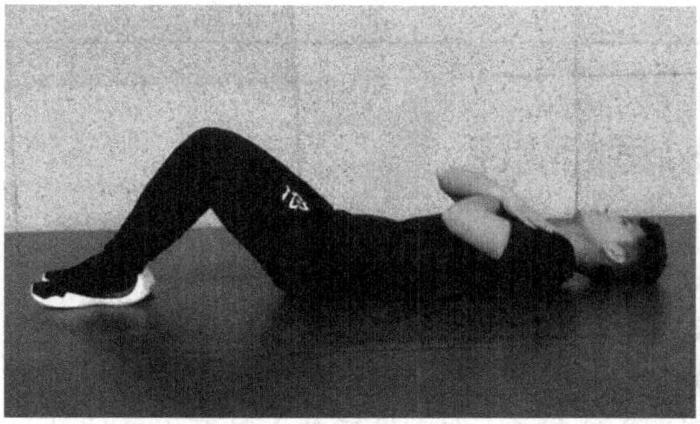

图 1-3-3-2　仰卧起坐准备姿势

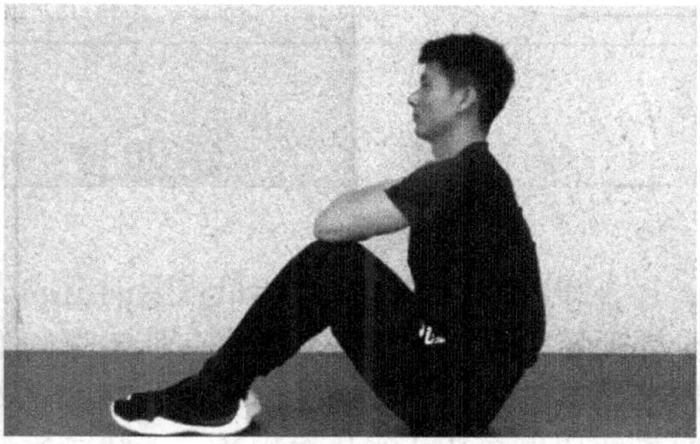

图 1-3-3-3　卷腹团身至肘部触及大腿

记录受试者在 1min 内完成最多次数，途中可休息，然后再继续。在 1min 内的完成次数越多，腹肌耐力便越高，其评价标准见 1-3-3-6：

表 1-3-3-6　20~39 岁女性仰卧起坐测试评价标准

单位：次

年龄	1 分	2 分	3 分	4 分	5 分
20~24	1~5	6~15	16~25	26~36	＞36
25~29	1~3	4~11	12~20	21~30	＞30
30~34	1~3	4~10	11~19	20~28	＞28
35~39	1~2	3~6	7~14	15~23	＞23

3. 引体向上 / 屈臂悬垂测试　测试时两人一组，同伴帮助受试者以正手握稳单杠，双臂伸直。开始测试时，男性受试者屈肘提升身体，直至下颚超越横杠，然后慢慢下降至原来位置，再重新做一次，直至不能做而下杠停止。若是女子的屈臂悬垂，其同伴可帮她上杠维持屈臂状态，下颚超过横杠（但不可触杠），受试者准备好后，示意同伴放手，同伴放手时便按动秒表，受试者努力维持，直至其下颚低于横杠，同伴便停止秒表。引体向上的次数越多或维持屈臂悬垂的时间越长，表示上肢肌肉力量及耐力越好，应对日常工作也会觉得轻松，其评价标准见表 1-3-3-7：

表 1-3-3-7 引体向上 / 曲臂悬垂测试评价标准

引体向上(男子)	屈臂悬垂(女子)	评价等级
≥ 20 次	≥ 30s	优秀
15~19 次	24~29s	良好
10~14 次	15~23s	一般
6~9 次	9~14s	较差
≤ 5 次	≤ 8s	很差

第四节 心肺适能测评

心肺适能是健康体适能最重要的组成成分之一。研究表明,心肺适能水平低下与早期全因死风险的显著增加相关,特别与心血管疾病所致死亡相关;高水平的心肺适能与较高水平的体力活动习惯有关。在某一体力活动水平运动时的费力程度与呼吸、心血管、骨骼肌系统的生理及功能状态相关。心肺适能的测评方法较多,有直接反映心脏泵血功能的最大心输出量测量和反映机体氧气摄取和利用能力的最大摄氧量,也有间接推测心肺适能的哈佛台阶试验、1 英里(约为 1 609.34m)步行测试、12min 耐力跑以及 20m 往返跑等各种运动负荷试验。由于间接测试的方法简便且容易被接受,因此成为当前心肺适能测量与评价的常用手段。

(一)哈佛台阶试验

哈佛台阶试验是通过运动负荷的方法检测和评价心血管系统的功能,最初是由哈佛疲劳实验室的 Bill 博士及其同事共同建立的,当时他们使用的运动负荷工具是跑步机,要求受试者在 8% 坡度的跑步机上以 7m/h 的跑速持续运动 5min。运动结束后,检测恢复期第 1~1.5min、2~2.5min 和 4~4.5min 的 HR,然后根据以下公式计算评价指数,用以评价心血管系统的功能:

评价指数 = 运动负荷的持续时间(s)× 100/2(1~1.5min HR+2~2.5min HR+3~3.5min HR)

1943 年,哈佛疲劳实验室的 Brouha 及其同事依据同样的原理以上下小凳(高度 50.8cm)的方法取代跑步机进行运动负荷试验,并按照 Bill 的算法计算评价指数,这一试验后来被称做哈佛台阶试验,用以评价机体对剧烈运动的适应能力和运动后身体机能的恢复能力,其评价标准见表 1-3-4-1:

表 1-3-4-1 哈佛台阶试验评价标准

台阶指数	评价等级
＞90	优秀
80~89	良好
65~79	较好
55~64	一般
＜55	较差

在我国国民体监测中，对 20~59 岁的成年人的心血管系统机能水平也是利用台阶测试来进行评价的。使用台阶（男子台高 30cm、女子台高 25cm）、秒表和节拍器（频率为 120 次 / 分）或台阶试验仪进行测试。测试时，受试者直立站在台阶前方，按照节拍器发出的提示声做上下台阶运动。当节拍器发出第一声时，一只脚踏上台阶；第二声时，另一只脚踏上台阶，双腿伸直；第三声时，先踏上台阶的脚下台阶；第四声时，另一只脚下台阶。连续重复 3min 后，受试者立刻静坐在椅子上，记录运动停止后 1~1.5min、2~2.5min、3~3.5min 的三次脉搏数。如果受试者 3 次不能按照节拍器发出的节奏完成上下台阶或不能坚持运动，应立即停止运动，记录运动持续时间，并以同样方法记录三次脉搏数，然后，以下面的公式计算台阶指数，其评价标准见表 1-3-4-2、表 1-3-4-3：

$$台阶指数=\frac{运动持续时间(S)}{3次测量脉搏数之和}\times 100$$

表 1-3-4-2　20~59 岁男性台阶指数评价标准

年龄 / 岁	1 分	2 分	3 分	4 分	5 分
20~24	42.1~46.1	46.2~52.0	52.1~58.0	58.1~67.6	＞67.6
25~29	42.1~46.1	46.2~51.9	52.0~58.3	58.4~68.1	＞68.1
30~34	41.4~46.1	46.2~52.2	52.3~58.3	58.4~68.1	＞68.1
35~39	41.3~46.1	46.2~52.2	52.3~58.7	58.8~68.1	＞68.1
40~44	37.8~46.5	46.5~53.5	53.6~59.9	60.0~70.2	＞70.2
45~49	35.5~46.3	46.4~53.5	53.6~60.3	60.4~70.2	＞70.2
50~54	31.5~45.8	45.9~53.5	53.6~59.9	60.0~69.7	＞69.7
55~59	29.9~44.7	44.8~53.2	53.3~59.9	60.0~69.7	＞69.7

表 1-3-4-3　20~59 岁女性台阶指数评价标准

年龄 / 岁	1 分	2 分	3 分	4 分	5 分
20~24	40.9~46.1	46.2~52.2	52.3~58.0	58.1~67.1	＞67.1
25~29	40.7~46.8	46.9~53.2	53.3~59.1	59.2~68.6	＞68.6
30~34	39.5~47.0	47.1~53.7	53.8~59.9	60.0~69.1	＞69.1
35~39	37.0~46.8	46.9~53.8	53.9~60.3	60.4~69.7	＞69.7
40~44	31.5~46.8	46.9~54.8	54.9~61.5	61.6~71.3	＞71.3
45~49	30.0~45.6	45.7~54.4	54.5~61.5	61.6~71.3	＞71.3
50~54	27.9~43.8	43.9~54.1	54.2~61.5	61.6~71.3	＞71.3
55~59	27.3~39.8	39.9~52.8	52.9~60.3	60.4~70.2	＞70.2

（二）肺活量测试

除了台阶测试以外，国民体质监测中的肺活量测试主要反映人体肺的容积和扩张能力。使用肺活量计对多名受试者进行测试。垫子式肺活量计精度为1ml，翻转式肺活量计精度为20ml，桶式肺活量计精度为50ml。测试时，受试者深吸气至不能再吸气，然后将嘴对准肺活量计口嘴做深呼气，直至呼尽为止。测试两次，取最大值，记录以ml为单位。注意测试时呼气不可过猛，防止漏气并且不得二次吸气，评价标准见表1-3-4-4、表1-3-4-5：

表 1-3-4-4 20~69 岁男性肺活量评价标准

单位：ml

年龄/岁	1分	2分	3分	4分	5分
20~24	2 369~2 847	2 848~3 464	3 465~3 984	3 985~4 634	＞4 634
25~29	2 326~2 849	2 850~3 459	3 460~3 969	3 970~4 624	＞4 624
30~34	2 240~2 749	2 750~3 344	3 345~3 874	3 875~4 544	＞4 544
35~39	2 135~2 619	2 620~3 209	3 210~3 739	3 740~4 349	＞4 349
40~44	2 007~2 449	2 450~3 084	3 085~3 599	3 600~4 223	＞4 223
45~49	1 900~2 307	2 308~2 964	2 965~3 464	3 465~4 099	＞4 099
50~54	1 770~2 164	2 165~2 779	2 780~3 254	3 255~3 914	＞3 914
55~59	1 669~2 059	2 060~2 644	2 645~3 124	3 125~3 769	＞3 769
60~64	1 400~1 827	1 828~2 425	2 426~2 939	2 940~3 499	＞3 499
65~69	1 255~1 660	1 661~2 229	2 230~2 749	2 750~3 334	＞3 334

表 1-3-4-5 20~69 岁女性肺活量评价标准

单位：ml

年龄/岁	1分	2分	3分	4分	5分
20~24	1 423~1 873	1 874~2 354	2 355~2 779	2 780~3 259	＞3 259
25~29	1 396~1 834	1 835~2 364	2 365~2 769	2 770~3 244	＞3 244
30~34	1 320~1 781	1 782~2 339	2 340~2 759	2 760~3 242	＞3 242
35~39	1 295~1 734	1 735~2 249	2 250~2 674	2 675~3 159	＞3 159
40~44	1 228~1 629	1 630~2 149	2 150~2 573	2 574~3 074	＞3 074
45~49	1 160~1 519	1 520~2 049	2 050~2 459	2 460~2 979	＞2 979
50~54	1 115~1 469	1 470~1 977	1 978~2 374	2 375~2 899	＞2 899
55~59	1 095~1 374	1 375~1 854	1 855~2 249	2 250~2 769	＞2 769
60~64	955~1 219	1220~1684	1 685~2 069	2 070~2 552	＞2 552
65~69	895~1 104	1105~1559	1 560~1 964	1 965~2 454	＞2 454

（三）12min 耐力跑

美国学者库珀提出的 12min 耐力跑，是目前在国际上颇为盛行的一种心肺耐力测试。在标准田径场上进行测试，将 400m 田径场分成 40 段，每段 10m，并插上标志物。饭后 2.5h 开始测试，受试者在 400m 跑道上尽最大的努力，跑完 12min。测试开始后尽量在 12min 内完成最多路程，途中如有需要的话可暂停或步行，然后在 12min 终止时，记下圈数，并计算最后一圈所完成的路程，计算出测试者所完成的总路程（m），并记录。12min 内跑的路程越长，其心肺耐力越好。最后根据 12min 跑的距离代入方程式，计算出最大摄氧量：

$$VO_{2MAX}=\frac{跑距-0.318}{0.0278}$$

（四）1 英里步行测试

1 英里步行测试是美国体适能测试中测试心肺适能的方法。在一标准田径场上放好标杆筒，二人一组，一人负责为同伴数圈，记录步行时间以及测量运动后心率（取 15s 钟数值然后乘以 4）。受试者在开始后，应以个人既快又稳的步行速度来完成整段距离。同伴在受试者经过时报上其已完成的圈数，在报完第 4 圈后，数圈同伴便应立刻到正确的终点线以记录受试者过终点的时间，然后尽快开始测量其运动后心率（取 15s 钟数值然后乘以 4），并做记录。同伴可于测试后依据公式计算其最大摄氧量（VO_{2max}），即：

VO_{2max}=132.853–[0.0769 × 体重（磅）]–[0.3877 × 年龄]+[6.3150 × 性别]–[3.2649 × 时间（min）]–[0.1565 × 心率]

注：1 英里 ≈ 1 609.34m；1 磅 ≈ 0.45kg。公式中性别 =0 代表女生，性别 =1 代表男生，时间 =min（取小数点后 2 位），心率 = 次 /min。计算出的 VO_{2max} 值越高，表示其心肺耐力越好

（五）20m 往返跑

20m 往返跑测验是 Leger 等于 1982 年提出的以渐增负荷方式运动来评估最大摄氧量的方法。Leger 等认为，以往的方法均为非新增负荷运动，因而不能充分发挥受试者心肺耐力的潜力，因此设计了以渐增负荷方式来评估 VO_{2max} 的 20m 往返跑测验。大量的研究表明，此方法具有较高的效度和可靠性。20m 往返跑可以在室内外进行，不受气候和场地差异的影响，而且不需要测量心率，仅需要一台录放机，比台阶实验更易实施，具有广泛的适应性。目前，此方法是欧洲各国、加拿大和日本等许多国家所采用的心肺适能评价方法。

20m 往返跑方法是让受试者在两条相距 20m 的画线内来回往返跑，跑速受录放机的节拍指挥，初级速度为 $8km\cdot h^{-1}$，每 1min 增加一级（即增加 $0.5km\cdot h^{-1}$）。测试过程中，受试者尽最大努力，如果连续三次不能跟上节拍到达中线，或确实感觉难以完成时即停止，则记录最后阶段的速度级别。代入 Leger 回归方程式：

$VO_{2max}[ml/(kg\cdot min^{-1})]=31.025+3.238VO_{2max}-3.248A+0.1536\times A\times VO_{2max}$

（甄志平）

第五节　柔韧适能测评

柔韧适能是日常生活中重要的能力，也是一种重要的运动技能，还与身体素质改善和预防运动损伤密切相关。柔韧适能是关节的特征，取决于关节囊的伸展性、充分的准备活

动、肌肉的粘滞性、多种组织的顺应性等。没有单一的柔韧柔韧适能测试用于评价全身柔韧性。柔韧适能具有关节独立性，同一个关节柔韧性具有解剖学平面特异性，除非测量与评价每一个关节的柔韧性，否则不可能全面而准确地评价柔韧适能。在实际应用中，柔韧适能可通过直接测量和间接测量来进行测量与评价。

（一）直接测量技术

直接测量具有测量准确的优点，适用于进行个体间或组间比较，或评价关节活动范围以确定是否有关节损伤。目前，适用于直接测量关节活动范围的仪器主要有 3 种，即莱顿弯曲度测量仪、通用测角计和临床测角器。莱顿弯曲度测量仪是一种重力式测角计，测量时通过绑带固定，是运动科学研究领域广泛认可的关节活动范围测量仪器。临床测角器的工作原理与莱顿弯曲度测量仪基本相同，为手持式。通用测角计是带有两条长臂的测角器，固定臂构成测角计的主体，可动臂铆在固定臂上可以自由转动。通用测角计对使用者的要求较高，在柔韧性测试的应用上受到一定的限制。只有准确定位测角计的转动轴和测角计臂，才能保证测量的可靠性和有效性。

（二）间接测量技术

间接测量具有简易快速、设备费用低的优点，适用于大规模调查或专门的柔韧性训练。其测量的方法和手段均涉及身体有关部位的关节，其主要的测评方法包括：踝关节背屈测试、立位体前屈、坐位体前屈、旋肩测试、俯卧背伸等。

1. 踝关节背屈测试　主要测量踝屈和腓肠肌与跟腱的伸展能力，适合于不同年龄的男女性。测试时需要使用平整的墙壁以及直尺或皮尺。受试者面向墙壁站立，脚跟着地，身体前倾，下颌、前胸和双手掌贴墙面，脚与墙之间的水平距离应尽可能远，但两膝必须伸直，脚跟不能离地。下颌至地面的垂直高度减去脚尖至墙的水平距离，即为测试成绩。测试两次，以 cm 为单位，记录最好成绩。数值越小，说明踝关节背屈和腓肠肌与跟腱的伸展能力越好。在测试期间要注意测试前应让受试者做好充分的准备活动，防止受伤。

2. 立位体前屈　主要用来评估髋关节和腰椎的灵活性及有关肌肉、韧带的伸展性。使用的器材为体前屈测量计或将标有刻度长约 60cm 的直尺垂直固定于测量凳或平台一侧，直尺的 0 点与凳面或台面齐平，0 点向上标以负值 1~20cm 刻度，向下标以正值 1~30cm 刻度，测量前应对直尺进行校正。测试时，受试者两脚尖分开约 5~10cm，并与平台前沿齐手，脚跟并拢，两腿伸直。上体尽量前屈，两臂及手指伸直。两手并拢，用两手中指轻轻推动标尺上的游标下滑，指导不能继续下伸时为止，以反射镜显示的刻度读数，记录以厘米为单位，保留小数点后一位。测试两次取最好成绩，测试过程中应待受试者体前屈停稳 1~2s 后读数。

3. 坐位体前屈　目前使用最广泛的柔韧适能的间接测量方法是坐位体前屈。国民体质监测中也是利用该方法来反映人体柔韧性。其方法主要测量髋关节和腰椎的灵活性以及有关肌肉、韧带的伸展性。测试时，受试者坐在垫上，双腿伸直，脚跟并拢，脚尖自然分开，全脚掌蹬在测试仪平板上，然后掌心向下，双臂并拢前伸，上体前屈，用双手中指指尖推动游标平滑前移，直至不能移动为止。重复动作 2 次，取最好成绩，记录以 cm 为单位，精确到小数点后 1 位，读数越高，表示其腰背及大腿后肌的柔韧性越好。测试者要注意：测试前让受试者做好准备活动，以防肌肉拉伤；测试时膝关节不得弯曲，不能有突然前振的动作。其评价标准见表 1-3-5-1、表 1-3-5-2。

表 1-3-5-1　20~69 岁男性坐位体前屈测试(距离)评价标准

单位：cm

年龄/岁	1分	2分	3分	4分	5分
20~24	−3.5~−1.7	1.8~8.9	9.0~14.1	14.2~20.1	＞20.1
25~29	−5.5~0.9	1.0~7.8	7.9~13.4	13.5~19.7	＞19.7
30~34	−7.0~0.1	0.0~6.4	6.5~11.9	12.0~18.3	＞18.3
35~39	−8.7~−2.4	−2.3~4.9	5.0~10.7	10.8~17.1	＞17.1
40~44	−9.4~−3.8	−3.7~3.9	4.0~9.9	10.0~16.2	＞16.2
45~49	−10.0~−4.4	−4.3~3.2	3.3~9.1	9.2~15.9	＞15.9
50~54	−10.7~−5.6	−5.5~2.1	2.2~7.9	8.0~14.8	＞14.8
55~59	−11.2~−6.3	−6.2~1.7	1.8~7.2	7.3~13.8	＞13.8
60~64	−12.6~−7.8	−7.7~−0.9	1.0~6.7	6.8~13.1	＞13.1
65~69	−13.6~−9.4	−9.3~−1.6	−1.5~4.6	4.7~11.7	＞11.7

表 1-3-5-2　20~69 岁女性坐位体前屈测试(距离)评价标准

单位：cm

年龄	1分	2分	3分	4分	5分
20~24	−2.1~−2.8	2.9~9.4	9.5~14.3	14.4~20.2	＞20.2
25~29	−3.5~1.9	2.0~8.2	8.3~13.9	14.0~19.7	＞19.7
30~34	−4.0~1.6	1.7~7.9	8.0~13.3	13.4~19.2	＞19.2
35~39	−8.7~−2.4	−2.3~4.9	5.0~10.7	10.8~17.1	＞17.1
40~44	−5.9~0.1	0.2~6.5	6.6~11.9	12.0~17.9	＞17.9
45~49	−6.3~−0.1	0.0~6.1	6.2~11.8	11.9~17.9	＞17.9
50~54	−6.5~−0.6	0.5~5.9	6.0~11.4	11.5~17.9	＞17.9
55~59	−6.6~0.8	0.7~5.7	5.8~11.1	11.2~17.7	＞17.7
60~64	−7.5~−2.0	−1.9~−5.2	5.3~11.3	11.4~17.7	＞17.7
65~69	−8.2~−3.1	−3.0~4.0	4.1~10.0	10.1~16.4	＞16.4

4. 旋肩测试　主要测量两手尽量窄握时肩部旋转的能力。使用的器材为皮尺或带有刻度的小木棍。测试时，受试者站立，两脚分开与肩同宽，两臂伸直，双手于胸前握皮尺或小木棍，一手虎口固定于皮尺或小木棍的 0 点位置，另一手(活动手)取适当距离握住皮尺或小木棍。然后两臂伸直，由胸前向上、向后旋转过头，再直臂向前旋转至开始位置。如果

在旋转过程中遇到阻力，活动手可向外滑动，加大两手之间的距离。记录两手拇指之间的距离，以 cm 为单位。测试期间要注意，测试前应让受试者充分做好肩部的准备活动，以防受伤；测试中向后或向前旋肩时，手臂均不得弯曲。

5. 俯卧背伸测试 主要测量脊柱的伸展性，使用到的器材为直尺和垫子。测试时，受试者俯卧于垫子上，两手贴在脑后，两腿伸直，两脚分开约 45cm。由同伴帮助固定受试者下肢，然后受试者尽力仰体抬头，测试人员用直尺测量受试者下颌至垫面的垂直距离。记录以 cm 为单位，距离越长，说明脊柱的伸展性越好。测试期间要注意，在测试前要让受试者充分做好准备活动，以防受伤。

（甄志平）

参考文献

[1] 中国肥胖问题工作组数据汇总分析协作组. 我国成人体重指数和腰围对相关疾病危险因素异常的预测价值：适宜体重指数和腰围切点的研究 [J]. 中华流行病学杂志，2002(01)：10-15.

[2] 国家体育总局群众体育司. 国民体质测定标准手册 [M]. 北京：人民体育出版社，2003.

[3] 美国运动医学学会. ACSM 运动测试与运动处方指南 [M]. 王正珍，译. 北京：北京体育大学出版社，2015.

[4] 王健，何玉秀. 健康体适能 [M]. 北京：人民体育出版社，2008.

[5] 吴向军，何辉，刘晓军，等. 对皮褶厚度推测青少年体脂率方法的比较研究 [J]. 北京体育大学学报，2009，32(07)：46-49，59.

[6] 王人卫，武宝爱，毕玉萍，等. 上海市成年人体脂率推测公式研究 [J]. 中国运动医学杂志，2010，29(05)：584-587.

[7] 阎智力，荣俊杰，季浏. 青少年柔韧素质测试标准的改革研究 [J]. 山东体育学院学报，2014，30(03)：67-71.

[8] 沈剑威，阮伯仁. 体适能基础理论 [M]. 北京：人民体育出版社，2008.

[9] 袁尽州，黄海. 体育测量与评价 [M]. 北京：人民体育出版社，2011.

[10] 2018 Department of Health and Human Services Physical Activity Guidelines for Americans[EB/OL]. 2018[2019-04-23]. https：//health. gov/paguidelines/.

[11] 2018 Physical Activity Guidelines Advisory Committee Scientific Report[EB/OL]. 2018[2019-04-23]. https：//health. gov/policy/accessibility. asp.

[12] BRAY G A. Don't throw the bady out with the bath water[J]. Am J Clin Nutr，2004，79(3)：347-349.

[13] JACKSON A W，POLLOCK M L. Practical Assessment of Body Composition[J]. Phys Sportsmed，1985，13(5)：76-90.

[14] POLLOCK M L，SCHMIDT D H，JACKSON A S. Measurement of cardiorespiratory fitness and body composition in the clinial setting[J]. Comper Ther，1980，6(9)：12-27.

[15] Executive summary of the clinical guidelines on the identification，evalution，and treatment of overweight and obesity in adults[J]. Arch Intern Med，1998，158(17)：1855-1867.

[16] HEYWARD，VIVIAN H. Advanced fitness assessment and exercise prescription[M]. 4th ed. Human Kinetics，2002.

[17] LEE I M. Impact of physical inactivity on the World's Major Non-Communicable Diseases[J]. Lancet，2012，

380(9838): 219-229.

[18] SAINT-MAURICE, PEDRO F, TROIANO R P, et al. Moderate-to-vigorousphysical activity and all-cause mortality: do bouts matter[J]? J Am Heart Assoc, 2018, 7(6): e007678.

[19] DIAZ K M, DURAN A T, COLABIANCHI N, et al. Potentialeffects of replacing sedentary time with short bouts of physical activity onmortality: a national cohort study[J]. Am J Epidemiology, 2019, 188(3): 537-544.

[20] GARBER C E, BLISSMER B, DESCHENES M R, et al. American College of Sports MedicinePosition Stand: quantity and quality of exercise for developing and maintainingcardiorespiratory, musculoskeletal, and neuromotor fitness in apparentlyhealthy adults: Guidance for prescribing exercise[J]. Med Sci Sports Exerc, 2011, 43(7): 1334-1359.

第四章 其他相关测评

第一节 平衡能力测评

一、平衡能力概述

平衡能力是人体稳定完成动作的基础。在日常活动中,人们为了流畅完成不同的动作和技能,身体能够及时自动调整或维持稳定的姿势,以确保身体的安全及高效控制。平衡能力在不同的群体中有不同的作用和功能。在竞技体育中,平衡能力的测评与训练旨在提升运动员的运动表现。在普通人群中,平衡能力的测评与训练旨在维持人们的日常活动。在康复人群中,平衡能力的测评与训练旨在完善人体的活动功能。

(一)定义

普通高等教育本科国家级规划教材《康复医学》将平衡定义为身体所处的一种姿态以及在运动或受到外力作用时能自动调整并维持姿势的一种能力。按照《运动生理学》教材中的定义,平衡是身体所处的一种姿态以及在运动或受到外力作用时能够自动调整并维持姿势的能力。维持身体平衡是完成诸多动作的前提条件,如跑、跳、投等。而且,根据其性质可将身体平衡分为三种:对称性平衡、静态平衡和动态平衡。按照普体育院校通用教材《运动训练学》的定义,平衡是指维持人体平衡的本领。根据平衡的性质属性将其分为两种类型,即静态平衡和动态平衡,这与运动生理学领域的分类相比,缺少对称性平衡。不同的教材从不同的角度定义平衡的概念,但强调身体姿势的控制能力。综上所述,平衡能力是身体自如调整并维持身体姿态的能力,以满足日常生活需求或特定运动的需要。

(二)平衡的生理学机制

人体平衡能力不仅与人体的结构有关,还与视觉器官、本体感受器、前庭器官、大脑平衡调节、小脑共济协调以及运动系统等密切相关。所以,平衡反映了人体的结构、视觉器官、本体感受器、前庭器官、大脑平衡调节、小脑共济协调以及运动系统的协调综合能力。

1. 人体结构　骨骼构成的人体形态呈左右对称性,附着在骨骼上的肌肉呈左右对称性。人体的对称性维持身体重心的平稳,而且这些对称性促使人体协调、稳定地工作。

2. 视觉器官　眼睛是人体的视觉器官,它可以直观地感知外界的信息,也是外源性信息在大脑的主管感觉。在身体活动过程中,它将外界的信息(如周围环境和身体动作)传入大脑,并结合本体感受器和位觉感受器控制身体姿势的平衡。视觉器官调节可以保持清晰的视觉条件,本体感受器调节肌肉张力,位觉感受器调节正确的位置空间,三者相互作用共同维持人体活动中身体的平衡。当视觉条件好时,如面对镜子练习动作,人体很容易稳定地完成任务。当视觉条件障碍时,如闭上眼睛练习动作,人体很难维持平衡完成动作。所以,视觉器官在身体平衡控制中扮演着重要的角色。

3. 本体感受器　本体感受器能够感受肌肉张力、肌肉长度、压力和关节活动幅度的变化,并将这些刺激应激的变化转化为神经冲动传入大脑皮质躯体运动中枢,以调节神经肌肉支配身体运动的动作，使人感受身体空间位置、姿势、运动轨迹和运动速度的变化等。人体日常生活中有很多动作与本体感觉有关，如闭上眼睛仍能将食物准确地送入口中。当身体活动时，本体感受器将动作刺激转化为神经冲动，由感觉纤维传入中枢，通过信息的综合分析处理，感知身体的空间位置、姿势、运动轨迹、运动速度，以及肌肉的运动状态，使之产生正确的活动方式。

4. 前庭器官　前庭器官是人体对自身运动状态和头在空间位置的感受器。在人体运动中，肢体的旋转、加速和减速、以及头的位置和地球引力的作用方向出现相对关系改变时，就会刺激球囊中的感受细胞。这些刺激引起的神经冲动沿第八脑神经的前庭支传向中枢，引起空间位置和速度变化的感受，通过系统反馈调整骨骼肌张力以维持身体平衡。虽然前庭器官被认为是维持机体平衡和定向的主要器官，但其功能具有双重性。良好的前庭器官反射可以很好地维持运动中身体平衡。当前庭器官功能过敏或减弱时，反而会破坏运动中的身体平衡。前庭器官受到过强或过长刺激，或刺激未过量而前庭功能过敏时，常会引起恶心、呕吐、眩晕、皮肤苍白等现象，称为前庭植物神经性反应，具体表现为晕车、晕船和航空病。

5. 小脑　人脑中控制平衡的是小脑。小脑位于大脑半球后方，覆盖在脑桥及延髓之上，横跨在中脑和延髓之间。它由胚胎早期的菱脑分化而来，是人脑6个组成部分中仅次于大脑的第二大结构。小脑通过与大脑、脑干和脊髓之间丰富的传入和传出联系，参与人体平衡和肌肉张力的调节，以及随意运动的协调。小脑共济失调时，人体的协调控制能力下降，平衡控制能力下降。

6. 身体机能状态　运动系统、神经系统、感觉器官和人脑共同参与、协调配合控制人体的平衡能力。身体机能状态处于最佳时，各个部分才能协调配合完成身体平衡能力的工作。身体机能状态处于疲劳或非健康模式时，各个器官和系统的功能下降、协调配合度下降，使机体的平衡能力下降。

（三）平衡能力障碍的原因

导致平衡能力障碍的原因主要有两方面：一方面是生物力学因素；另一方面是生理学因素。从生物力学角度而言，人体的对称性、支撑面积、身体重心等因素影响平衡；从生理学角度而言，人体平衡能力与人体的结构、视觉器官、本体感受器、前庭器官、大脑平衡调节、小脑功能以及运动系统等密切相关。所以，平衡能力障碍的可能原因有：肌肉张力下降或失衡、关节活动度下降、中枢神经系统功能障碍、视觉器官、本体感受器和前庭器官功能下降、小脑共济失调等。

二、平衡能力测评方法

平衡能力是反映人体生理机能状况的重要指标之一，也是体现运动员专项素质指标之一。平衡能力评定是按照特定的方法和程序对人体平衡功能进行定量或定性分析与评价。在体育运动中，平衡能力测评主要用于运动员选拔、评定运动员运动素质、评定运动员损伤康复、制定训练方案等。在普通人群中，主要用于评定人们是否有功能障碍，为预防跌倒提供依据。在平衡能力测试的应用中，常用的测试有主要包括两方面，即静态平衡能力测评和动态平衡能力测评。

（一）静态平衡能力测评

1. Romberg测试（闭眼直立测试）　受试者闭眼站立，头向后倾斜，双臂外展90°，抬起一只脚，记录稳定闭眼单脚站立的时间。本测试要求测试者主观评价受试者的静态稳定性。Romberg 测试适用于前庭功能障碍患者，受试者闭目直立，双脚并拢，双手下垂、侧平举或双手互扣于胸前保持 30s。若有前庭功能障碍，将向患侧偏倒，转动头部时，偏倒方向改变。若小脑有病变，将向患侧或后方偏倒，头部转动时不会引起倒方向的改变。该测试有多种变化形式，测试难度由低到高依次为睁眼双脚直立测试、闭眼双脚直立测试、睁眼单脚直立测试和闭眼单脚直立测试（Romberg 测试）。

2. 平衡误差评分系统（BESS） 测试时，双手放在髋部，保持闭眼。双脚平行站立、双脚前后交叉站立、单脚站立各保持 20s。每次受试者偏离这种姿势则记录加分。该测试得分越低越好。

3. 过指试验（past pointing test，PPT） 过指试验又称错指物位试验。受试者与测试者相对而坐，对侧上肢前平举，食指伸出，指尖相互接触，其他四指握拳。受试者抬高上肢，然后恢复水平位，使食指尖与测试者相对。连续偏斜 3 次为异常。

该测试也可加大测试难度，第 1 次指尖相对后，受试者闭眼接受检查，若闭眼时有偏斜为异常。正常人无过指现象。前庭功能障碍过指试验的特点是食指偏向前庭功能较弱侧。小脑病变过指试验的特点是患侧食指向患侧偏斜。

（二）动态平衡能力测评

1. 星状偏移平衡测试（SEBT） 测试前在地面设置 8 个方向直线，像星状，各角度均为 45 度，并以交叉点为原点向各个方向标记尺度。按测试顺序分别标记为正前方、正后方、内侧方、外侧方、外侧后方、内侧后方、外侧前方和内侧前方。测试开始后，受试者支撑腿站于星状中心。非支撑腿顺时针或逆时针尽可能地向前伸、并逐一尽可能轻轻触碰直线上的最大距离。如果受试者在测试过程中不能保持平衡或非支撑脚支撑地面，则重新测试该动作。一侧腿完成 8 个方向测试后换另一侧腿重复该动作。

2. Berg 平衡测试 Berg 平衡测试可以检测本体感觉输入对平衡及协调能力的影响，该测试主要应用于具有平衡功能障碍的患者或老年人群。测试过程中需要秒表、软尺、台阶和两把高度适中的椅子。测试内容包含 14 项：由坐到站、独立站立、独立坐、由站到坐、床一椅转移、闭眼站立、双足并拢站立、站立位肢前伸、站立位从地上拾物、转身向后看、转身一周、双足交替踏台阶、双足前后站立以及单腿站立。每项测试 0~4 分五个等级，总分 56 分，评分越低，平衡能力越差。得分 0~20 代表坐轮椅；21~40 代表辅助步行；41~56 代表行走。总分少于 40 分，预示有跌倒的危险。BBS 量表常用于评定平衡功能障碍患者的平衡能力水平，例如评定一些下肢肌肉、骨骼伤害和一些脑病引起的平衡功能障碍等级。

3. “起立 - 行走”计时测试 Mathias 等于 1986 年首先报道该方法，主要通过记录测试患者从坐椅站起、向前走 3m 后折返回来的时间，并观察患者在行走中的动态平衡。得分为 1 分表示正常，2 分表示极轻微异常，3 分表示轻微异常，4 分表示中度异常，5 分表示重度异常。如果患者得分为 3 分或 3 分以上，则表示有跌倒的危险性。“起立 - 行走”计时测试是一种快速定量评定功能性步行能力的方法，具有较好的信度和效度。除用于一般老年人之外，还可用于骨科及神经科的患者，例如关节炎、下肢骨折、脑卒中和帕金森病等。

4. 压力平板法 压力平板法通过记录人体压力中心在平台上变化的轨迹，反映人体重心的变化。电脑化的平衡测试仪分静态平衡仪和动态平衡仪两种。静态平衡测试是让受检者静止站立在一个固定不动的平衡台上，平台下的高灵敏度力传感器可以测出人体压力中心的变化情况，再经专用平衡分析软件处理后计算出评价人体平衡的静态值。动态平衡仪是在静态平衡仪的基础上，将固定平板用一种装置控制，使其可以在前后、水平方向，前上、后上倾斜和以踝关节为轴旋转动等，同时还环绕着检查者给予的或真或假的视觉干扰。动态平衡测试细化程度较高，主要有运动性检测、感觉器官的检测、应变能力测试和稳定性测试。压力平板法操作简单、测试时间短、评价指标多、能定量分析人体平衡能力水平，但也较为昂贵。目前常用的静态测试仪有日本的SAKAI-100静态平衡检测训练系统、国产PJ-I电脑型人体平衡功能检测仪、BSR21型人体平衡功能测试仪和Balance Performance Monitor（BPM）等。

高水平的平衡能力体现为对身体姿态的控制能力，这体现在生活中可安全、快速地调控身体，在体育运动过程中高效及精准地控制身体中心、身体方位和身体姿态。平衡能力是综合性的能力，神经肌肉功能、关节功能、动作模式、爆发力、快速伸缩复合能力的发挥等都影响着剧烈运动中的平衡控制。

（李丹阳）

第二节　竞技体能测评

一、竞技体能测评概述

运动员测评成为竞技运动训练不可或缺的组成部分。高水平体育训练计划中不做监测是很少见的，大多数高水平运动员都投入大量资源在做监控体系。

（一）竞技体能测评的作用

运动员进行竞技能力测试与评价可发挥如下作用。第一，发现短板，科学应对。通过阶段性的测评能够确定运动员的优势与劣势，及时发现运动员存在的能力缺陷，精准地制定和调整训练计划，帮助运动员均衡协调发展；第二，掌握进展，调控训练节奏。教练员可从测试中发现运动员存在的状态波动，及时进行调控，同时根据测评还可不断评估训练状态与训练目标之间的距离，利于整体上调整训练节奏；第三，确认训练强度，优化训练负荷。运动员的能力是动态发展的，通过及时测评，确定运动员所能承受的负荷强度，以精细调控训练计划。

（二）竞技体能测评的影响因素

很多因素都会影响体能测评的信度和效度。严谨的测试流程、测试环境、测试人员的专业评估、测试对象类型、数据统计等都影响着测评的效果和解读。

年龄与性别是测试选择与实施中需要注意的因素，年长者、儿童及青少年都需要较多的训练时间来熟悉测试动作才能发挥到最佳。大多数测试男女都适合，但表现会有差异且需要进行一些提醒，比如男性进行引体向上测试来评估肌肉耐力，而女性由于上肢力量弱则不太适合用引体向上测试来评估肌肉耐力。

环境（温度、湿度、海拔、降水、地形等）因素也会影响测试结果。在室内或室外测试中温度高低会影响结果。高温、高湿对运动员有氧耐力的负面影响大于无氧能力，高温、高湿环境还会对人体健康带来较大风险，因此在室内测试中需要控制环境温度。此外海拔变化会影响运动员的有氧耐力。降水强度也很关键，潮湿与多水的地面会在一定程度上影响运动员的发挥，尤其在下雨天气中测试。最后，在草地、沙地、山丘、水泥地等不同地面上测试都会影响测试结果。因此，应该尽可能提供理想的测试环境，及重视环境变量的控制。在此，还包括标准化的运动装备，比如在冲刺和灵敏性测试中运动员穿一双适合的新鞋会比旧鞋取得更好成绩。

营养因素在测试中也非常重要。营养不良或脱水的运动员可能无法完成测试，尤其是有氧耐力项目。身体成分数据会因体内含水量变化和营养状况而变化。摄取充足的水分、碳水化合物、蛋白质和微量元素对于发挥最佳水平十分重要。教练必须了解运动员的饮食习惯，在测试前一日需要高品质、高营养的晚餐以及在测试前 1~2h 摄取适当的食物与饮料。

测试的具体实施对于测试结果很关键，包括测试流程、设备、技术、顺序、休息间歇时间、每个动作的关节活动度等，测试必须保证严格执行标准化的测试程序。测试参与人员需要经过仔细考核及良好培训，职能相同且使用标准化程序。测试技术必须同步且各测试者都应执行相同标准，尤其是许多运动员同时测试时。尽可能安排一名测试者负责单一测试内容来保证一致性，多个测量者实施同一测试会增加测试结果的变异性。测试工作需要良好的组织与有效的实施，测试中需要仔细指导与鼓励运动员，为避免运动员疲劳，一般用数日来完成一组测试会更有效，某些测试项目疲劳度较低，则可以安排在同一日进行。

所有测试都必须最大限度地确保运动员的安全，包括是否让有诱发损伤、疾病、身体状况的运动员参与测试，即使测试有益，也不能让运动员冒潜在伤害的风险，因此密切监控以及与训练和医疗团队保持持续沟通，对于正确筛查运动员受伤风险十分必要。环境因素也需要考虑，炎热与潮湿对运动员不利，在炎热或潮湿的日子进行测试时必须对运动员有所提醒。最后，正确的数据管理很重要，测试前所有数据格式应该设计完善且准备齐全，需要建立数据库以记录保存。数据表可以让教练在后期监控训练水平并用来制定常模与标准，还能方便计算平均值、标准差及一些常规统计程序来进行时间序列的均值比较。

二、竞技体能测评方法

竞技体能的测评项目主要包括运动能力测试和神经疲劳测试两个方面。运动能力测试主要有：爆发力、有氧耐力、短距离速度、灵敏性、平衡性及功能性表现等。

（一）运动能力测试

1. 爆发力　爆发力测试是评估无氧能力的重要手段，爆发力是人体做功效率，是力量与速度的乘积。最大功率测试是基于 ATP-CP 能量系统的短时间（几秒钟内）的爆发力，包括相对 1RM（repetition maximum，运动员在使用特定负荷时完成的最大重复次数）抓举、挺举、跳跃、测力板或传感器上的蹲跳、掷药球、Margaria-Kalamen 测试、发力率测试、以及测试爆发力耐力的无氧能力测试等。这类测试基于用时 15~30s 之间的糖酵解功能系统，包括测量一定时间内的爆发力或完成一套训练的耗时（274m 直线折返冲刺）。

2. 短距离速度　速度评估涉及最大直线位移能力，短距离冲刺评估最大速度和加速能力。短距离速度测评以 37m 为例。

（1）37m 场地及缓冲区，秒表或电计时设备，也有采用 60m、100m 等距离测试，但 37m 冲刺使用最多；

（2）适当热身后运动员在起跑线以起跑姿势（3 点或 4 点触地），听发令声后全力冲刺到 37m 标志线，教练听发令声开始计时至运动员身体冲过终点线后停止计时，指定同一人负责计时以提高准确性与一致性，若使用电子计时，起点设置启动器，终点线设置红外感应器，运动员冲出开始计时，穿过红外线停止；

（3）至少休息 3min 再进行第 2 次测试，取两次测试成绩的平均值。

（4）反复 37m 冲刺可评估速度耐力，National Associationof Speed and Explosion（NASE）采用 NASE 反复 40s 测试，包括 10 次 37m 冲刺，间歇时间 15~30s（具体依专项特征而定），最好与最差成绩的偏差不应大于 0.2~0.3s，否则，运动员需要提升专项速度耐力。

3. 无氧能力测试　无氧能力测试测量爆发力耐力，持续时间为 15~90s。三类常见测试为 Wingate 无氧测试、274m 往返跑和四线折返跑。

Wingate 无氧测试是全力持续 30s 的自行车测试。自行车测试时对抗体重相关的阻力，如 Monark 功率自行车的阻力为每 kg 体重 0.075kg。Wingate 测试始于 19 世纪 70 年代早期的 Wingate 学院（以色列），多用于实验室，Wingate 测试用于无氧爆发力具有很高的信度，通过测试可确定绝对及相对峰值功率、平均功率、最小功率、达到峰值功率耗时、总功、疲劳指数等变量。带机械制动的测功自行车，在车架处连接感应器可测每分钟转速，大部分测试组件都具备软件程序界面以利于教练和运动员进行计算。Wingate 测试还可使用手摇式测功车来测量上身无氧爆发力。Wingate 测试（表 1-4-2-1）流程如下：

（1）运动员以舒适姿势及速度骑 5min 热身（60~70 周 /min），测试阻力负荷的 20% 强度，热身中进行一两次冲刺。

（2）运动员在“开始”信号发出后全力骑车（零阻力到克服惯性），飞轮的阻力初始设置为 0.075kg/kg 体重，30s 内竭尽全力骑车，重点关注骑车技术动作，防止站起骑车。

表 1-4-2-1　Wingate 测试常模

等级 /%	峰值爆发力		平均爆发力		峰值爆发力		平均爆发力	
	男		男		女		女	
	w	w/kg	w	w/kg	w	w/kg	w	w/kg
90	822	10.89	662	8.2	560	9.02	470	7.3
80	777	10.39	618	8	527	8.83	419	7
70	757	10.2	600	7.9	505	8.53	410	6.8
60	721	9.8	577	7.6	480	8.14	391	6.6
50	689	9.22	565	7.4	449	7.65	381	6.4
40	671	8.92	548	7.1	432	6.96	367	6.1
30	656	8.53	530	7	399	6.86	353	6
20	618	8.24	496	6.6	376	6.57	337	5.7
10	570	7.06	471	6	353	5.98	306	5.3

4. 肌肉力量　运动员和测试人员之间的沟通非常重要。训练有素的测试者能识别运动员的能力并确定一个适宜的测试流程，运动员的反馈对于确定测试流程非常重要，尤其是当运动员有经验及关于预估 1RM 的一般概念。试错法会发生在经验不足的运动员身上，

尽管有经验的教练已设计好特定测试流程，“感觉怎么样？”“准备好了吗？”“离 1RM 还有多远？”“还能加 2.5kg 吗？”与运动员互动的这类问题在运动员尝试最大发力时非常重要。最后，休息与热身也很重要，热身时需要适当的训练次数来调动运动员机能又不至于产生疲劳，极大负荷需要更多的热身组数及休息时间，同时这些因素也需因人而异，有些人两次尝试之间可能需要至少 5min 休息，而有些人只需要 1~2min。有效的 1RM 力量测试方案：

（1）15~10 次预估最大负荷 40%~60% 的轻度热身。

（2）1min 休息后，进行 3~5 次预估最大负荷 60%~80% 的训练。

（3）步骤 2 已接近 1RM，负荷小幅增加进行 1RM 尝试。如果成功的需要休息约 3min 进行再下一次 1RM 尝试，允许有足够的休息。1RM 测试应控制在 3~5 组以避免过度疲劳。教练参与评估及预先熟悉测试动作有助于 1RM 测试的准确性。加重力达到真正的 1RM 的过程可以提高教练员的前熟悉和专业性能评估。测试过程一直持续到失败，然后相应调整负荷。

（4）1RM 值为最后一次成功完成的负荷重量。

5. 灵敏性　灵敏性测试评估运动员的快速加速、减速、各方向动作（前、后、侧向）中身体控制的能力，测试需要标志筒和码表，以及胶带和皮尺用于测量及标记。与冲刺测试相同，应使用同一教练或计时员来以保持一致性与减少人为误差。灵敏性测试有许多类，包括 T 形测试、六边形测试、20 码折返测试、三点折返测试、Edgren 侧滑步测试和 Davies 测试。在此以 T-Test 的流程为主。

（1）需要四个标志筒及码表，三个标志筒以间距 4.5m 摆成直线，第四个标志筒置于距直线中心 9m 位置，呈“T”形；

（2）适度热身后，运动员由第四标志筒出发向前冲刺 9m，再向左横向滑步 4.5m 到标志筒，再转回向右横向滑步 9m 到对侧标志筒，再转回向左横向滑步 4.5m 到中间标志筒，最后后退跑回第四标志筒。整个过程中运动员身体面向前方、不允许出现交叉步、到达每个变向点必须以手触标志筒；

（3）运动员听发令声起跑并开始计时，完成后退跑全程过标志筒时停止。男子少于 9.5s、女子少于 10.5s 为优秀，男子 9.5~10.5s、女子 10.5~11.5s 为良好，男子 10.5~11.5s、女子 11.5~12.5s 为及格。

6. 姿势与功能性表现　姿势与身体各部位在静态休息和动态运动中的形态与功能相关。正确姿势对于人体运动链中骨骼肌收缩时正确的长度 - 张力关系、最佳的力量传递与吸收都非常重要，姿势控制对于最佳运动表现非常关键，它与核心区力量和稳定性密切相关。通过姿势评估可确定运动员的潜在肌肉失衡、肌肉无力以及制定有针对性的训练计划。虽然多种类型的训练或动作中都可评估姿势，但某些姿势评估可提前进行以预测在后续复杂动作训练中可能出现的问题。

功能性表现涉及基础运动能力，包括稳定性、活动性、身体控制、及平衡能力，基础运动能力是复杂运动技能的基础。功能性表现对于运动表现非常关键，包括好的活动性（尤其髋关节与肩关节）、双脚重心转换间的平衡能力、发力时由核心区到四肢的力量传递能力及控制身体姿势与动作能力等。技术水平与活动性不足会导致不良姿势及继发的动作代偿，从而增加运动员受伤风险，因此，基础运动功能是更高级别训练的前提。姿势与功能的筛查可通过观察运动员的训练表现或在体育活动中完成，一些筛查方案已付诸实践，如 Gray Cook 的功能性动作筛查（functional movement screen）。

（二）神经肌肉疲劳度测试

1. 垂直跳　检测神经肌肉疲劳的测试被广泛应用于高水平运动员。神经肌肉疲劳是指最大自主收缩力的减少，这是肌肉驱动时，中枢神经系统的缺陷或肌肉本身缺陷的结果。使用垂直跳跃来评估运动员的神经肌肉疲劳是一种常见的方法，并且证据有力地支持其作用。泰勒和其同事发现，54% 的高水平运动员监测调查的受访者使用某种类型的垂直跳跃测试，这些测试的优点是容易操作且不产生疲劳，运动员在训练之前一般不反对跳两到三次。技术装置如力板，线性位置传感器，加速度计和接触垫可用于这些测试，跳跃的高度也可以使用垂直跳跃装置或卷尺来评估，智能手机应用程序也可在跳跃期间提供信息，使用这种技术可以测量的变量包括力、速度和位移。

双边和单边跳跃的比较可以提供关于不对称评估，运动员的不对称从伤害预防的角度和绩效的角度来讲都很重要。在运动表现方面，Bailey 及其同事发现大学生运动员的不对称程度与跳跃表现之间存在显著的负相关关系。垂直反向跳跃高度与静态跳跃高度的比值可以计算离心利用率。离心利用率计算如下：

离心利用率 = 垂直反向跳跃高度 ÷ 垂直静态跳跃高

一个运动员垂直反向跳跃 48cm（18.9 英寸）的垂直静态跳跃 45cm（17.7 英寸）的离心利用率 =48 ÷ 45=1.07

2. 心率变异性　心率变异性（HRV）信号包含了大量神经、体液因素对心血管系统的调节信息。通过检测安静或运动后 HRV 指标，分析运动训练过程中的心血管系统压力和洞察运动后生理恢复过程，是目前监控运动个体自主神经状态和运动适应性非常有潜力的方法。因此，HRV 指标一段时间以来被广泛应用于运动训练周期安排、运动负荷设计及恢复质量评价等方面。通常在评价运动员体能水平时，认为出现过度训练或不适应反应与迷走神经活性降低有关；而体能储备良好或运动能力增加时，更多地与迷走神经活性增加正相关。

自主神经系统通过交感神经和副交感神经系统之间的相互作用来控制生理功能，如心率。在训练期间，心率以非线性方式随着压力和休息时间改变，也就是说，在高强度工作（交感反应）期间心率加快，然后在较低强度的工作或恢复（副交感反应）期间速度减慢。低 HRV 是驱动心率反应的交感神经系统的指标，这表明运动员不能承受训练负荷。HRV 对于监控训练适应，调控训练节奏有积极的作用。

为了使这些测定可以有效地监测运动员，建议有效监测需要每周至少 3d 测定 HRV、测定每周平均值或使用 7d 平均值，长期测定才能评定运动员对训练的反应能力。慢性 HRV 的增加与对训练的积极反应有关，HRV 降低则运动员对训练产生消极反应。HRV 的评价应该与运动员的训练经历和当前的训练状态联系起来。

（李丹阳）

第三节　运动疲劳测评

一、运动疲劳测评概述

运动性疲劳（exercise-induced fatigue）是一种常见的由运动导致的综合性生理过程，表现为机体不能持续其机能在一特定水平上和 / 或不能维持预定的运动强度。运动性疲劳的外在表现和内在机制如下：

运动时产生的疲劳是一种综合性的生理过程，主要反映在人体的三大系统，即神经系统、心血管系统和运动系统。

由于运动量不同，产生的疲劳也有不同程度之分。一般将疲劳分为轻度、中度和重度三个层次，见表1-4-3-1。

表1-4-3-1 不同程度运动性疲劳的外在表现

	轻度	中度	重度
自我感觉	无任何不适	疲乏、腿痛、心悸	恶心呕吐等征象
血色	稍红	相当红	十分红，有时呈紫色
排汗量	不多	较多	非常多，尤其是整个躯干部，在颈部以及汗衫上可以出现白色痕迹
呼吸	中等轻快	显著加快	显著加快，有时呼吸节律紊乱
动作	步态轻稳	步伐摇摆不稳	摇摆现象显著，出现动作不协调

运动性疲劳有着复杂的内在机理。目前关于运动性疲劳的几种主要机制如下：

1. 中枢机制　中枢神经系统功能紊乱是运动性疲劳产生的重要原因之一。作为运动发起、终止的限制因素，中枢通过整合影响机体疲劳的各种信息限制骨骼肌的运动时限和强度，并防止其他器官受到损害。乔德才实验室采用胞外玻璃微电极技术对基底神经节主要核团Str、SNc等在疲劳状态下的自发电活动进行了记录，初步证实了中枢驱动不足的假说，同时为“运动疲劳的保护性抑制”假说提供了强有力的实验支撑。

运动性疲劳的中枢机制较为复杂，其中由于神经控制和反馈调节体系的变化导致中枢神经系统能否发送和维持足够的神经冲动是疲劳产生的主要原因，神经递质、神经调质、代谢产物等的不同变化也会对机体产生不同影响，见表1-4-3-2。

表1-4-3-2 与中枢疲劳相关的常见因子

名称	主要作用
5-羟色胺（5-HT）	抑制性递质，本身不能通过血脑屏障进入脑内，由其前体色氨酸在脑内合成，在大脑皮层及神经突触内含量较高，与痛觉、睡眠、情绪反应等有关，可能通过抑制多巴胺（DA）系统减少觉醒和激动。
多巴胺（DA）	运动中DA在中脑、海马、纹状体和下丘脑等部位代谢显著增高。脑中DA能神经活性增强可能提高耐力。剧烈运动后DA水平降低。低DA或低DA/5-HT可能会减少运动活力，导致昏睡，疲劳。
乙酰胆碱（ACH）	ACH是存在最广泛的神经递质，参与认知、学习记忆和觉醒维持。其合成速率由前体物质胆碱决定。长期运动导致的疲劳继发于胆碱耗竭引起的胆碱能神经活性降低。
血氨	大强度运动和长时间中等强度运动会导致血氨在脑内迅速堆积并引起急性氨中毒，从而损伤中枢神经系统的关键区域，改变脑膜对氨基酸的渗透性，而这些氨基酸可能是多种神经递质的前体，如α-酮戊二酸、谷氨酸（Glu）、谷氨酰氨（Gln）等。

续表

名称	主要作用
氨基酸	脑内递质性氨基酸可分为两类，一类为抑制性氨基酸递质，包括γ-氨基丁酸(GABA)、甘氨酸(Gly)。另一类为兴奋性氨基酸递质，包括谷氨酸(Glu)和天冬氨酸(Asp)。正常生理条件下两者代谢处于平衡。GABA升高大于Glu时脑内抑制效应占优势。
转化生长因子-β	机体多种细胞均可分泌非活性状态的转化生长因子-β(TGF-β)。运动可使TGF-β增加，产生疲劳感觉，从而抑制自发运动。

2. 外周机制　外周疲劳发生于神经肌肉接头至骨骼肌收缩蛋白。不同强度、不同时间和不同运动形式所产生的疲劳机制不同。常见学说如下(表1-4-3-3)：

表1-4-3-3　外周疲劳的常见学说

学说名称	主要观点
能源衰竭学说	疲劳的产生主要是由于运动过程中体内能源物质大量消耗而得不到及时补充，不同运动强度和运动时间消耗的能源物质不同。常伴随血糖浓度的降低，补充糖分后工作能力有一定程度的提高。
堵塞学说	由于某些代谢产物在肌细胞中堆积而产生疲劳，如ATP、CP的分解产物ADP、AMP、Pi以及糖酵解所产生的乳酸和H^+。H^+浓度升高，pH值下降可导致肌纤维的肌力、最大缩短速度、酶活性和肌质网Ca^{2+}的重摄取能力下降。
内环境稳定失调学说	运动时离子代谢紊乱可导致运动性骨骼肌疲劳。目前研究较多的是Ca^{2+}、K^+和Mg^{2+}。Ca^{2+}是肌肉收缩与舒张时必不可少的物质，运动后由于细胞膜完整性和屏障作用的破坏，从而阻碍肌肉收缩舒张并导致肌肉机能下降。细胞持续兴奋还可使细胞内K^+流失增多，导致肌张力降低。细胞Mg^{2+}含量下降一方面可使许多关键酶活性降低导致细胞代谢障碍，另一方面又可引起Ca^{2+}代谢紊乱，两者共同作用，降低运动能力。
自由基致损伤学说	自由基可诱导细胞凋亡。众多自由基中，氧自由基与运动的关系最为密切。氧自由基可与生物膜中的多不饱和脂肪酸发生脂质过氧化反应，从而改变膜的液态性、流动性，最终导致运动性疲劳的发生。

3. 内脏机制　运动时机体虽然有许多内脏器官参与，但与运动关系最为密切的是心血管系统和呼吸系统。运动过程中，机体为了适应运动中的额外需求，将促使心血管发生代偿。心脏只有加速跳动、增加每搏输出量，才能供应身体各组织细胞所需的耗氧量。这样的代偿机制促使心肺功能加强，机体的新陈代谢率也相应提高。但是，如果这些代偿机制无法长期且持续地进行，糖原、磷酸肌酸水平以及酶活性降低，则会引起血液循环障碍，从而降低机体的血液运输能力，致使机体缺氧。缺氧又直接抑制呼吸中枢，进一步加深缺氧程度，引起运动性心脏疲劳，并可能进而导致身体器官或组织结构的改变，使得相关生理功能产生永久性变化。

此外，随着运动的持续，氧债过大，血糖下降，中枢神经系统会发生机能障碍。受其影响，植物性神经功能将会失控，从而影响能量供应，进而导致疲劳的发生。

4. 心理机制　高应激压力和大运动量训练很容易引起运动员的心理不安和疲劳感。

如果这种不良的主观体验得不到及时消除，便会产生心理疲劳。常见的原因主要包括环境因素、生理因素和心理因素。例如训练的内容和形式过于单调，或训练环境不佳，如光线过暗或过强、器械破旧、空间狭促、高温潮湿等，或成绩的提高幅度随着训练年限的延长和技术水平的不断提高反而减小，都可产生训练厌烦，导致心理疲劳。

总之，从运动训练的角度来看，没有疲劳就没有训练，没有超量恢复就没有提高，运动水平的提高是一个"疲劳 - 恢复 - 再疲劳 - 再恢复"的良性过程。但疲劳的积累可能会造成过度疲劳，从而引发运动损伤或影响身体健康，因此早期自我监控与测评干预尤为重要。

二、运动性疲劳测评方法

对于运动性疲劳的判定，可以通过在安静状态、定量负荷和运动疲劳后指标的变化进行定性、定量的评价。

（一）主观评定法

主观评定可采用主观感觉评分量表，主观感觉评分量表又称为 RPE 量表（ratings of perceived exertion scale，rpe），是 1961 年瑞典心理学家 Borg 根据心理学原理制定的一种受试者对负荷引起的疲劳程度报出级别并进行记录的主观评定量表。主要通过心率演变过来，RPE 值大约为心率的 1/10。

许多学者对运动试验时的 RPE 与各项客观检查结果，如心率、血压、血乳酸、最大摄氧量等之间做了比较，RPE 与心率之间有较高的相关性，相关系数为 0.80~0.90。RPE 值越大说明运动强度越大，见表 1-4-3-4。

表 1-4-3-4 RPE 与主观运动感觉、相对强度及相应心率间的关联

RPE	主观运动感觉	相对强度 /%	相应心率 /（次·min^{-1}）
6	安静	0	
7	非常轻松	7.1	70
8		14.3	
9	很轻松	21.4	90
10		28.6	
11	轻松	35.7	110
12		42.9	
13	稍费力	50	130
14		57.2	
15	费力	64.3	150
16		71.5	
17	很费力	78.5	170
18		85.8	
19	非常费力	95	190
20		100	200

相对强度 ×10= 相应心率值

（二）生理学评定方法

1. 脉搏检查法 这一方法为常规机能检查之一。测定运动后第1min、2min、3min的脉搏，计算出每分的脉搏恢复百分率，一般良好状态为第1min > 20%~50%；第2min > 50%；第3min基本恢复到安静水平。反之，为循环系统调节能力下降。

定量负荷时脉搏升高明显高于以往说明心血管系统有疲劳可能。大运动量训练后次晨的基础脉搏比正常基础脉搏明显升高者，也应考虑过度疲劳的发生。

2. 心电图检查法 急性疲劳状态下心电图ST段下移，或T波密集，房室传导时间延长，反映了心肌疲劳。Ⅱ、Ⅲ、V导联中出现T波倒置，反映心室负荷过度。Ⅱ、Ⅲ、avF、V_5四个导联的T/R之和若下降超过50%时表示心脏已开始出现疲劳，需及时调整运动强度和运动量。

3. 呼吸系统机能检查法 连续测量5次肺活量，每次间隔15s。训练有素者每次数据几乎相同，甚至增加。若减少，表明呼吸机能状态不佳或疲劳。也可让受试者吸气后夹住鼻子闭口憋气，训练有素者60~90s，疲劳时憋气时间大为缩短，反映了受试者呼吸机能下降。

4. 体温检查法 大运动量训练后，次日早晨基础体温比正常基础体温高0.5~1℃时，有过度疲劳的可能。体温检查法可作为常规检查并应长期坚持，作好记录以便对比分析。

5. 唾液pH值检查法 大运动量训练后，唾液pH值由微碱性向微酸性发展，可视为有疲劳发生。

6. 感觉机能检查法 可测试反应时和闪光融合频率。反应时指从出现刺激到作出应答反应之间时间的长短。训练状态良好者，简单反应时为0.15~0.20s，疲劳时大于此数值。疲劳时视觉机能下降，闪光融合值增大。1.0~3.9周波数/s时为轻度疲劳，4.0~7.9周波数/s时为中度疲劳，8.0周波数/s时为重度疲劳。

7. 运动系统机能检查法 主要依赖于对运动负荷、运动强度情况的了解，并通过运动技能的具体表现来判定肌肉是否已处于疲劳的状态。疲劳的表现形式一般为形态和力量的下降，如：下肢围度、体重的下降；下肢肌力、背肌力及握力等的下降等。可采用的检查法包括皮尺、测力器以及肌肉疲劳的电生理学评价方法，比如表面肌电检测等。

（三）血液生化学评定方法

1. 血乳酸 训练有素者在训练或比赛后30min以内，血乳酸消除率大于50%，1~2h基本恢复正常。高水平运动员比一般人的半时反应快，可在15min左右大于50%。如果消除率小于以上标准应视为有疲劳的征兆。

2. 白细胞 运动后白细胞升高，总数大于30 000个/mm^3，嗜酸性粒细胞消失，并经过24h未恢复正常者，可考虑有重度疲劳发生，应适当减少运动量。

3. 血色素 若血色素长期低于正常值下限，即男子低于12g，女子低于11g者，应考虑有慢性过度疲劳的发生。

（四）尿液指标的检查

1. 尿蛋白 疲劳时尿中有蛋白出现，可以根据尿蛋白含量判断疲劳的程度。一般运动后，尿蛋白大于或等于30mg（+++），可视为有重度疲劳的发生。如果在次晨（12h后）还保持在120mg（++）以上，应考虑有过度疲劳的发生，应酌情调整运动量。

2. 血尿 长时间大强度运动后可出现运动性血尿，如果次晨（12h后）无明显降低或24h后仍未恢复者，应考虑有过度疲劳发生，需要及时调整运动量，并同时作有关方面的检查，见表1-4-3-5。

表 1-4-3-5 常用运动疲劳生化指标评定表

生化指标	疲劳状态	
	轻度疲劳	过度疲劳
血乳酸	＞ 2mmol · L^{-1}	＞ 12mmol · L^{-1}
血尿素	轻度升高	＞ 8mmol · L^{-1}
血　氨	轻度升高	＞ 110μmol · L^{-1}
尿胆原	4~6mg	持续为 4~6mg

尿液是机体代谢的终端，能反映出体内所有生物调节过程。尿液代谢组学特征的研究对反映机体的动态性变化具有重要意义。

（五）心理学评定方法

可选用艾森克人格问卷（EPQ）、明尼苏达多维个性量表（MMPI）、情感状态特征表（POMS）等对疲劳状态进行检查。

（杨　翼）

第四节　体育康复功能测评

一、体育康复功能测评概述

现代体育康复训练的发展从过去单纯的训练发展到包含测试、评估、训练、恢复和康复的完整体系。高质量的训练是运动员成绩提高的根本，而导致运动员训练质量不佳的一个重要因素就是伤病问题。面对伤病除了做好及时有效的康复治疗外，更重要的是在训练环节中规避伤病发生的风险因素。这就需要团队能够尽早地发现运动员潜在伤病隐患，任何小的伤病隐患在未来长期大强度训练中都能够被放大并造成损伤。疼痛是影响伤病的一个不可忽略的因素，而损伤、疼痛、运动控制之间又相互作用，造成恶性循环。当我们评估一个运动员或患者，并预测其运动表现或受伤风险时我们常常会进行一些测试或者一些动作筛查。而如果我们想要快速而又精准地做出评估，这里首先推荐功能性动作筛查 FMS（functional movement screen，FMS）与 Y 平衡测试（Y balance test，YBT）。

（一）功能性动作筛查 FMS 与 YBT 测试简介

FMS（functional movement screen）即功能性动作筛查和选择性功能动作评估（selective functional movement assessment，SFMA），这两个评定方法及与其对应的纠正性训练统称为功能性动作系统（functional movement system）。功能性动作筛查是在 1997 年由 Gray Cook 和 Lee Burton 发明设计的一种革新性的动作模式质量评价系统，它简便易行，仅由 7 个动作构成，通过这七个动作来测试受试者在完成这些动作的质量来进行打分，质量包括动作是否稳定、关节是否灵活、左右两侧是否对称、是否存在疼痛、功能障碍和功能性代偿，因动作要求严格，受试者会暴露出平时难以发现的潜在问题，从而预估测试者的运动损伤风险，同时给予运动功能恢复的方向性指导。如果功能性动作筛查正常就可以进行运动表现测试，比如本章节末的功能性力量测试等。Y 平衡测试是一项力量、柔韧性、核心控制和本体感觉共同参与的一种简单可靠的动态平衡测试，它是由星形偏移平衡测试（the star excursion balance test，SEBT）发展修订而来，SEBT 测试单脚支撑状态下身体八个方向的运动能力，YBT 在其基础上修改为三个方向，即受试者在测试时单腿站立姿势下脚尖朝向即为前方，并据此将 3 个测试方向确定为前侧、后中侧和后内侧（图 1-4-4-1）。目前 YBT 测试被国外广泛应用，主要用于测试动态情况下身体平衡能力以及姿势控制能力，用于运动伤病预防性筛查、下肢康复与重返赛场评定等领域。随着国内外竞技体育交流，近年来也逐渐开始应用于国内。其能够通过测试反映出运动员下肢稳定能力和左右两侧的平衡问题。可作为运动员是否可以重返赛场的参考依据。

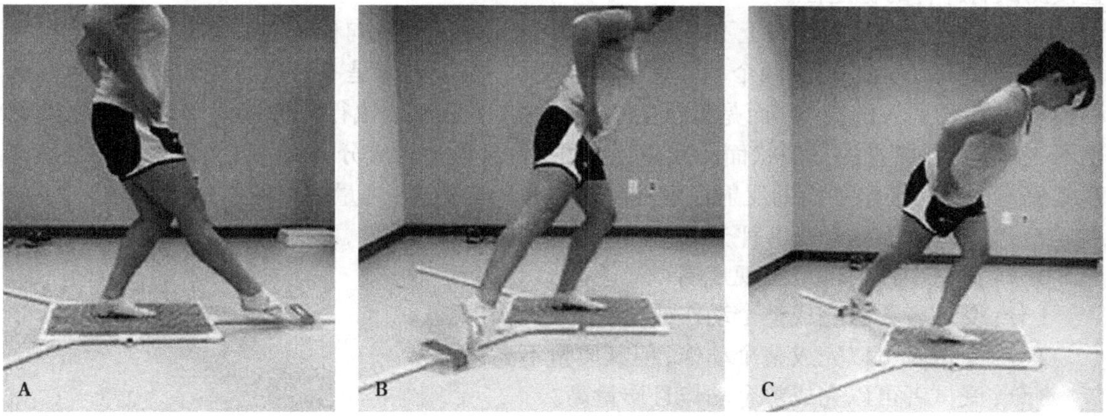

图 1-4-4-1 Y 平衡测试

A：前侧；B：后中侧；C：后外侧

（二）关于 FMS 与 YBT 信度的研究

《功能动作筛查在健康成年人中的应用研究》发现，在选取了 209 名健康成年人，对他们进行功能性动作筛查，并且选取具有较高显著性特征的测试者作为 FMS 信度测试的样本后，在最后的信度检测中，FMS 的信度较高。同样 YBT 测试在一项物理治疗博士生的测试中表现也有非常好的重测信度。

二、体育康复功能测评方法

（一）FMS 测试方法

1. 测试动作有三个整体性动作

（1）深蹲：目的是评定髋、膝、踝关节的双侧对称功能活动能力。通过上举杠铃杆过头顶，测试胸椎和双肩的双侧对称功能性活动能力。

（2）上踏步：目的是评定髋、膝、踝关节的灵活性与稳定性。

（3）直线弓箭步：目的是评定髋部的稳定性与活动能力，股四头肌的柔韧性以及膝踝关节的稳定性。

以上这三个动作是整体动作，要求身体各个部位紧密协作，有效完成动作，某一个或几个身体部分出现了问题会影响到整体动作质量。因为动作的要求很高，对双脚姿势也有相应的规定，要想按照标准很好地完成这三个动作，身体在三个基本姿势下，各个部分的灵活性和稳定性都要很好，且协作能力要很强。

（4）肩部灵活性：目的是综合测试评定肩关节内旋、后伸及内收能力。

（5）直腿主动上抬：目的是评定腘绳肌与比目鱼肌的柔韧性、保持骨盆稳定性和一侧腿的主动伸展能力。

测试（4）与测试（5）这两个动作主要是对身体最应该灵活的两个关节区域进行灵活性测试，这里不是指肩关节或者髋关节的灵活性，而是整个关节及周围组织协作所展示出的灵活性。肩部灵活性测试中肩胛骨和胸椎的参与、主动直腿上抬时骨盆及核心部位的参与，都是测试涉及到的对象。

（6）躯干稳定俯卧撑：目的是在上肢对称性活动中，测试躯干水平面内的稳定性，同时直接测试肩胛骨的稳定性。

（7）旋转稳定：目的是在上下肢联合运动中测试躯干的多向稳定性。

测试（6）和测试（7）这两个动作是稳定性测试，要求的都是一种反射性的核心控制。这种控制不需要别人的指导，而是像反射一样，能够下意识地执行。但这两个动作的测试点也不一样，俯卧撑看的是矢状面的反射稳定性，力量参与的成分会大一些，而旋转稳定是看攀爬模式下身体在水平面的反射稳定性和重心移动的能力，力量参与的成分很小。

2. FMS评分标准　FMS评分分为四个等级，从0分到3分，3分为最高分。

0分：测试中任何部位出现疼痛；

1分：受试者无法完成整个动作或无法保持起始状态；

2分：受试者可以完成整个动作，但其质量不高；

3分：受试者可以完成整个动作且质量高。

完成筛查动作的过程中如果出现疼痛，那么不管动作质量如何，出现疼痛的那项筛查动作只能得0分，这从一个方面说明了疼痛的重要性，尽管疼痛目前没有严重影响到动作完成质量，但是只要产生了疼痛就说明了它一定会影响运动控制，但出于谨慎，带有疼痛的动作只能得0分。

（二）YBT下肢测试步骤与结果评价

1. 测试前准备　在正式测试前受测者应进行热身活动及热身后充分恢复时间（如3~5min）并测量受试者下肢长度。具体方法为：①受试者仰卧于坚硬平面上，两脚与肩同宽，脚尖朝上；②测试者使用卷尺测量髂前上棘到同侧脚内踝中点的距离。

2. 正式测试步骤　测试程序可以按照以下顺序，右前侧、左前侧、右后中侧、左后中侧、右后外侧、左后外侧。以左脚支撑为例（图1-4-4-1）：①受试者不穿鞋进行此项测试（减少由鞋子提供额外的平衡与稳定），左脚平行站于测试平台上，双手固定放在骨盆两侧，排除上肢的参与的平衡。②然后受试者保持左脚平衡，将右脚足部尽可能地推动测试板的内侧面（靠近测试平台的一侧），之后回到起始位置。受试者需右脚在同一方向上连续测三次，然后换左脚在该方向上连续测三次（此时为右脚支撑），并按照测试程序进行。测试板内侧面在测试杆上对应的刻度即为受试者活动侧下肢在该方向上的测试结果，并由测试者记录，精确到0.5cm。③在正式测试动作开始前为降低学习效应对正式测试的影响，每侧下肢每个方向可有6次的练习试验以熟悉动作，而正式测试为每只脚在每个方向上进行3次伸够，考虑到存在失误的情况，一个方向进行尝试的次数最多是6次，测试结果取3次成功的测试值。如果测试者超过4次的尝试都失败，那么测试结果为0。

3. 测试失败的情况　受试者在某个方向上能够按照上述测试要求进行，并平稳地将脚收回到起始位置即算 1 次成功的测试，而出现以下几种情况均被视为测试失败，需要在该方向上重新进行测试：①在测试时，支撑脚的脚后跟抬起或者支撑脚发生移动；②自由脚在向各个方向进行测试时，以测试板或测试杆作为支撑；③完成动作时身体失去平衡；④自由脚在伸够过程中没有与测试板始终贴合，或者在伸够末端用力猛踢测试板，使之靠惯性向前滑动；⑤不能始终将双手置于骨盆两侧。

4. 测试结果评价　为了排除下肢长度的影响，并能够将测试值在受试者之间相互比较，需要将测试值标准化，进而求得综合值。身体下肢测试综合值的计算方法为各个方向上最远的伸够距离之和除以 3 倍的上肢长度再乘 100，当测试完成后可以选择下面三个面向来评估受测者的表现能力，具体算法为下：

绝对值 /cm=（各方向 3 次成功测试总值）/3

相对（标准）值 /%= 各方向绝对值 / 下肢长度 ×100

综合值 /%=（各方向绝对值总和）/3 倍下肢长度 ×100

下肢平衡测试主要用来评价髋、膝、踝关节的灵活性、核心区稳定性、下肢力量、神经肌肉控制能力及本体感觉能力。有研究表明在篮球运动中，下肢测试的前侧方向测试中，左右脚的伸够距离的差异不应该超过 4cm，否则就说明下肢会有增加的非接触性损伤风险，而这种损伤风险是正常损伤风险的 2.5 倍。同时，对于女性运动员而言（如女性篮球运动员），左右腿伸够距离的综合值如果小于 94，则预示着下肢的损伤风险会增加到 6.5 倍。

（三）其他康复评测

1. 八级腹桥核心力量评估　具体要点如下：

（1）一级腹桥：双肘双脚支持 60s。动作要点：颈部、肩胛、腰、臀部在一条线上。常出现的错误动作是塌腰、翘臀部和肩胛骨突出。

（2）二级 / 三级腹桥：左肘双脚支撑 15s（右手抬起）或右肘双脚支撑 15s（左手抬起）。动作要点：举起右手的同时身体不能向左侧倾斜，颈部、肩胛、腰和臀部仍然在一条线上。

（3）四级 / 五级腹桥：双肘左脚支撑 15s（右腿抬起）或双肘右脚支撑 15s（左腿抬起）。动作要点：动作要点：腿不要举过高，最高不要超过头的高度，颈部、肩胛、腰、臀部仍然在一条线上。

（4）六级 / 七级腹桥：左肘右脚支撑 15s 或右肘左脚支撑 15s。动作要点：做这个动作的时候核心区域难免会向抬起的腿的一侧倾斜，允许小量倾斜。

（5）八级腹桥：回到一级双肘双脚支撑 30s，全程加起来总共 3min。

2. 上肢功能性力量评估　反握引体向上或正握引体向上的最大次数。正确的反握引体向上（手掌朝脸）和正握引体向上（手背朝脸）是准确评估的关键。每次完成动作后手肘必须伸直，肩胛骨外展运动，若手肘没有伸直或下巴没有超过单杠不算完成一次。且不允许借力完成动作（使用惯性移动身体）无法完成引体向上且可能更容易损伤，一般可以完成 10 次引体向上训练可以改做负重引体向上。

3. 下肢功能性力量评估　准确地评估下肢的功能性力量比评估上肢力量更加困难，能够安全地测试下肢功能性力量的测试很少。使用后脚抬高分腿蹲，测试其最大的重复次数，或 RM（运动员在使用预先选定负荷时完成的最大重复次数）来测试下肢功能力量。该动作需运动员的后脚放在常规的训练凳子上，选择在 5RM 范围内的负荷，然后尽可能多次完成动作，直到不能再很标准地完成动作。负荷通常选择两个哑铃或壶铃。

FMS 功能性动作筛查与 Y 平衡测试作为一种预测损伤风险的方法具有非常大的实践意

义，其测试方法具体完善，评价方法简便易行，功能性力量的测试是制定增强性训练方案的重要一步，我们需要明确的是在找出具体的问题解决后还需要进行强化训练以维持我们的治疗效果。比如健康姿势教育、肌内效贴、支具及纠正性训练等。

（李丹阳 杨 翼 王雪强）

参考文献

[1] RATAMESS N A. Coaches Guide to Performance-Enhancing Supplements[M]. Monterey(CA): Coaches Choice Books, 2006.

[2] RATAMESS N A. Body composition status and assessment. In: ACSM's Resource Manual for Guidelines for Exercise Testing and Prescription[M]. 6th ed. Philadelphia (PA): Lippincott, Williams & Wilkins, 2009: 264-281.

[3] ROSS R E, RATAMESS N A, HOFFMAN J R, et al. The effects of treadmill sprint training and resistance training on maximal running velocity and power[J]. J Strength CondRes, 2009, 23(2): 385-394.

[4] SANTOS E J, JANEIRA M A. Effects of reduced training and detraining on upper and lower body explosive strength in adolescent male basketball players[J]. J Strength Cond Res, 2009, 23(6): 1737-1744.

[5] SAYERS S P, HARACKIEWICZ D V, HARMAN E A, et al. Cross-validation of three jump power equations[J]. Med Sci Sports Exerc, 1999, 31(4): 572-577.

[6] SMITH M S, DYSON R J, HALE T, et al. Development of a boxing dynamometer and its punch force discrimination efficacy[J]. J SportSci, 2000, 18(6): 445-450.

[7] American College of Sports Medicine. American College of Sports Medicine Position Stand: Exercise and fluid replacement[J]. Med Sci Sports Exerc, 2007, 39(2): 377-390.

[8] American College of Sports Medicine. American College of Sports Medicine Position Stand: Exertional heat illness during training and competition[J]. Med Sci Sports Exerc. 2007, 39(3): 556-572.

[9] American College of Sports Medicine. ACSM's Guidelines for Exercise Testing and Prescription[M]. 8th ed. Philadelphia(PA): Lippincott Williams & Wilkins; 2010. pp. 70-105.

[10] Bressel E, Yonker J C, Kras J, Heath EM. Comparison of static and dynamic balance in female collegiate soccer, basketball, and gymnastics athletes[J]. J Athl Train. 2007, 42(1): 42-46.

[11] HOFFMAN J R, RATAMESS N A, KLATT M, et al. Comparison between different off-season resistance training programs in Division III American College football players[J]. J Strength Cond Res, 2009, 23(1): 11-19.

[12] HOUSH T J, CRAMER J T, WEIR J P, et al. Physical Fitness Laboratories on a Budget[M]. Scottsdale(AZ): Holcomb Hathaway Publishers, 2009: 50-162.

[13] 乔德才，刘军，刘晓莉. 运动疲劳的中枢机制研究进展——基于基底神经节 - 皮层环路紊乱的视角 [J]. 北京体育大学学报，2014，37(2): 51-58.

[14] CORDEIRO L M S, RABELO P C R, MORAES M M, et al. Physical exercise-induced fatigue: the role of serotonergic and dopaminergic systems[J]. Braz J Med Biol Res, 2017, 50(12): e6432.

[15] 赵丽，吴建忠，岳明，等. 一次力竭运动小鼠中枢单胺类神经递质的代谢特点 [J]. 中国医学创新，2014，11(06): 8-11.

[16] PROSCHINGER S, FREESE J. Neuroimmunological and neuroenergeticaspects in exercise-induced fatigue

[J]. Exerc Immunol Rev, 2019, 25: 8-19.

[17] CHENG A J, PLACE N, WESTERBLAD H. Molecular Basis for Exercise-Induced Fatigue: The Importance of Strictly Controlled Cellular Ca^{2+} Handling[J]. Cold Spring HarbPerspect Med, 2018, 8(2): a029710.

[18] AmericanCollege of Sports Medicine. ACSM's Resources for the Personal Trainer[M]. 5th Edition. USA: LWW, 2017.

[19] 马海峰, 吴瑛. 基于核磁共振的中、长跑运动员大负荷训练课 30min 后尿液代谢组学特征的研究 [J]. 体育科学, 2015, 35(07): 48-57.

[20] PLISKY P J, GORMAN P P, BUTLER R J, et al. The reliability of an instrumented device for measuring components of the star excursion balance test[J]. N Am J Sports Phys Ther, 2009, 4(2): 92-99.

[21] PLISKY P J, RAUH M J, KAMINSKI T W, et al. Stat Excursion Balance Test as A Predictor of Lower Extremity Injury in High school Basketball Players[J]. J Orthop Sports Phys Ther, 2006, 36(12): 911-919.

[22] SCHNEIDERS A G, DAVIDSSON A, HÖRMAN E, et al. Functional movement screen normative values in a young, active population[J]. Int J Sports Phys Ther, 2011, 6(2): 75-82.

[23] SHAFFER S W, TEYHEN D S, LORENSON C L, et al. Y-Balance Test: a reliability study involving multiple raters[J]. Mil Med, 2013, 178(11): 1264-1270.

[24] 张丹玥, 王雄. 体育中的功能性训练 [M]. 北京: 人民邮电出版社, 2017: 15-21.

第二篇

运动防护指南

第五章 运动损伤预防概述

运动损伤泛指运动过程中发生的各种损伤。运动损伤的发生及其损伤部位往往与体育运动项目及技术、战术动作特点密切相关，同时也与训练水平、运动环境和条件等因素有关。由此，了解和掌握运动损伤的发病规律，并积极地进行预防，对避免和减少运动损伤的发生具有重要的意义。本章对运动损伤的定义、分类、机制、原因、危险因素、预防原则及前景等进行了详细的阐述，有助于相关人员运动损伤的治疗和康复，同时为体育保健康复专业人员合理安排伤者的体育运动提供科学依据和实践指导。

第一节 运动损伤预防的意义

运动损伤是运动中发生率较高的一种风险，但这一风险可以通过适当保护和合理指导加以预防。因此，从某种意义上来说，对运动损伤进行预防比对运动损伤进行康复治疗更为重要。而运动者对于运动损伤预防的认知与态度，通常会影响其处理方式与处理时间，最终影响运动损伤的康复时效。掌握运动损伤的概念、分类及运动损伤预防的意义，能够帮助运动者在思想上深刻认识运动损伤预防的重要性，进而树立正确的运动损伤预防观念。

一、定义与术语

（一）定义

广义来说，运动损伤是指人体在体育运动过程中所发生的以软组织损伤为主的各种伤害。狭义来说，运动损伤是指运动过程中所产生的损伤情况。其中与运动项目特点有关联的慢性损伤，又称为运动技术病。

（二）相关术语

预防是指预先做好事物发展过程中可能出现偏离主观预期轨道或客观普遍规律的应对措施。

运动损伤预防是指运动者（或运动员）在运动损伤出现前预先做出的应对措施。

二、分类

（一）按运动损伤的部位及关节分类

1. 按运动损伤的部位分类　有头颈部损伤、腰背部损伤、肩部损伤、肘部损伤、腕部损伤和髋、膝、踝部损伤等。

2. 按关节分类　有肩关节损伤、肘关节损伤、桡腕关节损伤、掌腕关节损伤、胸椎关节损伤、髋关节损伤、膝关节损伤和/或踝关节损伤等。

（二）按运动损伤的病程分类

1. 急性损伤　瞬间暴力一次作用而致伤，伤后症状迅速出现。其特点为发病急、症状骤起。如关节扭伤、骨折、脱位、急性滑囊炎、肌肉拉伤等。

2. 慢性损伤　由于长时间的局部负荷过大，超出了组织所能承受的能力而导致的组织损伤。其特点为发病缓慢、症状渐起。如慢性腱鞘炎、疲劳性骨膜炎、髌骨软骨病、慢性牵拉性骨骺炎等。

3. 陈旧伤　急性损伤后因早期失治或处理不当而导致的组织损伤。其特点是病程长，病情绵延。

（三）按运动损伤的组织结构分类

按运动损伤的组织结构分类可以分为皮肤损伤，肌肉、肌腱损伤，关节软骨损伤，骨及骨骺损伤，滑囊损伤，神经损伤，血管损伤，内脏损伤等。具体来说，常见的运动损伤有肌肉韧带的捩伤及断裂，挫伤，四肢、颅骨、脊椎骨折，关节脱位，脑震荡，内脏破裂等，临床诊断多采用此种分类方法。

（四）按皮肤或黏膜是否破损分类

1. 开放性损伤　伤处皮肤或黏膜的完整性遭到破坏，有伤口与外界相通。如擦伤、刺伤、撕裂伤及开放性骨折等。

2. 闭合性损伤　伤后皮肤或黏膜仍保持完整，无伤口与外界相通。如挫伤、肌肉拉伤、关节韧带损伤、闭合性骨折、关节脱位等。

（五）按运动损伤的轻重程度分类

1. 轻度伤　基本不影响工作能力。

2. 中度伤　受伤后需要停止工作 24h 以上，且需要在门诊治疗。

3. 重度伤　需要长期住院治疗。

（六）按运动能力丧失程度分类

1. 轻度伤　受伤后仍能进行体育活动或训练。

2. 中度伤　受伤后需要进行门诊治疗，不能按训练计划进行训练，需减少患部活动或停止患部练习。

3. 重度伤　完全不能训练，往往需要住院治疗。

（七）按运动技术与训练的关系分类

1. 运动技术伤　与运动项目和技战术动作密切相关。多数为慢性损伤，如网球肘、跳跃膝、足球踝等。少数为急性伤，如标枪肘，体操、技巧运动中的跟腱断裂等。

2. 非运动技术伤　多为意外伤。如骨折、挫伤、擦伤、关节扭伤等。

三、运动损伤预防的重要意义

（一）流行病学

目前关于运动损伤的流行病学研究，主要从不同区域、不同运动项目入手，围绕运动损伤项目与部位的关联性进行探讨。如，北京市高水平运动员的运动损伤率居于前 6 位的是武术、垒球、散手、排球、自行车和棒球，其中膝部损伤患病率 12.72%，腰部损伤率 11.16%，踝部损伤率 4.59%，肩部损伤率 3.96%，小腿损伤率 3.23%，腕部损伤率 2.29%（2017）。另外，现有的研究发现，健身人群的运动损伤往往发生在下肢。背部运动损伤更易出现在专业体育运动中；现有的研究还发现体操、高尔夫球、举重等体育项目的背部运动损伤发生率高于其他项目。排球运动常见的急性运动损伤包含踝、膝关节及手指关节的扭伤，足球最常见的运动损伤是踝关节和膝关节韧带损伤，武术的腰肌劳损、网球的网球肘、棒球的肩关节损伤、乒乓球手腕劳损、舞蹈的足底筋膜炎等均显示出显著的项目特点。步行的运动损伤发生率比慢跑低；快跑者随着每天跑步时间延长，发生损伤的风险显著升高，而增长步行时间并没有升高损伤的风险。

Jennifer 等的研究发现，虽然运动中会有发生运动损伤的风险，且心肺功能水平与运动损伤的发生呈正相关；但另一方面，运动和心肺功能水平可以降低非运动损伤的发生率。跑步降低男性 13% 非运动损伤的风险，步行降低女性 35% 非运动损伤的风险。中等心肺功能水平也能降低非运动损伤的风险，男性为 30%，女性为 21%。由此提示，强健而高效的神经肌肉系统能更好适应急性应激，进而更能预防运动中损伤的发生。

（二）重要意义

随着《“健康中国 2030”规划纲要》的颁布与实施，越来越多的大众人群开始选择体育活动作为强身健体的手段，大力宣传与普及运动损伤预防的知识尤为关键。有效预防运动损伤，不但可以使运动者享受运动本身带来的快乐，最大限度地避免或减轻运动损伤造成的痛苦，还可以使之全面地保证身心健康，甚至延缓衰老和延长寿命。

国外许多全国性的运动组织都将运动安全与损伤预防列入计划之中，最具代表性的组织是美国少年联盟，自 1990 年起，向全美 16 万个运动队伍颁发运动损伤预防的录像带、指导手册，并进行追踪检查。这样的安排确实降低了运动损伤的发生率，对节省国家医疗资源与提高运动者运动效能、减轻运动者病痛均具有重要的意义。

（刘晓莉）

第二节 运动损伤预防的依据

运动损伤的发生往往与运动项目及技术、战术动作特点密切相关，同时也与训练水平、运动环境和条件等因素有关。有针对性地进行运动损伤的预防，首先要了解流行病学中运动损伤发生的频率与严重程度，然后根据运动损伤的原因与机制，进行分析归纳整理，再有针对性地制定与实施适当的干预措施来降低不同运动项目的损伤风险。因此，了解运动损伤的机制、病因学及危险因素，掌握运动损伤预防的原则，有助于科学地进行运动损伤的预防，同时为合理安排体育锻炼提供科学依据和实践指导。

一、运动损伤的机制及病因学

（一）运动损伤的机制

在某些情况下，运动损伤预防的关键不仅仅在于关注其危险因素，更要关注其损伤机制。触发因素是致伤链条上的最终因素，而导致运动损伤的情景事件反映出来的发生机制更为重要。例如，在足球比赛中为了预防头部发生运动损伤，就要了解头部受伤最常见的发生机制，对一些国家和国际优秀足球运动员的研究显示，头部受伤最常见的机制是上肢肘部与头的碰触，且在大部分肘与头的碰撞事故中，肘部都被故意举起，平于或高于肩部。这些表明，严格执行比赛规则，甚至改变比赛中关于肘部使用的规则，都可以降低头部运动损伤的发生率。

不同运动项目和不同损伤类型，运动损伤的发生都有其各自的模式，而对于教练和运动指导者而言，领会其所在运动项目的常见损伤及其发生机制是非常重要的。为此，已有的研究通过录像分析、伤病运动员访谈、临床研究与分析、活体研究和损伤发生情景模拟等方法，通过具体案例的相关因素及其描述对不同类型的损伤机制进行了描述，见表 2-5-2-1：

表 2-5-2-1　对不同类型损伤机制的案例分析及描述

类型	因素	不同运动项目损伤机制的相关因素分析			
		篮球项目非接触性 ACL 损伤	滑雪跳起着陆时 ACL 损伤	拳击项目中的击倒	足球项目中小腿应力性骨折
比赛/运动项目情况	团体活动	快攻	训练难度大	上击勾拳	参与比赛和训练（总负荷）
	损伤前和损伤发生时的技术表现	区域防守	起跳因素（如盘旋 twist，空中旋转 helicopter）	反击	中场防守和进攻（比赛和训练中的许多跑动）
	场上位置	撞人	起跳的高度和距离	脚的动作	全队训练刻苦
	队员位置	阻断		被逼入角落/绳索	交锋的频率
	持球	准备投篮		外围裁判判决	
		抢篮板球		相互扭打间距	
		人盯人防守			
运动员或对手的行为	队员表现	努力	起跳前的节奏和平衡	知觉	努力
		对手的干扰	集中精力	进攻意识	脚尖/脚后跟跑者
	对手的影响	意图	平衡	出拳力度	起跳技术
	队员的注意力	脚与地板的固定	鞋子的绑带过松	出拳速度	交锋技术
		动机	视觉控制	平衡	
		技术犯规	起跳技术		
			过度回旋		
			着地技术		
身体的整体生物力学	对全身整体的运动学和动力学描述	侧向平移	直线和角动量	速度质量重心	步长
		围绕固定脚旋转身体	能量吸收	出拳力	步频

续表

类型	因素	不同运动项目损伤机制的相关因素分析			
		篮球项目非接触性ACL损伤	滑雪跳起着陆时ACL损伤	拳击项目中的击倒	足球项目中小腿应力性骨折
		撞击速度	身体重心向后	出拳方向	垂直偏差
		脚在身体重心前		身体重心分散在腿上	与地面的相互作用力
关节/组织的生物力学	对关节或组织的运动学和动力学的细节描述	足外翻瞬间	剪切力	能量转换	膝盖的固定角度
		胫骨相对于股骨的重心改变	前面区域(anterior drawer)	头部加速	弯曲瞬间
		横向撞击(notch impingement)	髁关节分离	压力分散和定位	切变应力
			负荷率		地面/鞋动力

(二)运动损伤的原因模型

在有些情况下，运动损伤的直接原因(或病因)很明显，但即使是最明显的损伤也常常是由多因素所致。为了以更全面的角度看待运动损伤的原因，专家曾提出了一个导致运动损伤的多因素变量模型。学者Bahr和Krosshaug等人列出的了包含一系列具体特征的运动损伤的原因模型(图2-5-2-1)，包括年龄、成熟度、性别、体质和体适能等因素，主要用于描述剧烈运动损伤的发生原因。记录表明，在任何损伤类型中，原损伤处对运动损伤的发生有稳定的预测作用。在一些情况下导致运动员容易受伤的固有因素，在另外一些情况下却可能是保护其不易受伤的因素。那些使运动员更不容易受伤的内在因素包括肌肉量、力量、平衡和神经肌肉控制等体适能相关因素。另外，只要在某种环境下参加体育运动，运动者就暴露在一些外部危险因素下，包括设备和场地条件等。同时，外在因素也可以降低损伤危险性，如穿戴护具等。具体来说，一个容易发生运动损伤的运动者可以通过重复训练或技术适应使力量增强，从而降低运动损伤的发病危险性；但与此同时，重复运动也可能产生微小创伤，削弱组织并增加运动损伤的发病危险性。当然，运动者基于对损伤危险性的逐步深入认识，可能改变他们的运动技术风格，甚至护具的选择。

二、运动损伤的危险因素

(一)基本因素

1. 缺乏运动损伤预防常识　运动损伤的发生，常与体育教师、教练员、社会体育指导员和体育运动参加者对预防运动损伤的意义认识不足，思想上麻痹大意及缺乏专业的预防知识有关。他们往往平时不重视安全教育，在健身运动、体育教学、运动训练和比赛中没有积极采取各种有效的预防措施，发生运动损伤后不认真分析原因、总结规律和吸取教训，使伤害事故不断发生。

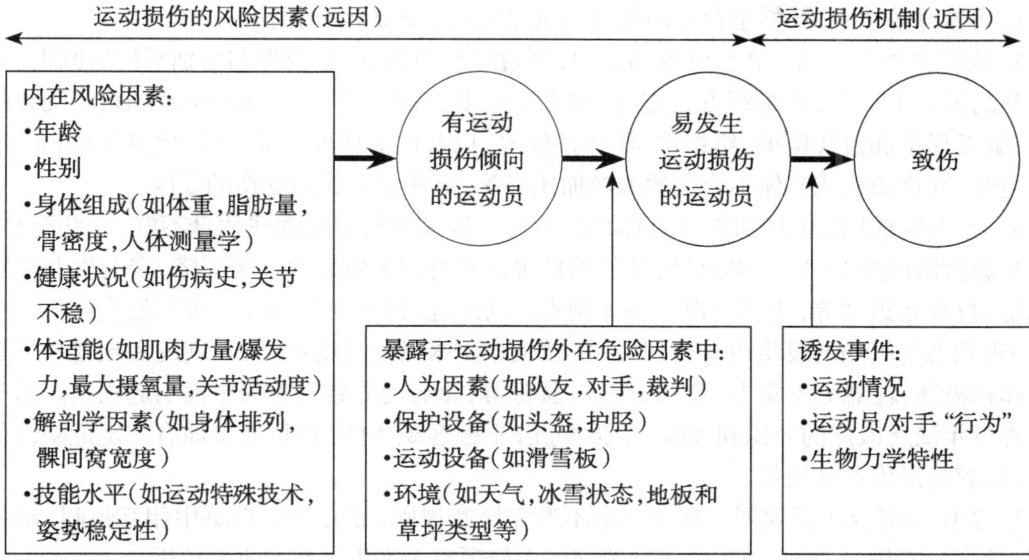

图 2-5-2-1　运动损伤的原因模型

2. 准备活动不合理　为了提高中枢神经系统的兴奋性和各器官系统的功能活动，使人体从相对静止状态过渡到紧张的运动状态，在体育运动前，都应该进行科学规范的准备活动。目前研究发现，缺乏准备活动或准备活动不合理，是造成运动损伤的最重要的原因之一。在准备活动问题上常存在如下问题：

（1）不做准备活动或准备活动不充分：在身体相关系统没有得到充分动员的情况下，就投入高强度的运动。由于身体的协调性不足，肌肉的弹性和伸展性较差，关节的灵活性也不能满足运动的需要，因而容易发生损伤。

（2）缺乏专项准备活动：准备活动的内容与正式运动的内容衔接不好，特别是运动中负担较重部位或有运动损伤隐患部位的功能没有得到充分地改善，因休息而消退的条件反射性联系尚未恢复。

（3）准备活动的强度和负荷量安排不当：开始做准备活动时，用力过猛，速度过快，违反了循序渐进的原则和功能活动的规律，容易引起肌肉拉伤和关节扭伤。或身体已经出现疲劳，在参加正式运动时，身体的功能水平已经有所下降，此时完成高难度的动作就容易发生损伤。

（4）准备活动距正式运动的时间过长：准备活动所产生的生理作用已经减弱或消失，失去其活动的生理价值。

3. 技术动作错误　违反人体解剖结构和生理特点，不符合运动时的生物力学原理，因而容易发生运动损伤。不仅是初学者和学习新动作时容易因错误动作致伤，已熟练掌握技术动作的运动员在身体疲劳或注意力不够集中的情况下，也会因此致伤。例如：做前滚翻时，因头部位置错误引起颈部扭伤；篮球接球时，因手形不正确引起手指扭挫伤；投标枪时，在上臂外展 90°、屈肘 90°（甚至肘低于肩）的错误姿势下出手，引起肘关节内侧软组织损伤，甚至发生撕脱性骨折等。

4. 运动量过大　安排运动负荷时，没有充分考虑到运动者的解剖和生理特点，运动量安排过大，尤其是局部负担量过大，这往往是专项训练中造成慢性损伤的主要原因。在健身运动或体育教学中，同样也存在局部负担量过重而导致的运动损伤。

5. 组织方法上不当 在教学或训练中，不遵守循序渐进、系统性和个别对待的原则，以及比赛的编排不合理；在组织方法方面，如学生过多，教师又缺乏正确的示范和耐心细致的教导，缺乏保护和自我保护，组织性、纪律性较差，以及比赛日程安排不当，比赛场地和时间任意更改，允许患病或身体不合格的人参加比赛等，这些都可成为受伤的原因。

6. 运动参加者的生理功能或心理状态不良 运动参加者睡眠或休息不好，患病受伤、伤病初愈阶段或疲劳时，肌肉力量、动作的准确性和身体的协调性显著下降，警觉性和注意力减退，反应较迟钝等，上述情况下参加剧烈运动或练习较难的动作，就可能发生损伤。另外，心理状态与损伤的发生也有密切关系。如心情不舒畅、情绪不高、对训练和比赛缺乏自觉性和积极性、注意力不集中、急躁、胆怯、犹豫等，都容易导致动作失常而引起损伤。对于某些青少年缺乏锻炼的知识和经验，争强好胜，不顾客观条件，盲目地参加有一定危险性的运动，也容易发生运动损伤。

7. 动作粗野或违反规则 在比赛中不遵守比赛规则，或在教学训练中相互逗闹、动作粗野、故意犯规等，往往是篮球或足球等同场竞技项目中发生损伤的重要原因。

8. 场地、器材设备、服装不符合要求 运动场地不平，有小碎石或杂物；跑道太硬或太滑；沙坑不松软或有小石头，坑沿高出地面，踏跳板与地面不平齐；器械维护不良或年久失修，表面不光滑或有裂缝；器械安装不牢固或安放位置不妥当；器械的高低、大小或重量不符合锻炼者的年龄、性别特点；缺乏必要的防护用具（如护腕、护踝、护腰等）；运动时的服装和鞋袜不符合运动卫生要求。上述因素，都容易引发运动损伤。

（二）潜在因素

运动损伤发生的原因除了基本原因以外，还与人体某些部位的解剖生理特点和运动项目本身的技术、战术特点有关。在教学训练安排不当、局部负担过重等直接原因作用下，导致局部解剖生理特点与专项技战术的特殊要求不相适应，从而导致运动损伤的发生。每个运动项目都有它自己的技术动作特点，例如篮球运动员最易伤膝，是因篮球运动的一些基本动作都要求膝关节呈半蹲位（130°~150°）屈伸、扭转与发力有关；而膝关节的这个角度又恰是它的解剖生理弱点，关节的稳定性相对减弱，易发生内外旋或内外翻，关节面间也会发生“不合槽”运动，因而易引起膝关节损伤。又如体操运动员易伤肩，是因经常出现大幅度的转肩动作，肩部承受的牵拉力很大，而肩关节运动时的稳定性主要靠肩袖的肌肉来维持，同时肩袖肌腱又易受到肱骨大结节与肩峰的挤压和摩擦，一旦活动过多即可引起肩袖损伤。

三、运动损伤预防的原则

（一）加强安全教育原则

平时要注意加强防伤观念的教育，无论是在健身运动还是在体育教学、训练和比赛中，都要认真贯彻“预防为主”的方针。在社会体育指导员、体育教师、教练员和运动参加者中，加强运动损伤预防知识的普及，经常性的进行安全教育，克服麻痹思想，养成良好的体育道德风尚。

儿童少年运动经验不足，思想麻痹，缺少防伤意识；运动中好胜心强，盲目地从事力所不及的运动动作，导致运动损伤的发生。女生在体育运动中，有胆小、害羞、畏难等情绪，做动作时表现为恐惧、犹豫或紧张等，也容易导致运动损伤。上述这些情况都应引起我们在预防工作中的重视。

（二）认真做好准备活动和整理活动原则

在正式运动或比赛之前，应充分做好准备活动。准备活动的目的是提高中枢神经系统的兴奋性和克服自主神经的惰性。通过全身各关节、肌肉的活动，加速全身的血液循环，使肌肉组织得到充分的血液供应，增强肌肉的力量和弹性，并恢复技术动作的条件反射，为正式活动做好充分的准备。准备活动应注意以下几个方面的要求：

1. 一般的准备活动要做得充分，使身体明显发热，并微微出汗。
2. 专项准备活动一定要有针对性，与后面的正式活动建立有机的联系。
3. 准备活动的内容与负荷应依据正式活动的内容、个人身体机能状况、当时的气象条件等多方面因素而定。
4. 易伤部位的准备活动要加强，一般需要加大局部活动的比重。
5. 损伤康复期，损伤局部的准备活动要慎重，动作要和缓，幅度、力度和速度要循序渐进。
6. 在运动中，间歇时间较长时，应在运动前再次做好准备活动。
7. 准备活动结束与正式活动的间隔时间，一般以 1~4min 为宜。
8. 在准备活动中进行适当的肌肉力量练习（针对易伤的肌肉），对于提高肌肉温度、改善肌肉功能很有益处。此外，在准备活动中加入一些肌肉伸展性的练习，对预防肌肉拉伤有积极效果。

除了要做好准备活动，还要注意运动后的放松练习。其中肌肉的拉伸练习对放松局部肌肉、防止肌肉僵硬和肌肉劳损都有良好的作用。对于负荷较大的关节，运动后可适当采用冷疗的方法，使局部组织尽快降温，对防止某些慢性损伤有一定作用。

（三）合理安排运动负荷原则

运动负荷安排不足，不能出现生理性的“超量恢复”，则达不到促进人体运动能力提高的目的。运动负荷安排过大，超出了人体所能承受的能力，不仅使运动系统的局部负荷过重，还会导致中枢神经系统疲劳，致使全身机能下降，协调能力降低，注意力、警觉反应都减弱，从而容易发生损伤。如果长期局部的运动负荷过大，则会导致一些慢性损伤。为了减少因此发生的损伤，体育运动指导者和参加者都应严格遵守体育运动的基本原则，根据年龄、性别、健康状况、训练水平和运动项目的特点，个别对待，循序渐进，合理安排运动负荷。

少年运动员和女运动员的运动负荷更应注意合理安排。少年儿童不宜过早地进行专项训练，不宜参加过多的比赛和过早地追求出成绩。合理地安排运动负荷，预防运动损伤发生，对提高运动成绩有着重要意义。

（四）正确掌握技术动作原则

运动技术错误，可以直接造成运动损伤。反复进行错误动作的练习，不但运动成绩不会提高，相反会造成局部过度负荷引起损伤的不断发生。因此，应注意在动作形成阶段，不断调整动作的节奏和结构，使之合理化，避免运动损伤的发生。

（五）加强易伤部位的练习原则

根据运动项目的技战术特点，加强对易伤部位和相对薄弱部位的练习，提高其机能，是预防运动损伤的积极措施。例如，为了预防膝部损伤，就要注意加强股四头肌力量的练习，以稳定膝关节。为了预防腰部损伤，除应加强腰部肌肉力量练习外，同时还应加强腹肌的练习，因为腰部受伤，从某种意义上讲与其拮抗的腹肌有关，腹肌力量不足，易使脊柱过度后伸而致腰部损伤。为预防股后肌群拉伤，在发展其肌肉力量的同时，还应注意加强肌肉的伸展性练习。

另外，对于陈旧性的损伤部位也应加强功能练习，使之能够维持应有的生理功能，以利于预防重复性损伤。

（六）合理安排教学、训练和比赛原则

教师要认真钻研教材，充分备课。应对教学、训练中的重点、难点以及容易发生损伤的动作做到心中有数。事先要采取相应的预防措施，遵守循序渐进和个别对待的原则。学习技术动作应从易到难，由简单到复杂，从分解动作到整体动作来进行。一次课中，难度高、负荷大的动作教学应安排在课的前面或当中进行。

（七）加强运动中的保护和帮助，合理使用运动护具原则

在从事某些容易造成损伤的运动项目时，要根据运动的内容和运动者的具体情况，采取合理的保护和帮助。尤其在学习新技术动作时更应注意。教师应将正确的保护与自我保护方法传授给学生。例如，摔倒时，要立即低头、团身、屈肘，以肩背着地，就势滚翻，不可直臂撑地。从高处跳下时，应双膝并拢，以前脚掌着地，以增加人体的缓冲作用。

合理使用运动护具和保护带可以有效地减少运动损伤的发生。在对抗性较强的运动项目中显得尤为重要。比如足球、曲棍球、长曲棍球等，都需要专业护具的保护。护具的选择一定要符合专项特点，并进行及时的淘汰和更新，以达到最佳的防护效果。

（八）加强医务监督原则

对于体育运动参加者，应定期进行体格检查。参加重大比赛的前后，要进行身体补充检查，以观察体育锻炼、比赛前后的身体机能变化。对体检不合格者，则不允许参加比赛。伤病初愈的人参加体育活动或训练时，应取得医生的同意，并做好自我监督。医务监督一般包括一般内容和重点内容。

1. 一般内容　每天记录晨脉、自我感觉。每周测一次体重。如晨脉逐日增加，自我感觉不良，运动成绩下降，机能试验时脉搏恢复时间延长，说明身体机能不良，应及时到医院查明原因。女学生、女运动员要遵守月经期的体育卫生要求，做好监护工作。

2. 重点内容　根据不同项目特点和运动创伤的发生规律，做到以下两个方面，一方面特别注意观察运动系统的局部反应，如局部有无肿胀、发热，肌肉有无酸痛，关节有无肿痛等。如有不良反应应及时请医生诊治，此时不宜加大运动负荷，更不宜练习高难度动作。另一方面经常认真地对运动场地、器械、设备以及个人运动服装、鞋、袜及防护用具等进行安全检查。

（刘晓莉）

第三节　运动损伤预防的前景

随着运动与健康观念的不断深入和健身人群的不断增长，运动损伤的预防会越来越受到人们的重视。由“先伤后治”到“未伤先防”的转变将进一步加大对运动损伤预防的需求。由此，从运动损伤预防体系的建立到运动损伤预防人才的培养，从不同人群运动损伤预防的精准化操作到运动损伤预防的个性化方案制定，均给现实提出了新的挑战。

一、运动损伤预防的现状

近年来对于运动损伤预防与治疗人员的培养逐渐重视，但运动损伤保护体制尚未完善、运动损伤预防体系尚未建立。大众运动需求的增长与不断攀升的运动损伤比例的矛盾日益突出，此时运动者对自身的运动损伤预防更显重要。

目前的研究大都紧紧围绕着具体的运动损伤风险展开，通过影响因素的研究，找出可能造成运动损伤的风险因素并制定预防策略，尤其是不同人群、不同项目在竞技运动和体育锻炼以及身体活动中损伤风险认知、行为、预防以及影响因素的研究等。随着研究重点不断深入、不断精确化和具体化，由最初很多的运动风险因素研究目前逐渐精确到具体的不同类型的运动损伤研究，如十字韧带损伤、创伤性脑损伤等，并且研究以儿童青少年、女性、老年人以及运动员等特殊人群为主线展开。

Knowles 指出，了解运动起因和运动相关损伤的风险因素，能使教练更好地进行风险定位并做出安全决策，以减少运动员受伤的可能。但不论运动损伤预防是否成功，在整个过程中究竟是哪一步存在不足可能目前并不清晰，这种复杂性使运动损伤的预防变得困难，但并不是完全不能解决，随着运动损伤研究和实践的不断深入和细化，使运动者和运动项目获益的干预方法正在逐年增加。

二、运动损伤预防的展望

运动损伤的预防是一个复杂的过程，科学家们首先必须从理论上能够正确的识别一种或几种危险因素和损伤机制，提出降低危险性的有效干预方法，然后在实践上严格执行，用能够灵敏地检测到有临床意义的降低损伤率的方法进行具体的干预。

由此展望未来，该领域将由运动损伤预防的理论研究逐渐过渡到运动损伤预防的应用研究，由整体损伤危险因素的研究过渡到不同人群的损伤预防研究，由流行病学的研究过渡到不同损伤类型及病种的具体化研究，且研究越来越具体化、越来越精准化、越来越具有可操作化，以至能够在运动前的测试中给有运动损伤危险的运动者制订有效的、个性化的运动损伤预防训练方案，进而满足运动者不同项目、不同层面，对运动损伤预防的个性化、动态化需求。

（刘晓莉）

第四节　运动损伤预防的系统方法

运动损伤的预防比治疗更为重要。只要我们对预防运动损伤的意义有充分的认识，认真进行调查研究，及时总结经验教训，掌握运动损伤的发生规律，做好预防工作，就能最大限度地减少或避免运动损伤。如何系统地进行运动损伤预防是本节要讨论的重点。

一、运动损伤预防的思路

面对已经发生的伤病，解决的过程分为诊断、处方与处置这三个步骤，如图 2-5-4-1 所示。诊断是通过检查来找到原因，后续的处方与处置都是依据诊断的结果进行。处方是对症找疗法，考虑用药或康复的 3M（仪器治疗、手法治疗和运动治疗），甚至是手术。处置则是实施处方，在实践中验证处方是否有效，诊断是否正确。

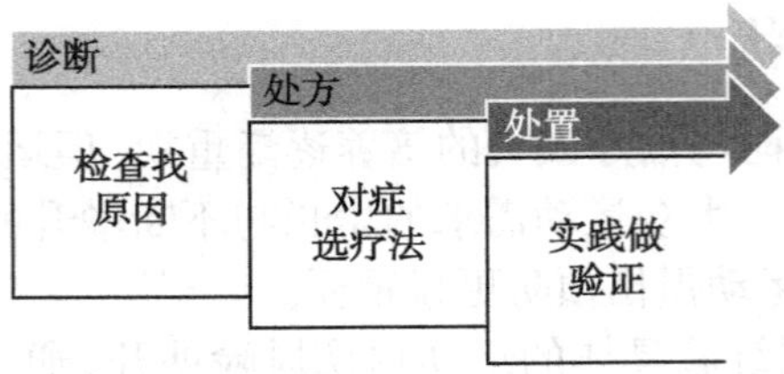

图 2-5-4-1 治疗伤病的过程

上医治未病，针对性地建立经济且有效的运动创伤预防方案，与治疗伤病的过程相似，只是关注的不止是已有的伤病，还要延伸到造成伤病的近因与远因。预防损伤的研究与实践的第一步是从流行病学分析中确定和描述运动损伤问题的程度出发。在实务上，先回顾至少一个赛季的损伤报告，回顾一个或多个赛季的运动员比赛与受伤状态，针对该运动项目运动损伤文献进行研究，了解损伤概率、损伤模式、潜在风险，得到严重性（损伤程度）、可能性（受伤频率），依此排定处理的优先顺序。损伤程度一般采取时间损失（time loss，TL）来评估，受伤频率需要考虑参与一段时间（一般为 1 000h）运动的受伤率，以及损伤复发。

第二步是确定运动损伤的原因与机制，可使用鱼骨图（亦称为因果图或石川图）分析原因，并将这些原因进行归纳整理，形成因果关系体系。第三步是对症下药，制定与实施适当的干预措施来降低未来运动损伤的风险与严重程度。最后，回归第一步，通过检视流行病学的证据来确定这个干预效果如何。此过程如图 2-5-4-2 所示，形成一个循环，不断地优化。在这个过程中，也实现了风险管理的 3 步骤：风险确定、风险评估和风险控制。

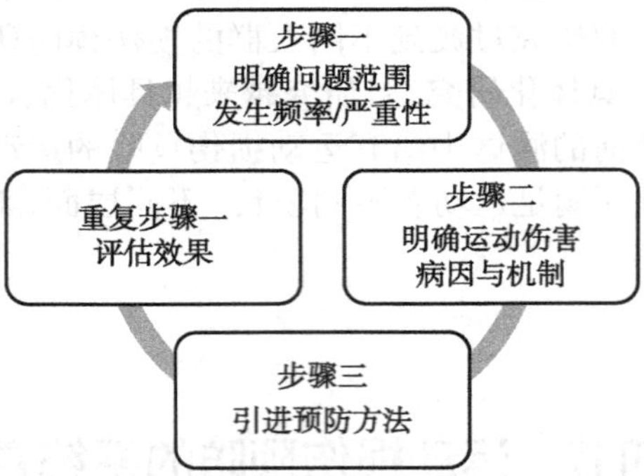

图 2-5-4-2 损伤预防模式

二、运动损伤的原因分析

从风险管理的角度上，发生频率高或严重性大的伤病应该优先进行预防干预，其原因直接影响采取的预防方法。对于一个造成损伤的事故，通常是由物的状态不安全、环境条件不安全、人的行为不安全以及管理缺陷所造成，有可能是单一因素，也可能是多个因素复合的结果，其中离不开人、物、能量与信息所构成的场域。所以在寻找原因时，可以图 2-5-4-3 作为思考，找出问题的症结，加以改善，达到预防伤病的目的。

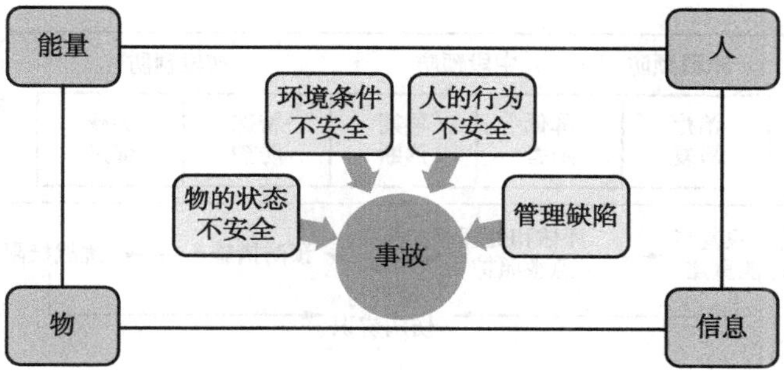

图 2-5-4-3 造成事故的因素示意图

学者 Bahr 和 Krosshaug 等人开发的运动损伤因果关系模式(图 2-5-2-1),亦可称为“损伤链”,将导致损伤的原因归纳为内在风险因素、外在风险因素和以及诱发事件,其中风险因素为远因,而诱发事件即损伤机制为近因。发生运动伤害往往是伤者自身先存在内在风险因素,再曝露于外在风险因素中,最后遇上诱发事件,才导致受伤。要预防运动伤害,就必须从减少内在、外在风险因素,避免诱发事件下手。如果不解决病因(例如:内因性的身体组成、局部肌力、步态与技术,外因性的场地、护具、训练量等问题),同一部位、同一伤病的受伤与治疗可能成为一个无休止的循环,甚至扩大,直到运动员的运动生命终结。在上述思考下,首先必须鉴别这些因素与增加损伤风险的关联,即“风险因素”,也就必须考虑病因的回避与消除,以及自身的强化与调整。

三、运动防护过程模式

从预防医学的角度看,预防不只是防治伤病发生。疾病三级预防的概念中,一级预防又称初级预防或病因预防,主要是针对致病因子(或危险因子)采取的措施,也是预防疾病的发生和消灭疾病的根本措施。二级预防又称“三早”预防,即早发现、早诊断、早治疗,它是发病期所进行的阻止病程进展、防止蔓延或减缓发展的主要措施。三级预防则是指对症治疗、积极康复及防止病情恶化,减少疾病的不良作用,防止残疾向残障转变。与体育相结合,初级预防包括健康与表现促进,以及对危险因子进行特殊防护;中级预防要早期诊断,并降低损害;末段预防则是进行治疗与康复。在实务应用中,由于无法确知个体的健康状况,因此不是由初级预防开始,而应该由中级预防的早期诊断展开工作,进行风险与伤病辨识,确认个体的状况。如果有伤病,施以急救照护,以降低损害,开始治疗康复、体能调整,避免残疾后患。如果只是有风险,或是治疗康复完毕,那就可以给予适当的特殊保护,再开始健康与表现促进的工作和挑战极限(见图 2-5-4-4)。

黄启煌的“运动伤害预防模式”将身体检查、包扎、柔韧性增进、肌力增进、热疾患防控、场地器材与安全卫生管理等事前的预防措施称为积极预防;伤害事故后的伤害评估、伤患运送、运动治疗、体能训练称为消极预防。采取预防医学的三级预防的思路,可将运动伤害预防模式主要涉及的运动防护工作汇整进运动防护过程模式(图 2-5-4-5)。依序进行早期诊断、特殊防护、表现与健康促进,如果未发生伤病,则重复这个循环。如果发生伤病,则进行降低损害、治疗康复的流程。

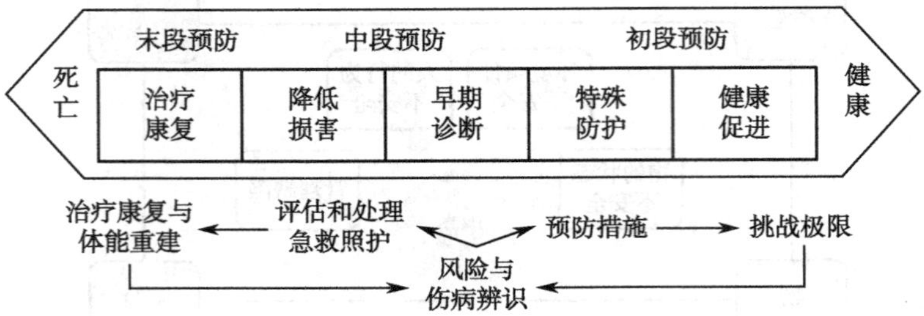

图 2-5-4-4 运动损伤与三级预防

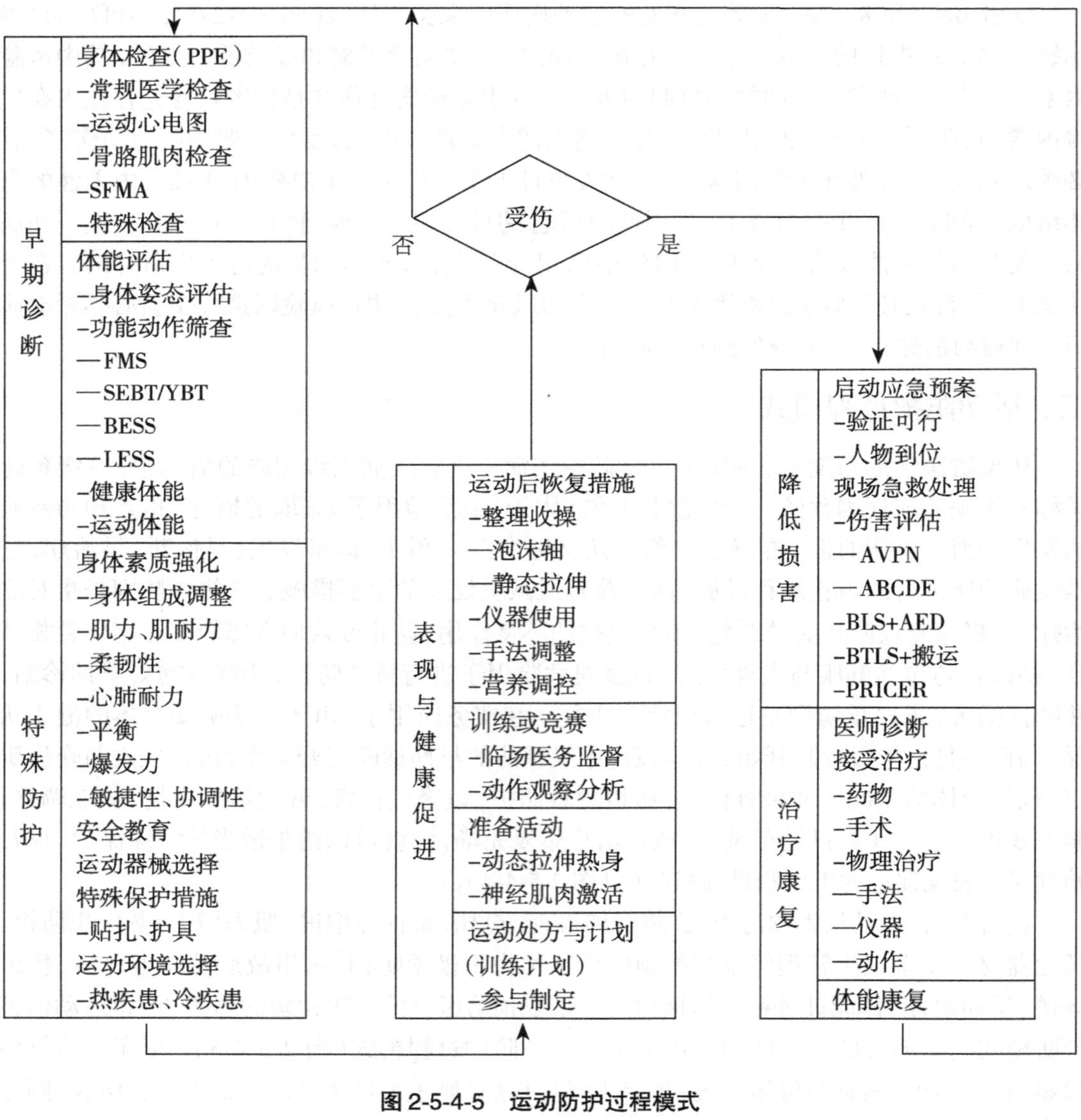

图 2-5-4-5 运动防护过程模式

（李豪杰）

第五节　运动损伤预防计划的制定

对于运动损伤预防的系统方法有所认识之后，本节讨论运动损伤预防计划该如何制定。要达成一个目标，需要有效应用所拥有或可争取来的各种资源，一般包括：人力、财务、实体、信息和技术。做好规划，建立组织、配置人员、领导指挥、监督控制，最终实现目标。当然，目标的设定涉及价值的取向，受所处环境的政策、经济、社会、技术的制约。一般在设立运动损伤预防计划时，需要先建立一个项目团队或工作组，以运动防护师等运动队医务人员为基础，纳入运动员、教练以及俱乐部等利益相关各方，确定风险的重要程度和可容忍程度，平衡各方利益、协调推动工作（见图 2-5-5-1）。

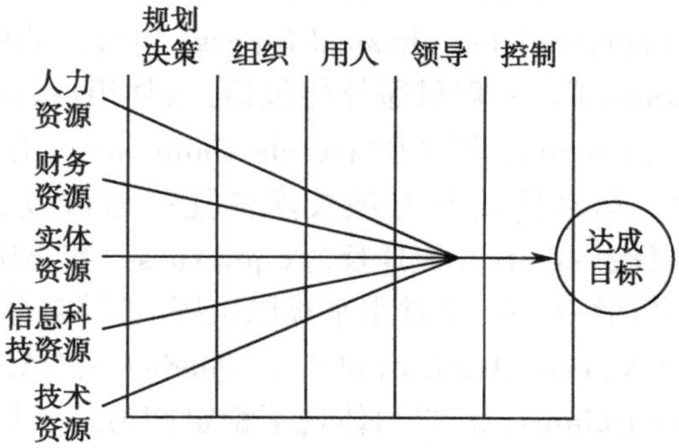

图 2-5-5-1　管理的程序

在预防计划的制定上，除了平衡人员、资金、设备等基本条件外，尤其突出“循证实践（evidence-based practice）”。需要以循证为基础的临床、临场推理来整合下列四种信息：研究实证、临床专业、对象的价值取向与处境，以及所处的临场实务背景特点。不同的环境背景、运动项目都需要因地制宜地制定不同的预防计划，可能有相似之处，但很难完全相同。在分析的过程要考虑以下指导方针：当选择干预方案时要考虑损益比；考虑到干预可能影响到运动特点；选择与现有损伤相适应的干预；鼓励伙伴关系。以篮球为例，一般的中学篮球校队的经费预算远低于职业篮球队，较难选择一次性的贴扎作为预防踝关节扭伤的方法，而适合采用可重复使用的绑带式护踝为预防手段。在此以运动防护过程模式来介绍运动损伤预防计划各环节涉及的内容。

一、运动前预防

（一）早期诊断

运动创伤最好的预防方法是改变可能导致损伤的风险因素。运动前应该将尽可能地从个人因素到环境因素，由内至外地消除所有导致伤病的风险因素。依据运动防护过程模式，运动前应该要做好早期诊断与特殊防护。早期诊断的重点应该是找出可能的风险因素，特别是内在或个人风险因素。

运动防护过程模式的早期诊断环节包括身体检查与体能评估两大部分。运动前身体检查（preparticipation physical evaluation，PPE）是找出个人内在风险因素的主要手段。运动前身体检查比较倾向医学体检，用来排查一些疾病与旧伤，以及外表不易察觉的隐患，例如马方综合征。体能评估则用来排查一些身体运动的障碍与风险。在身体检查中，除了一般常规的医学检查，例如：血、尿常规，特别应该考虑进行运动心电图与骨骼肌肉检查。有动作疼痛不适时，骨骼肌肉检查可考虑加入选择性功能动作检查（selective functional movement assessment，SFMA）。特殊检查尤其应该注意专项运动技术与伤病之间的问题厘清，例如：棒球或标枪运动员因过早转身而使肘关节内侧容易产生损伤、跳水运动员容易发生视网膜剥离、体操运动员容易股骨头坏死，在进行检查时，应该加入相关检查项目。心理检查可视为特殊检查的一部分。收集运动参与者的健康信息与应急联系信息应该在此阶段被完成。

运动前身体检查虽然可以发现特殊的健康问题，但无法提供体能信息，因此需要体能评估，或称为季前检测来了解体能的状况，一般由受过专业训练的运动防护师或体能训练师来执行。体能（physical fitness）或译为体适能，也常常被称为体质，也就是身体素质。一般可分为与健康有关的"健康体能（health-related physical fitness）"、与基本运动能力有关的"一般运动体能（sport-related physical fitness"和与运动项目有关的"专项技术体能（skill-related physical fitness）"。一般健康体能包括：身体组成（body composition）、柔韧性（flexibility）、肌力（muscle strength）、肌耐力（muscle endurance）、心肺耐力（cardiorespiratory endurance）等五大要素。运动体能与专项技术体能一般涉及：爆发力（power）、平衡（balance）、速度（speed）、灵敏（agility）、快速反应（quickness）和协调性（coordination）。身体素质不达标，影响专业技术训练结果，正常水平难以发挥，亦可导致运动创伤。

美国国家运动医学会（National Academy of Sports Medicine，NASM）的最佳体能表现训练模式（optimum performance training，OPT™）体现了稳定能力是一切力量发展的基础。美国运动委员会（American Council on Exercise，ACE）提出的综合体能训练模式（ACE Integrated Fitness Training™，ACE IFT™），在功能运动与阻力训练部分也认为稳定性与灵活性是运动功能的基础，在此基础上才能考虑健康环节的动作训练，再有是体适能的负荷训练，最后才能进行竞技体能的运动表现训练。综合体能训练模式还包括有氧耐力的训练，依序为有氧基础训练、有氧效能训练、无氧耐力训练、无氧爆发力训练。这都说明基础体能不但攸关健康，更是运动表现的基础。如果肌力状态不佳，不能有效地保持关节稳定，则容易受伤。肌肉的柔韧度在季节变换时较明显，温度、环境等影响肌肉柔韧度，引起运动协调性降低。心肺功能不良，使运动员定向专注力和动作协调性降低，增加受伤的风险。

近年来，预防思路从分析走向整合，因此身体姿态评估与功能性动作筛查也日益被重视，可找出身体状态与动作存在的风险，避免与处理骨骼肌肉失衡伤害（imbalance injuries），其中最知名的是物理治疗师 Gray Cook 与运动防护师 Lee Burton 博士创立的（functional movement screen，FMS）。必须强调 FMS 不是唯一的功能性动作筛查方式，不同运动项目可能采取不同的方式，例如美国国家职业棒球大联盟（MLB）、国家职业美式橄榄球联盟，都有各自功能性动作筛查，甚至不同守备位置有不同的筛查。功能性动作筛查的目的不是为了评价分数，而是找出有问题的动作加以修正。如果测验中出现疼痛，还必须转介给专业医疗团队进行诊断与治疗。同时，近年来以 FMS 预测运动损伤的效果也受到质疑，例如：国际足联（FIFA）的官方运动医学培训课程中就指出 FMS 评分达 9 分以上也不足以预测足球的运动损伤。

平衡失误计分系统（balance error scoring system，BESS）、星型偏移平衡试验（star excursion balance test，SEBT）、Y 型平衡测验与落地失误计分系统（landing error scoring system，LESS）都是较被推荐的损伤风险预防筛查工具。体能健康体能可以参考我国的《国民体质测定标准》与《全民健身指南》，也可参考美国运动医学会（ACSM）的《ACSM 运动测试与运动处方指南》等书籍。运动体能的测试往往需要与具体运动项目相结合，贴近专项特点测试。常用的测试方法在美国运动医学会、美国体能协会（NSCA）、美国国家运动医学会（NASM）等机构的体能训练相关书籍中对于运动体能的检测与评估都有较详尽的介绍。对于测试结果，要留意是否存在各种失衡的状况，因为失衡是常见的风险因素。

特别要提醒，如果运动参与者是未成年人，那必须由家长或法定监护人提供同意书。在同意书中说明运动中可能的风险，并取得在伤病时可以为其子女进行急救的许可。对于照护的运动参与者需要留下健康记录表，其中包括健康问题、可能需要使用的药物、进行锻炼的限制等，可以将 PAR-Q$^+$ 筛查问卷包含在其中。最后是紧急联络卡，当出状况时方便联系家长或监护人，以及医师，上面载明相关人员的联系方式。这些材料涉及运动参与者及相关人员的隐私，必须注意收纳与保密。

（二）特殊防护

运动防护过程模式的第二个环节是“特殊防护”，也就是依据风险因素来实施预防干预。一般特殊防护的主要风险管理手段包括：身体素质强化与体能训练、营养与增补剂、安全教育、运动器械选择、护具与贴扎等特殊保护措施、运动环境选择与监控等部分，覆盖了主要的运动伤害风险因素。由内向外，从个人的内在风险因素到外部的环境因素，逐一应对。

身体素质强化，也被称为季前体能训练，主要是依据体能评估的结果，进行肌力、柔韧性、协调性等素质的强化，借以降低损伤风险，满足正式训练的要求。例如：柔韧性不佳、肌肉无力或失衡的风险因素可以用肌力训练计划克服，而本体感觉不良可以用平衡再训练来改善。加强腘绳肌柔韧性避免拉伤、加强跌倒技术应对碰撞倒地。在某些情况下，风险因子无法被消除或改善，例如性别或解剖结构。即便如此，不可变的因素在预防受伤也同样重要，因为可能可以针对这些高风险者进行干预。例如：足球、篮球和手球的女性运动员前十字韧带（ACL）受伤情况是男性运动员的 4~6 倍之间，通过对女性运动员采取动作模式的预防训练方案可以减少前十字韧带损伤的发生。美国运动伤害防护师协会强烈建议正值发育期间的女性（12~18 岁之间）要开始采取包含多元类型的前十字韧带伤害预防训练计划以预防非接触 ACL 伤害；男性虽然伤害风险较低，但风险依然存在，所以也需要。设计前十字韧带伤害预防训练计划时要包含下列两个核心概念：①需要包含肌力、增强式、敏捷性、平衡和柔韧性锻炼中的至少 3 种类型；②必须给予正确技巧的指导和反馈。国际足联推广的 FIFA 11+ 便是合乎上述原则的预防运动损伤的体能训练方案，这也体现了体能训练在运动损伤预防中的重要性。

安全教育要制定明确的活动规则，明确告知运动参与者与家长等相关人员如何开展活动，以及运动中可能的风险与注意事项，获得充分的配合，建议留下书面记录，完善法律程序。例如不在游泳池周围奔跑嬉闹，以免摔伤。运动器械选择是确认设备合适、没有缺陷，并且需要合乎相关的国家或行业标准。例如确认篮球架稳固以免倒下砸伤人、检查棒球场防撞墙是否缺失避免撞伤。特殊保护措施是使用贴扎、护具等手段，例如跆拳道运动员使用护裆以避免被踢伤下体，骑车戴头盔避免头部伤害，打篮球使用护踝避免重复扭伤。运动环境选择是确认环境状况，避免环境的危害。例如在天气热、湿度高时，要避免室外运动或加强补水，防止热疾患发生。

二、运动中与运动后的预防

在运动防护过程模式的表现与健康促进环节，贯穿了运动中与运动后的防护，包括四个部分：运动处方与计划、拉伸与热身等准备活动、运动训练或竞赛以及训练后的恢复措施。运动中的防护往往需要事前的特殊防护为基础，例如足球运动的身体对抗能力就不是临场能获得的，体操的保护垫也不会凭空出现。

（一）运动中的预防

运动处方与训练计划是运动中损伤防护的第一关，通过科学训练、系统规划和有序执行来减少“意外”。以“经验”取代“原则”，既没有分析、又忽略科学，这就产生了许多不可控的风险，加大损伤的机会。儿童与青少年要注意“年龄段”原则，不仅要根据年龄，还要考虑身高、体重、成熟度、经验和技能将孩子分配成不同的群体来安排训练与比赛。必须以渐进的方式教授技术技能，特别是涉及风险因素的技术，计划不周的训练或比赛会导致受伤。监控受伤或暂时丧失能力的运动员，避免可能对其造成伤害的运动。第二关是准备活动的动态拉伸热身与神经肌肉激活活动，让身体准备好正式投入运动中，可以减少肌肉拉伤，也增强运动中的表现。第三关是训练或竞赛监督，密切关注训练或竞赛中运动参与者的状态，制止不当行为，察觉异常状况，以确保其尽可能安全，避免伤害的发生。教练必须具备急救的基本知识与技术，并保持知识是最新的。在有组织的活动中，必须提供适当的医疗救助。

（二）运动后的预防

运动后的防护主要是采取有效的恢复措施，整理活动不可轻忽。卢鼎厚教授等人注意到，超负荷工作后的肌肉会出现不同程度的僵硬，引起延迟性肌肉酸疼，同时伴有不同程度身体姿势和运动能力的改变。超过习惯负荷的肌肉工作诱发肌肉延迟性收缩蛋白的降解，导致肌肉收缩结构改变，表现为肌肉上的“条索”或“结”。这些“条索”未必会完全随时间而自然恢复，有可能变成隐患，可以采取针刺、指针点压与静态拉伸来进行松解。结合国外的筋膜链、扳机点（trigger point），也称激痛点、触发点的处理，也可以采取泡沫轴、筋膜枪等筋膜放松手段。我国传统的针刺、刮痧、拔罐也已经进入国外运动防护专业教材，并在运动队、军队获得推广使用。最重要的是根据个体的承受能力调整后续安排，特别在肌肉还未形成稳定的病理性改变过程中，适度运动和劳逸结合，避免肌肉损伤。

在有旧伤的部位，运动后可以搭配物理治疗手段来控制肿胀、发炎，平时则多以热敷来促进循环、加强代谢恢复。虽然对于传统的冰敷有不同的观点出现，认为可能减低生长因子，不利生长恢复，但多数运动队仍然继续使用冰敷、加压冰敷系统，而且冷动力全身超低温冷疗（cryotherapy）也成为部分精英运动员的选择。除此之外，脉冲加压治疗仪、高电位治疗仪、磁振热疗仪、深层肌肉热透仪、光疗仪与各种电疗仪器等物理治疗设备也常常被用于促进恢复。

三、运动损伤后的预防

运动训练、体育比赛时遭受意外伤害，或突发疾病时，实施及时、规范的急救措施，往往可以挽救伤员生命，防止伤势或病情恶化，为后续治疗提供必要的条件。然而，猝死、溺水等意外发病突然，往往因抢救不及，产生严重后果。因此，除了应采取必要的第一级预防措施，避免运动时的意外发生外，还需要做好急救的准备，在运动伤病发生后，进行第二级预防以降低损害。最后再安排好第三级预防，通过与治疗和康复来避免留下残疾或影响正常功能。

（一）应急预案规划

降低损害包括启动应急预案（emergency action plan，EAP）与现场急救处理。应急预案是减少危害的后果，也就是出了事可以提供及时、正确、有效的处理。应急预案应包括在运动训练、赛会期间提供充足的医疗服务（人员与设备）。

应急预案的重点在于人与物到位，并且要教育相关人员，明确角色与责任，最后经过演习验证预案可行。应急预案最基本的是准备运动参与者的健康信息与应急联系信息，健康信息与紧急联系信息可以做成紧急联系卡，在训练或比赛时都随身携带。然后要准备邻近医疗单位的信息，包括：电话、地址及提供哪些医疗服务。运动场所应该备有固定电话（座机），贴有明显的场地地址信息、应急联系电话以及应急处理流程。此外，急救箱与人工呼吸面罩、球囊，以及自动体外除颤仪（automated external defibrillator，AED）等急救设备应该做好准备与维护。应急方案文件内容需每年重新检视并实际演习一次，以便确认参与人员的相关训练与相关器材装备的维修都达标。

建构应急预案，首先要和地区性的紧急医疗机构或人员取得联系并共同建立，必须明确列出紧急事件发生到后期送医的所有详细流程。不同的场地要有不同的预案，因为不同的运动项目与比赛类型，可能会因为运动装备与常见伤害的不同而有所差异，应突出不同项目特有重大伤害的急救处理，若需特殊急救装备也必须注明清楚。

在规划时，可采取头脑风暴，在问答中完成方案，形成具体、详细的流程，并经过演练确认，加以验证落实。例如，试着回答以下问题，并形成文字。

1. 有哪些人员参与其中？责任与分工如何？该具备什么能力？

2. 紧急处理时需要的装备有哪些？存放在哪？找谁拿钥匙？

3. 联系与通讯系统的工具与方法是什么？有没有电？手机或无线电信号好不好？备用方案是什么？

4. 后期送伤者的方式是什么？送到哪里？怎么送？

5. 什么时候培训？什么时候演练？

特别注意，后期转送的医院则必须考虑伤害类型和严重程度。另外活动与赛事前，必须事先通知紧急医疗系统比赛与活动的时间，在伤害风险较高的运动项目比赛现场，则必须有救护车在场边待命。

（二）应急预案教育与训练

应急预案教育的基本思路是让现场人员解决以下3个问题：

1. 评估　该如何评估现场与伤者？

2. 紧急通报　该如何启动急救医疗服务系统（emergency medical service system，EMS或EMSS）？

3. 执行　该如何提供急救照护？每个相关人员应该有应急预案的书面材料，以协助他们了解自己在应急方案中的角色与责任。所有相关人员需要熟悉流程，在紧急状况发生时，进行迅速且正确的反应。应急方案必须打印出来并张贴在场馆中，一般最好是邻近电话的位置，或醒目的位置，让在现场的参与者都知晓，以备不时之需。

教育包括运动员与教练在内的运动参与者，熟悉应急方案与急救技术，以提供充足的场上急救。依国际惯例，体育运动相关专业人员应具备有效的急救资质，持证上岗。同时要提醒，上过课不等于取得急救资质认证。急救训练应包括以下几点：

（1）分辨、评估和排序急救的需要。

（2）通过使用适当的知识、技术与行为来提供照护。

（3）认清局限并于必要时寻求其他的照护。

到院前的急救技术包括针对呼吸心跳的基础生命支持（basic life support，BLS），主要是心肺复苏术（cardiopulmonary resuscitation，CPR）与自动体外除颤仪（AED）的使用，以及处理创伤急救的基础创伤生命支持（basic trauma life support，BTLS），主要是止血、包扎、固定和搬运四项技术。急救培训应包括：应急评估、呼吸与循环维持、包扎与固定等急救技术及轻微运动损伤处理，还有伤患搬运的技术与转诊送医计划（图 2-5-5-2）。

应急预案的演练可确保相关人员对整体流程与专业操作的熟练度。演练的过程也让运动防护师、教练、运动员有机会与医师、医疗救护员（emergency medical technician，EMT）沟通，特别是规范特定操作中的技术与步骤。应急方案必须每年都重新检视并实际演练，建议在每个训练季开始前，都能安排演练时间点，并留下记录。演练的过程如果发现问题，必需详细纪录，并及时修正方案。有修改内容，就需制作新版应急预案。

承办体育赛事或活动的相关人员都必须共同建构、施行、检视应急预案，发生紧急状况时也必须共同承担急救处理的责任（包含法律责任），因此方案必须经过行政管理部门和法律顾问的检视。应急预案文件中，除了完整的施作流程外，还必须检附以下的材料：个人与团体在紧急事件中的责任；事后对整个流程的检讨的文件记录；预案演练的文件记录；相关人员训练的文件记录；急救器材与装备维修的文件记录。

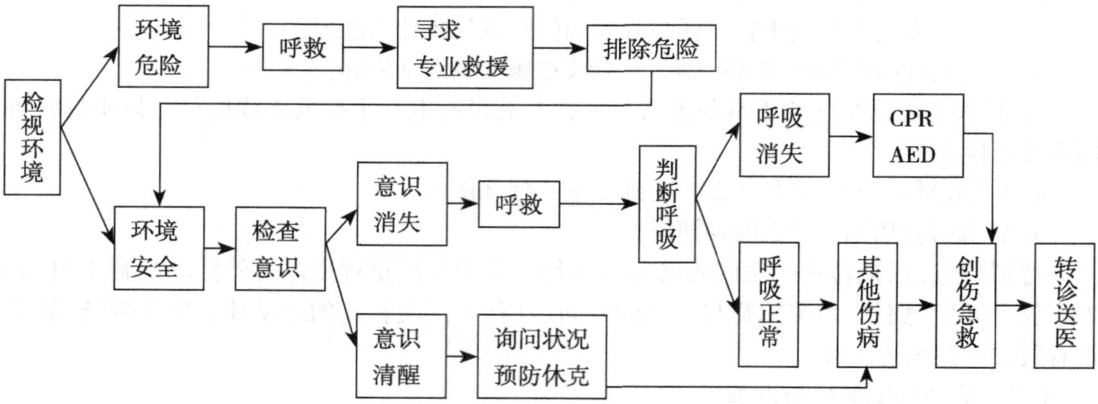

图 2-5-5-2 现场急救流程图

（李豪杰）

第六节 运动损伤预防计划的实施

运动损伤运动计划的实施从管理的角度，可分为常规的运动损伤预防计划以及针对特定状况的特别项目。上一节以运动防护过程模式进行介绍，基本涵盖常规的预防计划。特别项目往往会在特定情境下被提出，解决特定的问题。从规模区分，从单一运动员或运动队的小规模预防计划，到一个地区、一个国家，甚至全世界的一个运动项目的大规模预防计划。从面对风险所采取的措施类型区分，一般有以下类型：

1. 事后处理型 事后进行医疗、复健、赔偿。
2. 危机管理型 现场实施急救与应变。
3. 风险缓解型 建立与实施应急预案。
4. 事先预防型 使用护具、特殊锻炼与安全教育。
5. 消灭根源型 规则、制度与硬件的改进。

事后处理型不算是实施了预防计划，往往要面对最糟的后果。危机管理型是被动地处理问题，勉强发挥二级预防，部分状况下有机会降低损害。风险缓解型是消极预防，一般可以发挥二级预防的效果。事先预防型为积极预防，而消灭根源型为预防的最高境界，都是能较好防止伤害发生的一级预防。在《奥林匹克运动科医手册——运动损伤预防》中，认为建立和实施大规模预防方案要考虑5个关键要素：多维角度、处理损伤；实事求是、改变观念；目标一致、建立协作；直面局限、措施防患；提升安全、保持乐趣。但由于特别项目的差异较大，只能借鉴，无法完全复制。特别项目一般利用损伤预防模式（IPM）的关键要素进行规划，也可用作分析的工具。依次为：

1. 描述损伤的等级。
2. 了解原因。
3. 引进可能降低未来风险和/或损伤严重性的措施。
4. 评估效果。

国际上采用比较成熟的大规模运动损伤预防模式的地区和机构有：美国全国大学体育协会（NCAA）、加拿大魁北克省、新西兰事故赔偿局（ACC）和国际足球联合会（FIFA）。从这些成功的案例可归纳出，实施运动损伤预防计划需要：找对问题、找准原因、选好方法、结合伙伴、平衡利益、整合资源、强化教育以及结果监控。在实践上，如果没有便利的伤病信息收集信息系统，较难实现以大数据进行运动与伤病的分析，不易精准地规划运动损伤预防计划。实践时，往往涉及身体评估、体能训练、运动营养、护具贴扎、环境监控等知识与技术，需要有运动防护师等专业人员的参与，也就意味着专业人员可能会是关键制约。但是运动损伤的预防本就不能一蹴可就，系统完整的体系都经过长时间的实践与积累，从运动员到大众与特殊人群逐步扩大预防范围，从而推进体育事业的发展。

（刘晓莉 李豪杰）

参考文献

[1] 赵斌，张钧，刘晓莉. 体育保健学[M]. 北京：高等教育出版社，2018.

[2] 巴哈，王正珍. 运动损伤的预防[M]. 北京：人民卫生出版社，2011.

[3] 美国运动医学学会. ACSM运动测试与运动处方指南[M]. 王正珍，译. 9版. 北京：北京体育大学出版社，2018.

[4] HOOTMAN J M, MACERA C A, AINSWORTH B E, et al. Association among physical activity level cardiorespiratory fitness, and risk of musculoskeletal injury. Am J Epidemiol, 2001, 154(3): 251-258.

[5] 麦佳迪. 北京市高校高水平田径运动员常见运动损伤的研究[D]. 北京体育大学，2017.

[6] STEINBRUCK K. Epidemiology of sports injuries--25-year-analysis of sports orthopedic-traumatologic ambulatory care[J]. Sportverletz Sportschaden, 1999, 13(2): 38-52.

[7] BAHR R, KROSSHAUG T. Understanding injury mechanisms: a key component of preventing injuries in

sport[J]. British journal of sports medicine, 2005, 39(6): 324-329.

[8] EMERY C A. Risk factors for injury in child and adolescentsport: A systematic review of the literature[J]. Clin J SportMed, 2003, 13(4): 256-268.

[9] 任玉衡，田得祥，等. 优秀运动员的运动创伤流行病学调查 [J]. 中国运动医学杂志，2000，19(04): 377-386.

[10] 徐建武，张国伟，等. 北京市专业运动员的运动损伤流行病学调查 [J]. 北京体育大学学报，2007，S1: 247-249.

[11] 石岩，霍炫伊. 体育运动风险研究的知识图谱分析 [J]. 体育科学，2017，37(02): 76-86.

[12] 杨忠伟，李豪杰. 运动伤害防护与急救 [M]. 北京：高等教育出版社，2015.

[13] PRENTICE W E. Principles of athletic training: A Guide to Evidence-Based Clinical Practice[M]. New York: McGraw-Hill, 2017.

[14] Roald B, ENGEBRETSEN L. Handbook of sports medicine and science, sports injury prevention[M]. New Jersey: John Wiley & Sons, 2011.

[15] MADDEN C C, PUTUKIAN M, CRAIG C, et al. Netter's Sports Medicine[M]. Elsevier Health Sciences, 2017.

[16] MORAN R W, SCHNEIDERS A G, MASON J, et al. Do Functional Movement Screen (FMS) composite scores predict subsequent injury? A systematic review with meta-analysis[J]. Br J Sports Med, 2017, 51(23): 1661-1669.

第六章 运动伤病的预防与应急处理

第一节 运动心血管事件的应急处理

运动相关的急性心脏事件通常发生在患有结构性心脏病的个体中。遗传性或先天性心血管异常是造成年轻人心脏事件的主要原因，而动脉粥样硬化是造成成人心血管事件的主要原因。

由于心血管疾病发生在老年人中的概率增加，中年或老年人心脏猝死或急性心肌梗死的风险高于年轻个体。与年轻人相比，成年人参加较大强度体力活动时，心源性猝死和急性心肌梗死的发生率是增高的。此外，在多数静坐少动个体参加不常进行的运动或强度较大的运动时，心源性猝死和急性心肌梗死比率异常增加。

心血管系统正常的健康个体进行运动不会引起心血管事件的发生。然而，对于具有已诊断或隐匿性心血管疾病的个体，剧烈的身体活动会急剧增加患有隐匿性和已诊断心脏病的年轻人和成年人心血管事件的风险。

一、运动心血管事件概述

“心血管事件”是指与心血管疾病相关的临床事件，主要包括：心源性猝死、心绞痛、急性心肌梗死、心力衰竭、恶性心率失常等。

（一）心源性猝死

心源性猝死是指急性症状发作后 1h 内发生的以意识突然丧失为特征的由心脏原因引起的自然死亡。1970 年世界卫生组织定义的猝死为：急性症状发生后即刻或者 24h 内发生的意外死亡。目前大多数学者倾向于将猝死的时间限定在发病 1h 内，其特点有：①死亡急骤；②死亡出人意料；③自然死亡或非暴力死亡。

（二）心绞痛

心绞痛是冠状动脉供血不足所引起的临床综合征。冠状动脉供血不足，常发生于劳动或情绪激动时，持续数分钟。本病多见于男性，多数病人在 40 岁以上。

（三）急性心肌梗死

急性心肌梗死是心肌缺血性坏死，是在冠状动脉病变的基础上，发生冠状动脉血供急剧减少或中断，使相应的心肌严重而持久地急性缺血所致。

（四）心力衰竭

心力衰竭（简称心衰）即心功能不全，是由于心肌病变或心脏负担过重，使心肌收缩能力减弱，心脏排血量减少，以致不能满足身体代谢的需要，同时静脉血液向心脏回流受阻，引起脏器瘀血，因而产生一系列的症状和体征。心力衰竭是多数器质性心脏病几乎不可避免的结局。一旦患有心脏病就应警惕心力衰竭的发生。感染、过度疲劳、情绪激动、食盐摄入过多、输液过多或过快、出血与贫血、电解质紊乱、药物影响等都可诱发或加重心衰。

（五）心律失常

心律失常是指心脏冲动的频率、节律、起源部位、传导速度与激动次序的异常。恶性心律失常是指心律失常严重影响血流动力学，常见恶性心律失常包括心室扑动和心室颤动以及心率减慢伴有明显症状或血流动力学障碍的房室传导阻滞。

二、发生机制

（一）心源性猝死

心源性猝死的直接原因是心搏骤停，绝大多数心源性猝死发生在患有器质性心脏病的患者。

（二）心绞痛

心绞痛的发生是由于患者冠状动脉粥样硬化、心肌供血减少，造成冠状动脉暂时性供血不足所致。

（三）急性心肌梗死

急性心肌梗死的基本病因是冠状动脉粥样硬化，造成管腔严重狭窄和心肌供血不足，而侧支循环未充分建立。在此基础上，一旦血供进一步急剧减少或中断，使心肌严重而持久地急性缺血达 1h 以上，即可发生心肌梗死。

（四）心力衰竭

心力衰竭的发生机制主要是心脏的收缩功能和舒张功能发生障碍，不能将静脉回心血量充分排出心脏，导致静脉系统血液淤积，动脉系统血液灌注不足，从而引起心脏循环障碍症候群，此种障碍症候群集中表现为肺淤血、腔静脉淤血。

（五）恶性心律失常

恶性心律失常发生有多方面的原因。①生理原因：精神兴奋、情绪激动、过度劳累、过量吸烟及饮酒、过量饮用咖啡等；②病理原因：各种器质性心脏病；③药物因素：如洋地黄、奎尼丁，锑剂中毒等；④电解质及酸碱紊乱（低血钾、高血钾、低血钙、酸中毒）、某些特殊的心脏检查（如心导管检查）、心脏手术等；⑤其他系统疾病（甲状腺功能亢进、胆囊炎、颅内压增高）、多种感染、高热、缺氧、低温、电击等。

三、症状（临床表现）

（一）心源性猝死

心源性猝死的临床经过可分为四个时期：前驱期、终末事件期、心搏骤停期与生物学死亡期。①前驱期：在猝死前数天至数月，可出现胸痛、气促、疲乏、心悸等非特异性症状。②终末事件期：是指心血管状态出现急剧变化到心搏骤停发生前的一段事件，自瞬间至持续 1h 不等。典型的表现包括严重胸痛、急性呼吸困难、突发心悸或眩晕等。③心搏骤停：心搏骤停后脑血流量急剧减少，可导致意识突然丧失，伴有局部或全身性抽搐；④生物学死亡：从心搏骤停至发生生物学死亡时间的长短取决于原发病的性质，以及心搏骤停至复苏开始的时间。心搏骤停发生后，大部分患者将在 4~6min 开始发生不可逆脑损害，随后经数分钟过渡到生物学死亡。

（二）心绞痛

心绞痛临床常表现为突然发生的胸骨中上部的压榨痛、紧缩感、窒息感、烧灼痛和重物压胸感，胸痛逐渐加重，数分钟达高潮，并可放射至左肩内侧、颈部、下颌、中上腹部或双肩，严重者偶伴有濒死的恐惧感觉，往往迫使患者立即停止活动，伴有冷汗，以后逐渐减轻，持续时间为几分钟，经休息或服用硝酸甘油可缓解。

（三）急性心肌梗死

急性心肌梗死患者的发病先兆可表现为新出现的心绞痛或原有心绞痛突然发作频繁或程度加重，最常见的表现为胸骨后或心前区疼痛，其次是上腹部疼痛，少数表现为胸闷憋气，左颈部或左上肢发麻、心悸、头晕等。发病起始症状包括疼痛、心力衰竭、晕厥和休克等。

（四）心力衰竭

心力衰竭轻重程度不一，临床表现也会不同，轻者仅活动时感觉心慌、气短、胸闷、乏力，夜间阵发性呼吸困难或咳嗽，较重者出现夜尿多、下肢水肿、腹胀、喘憋、发绀、出冷汗、恶心、呕吐、运动耐量明显下降、动则气喘，发展到严重阶段，不能从事任何体力活动，不能平卧，下肢及全身水肿，即使休息状态下亦感心慌、气短、憋闷等。

（五）恶性心律失常

恶性心律失常体征表现为：①室性心动过速伴血流动力学紊乱，出现休克或左心衰竭者，临床表现为气促、少尿、低血压、晕厥、心绞痛等；②心室颤动患者表现为面色苍白、意识丧失、呼吸停止甚至死亡；③严重房室传导阻滞的患者可出现意识丧失、晕厥和抽搐；④病态窦房结综合征，可有乏力、头昏、眼花、失眠、记忆力差、反应迟钝或易激动等。

四、应急处理

（一）心源性猝死

心源性猝死的处理原则应遵循：①初步估计和基本的生命支持；②进一步生命支持及决定性复苏；③心搏骤停复苏后的处理。

心肺复苏操作顺序为 C-A-B，C（compression）指胸外按压、A（airway）指开放气道、B（breathing）指人工呼吸。

1）胸外按压：判断周围环境，判断有无意识、呼吸及脉搏检查时间不要超过 10s，如 10s 内不能明确感觉到脉搏，则应开始胸外按压。按压部位：胸骨中下 1/3 交界处或剑突以上 4~5cm 处或双乳头连线与前正中线交界处。按压方法：上半身前倾，双肩正对患者胸骨上方，一手掌根放在患者胸骨中下部，两手重叠，手指离开胸壁，双臂绷直，以髋关节为轴，借助重力垂直向下按压。每次抬起时掌根不离开胸壁。按压频率：至少 100 次 /min。（理想按压频率 100~120 次 /min）按压深度：至少 5cm 或者胸廓前后径的 1/3，压下与松开的时间基本相等，压后应让胸廓充分回弹。

2）开放气道：判断颈部无创伤，清除口腔中的异物和呕吐物时，应先将患者的头部偏向施救者侧，另一手用食指将固体异物钩出，或用指套或手指缠纱布清除口腔中的液体分泌物及鼻腔分泌物。

3）人工呼吸：①口对口人工呼吸，开放气道，用一只手按压伤病者的前额，使头部后仰，同时另一只手的食指及中指置于下颌骨颏部上抬下颌。使下颌角、耳垂连线与地面垂直。用按于前额的手的食指和拇指捏紧患者鼻孔。正常吸气后紧贴患者的嘴，要把患者的口部完全包住。缓慢向患者口内吹气（1 秒以上），足够的潮气量（500~600ml）以使得患者胸廓抬起，并用眼睛余光观察胸廓起伏。每一次吹气完毕后，应与患者口部脱离，松开患者鼻子，侧头看患者胸廓起伏，并用面颊感受患者鼻部呼吸。吹气时暂停按压，吹气频率 10~12 次 /min，按压通气比率为30∶2。②口对鼻人工呼吸，在某些患者口对鼻人工呼吸更有效。如患者口不能张开（牙关紧闭）、口部严重损伤，或抢救者不能将患者的口部完全紧紧地包住。

4）若有条件，尽早使用全自动体外除颤器（AED）。

（二）心绞痛

心绞痛的处理应遵循以下几条原则。①消除诱发因素：如减少运动量；②药物治疗：首选β受体阻滞剂，降低心肌耗氧量；加用血管扩张剂如钙拮抗剂中的硫氮䓬酮，或硝酸盐类药物；抗血小板聚集剂如阿司匹林等；③冠状动脉内介入性治疗；④外科治疗，如冠状动脉旁路移植术。

心绞痛处理方法：①心绞痛发作时，立即停止活动，安静休息并消除紧张心理；②舌下含服硝酸甘油片0.3~0.6mg，或含服速效救心丸10~15粒，1~3min内可使疼痛缓解，如果疼痛没有缓解，5min后再重复用药1次；③在没有药物的情况下，可按压至阳穴，即家属用左手扶着患者的肩部，右手拇指和食指持硬币一枚，将硬币边缘横放于至阳穴上，适当用力按压3min以上；④口服安定2~5mg镇静；⑤拨打120电话，呼叫医生，待病情缓解后，将病人送医院抢救治疗。

（三）急性心肌梗死

急性心肌梗死处理原则及处理方法：让患者保持安静、就地平卧、舌下含服硝酸甘油1片或口服速效救心丸10~15粒等。同时应迅速与医院联系，将病人送医院进一步诊治。

（四）心力衰竭

心力衰竭的处理原则是尽量减轻心脏负担，增强心肌收缩力，增加心排出量，减少水钠的潴留，增加尿量，消除水肿，积极处理肺水肿等。

心力衰竭处理方法：①立即与医院联系求救；②立即将病人取坐位或半坐卧位，两腿下垂，使下肢血回流减少，减轻心脏负担；③舌下含服硝酸甘油。

（五）恶性心律失常

恶性心律失常处理原则：①积极治疗基础心脏病，纠正和预防诱发或触发因素；②尽快终止心律失常发作，建立稳定的窦性心律和稳定的血流动力学状态；③积极持久的药物和非药物干预，防止心律失常再发。

恶性心律失常的处理方法：①吸氧，心电监护；②心室颤动常见于缺血性心脏病，应用抗心律失常药物，进行心电图检查，按心搏骤停进行抢救；③如患者心搏突然减慢或暂停、面色苍白、意识丧失、晕厥和抽搐，应立即给予吸氧，并遵医嘱用药。

五、预防

成人运动相关心血管事件最重要的防御措施之一就是通过定期的身体活动来保持身体健康。

（一）心源性猝死

1. 对于确诊为冠心病的病人，应坚持扩张冠脉和降血脂治疗，可长期服用消心痛、复方丹参片等药物。

2. 避免情绪激动和过度的体力劳动，尤其是缺乏体力活动者，更应特别注意不要突然的过度劳累。

3. 控制冠心病的危险因素，患有冠心病的病人，应该彻底戒烟酒，在饮食方面控制肥肉类脂肪饮食，多食用蛋白质、维生素含量高的食物，如豆制品、蔬菜、水果等。

（二）心绞痛

预防心绞痛的发作，主要是避免任何可诱发心绞痛的因素和应用药物控制。

1. 避免情绪激动、过度紧张或过度劳累；要开朗，不为小事生气；对高度注意力集中的工作，不能坚持时间过长；生活要有规律，注意劳逸结合。

2. 饮食要有节制，特别是晚饭不能吃得过饱。不吸烟、少喝酒，适当进行体育活动。

3. 平时可口服长效硝酸脂类药物，如硝酸戊四醇或硝酸异山梨醇（消心痛）等。在参加活动前，可口服复方硝酸甘油。夜间临睡前以 2% 的硝酸甘油软膏涂擦前臂皮肤，预防夜间心绞痛发作。此外，还可服潘生丁，加服小剂量阿司匹林，可防止心肌梗死的发生。服用以上药物应在医生指导下使用。

（三）急性心肌梗死

急性心肌梗死的预防：①戒烟；②每日饮酒少于 50ml；③饮食要清淡、营养均衡；④较少脂肪的摄入，多吃蔬菜和鱼，肉要吃熟肉；⑤每天适当的做 30min 以上的运动；⑥减重；⑦减少压力，身心愉悦；⑧服用维生素 C；⑨接受预防动脉硬化或抗氧化剂、矿物质的静脉注射治疗。

（四）心力衰竭

心力衰竭的预防：应用药物或手术方法改善冠心病的心肌缺血，积极预防和控制感染性心内膜炎、治疗甲状腺功能亢进，控制心律失常，控制由溶血性链球菌所致的扁桃体炎、咽喉炎等感染灶，预防和控制风湿活动，呼吸道感染及其他部位的感染，治疗贫血并消除出血原因等。避免过度疲劳，情绪激动，注意控制饮食，戒烟戒酒。此外，还要防止寒冷，以减轻心脏负担。

（五）恶性心律失常

恶性心律失常的预防：①注意饮食、情绪，劳逸结合；②坚持治疗，症状缓解后，应遵医嘱减少药量巩固治疗；③有器质性心脏病的患者，要积极治疗原发病。

六、总结

为了规避潜在的风险，在进行较大强度运动前，应注意定期体检，尤其是心血管系统的情况。另外，中老年人可以进行心电图运动负荷试验，看看在模拟运动的情况下是否会出现心律失常、心肌缺血等情况。

（李　雪）

第二节　运动中骨骼肌肉创伤的应急处理

骨骼肌肉系统是运动过程中的主要活动承担者。骨骼起到杠杆作用，肌肉提供动力，在各项运动项目中发挥着极其重要的作用。人在运动过程中由于训练水平差异、注意力不集中、准备活动不充分等原因均极易造成骨骼肌肉的损伤，所以运动中骨骼肌肉创伤的应急处理显得尤为重要，且要运动前预防、运动中保护和运动后处理并重。

一、骨骼肌肉疾病损伤概述

骨骼肌肉系统在运动过程中极易发生损伤，主要有肌肉拉伤、骨折、关节脱位以及肌肉痉挛。

（一）肌肉拉伤

肌肉拉伤是由于肌肉主动强烈收缩或被动过度拉长所致的肌肉微细损伤、部分撕裂或完全断裂，在高速和对抗性强的项目中相当常见。

（二）骨折

骨骼的完整性遭到破坏即为骨折，多见于儿童及老年人，中青年人也时有发生。可分为不完全性骨折（骨未完全断裂，如裂缝骨折、青枝骨折）和完全性骨折（骨完全断裂成两块，如横断骨折、螺旋骨折），患者常为一个部位骨折，少数为多发性骨折。

（三）关节脱位

关节脱位也称为脱臼，是指构成关节的两个骨端失去了正常的位置，发生了错位，使关节面失去正常的联系。根据脱位的程度可分为半脱位（关节面部分错位）和完全脱位（关节面完全脱离原来位置）。

（四）肌肉痉挛

肌肉痉挛，俗称抽筋，是肌肉持续性的不自主的强直收缩。在体育运动中最易发生痉挛的肌肉是小腿腓肠肌，其次是足底的屈拇肌和屈趾肌。

通过调查分析得到，骨骼肌肉损伤种类主要有肌肉或韧带拉伤、关节扭伤、擦伤和挫伤，其中以肌肉或韧带拉伤和关节扭伤的发生几率最高。骨骼肌肉的损伤已成为影响运动的最大因素之一。近年肌肉、韧带的急性损伤逐渐增加，如肱三头肌、肱二头肌、胸大肌、股二头肌、跖长肌等的肌腱断裂等。了解各种损伤的发生机理然后有针对性地预防和做出应急处理，尽力降低运动的风险。

二、发生机制

（一）肌肉拉伤

肌肉拉伤可分为主动拉伤和被动拉伤，前者是由于肌肉做主动的猛烈收缩时，其力量超过了肌肉本身所能承担的能力；后者主要是肌肉用力牵伸时超过了肌肉本身特有的伸展程度，从而引起拉伤。当肌肉做主动猛烈收缩力量大于本身所能承受的力量或者肌肉用力牵伸程度大于本身伸展程度时，发生肌肉拉伤。肌肉拉伤又可根据损伤程度可分为肌肉撕裂和肌肉断裂，属于肌肉的间接暴力损伤。常见的拉伤部位有小腿三头肌、大腿内收肌群、大腿后侧肌群、腰背肌等，与单关节肌相比而言，双关节肌要承受更多的拉伸负荷，因此损伤的发生率更高。如当髋关节前屈时，腘绳肌被牵拉，限制膝伸直的动作。若膝关节再做伸直运动，即对腘绳肌产生一个很高的牵张力，若此时强力收缩或过度牵拉，势必会拉伤腘绳肌。

造成肌肉拉伤的一些重要因素如下：

1. 由于准备活动不当，肌群生理机能尚未达到运动所需的状态。
2. 训练水平不够，肌群弹性差和力量弱是其内在原因。
3. 疲劳或过度负荷，使出现肌肉僵硬、酸痛、力量减弱以及协调性降低等。
4. 错误的技术动作或运动时注意力不集中，动作过猛或不当发力牵拉肌肉造成损伤。
5. 气温过低，湿度太大，天热误以为肌肉活动已充分，场地或器械的质量不良等都可以引起肌肉拉伤。

（二）骨折

骨折多发生在暴力直接作用的部位，如在足球运动中，胫骨受到对方足踢而发生胫骨骨折，可能跪倒时会引起髌骨骨折。也可能发生在非暴力接触的部位，通过弯曲、扭转等作用使在应力集中部位骨折，如摔倒时手肘撑地而导致前臂或锁骨骨折等。

骨折还可能由于肌肉剧烈地收缩牵拉或动作不正确而发生骨折，如举重时提起杠铃时突然做翻腕动作，使肱骨内上髁发生撕脱骨折。另外，长时间大运动量训练且缺乏适当恢复，则可能引发疲劳性骨折。疲劳性骨折又称为应力性骨折，如胫腓骨疲劳性骨折。

（三）关节脱位

关节脱位多发生于活动范围大、活动频繁的关节，以肩、肘关节发生最多，这与肩关节的解剖和生理特点有关，肩关节关节盂浅而小、肱骨头大、关节囊薄而松弛，所以关节活动范围大，遭受外力的机会就比较多。手指的指间关节挫伤脱位在运动损伤中也很常见。关节脱位时常伴有骨端相对关系发生变化、关节囊撕裂、韧带损伤、肌肉肌腱损伤等症状，直接或间接暴力最易引发关节脱位，如在打篮球时过度伸指找球，触球过猛，掌指关节会出现极度背伸，导致掌骨头从掌侧脱出。

（四）肌肉痉挛

肌肉痉挛主要原因如下：①电解质丢失过多，体育活动中大量排汗导致电解质过低，电解质浓度水平与肌肉神经兴奋性有关，当电解质丢失过多时肌肉兴奋性增高，易发生痉挛；②肌肉连续过快收缩而放松不够，肌肉收缩放松的协调关系被破坏，可导致肌肉痉挛；③肌肉受到寒冷刺激而兴奋性升高，出现肌肉强直收缩，例如，游泳池水温较低时易发生肌肉痉挛；④疲劳时肌肉血液循环和能量代谢异常，机体内环境改变，导致痉挛。

三、症状（临床表现）

（一）肌肉拉伤

肌肉拉伤后一般会出现损伤肌肉局部疼痛、肿胀、肌肉紧张、发硬、痉挛和功能障碍等现象，肿胀因血管损伤程度而异。当肌肉主动收缩或被动拉长时，疼痛加重，肌肉收缩抗阻试验阳性，即让可能拉伤的肌肉收缩并给它施加一个相反的阻力，若肌肉疼痛加剧或有断裂的凹陷出现则为抗阻试验阳性。

如果肌肉完全断裂，受伤当时可听到撕裂声，自觉有“中断感”，且肿胀明显，皮下淤血严重，局部可触及凹陷或一端异常隆起。这些均可作为主要临床诊断依据。

（二）骨折症状

骨折后的症状一般都比较严重，且可能引起休克，主要表现如下：①疼痛；②肿胀和皮下淤血；③导致功能障碍；④出现畸形（成角、旋转、分离、移位或缩短）；⑤压痛、阵痛感；⑥假关节活动及骨擦音；⑦结合临床体征X线基本可以确诊。

（三）关节脱位

关节脱位症状大致有：关节处疼痛剧烈、关节功能障碍和关节部位出现畸形。如肩关节前脱位时出现“方肩”畸形，肩峰明显突出，而肩峰下部空虚，原来空洞的腋下可摸到脱出的肱骨头，肢体轴线发生变化，身体处在一种特殊姿势，伤肢不能紧贴身体，正常关节隆起处塌陷，凹陷处则隆起突出。关节脱位后，由于其周围的软组织也有损伤，所以关节周围肿胀或有血肿，需要及时复位，否则会出现不同程度的功能丧失。通过X射线检查，可看出脱位的方向和程度，以及有无出现骨折。

（四）肌肉痉挛

肌肉痉挛的部位最常发生在小腿大腿后侧以及大腿前侧。除此之外，脚、手指、手臂、腹部甚至肋骨间的小肌肉都可能痉挛。发病部位肌肉剧烈挛缩变硬，疼痛难忍，肌肉涉及到的关节会出现伸屈功能障碍。发生时间可能是几秒钟也有可能持续十几分钟。需及时处理并停止原来的运动，否则痉挛会在短时间内反复发生。

四、应急处理

（一）处理原则

从急性损伤的病理变化和修复过程看，运动伤害处理的黄金时间是伤害发生后的48h。早期处理对损伤预后非常重要，需要在伤害发生后进行紧急处理、防止二次伤害并有效缩短伤口愈合时间。处理目标是止血、镇痛、消肿和减轻炎症，现在保护、休息、冰敷、压缩和抬高（PRICE）原则应用于肌肉骨骼损伤的即时护理。每1~2h应敷冰至少20min，并且受伤后，压缩和抬高应持续至少72h。任何可能的骨折都应在运动员移动前使用夹板固定。

（二）处理方法

1. 肌肉拉伤　肌肉拉伤的治疗要根据具体情况而定，应先检查损伤程度，少量肌纤维断裂者，应立即给予冷敷，局部加压包扎，并抬高患肢。肌肉大部分或完全断裂者，在加压包扎后立即去医院进行手术缝合。急救处理采取“PRICE”原则，把损伤肌肉置于放松位置以控制水肿和出血，减轻疼痛；制动装置多固定在肌肉拉长的位置，防止肌纤维因瘢痕挛缩而变短。

2. 骨折　骨折发生后要立即停止伤肢的活动，防止休克、保护伤口并固定伤处。如果病人有休克的症状，要平躺休息，若伤口出血应先止血。固定包扎时，动作要轻巧、缓慢，不要无故移动肢体，以免造成二次伤害。包扎固定禁用裸板固定肢体，夹板的长度要超过上、下两个关节。针对开放性骨折，未经处理不可放回伤口内，应急处理后应去医院接受进一步的治疗。

3. 关节脱位　关节脱位处理方法和骨折类似，发生后要立即停止伤肢的活动，防止休克、保护伤口，固定伤处。如果病人有休克的症状，要平躺休息，若伤口出血应先止血。在伤员身体条件允许的情况下，可及时采用手法整复，这样不仅可以减少患者痛苦，而且复位成功的可能性比较大。若不能及时做关节复位，需固定好脱位关节，固定过程中要观察肢体状态，若出现肢端麻木、苍白、发冷、发绀或痛苦，均表示固定过紧，肢体血液循环不通，需松开重新固定。

4. 肌肉痉挛　发生痉挛时，向肌肉收缩相反的方向牵拉痉挛肌肉，使肌肉拉长，一般都可缓解。牵拉时用力均匀缓慢，以免使肌肉拉伤。例如腓肠肌痉挛时，伸直膝关节，同时用力背伸膝关节，充分拉长痉挛肌肉。情况缓解后适当按摩肌肉，如揉捏、按压，促使痉挛解除。用热水浸泡或局部热敷也有一定疗效，所以需注意保暖。但是对于严重的肌肉痉挛有时需实施麻醉才能得以缓解。

五、预防

任何创伤的预防都胜于治疗，运动损伤也是一样，只要我们及时总结经验教训，掌握运动创伤的发生规律，最大限度地做好预防工作，就能减少和避免运动损伤。

（一）肌肉拉伤

预防肌肉拉伤，运动前应有至少15min的常规准备活动，尤其是易拉伤部位的准备活动；体质相对弱者练习时要量力而行，防止过度疲劳和负荷太重；运动前要牵伸各组大肌肉，最好采用静态牵伸的方法。

要提前评估运动环境和运动条件，注意练习场所的温度。冬季在外运动时要注意保暖；要注意观察肌肉的反应，预感肌肉将拉伤时判断是否可以进行大强度训练和比赛。有过拉伤史者锻炼时要循序渐进，加强局部保护，防止再度拉伤。

（二）骨折

在剧烈运动过程中，尽量减少冲撞性的动作，尤其是对抗性项目中强度大、作用时间短的动作是导致骨折发生的最危险因素。例如踢足球时小腿受到冲撞，胫腓骨极易发生骨折，疲劳积累时也易发生胫骨骨折。从单杠上摔下时，用手撑地时极易发生肱骨髁上骨折。所以避免剧烈运动中的碰撞，避免运动过度，尽可能避免在疲劳未恢复时参加运动，骨折的发生率将大大降低。

（三）关节脱位

在参与体育运动中，需认真做好前期的准备工作，注意运动中动作的规范性。对于有关节脱位史的运动员可佩戴合适的护具，虽然关节护具可以帮助支撑关节及肌肉，改善关节功能，减轻身体负担，但是不能依赖护具。更重要的是日常要做一定的训练以增加肌肉力量及关节活动度，提高关节周围肌肉力量，改善身体柔韧性。运动过程中要量力而行，避免不正确或过度地使用关节或肢体，随时注意自己身体的变化，切不可知其不可为而为之。

（四）肌肉痉挛

1. 锻炼前做充分的准备活动，对容易发生痉挛的肌肉可事先做适当按摩。
2. 冬季运动要注意保暖。
3. 夏季锻炼时，尤其是剧烈运动或长时间运动时，要适当补充淡盐水及维生素 B1 等。
4. 感到疲劳和饥饿时不宜进行锻炼。
5. 游泳前用冷水淋湿全身，身体先适应寒冷。当感觉身体不适、疲劳或水温过低时，不宜入水游泳。
6. 日常加强体育锻炼，改善身体的耐久力和耐寒力。

六、总结

骨骼肌肉系统在运动过程中极易受到损伤，除了以上介绍到损伤，还有肌肉挫伤、延迟性肌肉酸痛等损伤，均会影响到我们的日常生活和运动。选择合适的防护器材是行之有效的方法，对于特定的运动项目应选择特定的防护器材，例如头盔、踝带等，如果条件允许，最好使用针对运动员特制的运动护具。最好有针对每个运动项目的专业运动损伤处理地点，而且保证每个运动员都知道处理地点的位置。运动损伤防护及其应急处理应该在日常训练中对运动员普及，提高防护意识，更安全地进行训练比赛。

（李　雪）

第三节　运动中牙齿与口腔伤害的应急处理

口腔是消化系统的起始部，口腔可分为口腔前庭和固有口腔。前者是位于上、下唇和颊与上、下牙弓和牙龈之间的间隙，后者位于上、下牙弓和牙龈所围成的空间，其顶为腭，底部由黏膜、肌肉和皮肤组成。牙齿是人体最坚硬的器官，分为牙冠、牙颈和牙根三部分。又可分为牙釉质、牙骨质、牙本质和牙髓。运动中牙齿损伤与口腔的损伤情况主要有牙外伤、裂伤和颌骨骨折现象。

一、牙齿与口腔伤害概述

（一）牙外伤

牙外伤是指牙齿受急剧创伤，对于某种球类项目（如曲棍球、长曲棍球和足球等）运动员来说，运动中的球皆有可能击到运动员的脸部而造成损伤。最常见的损伤是牙的震荡、骨折和移位。

（二）裂伤

口唇部裂伤多为表皮或皮下组织，也可深达口轮匝肌或口唇全层裂伤，如伤及唇动脉则有严重出血，可行压迫止血或血管结扎止血。

（三）颌骨骨折

颌骨骨折大部分是由于机械力引起的外伤性骨折，而病理性骨折及其他原因引起的骨折发生率很低。上下颌骨的骨折状态各有不同，上颌骨骨折按骨折线位置高低分类，下颌骨骨折按骨折线的部位分类。

二、发生机制

（一）牙外伤

牙齿受到球或其他投射物的撞击；在拳击中直接受到打击；牙齿受到球拍、球棒或者短棍之类的器械的撞击。

（二）裂伤

局部受到钝性暴力打击，导致皮肤和皮下软组织出现不规则的开放性损伤，有时可达深层组织。体育运动中多见于眉弓、头皮和嘴唇，是由于击打、碰撞所致。

（三）颌骨骨折

口腔颌面部位于人体的显露部分，运动过程中身体之间的相互碰撞的，运动过程中口腔颌面部外伤都是外力直接或间接地作用于颌面部所致。

三、症状（临床表现）

（一）牙外伤

牙受到外力后表现出以下症状

1. 牙震荡　牙齿受到撞击后可能看起来处于正常位置，但是牙齿周围的牙龈会出血，并且牙齿的牙冠可能被推回或松动，牙齿骨折甚至会导致下颌骨骨折或者震荡，牙髓活力测定反应不一，一般情况下受伤当时牙髓无反应，数周或数月后牙髓反应开始恢复，3 个月后牙髓活力正常的牙齿一般恢复较好。

2. 牙齿折断　牙齿受外力后引起牙体硬组织折断，根据折断部位的不同而分为牙冠折断和牙根折断。

（1）牙冠折断：牙冠折断是牙齿折断最常见的类型，根据折断面积大小和深浅度不同，分为三种情况：单纯釉质折断、釉质折断暴露牙本质以及冠折露髓。

（2）牙根折断：主要临床表现为牙齿松动，牙冠稍伸长、有咬合创伤等，症状轻重和根折部位有关，越近冠方的根折，症状越明显，近根尖 1/3 部位的根折，症状较轻或不明显。X 线片是诊断根折的主要依据，但有时根折后断面很密合，X线片重叠影像较多，常有漏诊和误诊的可能，所以还要结合临床症状进行诊断。

3. 牙齿移位 当牙齿受到外力打击之后，会造成牙齿脱离其正常位置，成为牙齿移位。根据所受外力方向、大小的不同，牙齿移位类型也不同，分为牙齿挫入、侧向移位、部分脱出和完全脱出。

（1）牙齿挫入：患牙比同名牙牙冠变短，不松动，挫入严重时可以完全看不到牙冠。在X线片上，挫入牙的牙根与牙槽骨之间的正常牙周间隙和根端硬骨板影像消失。

（2）牙齿侧向移位：移位牙常偏离牙长轴，可能伸长与对颌牙有咬合创伤。患牙移位方向和程度不同，松动度不同。X线片可显示移位侧牙周间隙消失，偏离侧牙周间隙增宽，有时伴有牙槽骨折断。

（3）牙齿部分脱出：患牙明显伸长，与对颌牙有咬合创伤，牙齿松动明显并有龈沟溢血。X线表现为患牙根周膜增宽，根尖处有半圆形透影区，牙槽骨的骨硬板可能完整也可能有骨析。

（二）裂伤

1. 开放性伤口不整齐，常有不同程度的污染和出血。

2. 局部疼痛、肿胀。

（三）颌骨骨折

1. 上颌骨骨折的临床表现

（1）骨折线复杂多样：上颌骨骨折分为横断骨折和矢状骨折两大类。横断骨折的发生率高，骨折线复杂，病情严重。矢状骨折发生率低，骨折线单一，病情较轻。Le Fort将横断骨折分为三型：①Le Fort Ⅰ型，又称上颌骨低位骨折或水平骨折。骨折线经鼻底，自梨状孔外下缘向两侧水平延伸，越过颧牙槽嵴、上颌结节及翼突，使牙槽突与上颌骨分离。②Le Fort Ⅱ型，又称上颌骨中位骨折或锥形骨折。骨折线自鼻额缝向两侧横越鼻梁，经过泪骨、眶底、颧颌缝、眶下孔、上颌窦侧壁及翼突，进入翼上颌缝。有时可波及筛窦达颅前窝，出现脑脊液鼻漏。此型骨折最常见。③Le Fort Ⅲ型，又称上颌骨高位骨折或颅面分离骨折。骨折线自鼻额缝向两侧横越鼻梁、眶底、颧额缝、颧颞缝及翼突，使面中1/3部与颅底完全分离。此型多兼有颅底骨折或颅脑损伤，出现耳、鼻出血，脑脊液漏和面中部凹陷变长。但是，临床上遇到的上颌骨骨折线并非左右对称，可能一侧为Ⅰ型，另一侧为Ⅱ型、Ⅲ型或伴有腭部矢状骨折。

（2）骨折段移位：上颌骨无强大的肌肉附着，骨折段多随外力的方向、骨块的重力和翼内、外肌的牵拉移位。如上颌骨正面受暴力发生的粉碎性骨折，骨折块随受力的方向移位到上颌窦。Le Fort Ⅰ型骨折，牙槽突因重力关系下坠，靠软组织悬挂。Le Fort Ⅱ、Le Fort Ⅲ型骨折，受翼内、外肌的牵拉向后下方移位，使面中部凹陷，面型变长；软腭也随之移位接近舌根，堵塞咽腔出现呼吸困难；眼球随眶骨下移，出现复视。

（3）咬合关系紊乱：上颌骨骨折段的移位必然会造成咬合关系紊乱，由于翼内肌向下牵拉，出现后牙早接触。

（4）眶周及眶内变化：眶周水肿，皮下淤血、青紫，形成特有的“眼镜症状”；睑结膜和球结膜下出血；若眼球向下移位，可出现复视。

（5）颅脑损伤：Le Fort Ⅱ型和Le Fort Ⅲ型骨折都可以合并颅脑损伤和颅底骨折，出现脑震荡、脑挫伤、颅内血肿及脑脊液漏的相应表现。

2. 下颌骨骨折的临床表现　下颌骨骨折的主要表现是畸形，牙齿正常闭塞丧失，咬牙时疼痛，牙齿周围出血和下唇麻醉。

（1）骨折的易发部位：下颌骨发生骨折的部位常与解剖结构有关，有些部位在结构上和力学上属于薄弱区，如正中联合部、颏孔区、下颌角和髁状突颈部。骨折时，这些区域成为好发部位。

（2）骨折段移位：下颌骨是颌面部唯一能活动的骨骼，它的运动主要靠肌肉的牵拉。正常情况下，肌肉的牵拉方向是：髁突区向内、前方向牵拉；喙突区向上、后方向牵拉；下颌角和升支区向上、前、内方向牵拉；颏、体区向后、下、内方向牵拉。外伤骨折时，由于骨折的部位、外力的大小及方向、骨折线的方向反倾斜度、骨折段有无牙齿及附着肌肉的牵拉方向等的不同，骨折段的移位表现各异：颏部单发的正中联合部骨折；颏孔区一侧骨折；下颌角部正中骨折；以及髁状突在翼外肌附着的上方骨折。

（3）咬合紊乱和骨折处异常松动：牙齿位于颌骨上，骨折段移位后牙齿随之移位，出现咬合紊乱。颌骨断裂后，必然出现骨折处的异常松动。所以，咬合紊乱和骨折处异常松动是下颌骨骨折的主要体征。

（4）撕伤和血肿：骨折处常可见牙龈撕裂、变色及水肿，若撕断下牙槽的动、静脉，血液流入疏松的口底组织，会形成血肿。严重者可使舌根抬高、后移，造成舌后坠，出现呼吸道梗阻。

（5）功能障碍：随着下颌骨骨折的发生，出现一系列功能障碍，如咀嚼功能、吞咽功能、张口功能、语言功能、感觉功能、呼吸功能障碍等。

四、应急处理

（一）牙外伤

1. 牙震荡　1~2 周内避免患牙咬物，让患牙得到充分的休息。嘱咐患者外伤早期避免进食太凉太热的食物；注意口腔卫生，预防菌斑堆积，并视外伤程度服用抗生素。

2. 牙齿折断　在治疗冠折的同时，要注意检查牙齿的松动和咬合情况，要拍摄 X 线片排除根折和轻度脱位。如有咬合创伤应予以调整，如无法调整、牙齿松动明显时应固定患牙。

根折的处理如下：

（1）近冠 1/3 折断：应去除冠部断端，如果剩余牙根长度足够进行桩冠修复，可以保留牙根。牙根完全形成的牙齿可以在根管治疗后，进行正畸牵引或冠延长术，暴露断面，修复牙冠。牙根未完全形成的患牙可以摘除牙髓后行根尖诱导。同时要注意保持间隙，防止邻牙移位。

（2）根中 1/3 折断：需将断端复位后固定，根折的愈合与两断面的密合程度有关。如果根折后断面分离，牙冠伸长，极易造成患牙的咬合创伤，应在局麻下，沿患牙的牙长轴方向加压，使分离的断面重新复位密合后再固定。

（3）根尖 1/3 折断：如临床几乎不松动又无明显咬合创伤。只需瞩患者不要用受伤部位咀嚼，可以不用固定；如有明显松动伴咬合创伤时，再对患牙进行固定。

3. 牙齿移位

（1）牙齿挫入：根据牙根发育阶段来决定。牙根未发育完成的牙齿可能会自动萌出，不宜强行拉出复位，应观察牙齿萌出情况，并复查牙髓状态。牙根完全形成的患牙挫入严重时，应在外伤后 3 周内进行正畸牵引，如果正畸条件有限，建议在初诊时将患牙局麻下拉出复位并固定，否则会引起牙根与牙槽骨粘连。

（2）牙齿侧向移位：应在局麻下用手指加压法将牙齿复位，然后用全牙列垫、酸蚀夹板法或正畸托槽将牙齿固定 2~3 周，同时要注意检查并消除咬合创伤。拆除固位装置前，应拍 X 线片确定愈合情况，若牙周膜边缘模糊，应延长固定时间，可达两个月以上。固定期间应嘱患者保持良好口腔卫生，避免咬合创伤。定期随访观察牙髓活力和根周组织愈合情况，如果出现牙髓坏死或牙根内外吸收，应及时进行根管治疗。

（3）牙齿部分脱出：治疗原则与牙齿移位相同：①患牙复位固定；②消除咬合创伤；③定期随访观察牙髓活力、根周组织愈合情况。

（二）裂伤

1. 如果伤口较脏，可对创口用生理盐水或清水冲洗。

2. 进行压迫止血。

3. 伤口在 1 厘米以内、肿胀不明显的可以采用创可贴或者蝶形胶布进行包扎固定，如果伤口较大需要送医院进行缝合处理。

（三）颌骨骨折

1. 成人颌骨骨折　目前，国内、外普遍认同的治疗原则是：①解剖复位；②功能稳定性固定；③无创外科；④早期功能性运动。骨折的固定方式应根据条件选用，现阶段以手术开放复位及坚固内固定为治疗的主流手段。下颌骨骨折需要由医生缩小并用弹性绷带固定颌骨，可以进行轻度的重复活动，固定时间为 4~6 周。通过适当的特殊头盔和定制的护齿，可以在 2~3 个月内恢复全面活动。

对于髁状突骨折，大多数可采用保守治疗，即颌间固定 2~3 周；当髁状突移位明显，高度降低 5mm 或成角大于 45°，应采用手术开放复位内固定。

2. 儿童颌骨骨折　由于儿童正处于生长发育及乳、恒牙交替期，颌骨内有众多恒牙胚，乳牙牙冠短小不稳固，所以治疗原则与成人有区别。儿童颌骨骨折治疗原则为：①尽早骨折复位，缩短固定时间；②咬合关系不必苛求严格；③尽可能保守治疗，重视髁状突骨折，以免影响下颌骨发育。

五、预防

（一）牙外伤

运动员可以在有氧运动和无氧运动中适当使用护齿，尤其可以使用定制的护齿器，以便在高风险和接触性体育项目中对牙齿起到很好的保护作用。在损伤尚未完全愈合之前，应尽可能限制运动员进行对牙齿存在损伤风险的活动。

（二）裂伤

1. 教育运动员要遵守比赛规则，避免动作粗野。

2. 提高技术水平和自我保护能力。

3. 合理使用面罩和护目镜。

（三）颌骨骨折

本病多是由于外伤性因素引起，避免受伤是预防本病的关键，其次主要是对患者进行饮食调整：①多吃蔬菜、蛋白质和富有维生素的饮食，可防止骨质疏松的发生和发展；②骨折早期饮食宜清淡，以利于祛瘀消肿，后期选择合适的饮食调补肝肾，有利于骨折的愈合和功能的恢复。

六、总结

牙与口腔是消化系统的一部分，与能量摄入息息相关，当牙与口腔发生损伤后，影响人的基本生活。发生损伤主要因为缺乏自我保护能力，使得遭受外力的碰撞。在运动当中，注意力要集中，减少因注意力不集中失误造成损伤；养成良好的锻炼习惯，科学训练，增强体质，提高免疫力。

（李 雪）

第四节 运动中热疾患的应急处理

热疾患是由于环境暴露于热而引起的一系列疾病。它包括轻微的情况，如热痉挛，热晕厥，热衰竭，以及更严重的情况——中暑。剧烈运动产生大量的热，可以使体温升高到40℃甚至更高，尤其是在闷热、潮湿的环境中，可能导致热疾患。热疾患主要发生在青少年人群和耐力训练运动员上。一些年轻人在热疾患后的自我感觉不明显，可能因处理延迟而导致严重后果。运动员发生热疾患后，轻则影响正常训练计划，重则可能终止训练，甚至有生命危险。因此，运动中热疾患的防治对所有参与运动的人群均具有重要意义。

一、疾病损伤概述

当人体运动时，机体代谢加强，产热增加，人体借助皮肤血管扩张、血流加速、汗腺分泌增加以及呼吸加快等，将体内过多的热量送达体表，通过辐射、对流、蒸发等方式散热。如果身体产热、散热过程中一个环节出现问题，都将导致体内热的蓄积，就有可能出现中暑。

运动性中暑是指肌肉运动时产生的热超过身体能散发的热而造成运动员体内的过热状态。它多见于年轻的体育锻炼者、战士、马拉松跑者、超级马拉松跑者、铁人三项运动员等。运动员发生轻型中暑可影响正常训练计划，重症中暑则可能终止训练，甚至有生命危险。中暑损伤主要是由于体温过高（＞42℃）对细胞的直接损伤作用，引起广泛性器官功能障碍。由低钠血症引起的特征性运动型晕厥，常伴有体温调节失衡与中枢神经系统功能障碍。其深部体温≥40℃，常高达42~43℃。若贻误了深部体温的测量时机，温度会有所降低，有时甚至达到正常。运动性中暑的常规表现为病理性发热、潮红、干燥及伴有出汗机制的失调。大多数中暑病例表明，出汗机制仍然在起作用。心理状态的损伤对由热量消耗引起的中暑起到分化作用，导致中暑进行性加重，其中热量消耗表现为轻度精神错乱或抑郁症；轻度中暑表现为中度精神错乱、定向力障碍及抑郁症；重度中暑常出现癔病性行为、谵妄、癫痫和昏迷。此外也可出现非自发性可逆反应，即体温调节失衡阻滞了深部体温升高调控机制，并且外部体温不会冷却，甚至病人仍具有出汗能力。而缺少迅速有效的干预则会导致心脏和中枢神经系统紊乱进行性加重。另外运动性中暑常伴有严重的并发症：心血管系统可见心律失常、窦性心动过速和心肌梗死，胃肠系统可见腹泻和呕吐和胃肠道高位出血，骨肌系统可见横纹肌溶解症和肌红蛋白血症，中枢神经系统可见精神错乱、昏迷、抽搐、大脑或脊髓梗塞，血液系统可见纤维蛋白溶解、血小板减少症和弥散性血管内凝血，呼吸系统可见过度通气、成人呼吸窘迫综合征、肺梗塞和肺水肿，泌尿系统可见急性肾衰竭，肝胆系统可见肝细胞坏死、AST及ALT升高，此外还有多发性电解质与新陈代谢异常，如高钾血症或低钾血症、高磷血症、尿毒症、高钠血症或低钠血症、低血糖症、低钙血症以及乳酸性酸中毒。

二、发生机制

机体受到热应激后可以产生热应激反应（HSR），合成热应激蛋白（HSPs）。热应激蛋白可对细胞产生“分子伴侣”作用。HSP70是热应激蛋白家族中含量最丰富的一种，它赋予细胞或生物体从各种应激状态中恢复的能力，是对环境和代谢应激综合反应的代表。在高温或强辐射热等特殊气象条件下，HSP70基因被激活，大量合成HSP70，使HSP70的表达水平升高。如果机体内热应激蛋白水平在应激状态下不能迅速显著升高，就会中暑。

对高温环境的适应能力不足是致病的主要原因。在大气温度升高（$>32℃$）、湿度较大（$>60\%$）环境中，长时间工作或强体力劳动，又无充分的防暑降温措施时，缺乏对高热环境的适应能力者，极易发生中暑。此外，在室温较高、通风不良的环境中也易发生中暑。

三、症状（临床表现）

正常人体在下丘脑体温调节中枢的控制下，产热和散热处于动态平衡状态，维持体温相对恒定。当人体运动时，机体代谢加强，产热增加，人体借助于皮肤血管扩张、血流加速、汗腺分泌增加以及呼吸加快等，将体内过多的热量送达体表，通过辐射、对流、蒸发等方式散热。当环境温度超过32~34℃，或环境温度较高，同时湿度过大，通风不畅，或有热辐射源时，机体内热量难以散发，造成体内热量贮积，从而引起中暑。

按照国家卫生部2002年颁发的《职业性中暑诊断标准》，中暑可以分中暑先兆和中暑。中暑根据症状又可以分为轻症中暑、重症中暑。

1. 中暑先兆 患者大量出汗、口渴、头昏、眼花、恶心、全身乏力、注意力不集中、定向力障碍等。

2. 轻症中暑 除中暑先兆的症状加重外，出现面色潮红、大量出汗、脉搏快速等表现，体温升高至38.5℃以上。

3. 重症中暑 可再分为热射病、热痉挛和热衰竭。

（1）热射病：亦称中暑性高热或热休克，其特点是在高温环境中突然发病，体温高达40℃以上，疾病早期大量出汗，继之“无汗”，可伴有皮肤干热及不同程度的意识障碍等。

（2）热痉挛：主要表现为明显的肌痉挛，伴有收缩痛。好发于活动较多的四肢肌肉及腹肌等，以腓肠肌最为显著。常呈对称性。时而发作，时而缓解。患者意识清，体温一般正常。

（3）热衰竭：是一种严重的热疾病，也是医疗紧急情况。热衰竭是由于出汗导致的水和电解质的流失。它起病迅速，主要临床表现为头昏、头痛、多汗、口渴、恶心、呕吐，继而皮肤湿冷、血压下降、心律紊乱、轻度脱水，体温稍高或正常。中暑的患者往往多器官出现临床和病理损伤，如心衰，肺水肿，感染，凝血反应等，通常会有肝脏损伤。严重的中暑反应可能导致肾脏和肝脏的衰竭，弥散性血管内凝血，横纹肌溶解，呼吸窘迫综合征。其中，运动性中暑典型地症状是发生横纹肌溶解，有时会出现肌红蛋白尿和肾功能衰竭。

四、应急处理

急救方法：轻度中暑，体温必须迅速降低。应立即终止运动，迅速离开热环境，到阴凉处休息，喝一些凉开水，有条件的情况下可以吃人丹、十滴水或霍香正气水等中成药，即可较快恢复。高热的病人，应移到阴凉通风的地方，安静仰卧，头部垫高，松解衣服，用扇子扇风，额头做冷敷，用50%酒精（或白酒）擦身，饮冷开水、淡盐水或西瓜汁等。肌肉痉挛者，可服大量盐开水，并对痉挛处进行按摩。如有昏迷，可针刺或指掐点人中、百会、合谷等急救穴，并对四肢作重推摩和全手揉捏。对较重的病人，特别是昏迷的，一方面进行急救，同时还应迅速送往就近医院处理或打“120”请求救护。

水合作用对冷却人体很重要。在轻度脱水的情况下，可以通过饮用水来急救，或者可以使用市场销售的等渗运动饮料作为替代品。在运动或热引起的脱水过程中，可能会导致电解质失衡，并可能因过度饮水而恶化。低钠血症可以通过吸入高渗液体来纠正。大多数人吸收迅速且完全，但如果该人感到困惑、无意识或无法忍受口服液体，则可能需要通过静脉滴注来补液体和电解质。

受过训练的医务人员应重新评估和稳定伤者的病情。监测患者的心率和呼吸，如果患者心脏骤停，可能需要进行心肺复苏。

五、预防

夏天训练易发生中暑，尤其是在天气开始变得炎热时，故此时组织训练课和比赛，需注意预防中暑。

1. 夏季训练作息安排 夏天炎热季节时安排好训练时间。每训练50min后至少休息10min，适当调整作息时间，多安排早晚训练，饭后延长午休时间，保证充足的睡眠，避免在一天中最热时间（10：00~16：00）安排训练。

2. 训练物质保障 安排好炎热天气训练和比赛时的营养和供水，注意适当增加食物中蛋白质的供给量，设法提高运动员食欲。增加维生素的补充量，一天内维生素 B_1、维生素 B_2 残的摄入量应有5~10mg，维生素C的摄入量20~250mg。保证合理的水盐供应，强调运动员采取少量多次的饮水原则，禁止一次暴饮暴食。训练或比赛后氯化纳供给量宜从常温下10~15g/d增加到20~25g/d，水盐供应可通过电解质饮料，菜汤或咸菜等方式提供。

3. 个人防护与睡眠 加强个人防护，保证个人有效的睡眠时间，包括夜晚和午休时间。在烈日下运动应戴有沿帽，穿浅色、宽敞、通风性良好的运动服，室内应有良好的通风、降温设备，室内训练人数不宜过多。注意平时要有意识地坚持在较热的环境中运动锻炼，逐步提高身体的耐热能力。切忌裸上身和头部参加体育运动训练，以免阳光直射，造成日射病。如果是在高温环境下比赛，则除了必须进行适应训练外，防护用具、少量多次饮水是非常必要的。不要服用利尿剂、促红细胞生成素等违禁药物。因为这些药物可以导致血容量下降，血黏度上升，循环系统负荷加重，散热降低。乙醇以及咖啡等限制性物品也尽量不服用。它们可以增加交感神经的张力。

4. 加强医务监督 对没有经验的运动员、肥胖运动员、少年运动员、年老运动员、有过中暑经历的运动员、服用特殊药物的运动员以及所有其他的危险因素的运动员，根据不同队员的个体差异，采取绝对或相对性原则对其训练计划进行限制。所有的运动员都应对热疾病及其致病因素、治疗和预防有一个基本的认识，增强自我医疗保健意识，应当能够提出教为完好的建议；常与教练、运动员及医护人员进行良好的交流。教练应当避免对运动员施加额外的热负荷，培养对热疾病早期症状的认识，并能够提前采取一些应对措施；在缺少队医的情况下，教练有责任为运动员制定一些预防方案。运动员自己本身应对热疾病的症状有一定的诊断，对早期治疗有一定的了解，懂得热疾病的预防原则，在炎热条件下应学会调节训练计划，了解自身的体质状况从而努力适应外界的热负荷条件。教练员和运动员应懂得先兆中暑的症状，当出现先兆或轻度中暑时，应立即停止患者运动，到阴凉通风地方休息，并给予清凉饮料和解暑药物。对于耐热能力较差、身体疲劳、饮水不足、饥饿或失眠的运动员，此时不宜剧烈运动。对过去有过运动性中暑者应正确评估。资料显示，绝大多数运动性中暑患者需两个月左右才能全部恢复，个别者恢复可持续半年左右。中暑造成严重肝损伤后，完全恢复需一年时间。

5. 训练时必备药物防暑　训练时准备人丹、解暑片、十滴水或藿香正气丸等解暑药物，并可选用荷叶、薄荷、乌梅等制作清凉饮料。

6. 加强预防中暑知识的宣传　尽管大多数人认为，中暑只发生在环境温度高于34℃情况下，但已经有资料表明即使在25℃的环境中，剧烈运动加上湿度大出汗少，也有可能造成中暑。在高温或湿热环境中，运动训练后，即使没有中暑症状，也应该采取一些预防措施。很多患者是在运动或体力活动结束后的几个小时内发病的。这种情况更具突然性。

7. 重视环境气候条件　合理安排训练时间，要对天气状况有一个明确的判断。运动员不可仅凭自我体验来主观判断外环境热负荷强度是否适合自己进行锻炼，要以客观实际气候条件为依据。气候条件可从当地电台的气象预报获得，当然，在自己训练基地的小地域范围内测得的数据最有价值。根据美国气象服务研究表明，当空气温度和相对湿度相对应达到一定范围时，其产生的热负荷将导致运动性中暑。因此，夏天炎热时要安排好锻炼时间，避免在一天最热的时间进行锻炼。每锻炼50min后至少休息10min。赛前训练安排要明确认识到，不利的环境条件对训练是绝对不好的，需要采取适当的措施对训练方案进行调整、将赛前训练、竞技等练习调整到一天温度较低的时间内进行，或者减少训练强度、缩短训练时间、给予较多的休息时间，必要时取消训练。

六、总结

当空气温度和相对湿度（高温度低湿度、低温度高湿度、中等温度和湿度）达到一定范围时，其产生的热负荷将会导致热疾患的发生。对高温环境的适应能力不足是致病的主要原因，同时一些急、慢性疾病和药物的滥用等也会诱发热疾患。为了避免热疾患的发生，要从重视环境气候条件、合理安排训练时间、对既往史进行评定和加强个人防护、对运动员与教练员进行教育、注意饮食等几个方面预防。基因与热疾患的关系，探索更经济、更实用、更便利的物理降温方法，受体及其信号传导系统和细胞因子、下丘脑-垂体-肾上腺素轴系统与热激蛋白之间的相互关系，将是今后研究的热点。

（李　雪）

第五节　运动中冷疾患的应急处理

运动中的冷疾患一般是在寒冷潮湿的环境下，主要由低温环境诱导产生的运动性疾病。参加户外活动时外界温度过低，影响皮肤、肌肉、呼吸道、消化、内分泌、免疫等的生理功能，机体受寒冷干燥环境的影响神经和体液调节发生变化，如不及时处理可能导致一系列疾患，如运动性冻伤、寒冷病等。

一、冷疾患损伤概述

（一）运动性冻伤

运动性冻伤是由于参加户外活动时外界温度过低，身体内支配和控制体温的中枢功能降低，作用于机体引起体温调节功能障碍，血液循环和组织代谢不良引起局部组织损伤以致体温下降。冻伤的发生除因外界温度低外，还与潮湿、风大、全身和局部抵抗力下降、肢体静止不动等有关。

（二）寒冷病

寒冷病（cryopathies）首先由 Ritzman 提出，是指以对寒冷敏感为明显特点的一类疾病。在接触寒冷之后，受影响的患者通常表现出以下几种症状和体征：发绀、麻木、雷诺现象；荨麻疹，皮肤和黏膜紫癜；血管闭塞导致视觉障碍、耳聋或肺梗死；坏死，溃疡坏疽；溶血性贫血、血红蛋白尿；寒战和发热。具有季节性加重和缓解的特征性。寒冷病被认为是这些临床现象的一个概括的术语。建议对寒冷病按以下病因分类：①冷球蛋白血症；②冷纤维蛋白原血症；③冷凝集素综合征；④冷溶血素综合征。

二、发生机制

（一）运动性冻伤

1. 由于长期缺乏运动、长时间站立不动、身体抵抗力差、手足多汗等，或长时间受冻，血流瘀滞，红细胞在血管腔内凝集，最后形成血栓，使组织坏死，皮肤呈紫褐色，形成冻伤。

2. 由于冬季气候寒冷、潮湿或鞋袜过紧，影响患部周围血液循环，导致局部血管收缩、痉挛、血流减少，组织缺血、缺氧，出现皮肤苍白，继而血管扩张，毛细血管渗透性增高，局部出现水肿或水泡，发生冻伤。

3. 机体状况不良、年老、患有某些慢性疾病如贫血、类风湿关节炎、红斑狼疮、硬皮病、心血管疾病、糖尿病、肢端血液循环不良、营养不良、植物神经功能紊乱等，也是导致运动性冻伤的主要原因之一。

导致运动性冻伤的原因，除外界温度较低外，也与风大、潮湿、全身和局部抵抗力下降等因素有关。

（二）寒冷病

1. 冷球蛋白血症（简称冷球血症） 冷球蛋白血症又称冷免疫球蛋白血症，其血清蛋白质或蛋白复合体在低温时能产生沉淀，从而产生临床表现。

2. 冷纤维蛋白原血症　本病的特征为患者的抗凝血浆冷却至 4℃时有絮状物沉淀，加温至 37℃溶解。

3. 冷凝集素综合征　冷凝集素综合征的特征为患者血清中有使红细胞在低温时凝集的抗体（冷凝集素），并引起冷敏感的表现。

4. 冷溶血素综合征　冷溶血素属于 IgG，具有对抗红细胞抗原 P 的特异性。本病主要见于先天性和第三期梅毒患者，偶见于急性病毒感染如麻疹、腮腺炎等患者，原发性冷溶血素综合征极少见。

三、症状（临床表现）

（一）运动性冻伤

冻伤初期，该症状表现为局部性红斑或暗红带紫色的肿块，触之冰凉，有肿胀、麻木感、发痒、烧痛，受热后痒感加剧，有大小不等的水泡，水泡破后流出黄色浆液。可有糜烂、溃疡，疼痛加重，愈合缓慢，愈合后有色素沉着和疤痕。按损伤程度进行分类，可分为以下三种：

1. 轻度冻伤　表现为受冻部位的皮肤苍白，开始时麻木、发凉，继而红肿充血、发痒、热痛，若处理及时，症状一般持续几小时或24h就可消失。

2. 中度冻伤　全层皮肤冻伤，局部红肿明显，表面有大小不等的水泡，泡破后流出草黄色液体，疼痛较重，甚至感觉迟钝，对冷、热、针刺不敏感。

3. 重度冻伤　深达皮下组织，甚至累及肌肉和骨骼，受冻部位颜色苍白，并出现紫褐色或黑褐色坏死状态，局部的感觉也完全消失，极易并发感染。

国外将冻伤分为冻结伤和冻疮，区别在于前者没有细胞的破坏，而后者涉及组织的破坏。冻疮是冬季运动最常见的一种冻伤。当组织受冻后，血管收缩，血流减少。起初不出现明显疼痛，当皮肤出现苍白，无感觉时才发现。这种冻伤在几小时内无不适，但随着进展持续，冻伤组织范围逐渐扩大，直达手指或足趾远端。冻疮常出现皮肤麻木，再复温时发生剧烈疼痛。深层冻疮可涉及全皮层，出现缺血、青紫、水泡和坏死组织形成。

全身性冻伤称为“冻僵”，非常少见。运动性冻僵常发生在马拉松滑雪或长跑发生意外时，表现为低血糖、低血容量和周缘性扩张。运动员在寒冷天气处于脱水状态也会发生冻僵。“冻僵”后，由于周围血管强烈收缩，常常会出现寒战、四肢发凉、苍白或发紫，进而感觉麻木，反应迟钝，神志模糊，甚至昏迷休克，后果极为严重。

（二）寒冷病

1. 冷球蛋白血症　单细胞株冷球血症皮肤和全身表现为对冷不耐受性，有肢端青斑、冷荨麻疹、网状青斑、雷诺现象和暴露部位遇冷后发生紫癜。后期有营养性变化，如下肢溃疡或手指坏疽，也有视网膜出血、鼻衄、咯血、黑便和大血管血栓形成。偶尔IgM冷球蛋白伴有冷凝集活性。寒冷可诱发寒战、发热、呼吸困难、腹泻、视觉减弱和耳聋。

2. 冷纤维蛋白原血症　主要为冷敏感和血管内凝血，同时有出血。紫斑或坏疽。血栓形成多见于脑、心、四肢、肺、视网膜和肠系膜动脉，也有血栓性静脉炎。本病可伴发过敏性紫癜，病情发作时，出现冷沉淀纤维蛋白原血症。疾病缓解期血异常蛋白消失。有报道冷纤维蛋白原血症合并IgG轻链单株丙球蛋白病的病例，表现为紫癜，肢端水疱和溃疡。

3. 冷凝集素综合征　主要由两种现象引起：①外周部位冷却时血管内红细胞凝集；②由于红细胞破碎、吞噬作用（如脾）和补体结合引起的溶解导致溶血性贫血。遇冷时手、耳、鼻、足出现发紫和疼痛，加温后迅速恢复。严重者有坏疽。与雷诺现象不同，本病无血管痉挛的发白期，充血期也不明显。发作时十指都呈紫绀，加温一指仅能使该指改善。而雷诺现象中并非十指都受累，一指加温，其他手指同时恢复。溶血性贫血冬天加剧，可有脾肿大，坏疽和苍白。重症可有血红蛋白血症和血红蛋白尿。冷凝集素阳性的支原体肺炎患者可出现急性外阴溃疡。

4. 冷溶血素综合征　突出的表现是受寒冷刺激后发生血红蛋白尿。其他症状有寒战、发热、呼吸困难、哮喘、低血压、苍白、荨麻疹。有时还有腹痛、恶心、呕吐和坏疽。肢端紫绀和雷诺现象也不少见。

四、应急处理

（一）运动性冻伤

运动性冻伤时治疗原则是采取治疗措施应及时。早期要迅速复温，应注意复温的温度为40℃~43℃。虽然用温水快速复温易出现剧痛，但对组织的恢复效果较好。温度超过43℃可能造成更大的损伤。严禁使用有害的救治方法，急救时严禁用火烤、雪擦、冷水泡和捶打受冻部位，避免弄破伤部，或向伤部涂抹没有消毒的油膏，以免加重伤情。

处理方法如下：

1. 对症处理　迅速将患者带离寒冷的环境，送到温暖的室内，脱去潮湿的衣服、鞋袜，并保持室温在20℃~25℃。

（1）轻中度冻伤，局部经常用酒精棉球轻轻揉擦，使皮肤微热即可，同时涂冻疮膏，注意患部保暖。应注意冻伤部清洁，温水轻洗或浸泡，不要用热水泡或火烤，也不要用雪擦和冷水浸泡，至冻伤处有湿感或僵木消失为止。

（2）出现水泡者，为预防早期感染，复温后出现的皮肤水泡不要弄破。在多数病例，几天后水泡可自行缩小而消失。对已破溃的水泡，可涂抹紫药水或消炎软膏，再包扎好。有硬块者用红灵酒或姜汁、辣椒擦，使气血畅通。有感染者还可用九一丹、红油膏盖贴。

（3）若冻伤已达深层而未出现紫褐色或黑褐色坏死状态，可在动脉内注射利血平进行治疗，会取得持久的良好效果。重度冻伤或全身性冻伤者，先脱去冻僵者潮湿的衣服，饮用温热的含糖饮料。

2. 推拿按摩　患者取坐位或卧位，术者立于患者侧面，术者取足太阳膀胱经心俞、脾俞、肾俞等穴，先按揉气冲，后按揉心俞、脾俞、肾俞等穴，再按揉涌泉穴，以感觉到热为宜。每晚睡前按摩1次，7日为1疗程。

3. 中药治疗

（1）阴寒内盛证：宜回阳益气，救逆固脱，可用四逆加人参汤，水煎，温服，1日1剂，1日3次。

（2）血虚寒厥证：宜温经散寒，养血通脉，可用当归四逆汤，水煎，温服，1日1剂，1日3次。

（3）寒邪直中三阴，真阳衰微证：宜回阳救急，益气生脉，可用回阳救急汤，水煎，温服，1日1剂，1日3次。

（二）寒冷病

各类寒冷病的治疗仍然不令人满意。但建议任何有冷感觉的病人留在温暖的环境是有价值的。此外还要经常戴手套，穿保暖的衣服。

1. 冷球蛋白血症　应避免寒冷，治疗其原有疾病。换血浆疗法和皮质激素对单细胞株冷球蛋白血症有效。环磷酸铵和苯丙氨酸氮芥对单细胞株和混合型冷球蛋白血症者都有良效。也有报道用乌拉坦芪脒和6-氨基乙酸。冷荨麻疹可用组织胺和5-羟色胺拮抗剂，苯噻啶。下肢溃疡可外用0.25%硝酸银溶液和抗凝药物治疗（双羟香豆素）。

2. 冷纤维蛋白原血症　继发性病例应针对其原有疾病，如肿瘤、红斑狼疮、风湿热等。原发病例无有效疗法。皮质激素和免疫抑制剂效果不佳。血栓形成严重时可用肝素。有报道称链激酶有效。

3. 冷凝集素综合征　对慢性凝集素病，嘱其冬天避免过度寒冷。顽固病例可予苯丁酸氮芥。皮质激素和脾切除效果不佳。由于输入正常红细胞较自身红细胞破坏迅速，故非必要时不宜输血。

4. 冷溶血素综合征　对梅毒患者行驱梅治疗有效。如冷溶血素综合征由急性病毒感染引起很快便自行消失。如为原发性则治疗困难。

五、预防

（一）运动性冻伤

1. 在寒冷季节与气候骤变时应加强对容易发生冻伤部位的保暖，天冷外出时面部及手部暴露部位应涂一些油脂类防冻霜，患处须戴手套，鞋袜不能过紧，穿厚袜、棉鞋，必要时戴护耳帽或耳罩。每晚睡觉前用热水浸泡手脚，涂油脂类防冻霜，并进行按摩。

2. 坚持冬季室外锻炼，或经常进行冷水锻炼，如冷水洗脸、擦身、淋浴等。

3. 运动服和鞋要保暖和宽松，防止过紧而影响血液循环。身体静止不动或疲劳时，要注意保暖。鞋袜要保持干燥，运动后和比赛的间歇，应及时穿上保暖衣服。

4. 饮食中要注意多食含蛋白质和维生素丰富的食物。在冬天宜多吃肉类以增加热量，御寒增温。

5. 保持充足的水分，注意补水，尽量减少流汗，避免酒精、咖啡、尼古丁等增加失水的物质。

（二）寒冷病

1. 要重视饮食调理，讲究心理卫生，改善居室环境，注意体育锻炼，日常膳食要注意温补肾阳，多吃些瘦肉、禽蛋、鱼类、豆类等含优质蛋白质食品，多食用牛、羊肉等温热食品，多食用含多种维生素食物，如新鲜青菜、水果等，防止皮肤干燥。还要注意多喝热汤、以滋润肝腑，增进食欲，驱寒保暖。

2. 老年人应该注意避免忧伤、焦虑、紧张等不良情绪，保持乐观，防止过度疲劳，保证充足的睡眠。家里在控制室内温度的同时，应注意室内空气流通和温度调节，晴朗天气要开窗通风，保持空气新鲜阳光充足。注意进行体育锻炼，应坚持每天锻炼，锻炼的项目、强度可因人而异，合理选择、尽量进行一些全身心的运动，如打太极拳、慢跑等。

3. 要加强保暖，尤其是脚和腿的保暖。如果下肢保暖做得好，全身都会觉得暖和，另外不要穿太紧的衣服，因为衣服过紧会阻碍血液循环。

4. 多补充维生素 E。在饮食上可每天吃点坚果类。如果冬季长期手脚冰冷的人可服用些维生素 E 补充剂，对末梢血液循环畅通很有帮助。

5. 合理补充热量。不要偏食、过度减肥，让身体储存适量的脂肪，可帮助维持体温。很冷时吃点东西会暖和很多，同样，如果体内食物过少，热量过少，就会导致身体发冷。如果预先知道无法按时吃饭，可先准备些饼干、坚果、牛奶、豆奶或是人参茶等适时地补充热量，并不时喝点热水。

6. 让身体动起来，一早起来做做运动，让血液循环和新陈代谢加速，一整天都会充满活力，不容易发冷。平时也可以增加些运动项目，即使没时间，爬楼梯、原地跳跃等都有助于强化体温调节能力，也可加快血液的循环速度。

7. 怕冷的人可在每天晚上用热水泡泡脚，也可以切些生姜片，用开水冲泡，待水温稍热，脚可以缓慢放进去时，泡上 15~20min，这样可以加快血液循环速度，还可以消除疲劳和助眠。

六、总结

运动性冻伤发生的主要原因是人体长时间暴露于低温环境下，在运动员中常发生在滑雪运动、滑冰运动中，普通人运动性冻伤在冬季运动中也有发生。对于运动性冷疾患的处理，预防的重要性大于治疗。预防得当，运动中发生冷疾患的机率会大大降低。应当保持适宜的衣物厚度和保温，避免吸烟和使用血管收缩药物，保持皮肤周围的干燥环境，尽可能避免寒冷，提高免疫力，另外，正式运动前的某些促进血管舒张的身体活动也是有用的预防措施。无论发生何种运动性冷疾患，复温都是必要的，包括局部的复温和使整个人体处于温暖的环境。

（李 雪）

参考文献

[1] 芦良花，张红梅，臧舒婷．实用急诊急救护理手册[M]．郑州：河南科学技术出版社．2017.

[2] 赵春，孙正芸．临床儿科重症疾病诊断与治疗[M]．北京：北京大学医学出版社．2015.

[3] 林玉珊．大学生健身运动损伤防治现状的调查及分析 // 第二十届全国运动生物力学学术交流大会论文摘要汇编[C]．2018.

[4] 王琳，王安利．实用运动医务监督[M]．北京：北京体育大学出版社．2016.

[5] 杨忠伟，李豪杰．运动伤害防护与急救[M]．北京：高等教育出版社．2015.

[6] 王予彬，王人卫，陈佩杰．运动创伤学[M]．北京：人民军医出版社，2011.

[7] 蒋龙元，张月华．运动损伤的自救与互救[M]．北京：科学技术文献出版社，2009.

[8] 王松灵，程斌．口腔医学[M]．北京：北京大学医学出版社，2013.

[9] 运动医学编写组．运动医学[M]．北京：北京体育大学出版社，2016.

[10] 张笃超，李湘奇．运动损伤康复学[M]．北京：人民军医出版社，2008.

[11] 布拉德，沃克．运动损伤解剖学[M]．罗冬梅，刘晔，译．北京：北京体育大学出版社．2018.

[12] BLACK A M，PATTON D A，ELIASON P H，et al. Prevention of Sport-related Facial Injuries[J]. Clin Sports Med，2017，36(2)：257-278.

[13] SIGURDSSON A. Evidence-based review of prevention of dental injuries[J]. J Endod，2013，39(3)：S88-S93.

[14] 亓建洪．运动创伤学[M]．北京：人民军医出版社，2008.

[15] 王强，钟堂武，颜智．运动性中暑的发病原因及其预防[M]．临床医学工程，2008，15(12)：69-74.

[16] 陈旭，周欣．中暑防治研究进展[J]．中国药业，2010，20(16)：91-92.

[17] 刘松，潘孝贵．运动性中暑的特征及其防治[J]．中国临床康复，2005，4(28)：198-199.

[18] 周卫东，张晓英，郭晓兵．实用运动医学研究[M]．长春：吉林大学出版社，2012.

[19] 陈杰．运动伤病的预防与康复治疗[M]．北京：中国纺织出版社，2018.

[20] 江捍平．运动性疾病[M]．长沙：湖南科学技术出版社，2011.

[21] 陈艳成．感染病学[M]．重庆：重庆大学出版社，2016.

[22] 倪伟．内科学[M]．4版．北京：中国中医药出版社，2016.

[23] TLOUGAN D B E，MANCINI A J，JENNY A，et al. Skin Conditions in Figure Skaters，Ice-Hockey Players and Speed Skaters[J]. Sports Med，2011，41(11)：967-984.

[24] HEIL K，THOMAS R，ROBERTSON G，et al. Freezing and non-freezing cold weather injuries：a systematic review[J]. Br Med Bull，2016，117(1)，79-93.

第七章 运动损伤的预防与康复

随着科技的进步和生活质量的不断提高，人们对运动的需求也在不断提升，而体育活动或体育比赛经常引起各种各样的运动损伤，这些运动损伤可以影响人们日常生活、工作和学习等各个方面。合理的运动损伤防护和伤后恰当的运动康复，是减少运动参与者受伤风险、加速伤后恢复运动训练和发挥最佳运动表现的重要举措，因此，掌握各种运动损伤的原因、临床表现、功能评估、康复方法与预防措施等知识显得尤为重要。

第一节 挫 伤

挫伤是指由钝性的外力作用于身体，造成的以皮内、皮下及软组织和 / 或内脏出血、肿胀为主要病理改变的闭合性组织损伤（图 2-7-1-1）。挫伤的实质是损伤组织内部较小的静脉或较小的动脉导致其破裂出血，流出的血液主要集聚在皮下疏松的结缔组织、脂肪层内、内脏被膜或浆膜下以及实质器官的内部。挫伤的面积大小、损伤组织的形态改变及出血程度则与其所受钝性外力的大小和局部组织或脏器的结构特点有关。

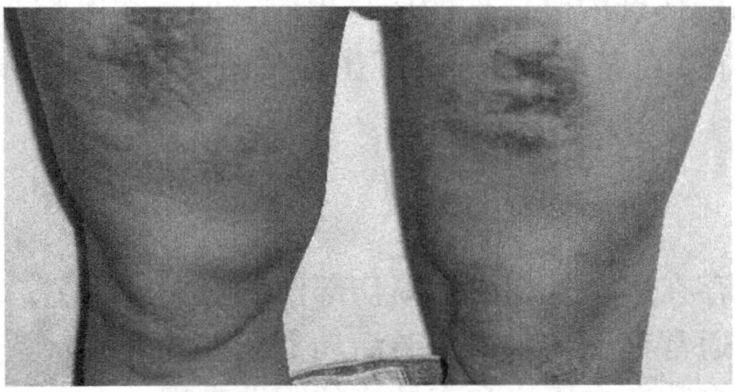

图 2-7-1-1 软组织挫伤

一、损伤原因

（一）主要原因

1. 直接外力的接触 因钝性暴力（如握把、铁饼和球类等）或重物击打导致皮下软组织损伤、出血和肿胀，多见于接触性的运动项目或运动中的器械碰撞等。

2. 间接外力的作用 身体的移动突然停止或身体突然扭转，如常见的有脑对冲性挫伤、心脏对冲性挫伤、腹壁受钝器击打致胃肠壁或腹膜后部的挫伤等。

（二）其他原因

1. 运动参与者缺乏必要的预防运动损伤的知识。

2. 运动参与者缺乏合理的准备活动。

3. 运动参与者的训练水平较低。

4. 体育教师、教练或相关人员的教学训练和比赛活动的安排不当。

5. 运动参与者近期的心理状态和/或生理状态不良或运动过程中注意力不够集中。

6. 其他客观因素(如场地不佳、天气较差)等。

二、损伤分类

1. 软组织挫伤　各种运动项目均有可能出现皮内的和/或皮下的软组织挫伤，常与直接暴力作用于身体表面有关，其损伤的严重程度与所受外力大小一般呈正相关。

2. 内脏挫伤　常见于体操、武术、马术等运动项目，脑、心、脾、肺、肝、肾、肠系膜和胃肠浆膜面的出血和组织肿胀多见。

三、临床表现

1. 疼痛　一般为钝痛，疼痛与外来暴力的性质、程度，损伤部位的神经分布、神经类型和炎症反应的强弱程度相关。

2. 肿胀淤血　主要是因局部组织的内出血和/或炎性反应渗出引起组织肿胀。

3. 功能障碍　挫伤可能引起受损伤肢体的功能或活动的障碍。

4. 创口或创面　引起挫伤的不同暴力性质和程度可以让伤员出现不同深度的创口和/或皮肤擦伤等问题。

5. 影像表现　B 型超声和 CT 检查等可以明确伤员的挫伤部位、范围及其程度等。

6. 其他　内脏挫伤可能出现伤员昏迷或休克等症状，即使伤员自诉当前的状况尚可或意识清楚，但是，对于高度怀疑内脏挫伤的伤员也应立即送往医院接受系统检查，伤员可能因为内脏器官包膜的存在，在某些状况下，其出血的程度与伤员的即刻症状表现存在不一致性。

四、功能评估

1. 主诉　伤员主诉存在运动外伤史和损伤部位的疼痛。

2. 视诊　损伤局部通常存在肿胀和关节活动范围限制等症状。

3. 触诊　损伤局部多数存在压痛和牵拉痛的阳性表现。

4. 鉴别诊断　如有必要则可以利用 X 线与骨折、脱位相鉴别，用 B 超、CT 检查与内脏挫伤相鉴别等。

五、康复方案

（一）指导原则

1. 软组织挫伤　主要是利用各种有效的方法进行止血、镇痛、消肿和促进损伤组织的愈合。

2. 内脏挫伤　主要是利用各种有效的方法进行止血、镇痛、解除伤员休克症状，同时，尽可能地保存内脏器官的功能和预防多器官的功能障碍。

（二）治疗方法

1. 软组织挫伤

(1)轻度软组织挫伤：在急性期(伤后 24h 以内)的伤员只需损伤局部制动休息、适当冰敷、加压包扎和抬高患肢，一般轻度的软组织挫伤即可止血、消肿和愈合。

慢性期（伤后 24~48h 以后）可以考虑适当让伤肢主动或被动地在无痛范围内活动，也可进行热敷、中频电疗、短波电疗、超短波电疗、红外线照射、磁热振等理疗以加速愈合。

（2）重度软组织挫伤：处理方法和轻微软组织挫伤几乎相同，另外，可以口服或外敷消肿镇痛类药物，存在创口或创面的伤员在必要时可预防性使用抗生素或抗炎药，同时必须谨防伤员出现休克和肾衰竭的病理改变。

2. 内脏挫伤

（1）轻症伤员休息以后即可恢复。

（2）重症伤员应当住院观察并接受进一步的药物或手术治疗，其具体治疗措施应当根据伤员内脏损伤的部位和程度决定。

3. 注意事项

（1）处理内脏的损伤应该谨慎小心，同时，不得延误其治疗。

（2）如果伤员出现失血性休克，应及时给予输血急救，必要时进行手术探查和止血。

（3）在未查清损伤的原因和明确诊断前，不得服用止痛类药物，以免误诊或造成不良后果。

六、预防措施

1. 运动参与者需要学会在运动中的自我保护类动作，加强运动参与者必要的运动损伤预防和伤病康复的知识教育，通过有针对性和趣味性的讲解和宣传，让运动参与者真正掌握正确的和有效的运动损伤防治办法。

2. 运动参与者在进行运动训练前应当进行充分、有效和合理的准备活动；

3. 运动参与者应当努力提高自身的运动水平或运动表现，要加强身体各项素质的综合性训练。

4. 体育教师、教练或相关工作人员应当科学合理地安排教学、训练和比赛活动。

5. 运动参与者在运动过程中应当集中注意力、及时调节和舒缓心情。

6. 运动应当选择合适的场地和装备，避免在恶劣天气条件下进行体育运动或体育比赛。

7. 运动参与者尤其是竞技体育运动员必须养成良好的体育道德风气，防止技术动作过于粗暴，既不要盲目训练，也不能过度运动。

第二节 肌肉拉伤

骨骼肌在主动强烈收缩或被动过度拉长时，通常可以造成急性闭合性的肌肉拉伤。肌肉拉伤可以发生在肌腹与肌腹的交界处，也可以发生在肌腱附着于骨骼处。当前的临床研究发现，肌肉拉伤多出现在与肌肉最大离心收缩有关的肌腱连接处，常见于短跑运动和引体向上等。肌肉拉伤一般可以影响一组功能相同或相近的肌肉或肌群，但是，肌肉拉伤也可能会影响到其他肌肉或肌群的工作（如协同肌、固定肌等）。

在体育运动中出现肌肉拉伤的部位多为：肱二头肌、腘绳肌（股二头肌、半腱肌和半膜肌）、腰背肌群、小腿三头肌（比目鱼肌和腓肠肌）和腹直肌等。

一、损伤原因

1. 运动参与者缺乏必要的预防运动损伤的知识。

2. 运动前的准备活动不充分，主要是运动者肌肉的生理功能尚未达到适应剧烈活动所需要的状态就立即投入到剧烈的体育运动中去。

3. 运动参与者体质较弱或训练水平较低，此类运动参与者肌肉力量薄弱，肌肉的伸展性和柔韧性较差，疲劳或负荷过度则易引起肌肉拉伤。

4. 运动技术不当或姿势不正确，常见于运动员用力过猛，导致力量超过了肌肉活动的最大容许范围而引起肌肉拉伤。

5. 运动参与者近期的心理状态和/或生理状态不良或运动过程中注意力不够集中。

6. 体育教师、教练或相关人员的教学训练和比赛活动的安排不当，而引起运动员的肌肉疲劳但未能得到及时的恢复。

7. 其他的客观因素，如运动时的环境温度过低、湿度过高和场地不佳等。

二、临床表现

1. 疼痛　多为撕裂性痛和钝痛，疼痛与肌肉拉伤的性质、程度、损伤部位的神经分布及其性质和炎症反应的强弱程度相关。

2. 肿胀淤血　主要是因拉伤的肌肉组织出现内部出血和/或炎性反应渗出而引起组织的肿胀。

3. 功能障碍　由于肌肉是肢体运动的唯一主动动力装置，故肌肉拉伤以后可以引起相关损伤的肢体功能或主动活动的障碍或限制。

三、功能评估

1. 伤员主诉存在急性受伤史，其中重症伤员在受伤时可有撕裂或断裂感。

2. 伤处疼痛。

3. 视诊伤员的损伤局部表现可见红、肿等炎症表现。

4. 抗阻力收缩试验(+)　肌肉的抗阻力试验是检查肌肉拉伤的一种简便、有效和实用的方法。其做法是让伤员作受伤肌肉的主动收缩活动，检查者对该活动施加一定阻力，在对抗过程中如伤员出现某个部位的疼痛，通常该部位即为拉伤肌肉的损伤部位，如图2-7-2-1所示，为肱二头肌的抗阻力收缩试验。

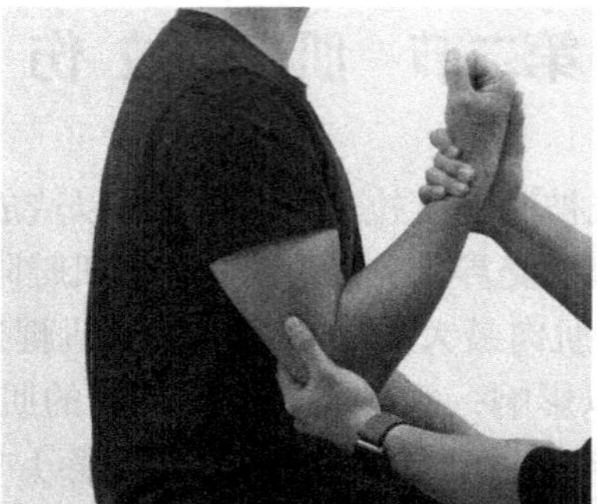

图2-7-2-1　肱二头肌抗阻力收缩试验

5. 畸形表现 肌肉完全断裂者可能出现呈单峰或双峰状的畸形，主要表现为肌腹隆起和断裂处的凹陷（图 2-7-2-2）。

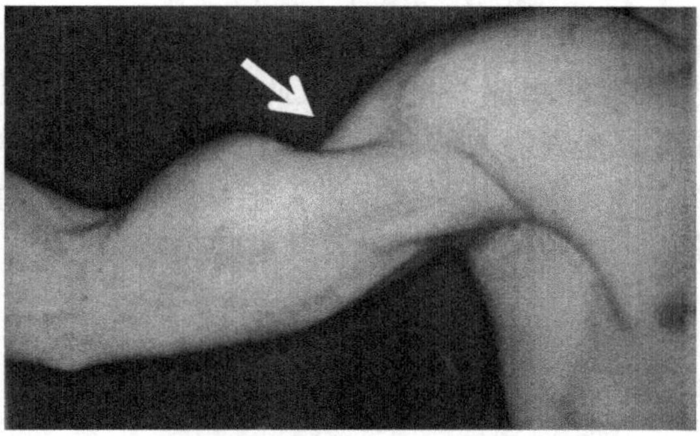

图 2-7-2-2 肱二头肌肌肉断裂的畸形表现

6. 影像表现 常用 B 型超声与 MRI 检查以明确伤员肌肉拉伤部位、范围及程度等情况。

四、康复方案

1. 微细损伤或肌肉部分断裂的康复方法同急性闭合性软组织损伤的处理，即暂时制动，保护伤部，局部冰敷、加压包扎和抬高伤肢等，症状严重或完全断裂的伤员迅速送往医院救治，轻症伤员 24~48h 以后可以采用热敷、高频电疗、磁热振等理疗措施。

2. 疑似肌肉完全断裂的伤员首先加压包扎，再固定伤肢，迅速送往医院。

3. 所有伤员都需要进行损伤周围肌肉的肌力训练，坚持力量训练和热身活动可以起到有效保护和替代损伤肌肉功能的重要作用，因此，伤员在恢复的后期进行损伤周围肌肉的肌力强化训练非常重要。

五、肌肉拉伤的并发症及处置

1. 瘢痕组织形成 轻度瘢痕影响活动的可以通过徒手组织拉伸得以缓解，重度瘢痕形成则需手术切除进行治疗，同时两者均可进行等幅中频电疗、短波电疗和超声波药物透入治疗等理疗措施。

2. 肌炎 多是由损伤的肌肉组织在修复过程中产生过多的炎性物质而不能及时清除造成，可以考虑针灸、推拿和局部注射营养因子与消炎药物等方法，也可进行局部热敷和微波热疗等理疗。

六、预防措施

1. 加强肌肉力量与伸展性的练习。
2. 做好充分的准备活动和热身活动。
3. 科学、合理地安排运动量。
4. 矫正运动项目的错误动作。
5. 运动应当选择合适的场地和装备，避免在恶劣天气条件下进行体育运动或比赛。

第三节 关节韧带损伤

关节韧带是由胶原蛋白组织组成并将骨骼彼此紧密连接的装置，其主要功能是确保关节的被动稳定，此外，现有研究表明关节韧带也具有非常重要的本体感觉的功能。韧带内含有许多不同的神经纤维末梢，为神经系统提供关于身体位置、运动和疼痛等信息，而这些信息是协调和控制关节周围肌肉的关键所在，尤其是膝关节、踝关节和肘关节等。

一、损伤原因

1. 外力因素　常见于足球、篮球、排球、体操、体育舞蹈和杂技等项目，多数是由于关节活动超越最大容许限度而引起的韧带损伤。

2. 运动过程中运动参与者的注意力不够集中　例如篮球运动员在起跳以后高空落地不稳等意外也会引起同类的损伤。

二、损伤分级

基于韧带损伤的严重程度和功能表现可将关节的韧带损伤分为以下三级：

第一级：轻度损伤，韧带损伤仅出现一些纤维的断裂，而其他纤维的拉伸和临床检查均显示不影响关节正常的运动范围，虽然可能存在一些疼痛，但没有韧带的松弛。

第二级：中度损伤，韧带有超过 50% 的纤维被破坏，导致关节的不稳定性增加，检查则显示韧带松弛，但是，可以感觉到存在一个明确的运动终点。

第三级：重度损伤，韧带中的所有纤维均完全撕裂，检查显示过度的关节松弛，关节没有明确的运动终点，伤员难以完全负重。而特别的是，韧带三级损伤通常伤员的疼痛不明显或不严重，因为韧带内部的感觉纤维在受伤时经常被分隔出来。

超过关节活动正常范围的任一运动，都将会破坏关节周围组织结构的稳定程度，同时伴有出血、肿胀和明显压痛时均应考虑关节韧带的损伤，以免延误病情或造成伤员的慢性关节不稳。

三、临床表现

1. 伤员主诉关节急性或慢性外伤史。
2. 疼痛　关节损伤以后可以出现局部疼痛，触诊时压痛尤为明显。
3. 肿胀或皮下淤血（约伤后 12h 内）。
4. 部分伤员存在韧带撕裂感或断裂感。
5. 关节活动范围受限或踝关节不稳定。
6. 影像表现　X 线摄片可以明确诊断关节内、外、前、后是否存在骨折和脱位的情况，MRI 检查可以帮助判断伤员关节韧带损伤的部位和损伤的程度，B 超检查可以明确伤员具体的关节韧带损伤、损伤类型及其损伤程度等，但须配备相关的检查设备和具有经验的检查人员。

四、常见的关节韧带损伤

常见的关节韧带损伤是踝关节、膝关节和肘关节韧带损伤，此类损伤经常引起相应部位关节的活动限制、肌肉萎缩和肌力低下等功能问题。下面就上述三个关节的功能解剖、损伤机制、康复评估、治疗方法和预防措施等方面进行详细的介绍，以供参考和应用。

（一）踝关节韧带损伤

1. 损伤机制　踝关节的软组织结构由三组韧带共同维持其稳定状态，这三组韧带分别是外侧韧带、内侧三角韧带和下胫腓联合韧带。其中，外侧韧带由距腓前韧带、跟腓韧带和距腓后韧带组成，下胫腓联合韧带由下胫腓前韧带、下胫腓后韧带、骨间韧带和胫腓横韧带组成（图 2-7-3-1）。

外侧韧带损伤常发生在踝的跖屈过度内翻时，伤员常见的损伤部位是距腓前韧带和跟腓韧带，而距腓后韧带的损伤则较为少见，仅见于某些严重的踝关节损伤。

内侧三角韧带的损伤可以发生在足外翻和外旋时，三角韧带的局部断裂比较少见，常与跟骨外侧的骨折和下胫腓联合韧带断裂合并发生。

下胫腓联合韧带也可以出现断裂，通常以部分断裂最为常见，完全断裂则常与骨折和内侧的三角韧带撕裂合并发生。

踝关节韧带损伤见于下楼梯时踏空、空中落地、篮球、足球、排球、现代舞、芭蕾舞等运动项目起跳落地不稳或被踩、被绊等引起过度的足内翻、内旋或足外翻、外旋。

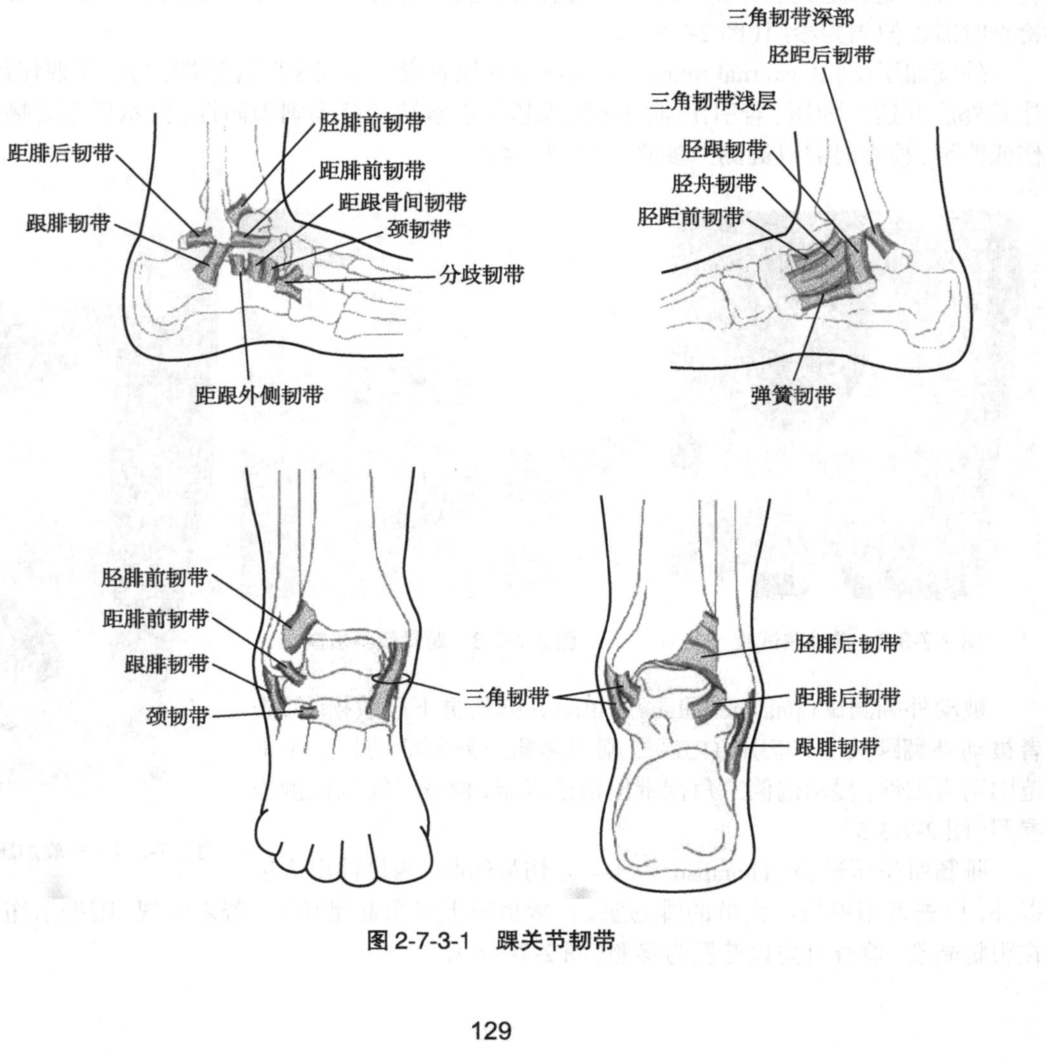

图 2-7-3-1　踝关节韧带

2. 康复评估

（1）关节活动范围的评定：主要是判断伤后关节活动受限程度以及康复治疗以后关节活动功能的改善情况。

（2）肌力评定：通常利用徒手肌力测试法评价伤员的股四头肌、小腿三头肌（比目鱼肌和腓肠肌）、胫骨前肌和踝内、外翻肌肉等的力量素质。

（3）肢体围度测量：主要用以了解伤员肢体肿胀的情况。

（4）疼痛评定：通常应用视觉模拟评分法（VAS 评分法）评价伤员的疼痛情况及治疗以后的改善情况。

（5）平衡功能和踝关节的本体感觉功能：常在伤后 1~2 周内完成，需要注意的是，过早进行此项评估可能结果并不准确。

（6）特殊检查前

抽屉试验（anterior drawer test）：检查者一手固定伤员的胫骨远端，另一手握住足的跟部，向前方用力试图让距骨向前移位，当出现较大的向前移位（＞5mm）者为前抽屉试验的阳性，提示前距腓韧带损伤或撕裂，检查时需以健侧为参照（图 2-7-3-2）。

距骨倾斜检查（talar tilt test）：检查者一手固定胫骨远端，另一手握住足跟部内翻距骨，若检查者感觉胫距关节外侧分离较大或引出剧烈疼痛则为阳性，提示跟腓韧带撕裂或断裂，检查时需以健侧为参照（图 2-7-3-3）。

外旋加压试验（external rotation stress test）：检查者一手固定胫骨远端，另一手握住足部，让其外旋并适当加压，若引出剧烈疼痛或超过正常活动范围则为阳性，提示后距腓韧带损伤或撕裂，检查时需以健侧为参照（图 2-7-3-4）。

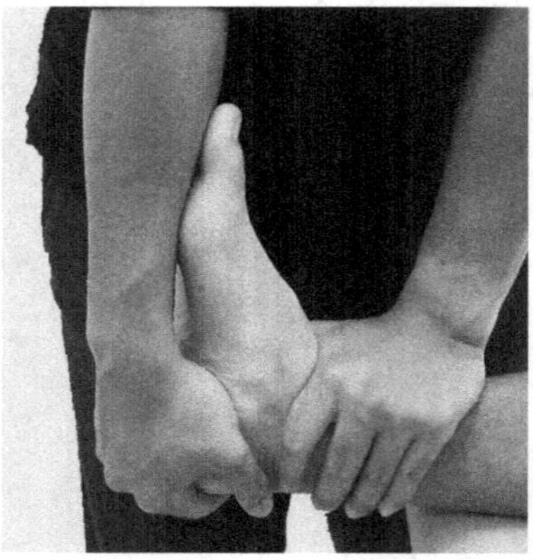

图 2-7-3-2 前抽屉试验

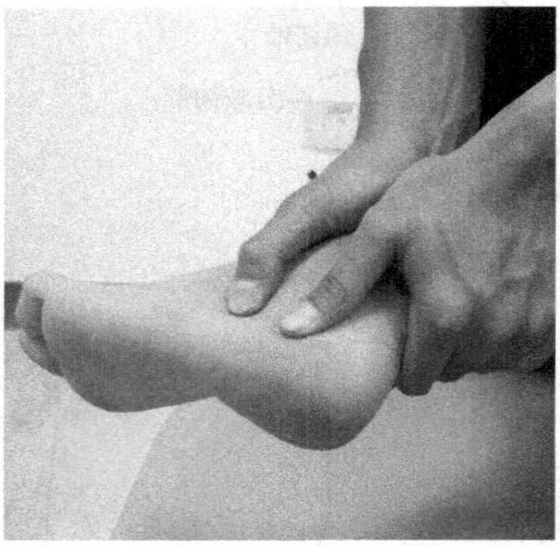

图 2-7-3-3 距骨倾斜检查

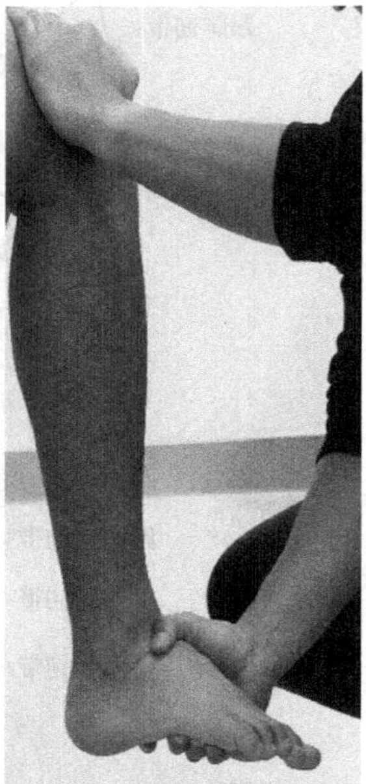

图 2-7-3-4 外旋加压试验

被动外翻测试（passive valgus testing）：嘱伤员下肢放松，检查者被动外翻踝关节，若引出内踝处剧烈疼痛或外翻活动超过正常范围则为阳性，提示内侧三角韧带损伤或撕裂，检查时需以健侧为参照（图 2-7-3-5）。

腓肠肌挤压试验（Thompson' s test）：伤员俯卧，两足伸出床边以外，检查者用手挤压伤员的腓肠肌，正常情况下可引起足跖屈，若未出现，则提示伤员存在跟腱断裂，检查时需以健侧为参照（图 2-7-3-6）。

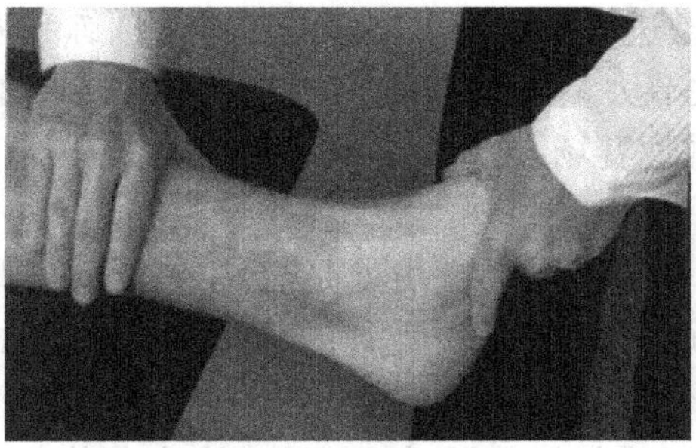

图 2-7-3-5 被动外翻测试

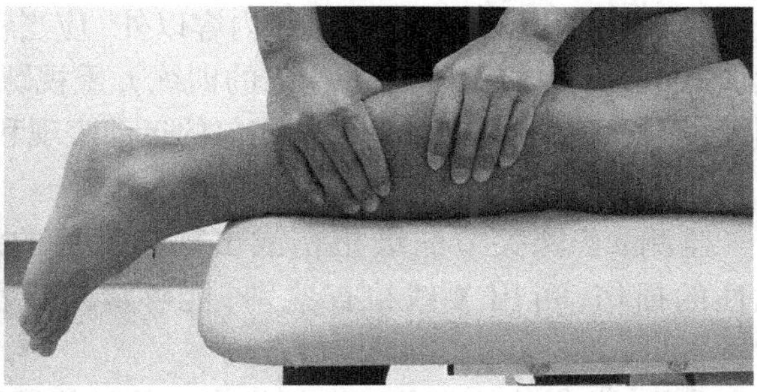

图 2-7-3-6 腓肠肌挤压试验

Tinel 征（Tinel's sign）：叩击神经损伤的部位或其远侧，若出现其支配皮区的放电样麻痛感或蚁走感，可以反映伤员的神经再生水平或提示神经损害的部位（图 2-7-3-7）。

跟腱反射（Achilles reflex）：伤员俯卧，检查者以叩诊锤叩击跟腱（在跟腱保持紧张的时候），正常反应为腓肠肌立即收缩（即足背伸）。若反应迟钝或难以引出，则为阳性，提示伤员可能存在运动神经的损伤（图 2-7-3-8）。

注意：上述检查应当建立在医务人员详细了解伤员受伤过程的前提下，再进行有针对性的测试和检查，这样可以减轻伤员的痛苦和节省诊疗时间。

（7）影像检查：通常 X 线检查主要用来排除踝关节出现的骨折或脱位等情况，MRI 成像则可以明确踝关节韧带损伤的部位和损伤程度等，但是在多数的情况下无需进行 MRI 检查。

3. 康复治疗

（1）伤后即刻：减少或停止伤处的关节活动，用弹力绷带加压包扎，抬高伤肢并适当冰敷，可以进行适当的负荷训练包括早期踝关节无痛范围内的活动和适当负重。

（2）伤后 24h：早期进行功能性的治疗，主要包括踝关节的活动、力量训练、拉伸练习和本体感觉训练（图 2-7-3-9）。可以考虑温热疗法加速局部淤血消除和促进血液循环、消肿、镇痛和舒经活络等，也可以用短波、超短波电疗进行深层组织的消炎和镇痛，还可以进行运动功能性贴扎或支具佩戴等。

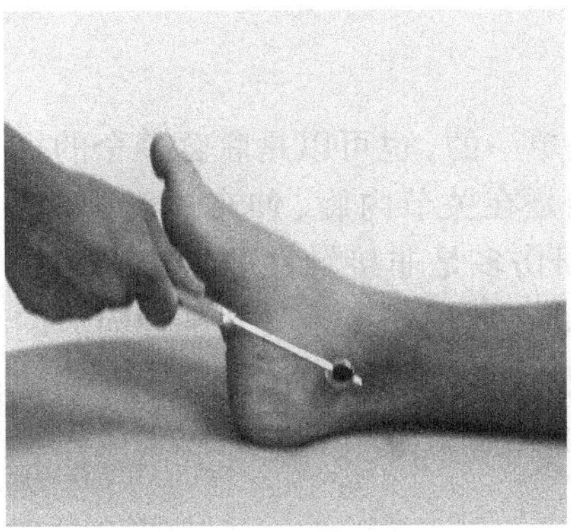

图 2-7-3-7 Tinel 征跟腱反射

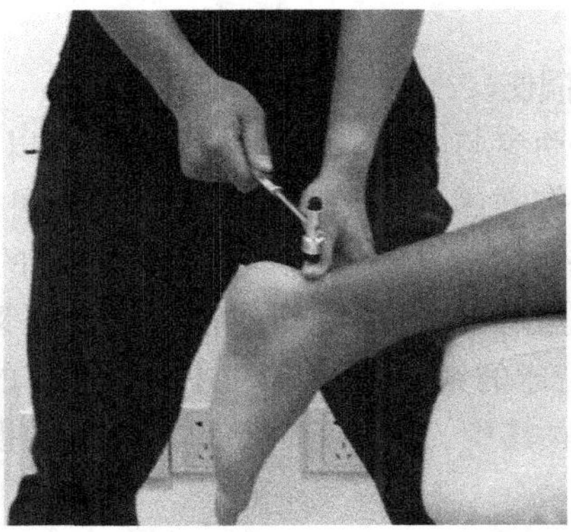

图 2-7-3-8 跟腱反射

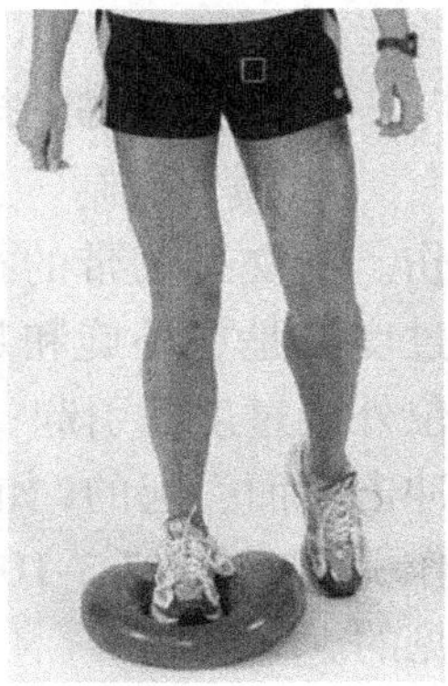

图 2-7-3-9 踝关节平衡功能练习

（3）1~2 周以后：除上述治疗内容以外，应当考虑进行平衡和本体感觉的进阶训练和强化训练（如斜板、平衡垫或平衡板的训练），重视踝关节力量训练，可以逐步开展运动专项的训练，以便运动员能够快速恢复伤前的运动表现和重返赛场。

（4）其他治疗：

监测：若踝关节三级扭伤或出现持续性的疼痛，为了明确伤处是否存在骨折或撕脱性的损伤，可用 X 线检查鉴别，能够清楚显示踝关节前部和腓骨的后侧局部肿胀的性质。

药物：非甾体抗炎药可以缓解疼痛并且能够让运动员尽早活动，也可以单独或联合选用镇痛类的药物。

手术：对于高水平运动员出现反复发作史或踝关节韧带完全性断裂者则可以考虑韧带加固或韧带重建术，术后伤员的踝关节应当进行石膏固定 6 周，固定期间也可以进行适当的功能训练。

4. 注意事项

（1）踝关节韧带损伤（不稳）的问题不容忽视，只有进行正确的治疗和运动干预，伤员才能获得完全康复。据统计：若处理不当，20%~40% 可以出现因韧带松弛导致的慢性踝关节不稳、习惯性踝关节扭伤或踝关节疼痛等问题。

（2）伤员必须根据损伤程度休息 4~12 周，通常一级损伤恢复时间需要约 1 周，二级损伤需要 2~3 周，三级损伤需要 4~8 周，但是伤后的功能问题则可能持续存在 8~10 周。在确认没有疼痛、活动正常和踝关节周围肌肉的力量恢复以后才能完全重返运动。

（3）此类伤员在安排康复治疗计划时，不可忽略踝关节的稳定性和本体感觉训练，其目的是预防再次损伤和提高踝关节的功能活动水平。

5. 预防措施

（1）注重加强踝关节周围肌肉的力量与伸展性练习。

（2）运动前做好充分的准备活动和热身活动。

（3）矫正运动参与者专业项目的错误动作。

（4）注重踝关节的本体感觉练习和平衡练习。

（5）运动参与者应当选择合适的场地、运动鞋和装备，避免在恶劣的天气条件下进行体育运动。

（二）膝关节韧带损伤

1. 损伤机制　运动参与者的膝关节韧带损伤可以是单一的，也可以是联合多个的损伤。前交叉韧带的损伤常因受到膝扭转力而引起，可能是在关节内旋、伸直过度、屈曲过度或是在外旋和足外翻情况下出现。内侧副韧带的损伤多是非接触性的创伤和屈膝位外旋过度而引起，是膝关节最易受伤的韧带。后交叉韧带的损伤多是受到某种向后的冲击力而引起的，如足球的铲球动作等。外侧副韧带的损伤通常是膝的过伸合并内翻动作引起（图 2-7-3-10）。其中，内侧副韧带和半月板的损伤是膝关节所有的损伤中最为常见的。

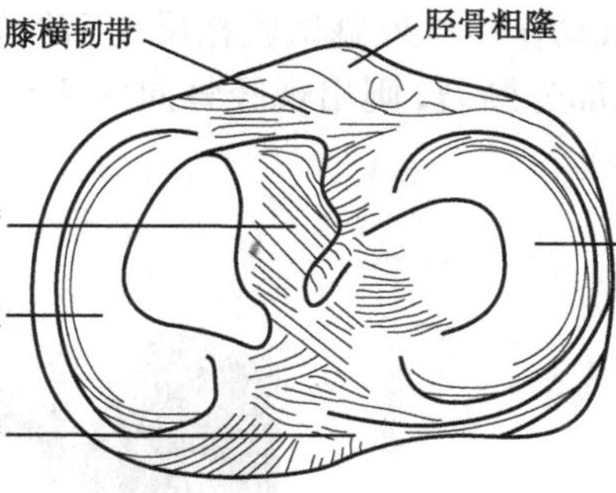

图 2-7-3-10　膝关节的韧带

2. 康复评估

（1）关节活动范围评定：主要是判断伤后关节活动的受限程度以及康复治疗以后关节活动功能的改善情况。

（2）肌力评定：通常利用徒手肌力测试法评价伤员的股四头肌、小腿三头肌、胫骨前肌和踝内、外翻肌肉等的力量素质。

（3）肢体围度测量：主要是用以了解伤员肢体肿胀情况。

（4）疼痛评定：应用视觉模拟评分法（VAS 法）评价伤员的疼痛情况。

（5）平衡功能和膝关节的本体感觉功能：通常在伤后 1~2 周内进行，需要注意的是，过早进行此项评估可能结果并不准确。

（6）特殊检查：膝关节损伤进行稳定性试验对于判定何种韧带损伤与稳定程度是必不可少的，进行膝关节稳定性试验时，通常要求伤员的肌肉放松，同时检查伤侧和正常侧两侧的情况，并作两侧的对比与分析，方可得出正确合理的检查结论。膝关节的特殊试验常用的是：前抽屉试验（anterior drawer test）、后抽屉试验（posterior drawer test）、外翻试验（valgus test）、内翻试验（varus test）、回旋挤压试验（McMurray' s test）、研磨试验（Apley' s test）和膝腱反射（knee reflex tests）等。下面将具体介绍上述试验的动作要领、阳性表现和损伤判定：

前抽屉试验（anterior drawer test）：伤员仰卧位，屈髋屈膝 70° ~90°，检查者坐于伤员足背，固定足的位置，双手放在膝关节后方，拇指放在前侧，重复向前拉小腿近端，胫骨在股骨上向前移动过于明显则为阳性，提示伤员可能存在前交叉韧带部分或完全断裂（图 2-7-3-11）。

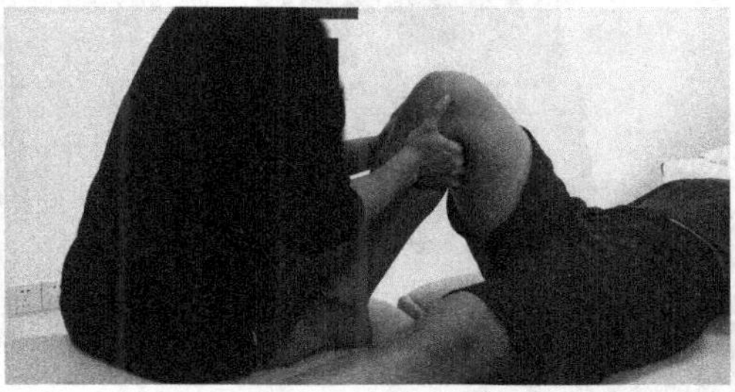

图 2-7-3-11　前、后抽屉试验

后抽屉试验（posterior drawer test）：伤员仰卧位，屈髋屈膝 70° ~90°，检查者坐于伤员足背，固定足的位置，双手放在膝关节前方，拇指放在前侧，重复向后推小腿近端，胫骨在股骨上向后移动过于明显则为阳性，提示伤员可能存在后交叉韧带部分或完全断裂。

外翻试验（valgus test）：伤员仰卧，膝关节伸直或屈曲 30° 位，检查者一手固定踝部，另一手置于膝关节的外侧，被动外翻膝关节。正常情况应无侧方活动和疼痛，如伤员存在内侧副韧带完全或部分撕裂，则出现胫骨向外活动过度和内侧疼痛，若仅为扭伤则出现内侧疼痛（图 2-7-3-12）。

内翻试验（varus test）：测试动作恰与外翻试验相反，正常情况是应无侧方活动和疼痛，如伤员存在外侧副韧带完全或部分撕裂，则出现胫骨向内活动过度和外侧疼痛，若仅为扭伤则出现外侧疼痛（图 2-7-3-13）。

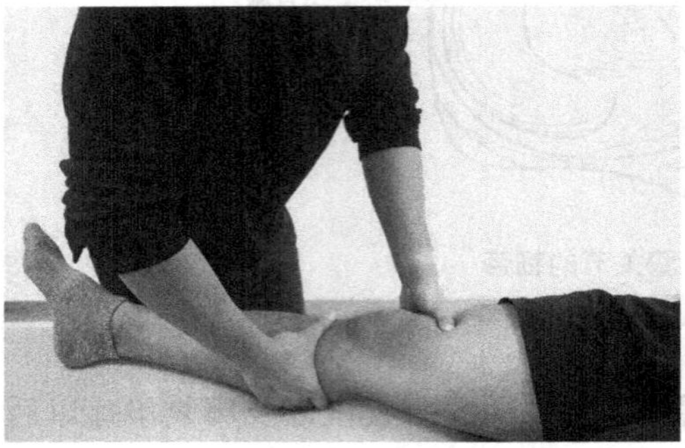

图 2-7-3-12 外翻试验

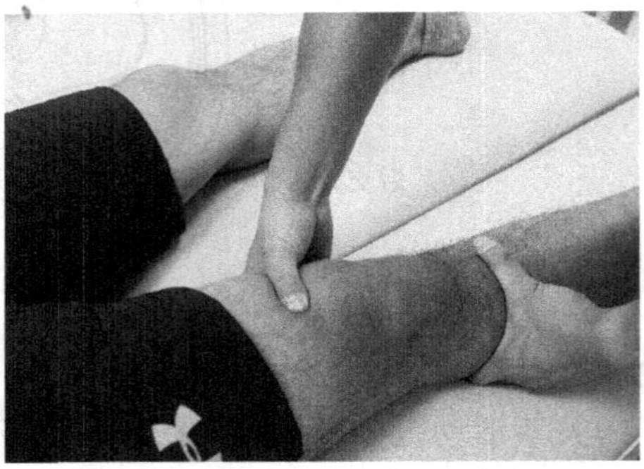

图 2-7-3-13 内翻试验

研磨试验（Apley's test）：要求伤员俯卧位，膝关节屈曲约 90°。检查者将膝部放于伤员大腿后侧以固定大腿，两手持握足踝部，向下挤压，并向外、向内侧旋转，如引出膝关节的疼痛则为阳性，提示伤员可能存在膝关节半月板的损伤。而后向上提拉，并向外、向内侧旋转，如引出膝关节的疼痛则为阳性，提示伤员可能存在膝关节的交叉韧带损伤（图 2-7-3-14）。

回旋挤压试验（McMurray's test）：伤员仰卧，髋和膝关节充分屈曲，检查者一手握膝部，以稳定大腿及注意膝关节内的感觉，另一手握足部让下肢进行充分外展内旋和内收外旋，再伸直膝关节。若内收、外旋引出响声或疼痛，提示伤员可能存在内侧半月板损伤；若外展、内旋引出响声或疼痛，则提示伤员可能存在外侧半月板损伤（图 2-7-3-15）。

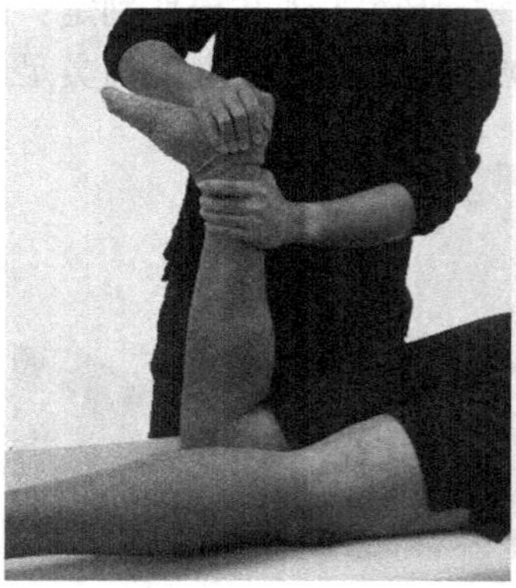

图 2-7-3-14 研磨试验

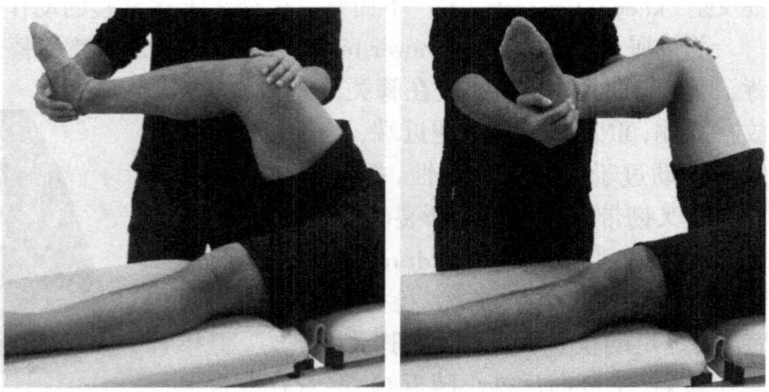

图 2-7-3-15 回旋挤压试验

膝腱反射（knee reflex test）：伤员坐位，双侧下肢离地放松，检查者用橡皮锤或手掌内侧边缘快速地叩击伤员的髌韧带，注意观察小腿的伸膝反应。若反应迟钝或难以引出，则为阳性，提示伤员可能存在运动神经的损伤（图 2-7-3-16）。

（7）影像检查：通常X线摄片对于膝关节严重损伤的伤员十分必要，可以用来排除骨折或脱位的问题，或是观察关节软骨下的病理改变情况。复杂的情况下进行MRI检查可以提示膝关节韧带损伤的部位和程度等重要信息。

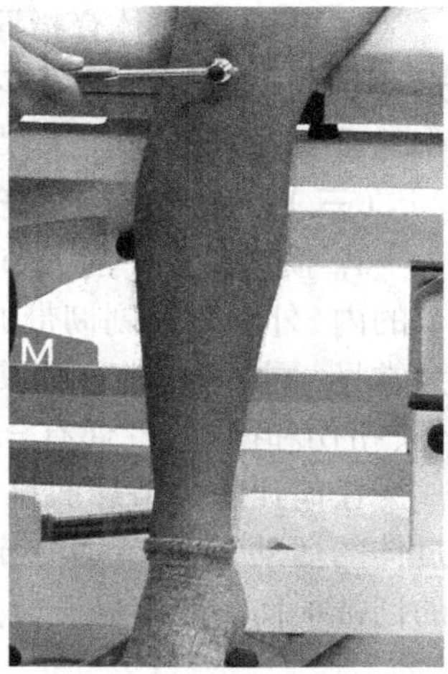

图 2-7-3-16 膝腱反射

3. 康复治疗

（1）治疗原则：任何治疗方案都不能适合所有伤员和各种情况，因此，治疗人员需要考虑膝关节韧带损伤的轻重程度、病变类型、膝关节的稳定状况以及运动专项等情况，从而决定有针对性的和有效的治疗方案。

鉴于目前各年龄段人群的运动量均出现增长的现状，伤后处置对于伤员的年龄并无严格的限制。一般来说，如果伤员年龄在50岁以上，且其运动要求较高或膝关节的稳定性较差，则应推荐伤员接受手术治疗。

（2）治疗方法：

①非手术治疗：伤后应当即刻停止活动，适当冰敷，加压包扎和抬高伤肢以减少出血和镇痛消炎。膝关节周围肌肉的功能性训练应当在伤情允许的情况下尽早开始，通常包括主动活动和较小负荷的阻力训练（图2-7-3-17），应当在韧带撕裂以后的6~12周内避免高风险的训练，包括膝关节的扭转运动和前后撞击等。伤员在愈合以后恢复运动应当配备合适有效的防护器具。保守治疗效果不佳或难以达到伤员运动所需者应当考虑手术治疗。后期治疗过程中可以进行热敷、超声、高频电疗和磁疗等理疗以促进损伤组织的愈合。此外，应当重视伤员的干扰性训练，主要包括应用不稳定力量以增加损伤膝关节的神经肌肉运动控制、反应能力和动态稳定性等。其训练目标是让伤员膝关节的肌肉系统对作用于它的任何力量做出快速的反应，从而让膝关节获得保护性的神经肌肉反应。②手术治疗：手术过程应当遵守解剖原则，术后即刻进行被动关节活动，允许关节进行早期的活动，这样可以最大限度地保持膝关节功能和避免组织过度粘连。手术成功的关键在于移植物的长度合适、张力正确和固定牢固。随着现代医学技术的不断进步，膝关节韧带损伤的手术治疗多采用关节镜下的韧带重建或修复术，此方法具有对伤员关节的伤害较小、术后伤口愈合较快和伤口感染风险较小等优势。

值得注意的是，在膝关节韧带损伤康复治疗的过程中，应当重视和增加膝关节本体感觉和平衡功能的训练，这样可以预防膝关节的再次损伤和提高运动参与者的运动技术水平等。

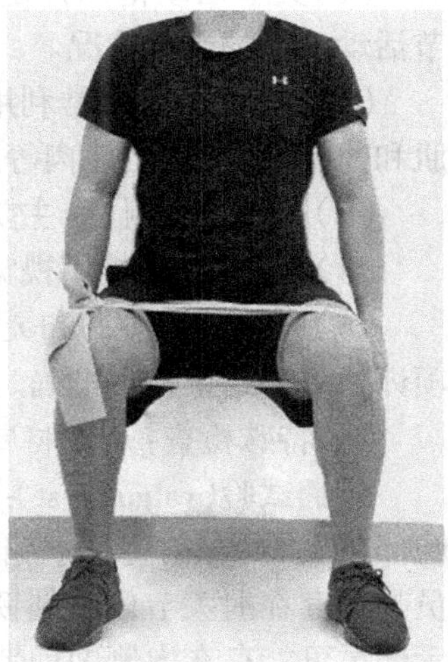

图 2-7-3-17 半蹲练习

4. 预防措施

（1）膝关节韧带损伤的治疗过程非常复杂，其治疗方案应当根据伤员的个体情况而专门制订。

（2）伤员能够恢复运动的时间和方式应当根据伤员康复过程决定。

（3）膝关节的韧带损伤应当注意与膝关节半月板的损伤相鉴别。

（4）运动参与者应当选择合适的场地、运动鞋和装备，避免在恶劣的天气下进行体育运动。

（5）教练员或体育指导工作人员要矫正运动参与者的错误运动技术动作，尤其是高水平运动员，错误的技术动作不仅是其运动表现不佳的主要原因，也是引起再次损伤和其他损伤的重要因素，甚至可能直接影响他们的运动寿命。

（三）肘关节韧带损伤

1. 损伤机制 肘关节是由肱尺关节、肱桡关节和桡尺近侧关节构成的复合关节。其关节的内、外两侧有副韧带加固（图 2-7-3-18）。临床工作中发现，肘关节的尺侧副韧带损伤较为常见，同时，通常合并其他软组织如关节囊、屈指肌、屈腕肌和旋前圆肌及其附着点的拉伤、扭伤和撕裂伤，偶有合并肱骨内上髁的撕脱性骨折。

任何让腕关节屈肌群及前臂旋前圆肌突然猛烈收缩与过度牵拉，或肘关节突然外展与过伸的活动，都有可能引起肘内侧屈肌及旋前圆肌或尺侧副韧带及关节囊的损伤。肘关节的韧带损伤一般多见于投掷、体操、摔跤、柔道和举重等运动项目。

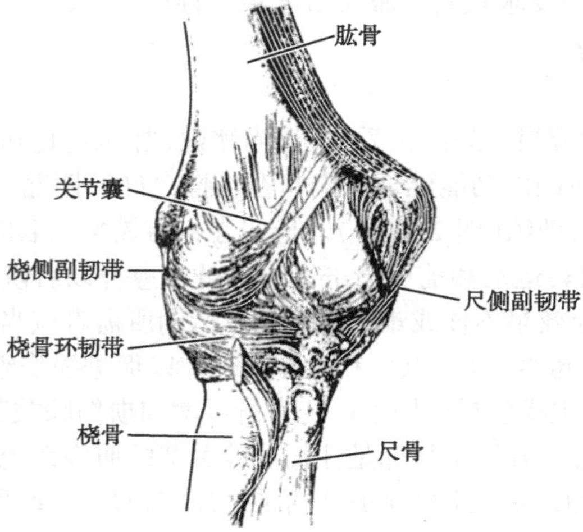

图 2-7-3-18 肘关节韧带

2. 康复评估

（1）关节活动范围评定：主要是判断伤后肘关节活动的受限程度以及康复治疗以后关节活动功能的改善情况。

（2）肌力评定：通常利用徒手肌力测试法评价伤员的肱二头肌、肱三头肌、三角肌、屈腕肌和前臂旋前、旋后肌肉等肌肉的力量素质。

（3）肢体围度测量：主要用以了解伤员肘关节肿胀情况。

（4）疼痛评定：应用视觉模拟评分法（VAS 法）评价伤员的疼痛程度。

（5）肘关节的协调和灵敏功能：通常在伤后 1~2 周内进行，需要注意的是，过早进行此项评估可能结果并不准确。

（6）特殊检查：下面将要具体介绍肘关节各项试验的动作要领、阳性表现和损伤判定。

外翻试验（valgus test）：伤员端坐或立位，检查者用一只手稳定肘部，另一只手握住伤员腕部，检查者在前臂远端施加外展力或外翻力来检测肘关节内侧副韧带，重复多次，观察伤员是否存在肘关节内侧副韧带的疼痛、不稳定或关节活动范围的异常，若存在即为阳性，提示伤员可能存在内侧副韧带的损伤或断裂（图 2-7-3-19）。

内翻试验（varus test）：测试动作与外翻试验恰好相反，观察伤员是否存在肘关节外侧副韧带的疼痛、不稳定或关节活动度的异常，若存在即为阳性，提示伤员存在外侧副韧带的损伤或断裂（图 2-7-3-20）。

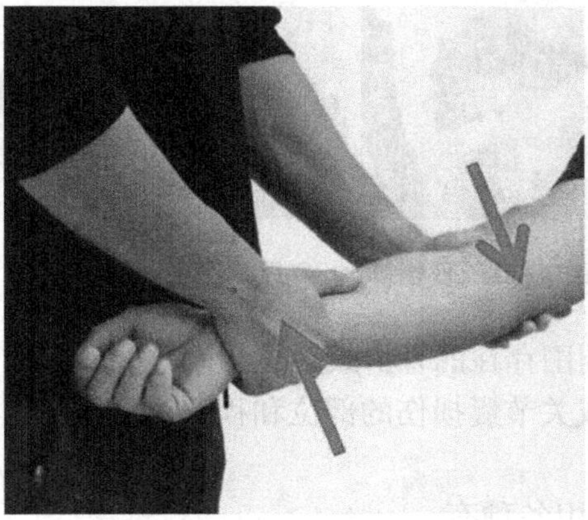

图 2-7-3-19 外翻试验

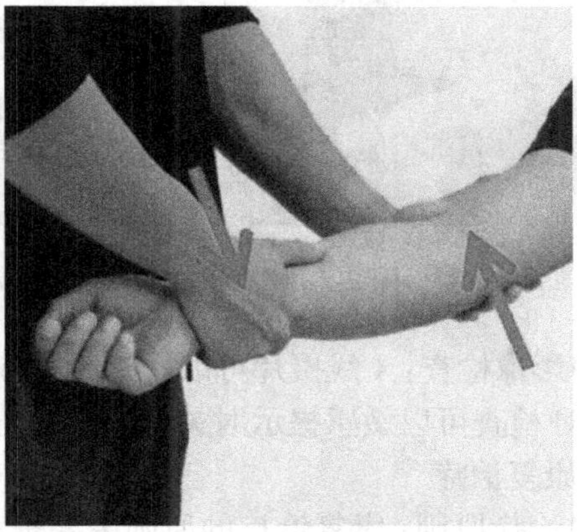

图 2-7-3-20 内翻试验

尺神经屈曲试验（ulnar nerve flexion test）：伤员端坐或立位，检查者站立在伤员的面前观察并与伤员交流，本试验无需检查者与伤员的肢体接触，要求伤员进行肩的外展、腕的充分背屈和肘部屈曲，并保持此姿势 3~5min。若伤员出现前臂和手部尺神经分布区的刺痛或感觉异常则为阳性，提示伤员的尺神经存在激惹现象（图 2-7-3-21）。

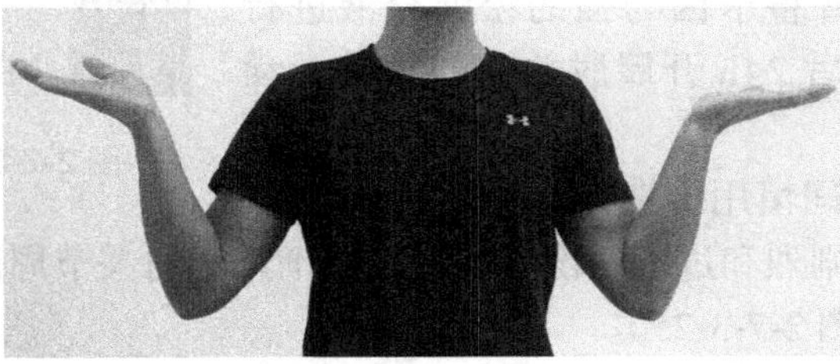

图 2-7-3-21 尺神经屈曲试验

肱二头肌反射（biceps reflex）：伤员坐位或卧位，身体放松，检查者用手托住其肘部和前臂，再以拇指轻置于伤员肘部的肱二头肌肌腱上，用叩诊锤叩击检查者的拇指。正常情况下会立即引起前臂屈曲，若反应亢进、减弱或消失，均为肱二头肌反射异常，提示伤员可能存在肌皮神经或肱二头肌的功能问题。

肱三头肌反射（triceps reflex）：伤员坐位或卧位，身体放松，检查者用手托住其肘部和前臂，再以拇指轻置于伤员肘部的肱三头肌肌腱上，用叩诊锤叩击检查者的拇指。正常立即引起前臂伸展，若反应亢进、减弱或消失，均为肱三头肌反射异常，提示伤员可能存在桡神经或肱三头肌的功能问题。

神经紧张试验（nerve tension tests）：主要包括尺神经、桡神经和正中神经的牵张试验，若伤员试验时存在麻木、疼痛等异常感觉，提示此神经存在激惹现象（图 2-7-3-22）。

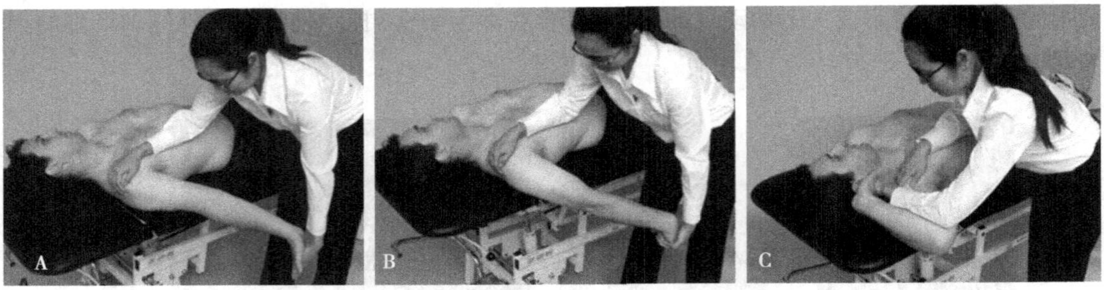

图 2-7-3-22 神经紧张试验（A 正中神经、B 桡神经、C 尺神经）

（7）影像检查：X 线摄片可以排除肘关节周围存在的骨折或脱位的问题。复杂的情况下进行 MRI 检查可以敏感提示肘关节韧带损伤或关节囊损伤的部位和程度等重要信息。

3. 康复治疗

（1）治疗原则：康复治疗的原则主要是利用各种有效的方法进行止血、镇痛、消肿和促进损伤的组织愈合，同时，需要加强肘关节周围肌肉力量和关节稳定性的训练。

（2）治疗方法：急性损伤以后损伤局部立即冷敷，然后利用弹力绷带加压包扎，并于屈肘 90° 位固定。伤后 24h 起可以进行热敷、红外线照射和短波电疗等理疗，如果必要，可用普鲁卡因与强的松混合液进行痛点注射，同时建议伤后 24h 开展肘关节的主动活动（图 2-7-3-23）。

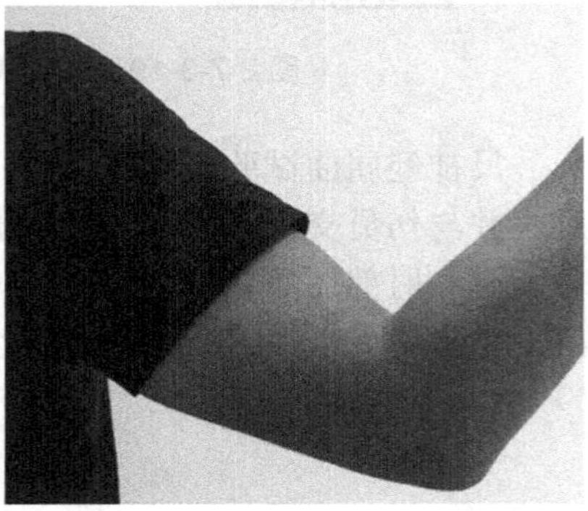

图 2-7-3-23 肘关节主动活动

肘关节急性损伤期间慎用推拿按摩治疗，另外，损伤局部的被动活动不宜剧烈和过度。恢复期可以逐渐加强肘关节周围肌肉力量和关节稳定性的训练（图 2-7-3-24、图 2-7-3-25）。

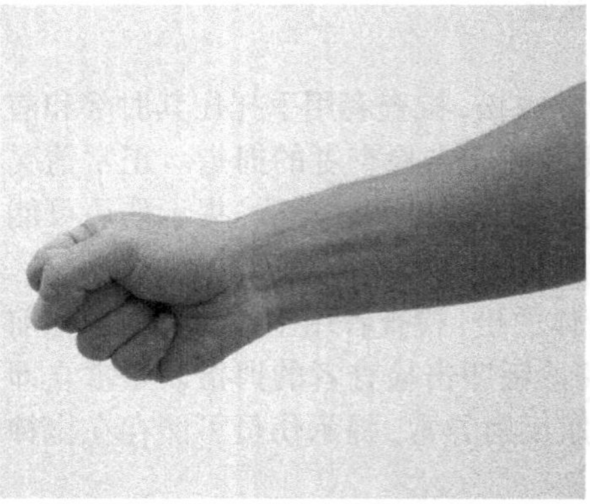

图 2-7-3-24 冲拳练习

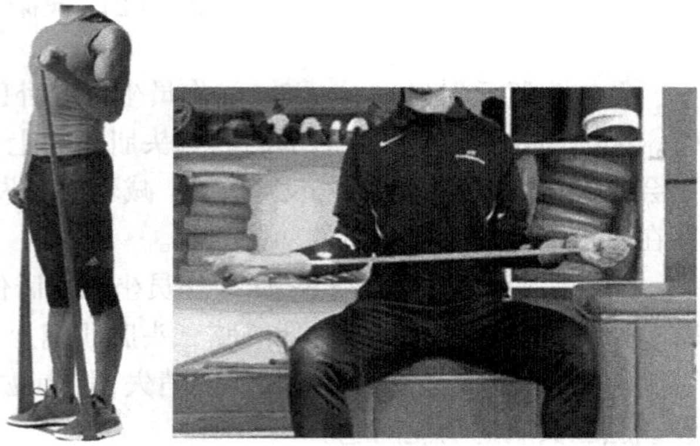

图 2-7-3-25 肘关节抗阻练习

4. 预防措施

（1）肘关节韧带损伤的治疗方法应当根据伤员的个体情况而专门制定。

（2）伤员能够恢复运动的时间和方式应当根据伤员康复过程决定。

（3）肘关节的韧带损伤应当注意与肘关节骨折和脱位的损伤相鉴别。

（4）运动参与者应当选择合适的场地和防护装备，避免在恶劣的天气条件下进行体育运动。

（5）教练员或体育指导人员应当矫正运动参与者的错误运动技术动作。

第四节 滑囊炎

人体中已知的滑囊有150多个，是由内皮细胞组成的封闭性囊状结构，可见于全身骨突与肌腱或肌肉、皮肤之间，摩擦力或压力较大的地方，少数与关节相通。其内壁为滑膜，能产生少量滑液，具有增加润滑，减少摩擦，减轻压力，促进灵活运动的功能。当滑囊肿胀时，任何撞击滑囊的运动或触压滑囊都会产生疼痛。

一、定义

滑囊炎即是滑囊在外伤及长期压迫、挤压、碰撞或过分摩擦等机械性刺激下，滑囊壁发生充血、水肿、渗出、肥厚、粘连等无菌性炎症反应。通常表现为局部红肿、轻微疼痛或无疼痛。若为急性创伤性/出血性滑囊炎或脓毒性滑囊炎可能出现明显疼痛和压痛。

二、流行病学

滑囊炎在男性和女性人群中的发病率相当。鹅足滑囊炎和转子滑囊炎好发于女性，更常见于肥胖者。滑囊炎的发病率还与职业相关，比如男性罹患尺骨鹰嘴滑囊炎的比率高于女性，由于从事体力劳动（如水管工、园丁、技工、建筑工人等）的多为男性。滑囊炎会影响所有年龄段的人群，老年人长期患有骨关节炎或其他慢性疾病，滑囊炎患病的风险更高。免疫功能低下的人群，如糖尿病患者、某些风湿病患者、酗酒者或HIV感染者患脓毒性滑囊炎的风险更大。

三、病因及康复机制

（一）病因

滑囊炎是骨科常见疾病，以慢性滑囊炎为多，常与职业有关。其病因包括过度使用性损伤、感染性疾病、创伤、炎症性疾病等。滑囊炎最常见的病因是长期压力，即滑囊受累于硬质表面与骨突起之间的压力。重复运动可刺激滑囊并导致滑囊炎。创伤导致滑囊受到撞击或挤压形成创伤性滑囊炎，可由感染引起脓毒性滑囊炎风险，可通过血行传播，大部分由金黄色葡萄球菌引起。自身免疫性疾病、全身性炎症状态以及关节病，包括类风湿性关节炎、骨关节炎、系统性红斑狼疮、脊柱关节病和痛风也可引起滑囊炎。此外，滑囊炎可以是特发性的，如感染性滑囊炎，可以通过侵入性操作诱发，其还可能与肿瘤有关。

（二）康复机制

1. 机制　滑囊炎的康复机制在于消除滑囊肿胀和疼痛。滑囊本身是一个存在于结缔组织间的囊状间隙，由于各种因素导致滑囊受到刺激，出现肿胀或炎症，当发炎的滑囊受到骨、肌肉、肌腱、韧带或皮肤压迫时，患者会感到疼痛。通过各种康复手段，可以缓解疼痛、消除肿胀，控制感染等。经过长期的运动康复，可以增强稳定性，减少对滑囊的反复压迫和摩擦。此外，运动能提升患者自身免疫力，调节内分泌，降低滑囊炎的发生风险。

2. 原则 滑囊炎康复治疗的基本原则是缓解疼痛、药物治疗、预防或控制感染，预防导致滑囊炎的可控性因素，如反复撞击或压迫。可通过运动疗法，增强肌肉力量、关节稳定性，防止滑囊在关节活动时受到过度压迫或摩擦。

四、分类

根据临床分期，可将滑囊炎分为急性滑囊炎和慢性滑囊炎。对患者详细的病史、临床表现以及日常生活的了解，有助于区分这两种类型的滑囊炎。根据好发部位区分，常见的滑囊炎有肩峰下滑囊炎、鹰嘴滑囊炎、髌前滑囊炎、髌上滑囊炎、鹅足滑囊炎、跟后滑囊炎等。

（一）肩峰下滑囊炎

肩部遭受直接或间接外力撞击或肩部过度外展，即可致急性肩峰下滑囊炎。慢性滑囊炎多继发于肩关节周围组织损伤和退行性变，尤以冈上肌腱的退变和劳损、钙盐沉积最为常见。主要表现：肩部外侧疼痛、关节运动受限，活动时疼痛加重。疼痛位于肩部深处，常涉及三角肌止点。肩关节外展、外旋时疼痛加重。

（二）鹰嘴滑囊炎

又称为“学生肘”，常因急性损伤或经常摩擦而致，或发生于经常用肘支持、用力工作的人。急性损伤后滑液积聚，使滑囊膨隆、局部压痛，伤肢无力、肘关节屈伸活动不利。穿刺可得血性液体。慢性鹰嘴滑囊炎主要表现为鹰嘴部皮下囊性肿物，一般无疼痛及功能障碍。滑囊炎合并感染时，则局部有红、肿、热、痛、波动感和压痛及功能障碍。穿刺为脓性或脓血性，实验室检查可见血象增高。

（三）髌前滑囊炎

称为“女仆膝”，多由长期反复摩擦、挤压、碰撞等机械因素引起。常见于宗教跪拜、刷洗地毯工、园艺工人及电焊工、矿工等跪蹲工作者。表现为髌前疼痛和肿胀、轻压痛，触之有波动感、柔软，界限清楚，局限于髌骨前区，不累及关节，膝关节功能不受限。

（四）髌上滑囊炎

称为“牧师膝”，髌上滑囊位于髌骨上缘的上方、股四头肌腱和股骨体下部之间。常因急性损伤或慢性劳损而导致髌上滑囊炎。以滑囊滑膜渗液增多、滑囊肿大为主要表现，可伴有感染。由于髌上滑囊与膝关节相通，可波及到膝关节而产生关节腔积液，出现膝关节疼痛、肿胀、肌肉萎缩等，严重者有膝关节活动受限。

（五）鹅足滑囊炎

鹅足滑囊位于缝匠肌、股薄肌及半腱肌的联合止点与胫骨内侧副韧带之间。局部直接创伤或膝部反复摩擦、劳损都可引起该滑囊的炎症。主要表现为膝关节内侧疼痛、肿胀，在胫骨内侧髁处压痛明显，在屈伸膝关节时疼痛，有时疼痛可向上扩散。常可误诊为内侧半月板损伤、内侧副韧带损伤及慢性膝关节炎等。

（六）跟后滑囊炎

包括跟腱后滑囊炎及跟骨后滑囊炎。发病原因与穿鞋过紧而压迫、摩擦有关，或与长途跋涉和奔跑、过度跳跃、扭挫，使跟腱周围受到反复牵拉和摩擦有关。主要症状为跟部疼痛及肿胀。走路时疼痛加重。踝关节的X线侧位片上可见其后方的透亮三角区消失或不清晰。

五、评定内容

滑囊炎可由急性损伤或慢性劳损引起，过度机械刺激引起软组织炎性渗出，产生积液引起关节肿胀、疼痛。

（一）基本情况

询问相关病史。如存在运动史，判断损伤部位是否受过外力冲撞；存在劳损史，判断其是否在某一动作下会出现疼痛。了解患者从事的职业有助于滑囊炎的诊断。

（二）生理功能评定

了解损伤部位具体情况。观察损伤部位的皮色皮温，是否存在红、肿、热、痛等症状，主要判断关节肿胀积液；损伤关节间隙是否有局部压痛及波动感，以上多见于急性损伤。若损伤部位局部肿胀不明显，触之可有较硬、可移动包块，可判断存在组织粘连，其程度与积液和滑囊增生相关。

滑囊炎疼痛定量可采用视觉模拟量表 VAS 评分。定性采用疼痛的描述性内容以评估损伤程度，如疼痛的性质、程度、时间以及诱发因素等内容，以全面把握疾病的情况。

滑囊炎可引起患者运动功能障碍。采用徒手肌力评定，先一步了解肌肉力量有助于判断患者关节活动度；再测定相应关节的主动和被动关节活动度，掌握损伤关节活动受限的原因。

（三）影像学检查

1. 肌肉骨骼系统超声检查　肌骨超声对软组织细微结构显示优于 MRI 和 CT，并且其具有无创、便捷、廉价及短期内可重复检查等优点，尤其是能够实时、动态地观察肌腱和肌肉的运动，主要检查滑囊及腱鞘是否有炎症，关节腔内是否有积液，周围软组织是否有肿物及淋巴水肿等改变。

2. 磁共振以及 CT 检查　这两种检查方法能够更直观地显示损伤部位软组织与骨骼的情况，以及其与周围其余软组织的位置情况，如是否存在压迫神经、血管的情况，是否存在血肿或韧带肌腱损伤；多用于检查急性滑囊炎或创伤性滑囊炎。

六、康复治疗方法

根据疾病的临床症状，滑囊炎的治疗可分为急性期、慢性期。

（一）康复目标

急性期主要以缓解疼痛、减轻肿胀、预防并发症为主要目标，慢性期以松解粘连、软化瘢痕、增加损伤相应关节的稳定性和灵活性，恢复其运动能力为主要目标。

（二）康复方法

滑囊炎的非手术治疗在临床中普遍接受度较高，主要包括理疗、药物、注射、针灸等中医、西医相结合的治疗方法。

1. 穿刺抽液　损伤滑囊内积液可压迫其周围软组织，影响损伤关节活动；如肩峰下滑囊出现积液可引起肩峰下撞击综合征。穿刺抽取滑囊内滑液，以减少其对周围软组织的压迫，也可用于鉴别诊断滑囊是否存在出血或感染问题。穿刺抽液多在封闭治疗或滑液细菌培养中运用。

2. 痛点封闭　封闭治疗解决滑囊炎疼痛的机制是药物通过阻断滑囊内疼痛通路的传导，进而抑制炎症物质释放，从而缓解疼痛。可在超声引导下进行精确注射，能够减少药物用量，以达到提高封闭疗效的目的。

3. 非甾体抗炎药　在损伤急性期可口服非甾体抗炎药（NSAIDs），达到解热镇痛抗炎作用，NSAIDs广泛用于临床中疼痛、发热、炎症性疾病、软组织疾病和运动损伤的治疗等。

4. 理疗　损伤急性期选用冰敷和无热量等理疗方法，以控制肿胀、缓解疼痛为主；损伤慢性期选用微热量、温热量理疗，以松解粘连、软化瘢痕为主。可选择红外线照射、蜡疗、微波治疗、超短波治疗、冲击波疗法等。

5. 运动疗法

（1）体位摆放：急性期需要适当休息，指导患者正确摆放肢体，避免再次激惹患处，引起疼痛和渗出。

（2）推拿按摩：急性期损伤部位可由于疼痛引起肌肉紧张，可辅以推、揉手法，以理筋、放松肌肉手法为主。损伤后期在患者无疼痛情况下可进行关节松动术，利于消除肿胀；若患处出现滑囊与周围肌腱韧带组织粘连，可采用揉捏、弹拨手法，治疗可与热疗相结合，以达到松解粘连的作用。患处软组织粘连影响关节活动时，行关节松解术。

（3）运动训练：以维持关节活动度、预防并发症为主要目标，临床上大多患者会因为疼痛忽视功能锻炼，而制动会产生各类并发症。早期损伤应该让相应关节进行主动活动，目的在于松解粘连，促进关节液分泌。慢性期训练主要为增加关节稳定性、灵活性以及恢复周围软组织柔韧性。

6. 针刺治疗　滑囊炎属于中医学“痹证、筋伤”范畴，针刺治疗可以疏通经络、活血化瘀。取穴为损伤部位邻近穴位或阿是穴，平补平泻，留针15~20min，1次/d，3~5次为一疗程。

七、预防

运动损伤预防本着“三级预防”原则，针对滑囊炎主要病因进行预防。主要是预防损伤、伤后并发症以及功能障碍的发生。主要包括加强大众对滑囊炎急性、慢性劳损等的认识。若已发生损伤，应预防并发症以及再次损伤。损伤早期适当休息，同时进行必要的主动活动，忌长期制动；参加运动时在受伤部位佩戴护具，便于缓冲碰撞时冲击力对关节的损伤；加强易伤部位或者相对较弱部位的训练，增加稳定性，以降低再次损伤概率。

第五节　腱　鞘　炎

腱鞘炎（tenosynovitis）是一种由慢性劳损引起的无菌性炎症。腱鞘是由两层结缔组织膜构成的长管，套在肌腱上，当肌肉收缩时，肌腱就紧张起来，有腱鞘保护可以减少肌腱通过深筋膜等部位的摩擦，如果摩擦使用过度，则会导致肌腱腱鞘炎。近年来，随着手机功能的丰富多样，日常生活中低头频繁点击手机的动作成了腱鞘炎的诱因。可以说腱鞘炎是现代技术高速发展而引发的一种流行病，虽然不是一种危及性命的大病，但其产生的疼痛几乎伴随着日常活动的时时刻刻，也确实令人烦恼。本章节旨在为广大腱鞘炎患者提供科学的康复手段，改善功能障碍，提高生活质量。

一、定义

腱鞘炎是指由于肌肉长时间的反复收缩，使肌腱与腱鞘发生过度摩擦，而引起腱鞘水肿、增生等无菌性炎症。患者大多有过多的慢性损伤病史，肌腱长期与周围韧带、骨突、纤维等组织发生摩擦，在指、趾、腕、踝及肩部均可发生，尤以腕部和指部最常见。病变后可出现骨质增生、滑膜炎、肩周炎、类风湿关节炎等疾病，主要临床表现为疼痛，并可向腕部、前臂等处放射；常有明显压痛点，并可触及米粒状结节，病程长者还可出现摩擦音或弹响，导致关节畸形或功能障碍，严重影响患者的日常生活。

二、流行病学

腱鞘炎是一种常见的流行性疾病，各个年龄均可发病，最常见的是35~60岁，男女发病比例为1∶2~1∶4，且随着现代化生活节奏的加快以及工作压力、生活压力的加大，导致腱鞘炎的发病率逐渐增高。

三、病因及康复机制

（一）病因

1. 中医学因素　腱鞘炎属于中医学“筋结”“筋痹”等范畴，多因内在气血运行失调，外邪侵袭所致，精血失于输布而导致筋失濡养，不荣则痛。

2. 手腕部解剖学因素　掌骨头掌侧的两个籽骨和上面横行的鞘状韧带共同形成狭窄的隧道，拇长屈肌腱行于其中，长期摩擦可导致拇长屈肌腱鞘炎。桡骨茎突部腱鞘位于由腕横韧带和桡骨茎突上骨凹构成的管道内，由于拇短伸肌和拇长展肌在腕背伸、桡偏时，两个肌腱的活动方向不完全一致，在鞘内摩擦，久而久之导致腱鞘炎。指深屈肌与指浅屈肌两肌腱行至掌骨颈时，挤入由骨和韧带包裹的纤维鞘，指屈伸时两肌腱相互摩擦，久而久之即引起腱鞘炎，又称“扳机指”。

3. 社会角色因素　产后腱鞘炎发病率也较高，因为孕期妇女体内的激素发生改变，易造成腱鞘充血、水肿；中老年女性、家庭主妇等需频繁进行家务活动，因手指、腕部长期的反复使用，易患腱鞘炎。因职业要求需经常使用手腕、手指的人群，如举重运动员、搬运工、钢琴演奏者等，同样容易导致肌腱劳损，出现炎症。此外，也有研究认为骨关节炎的易感基因与肌腱的病理改变存在密切的关系。

（二）康复机制

1. 机制　腱鞘炎的运动康复机制主要在于消除炎症、水肿，恢复正常的关节活动度和增强腕关节肌肉力量。正确的运动疗法不仅可以促进血液循环，消除肿胀，消除炎症，而且还能增强神经对肌肉的控制，增强腕和手部肌力和稳定性。

2. 原则　腱鞘炎康复治疗的基本原则是运动疗法、药物治疗及日常生活的教育指导。治疗成功的关键除取决于治疗措施外，还取决于患者对错误运动姿势的认识及纠正。

四、分类

腱鞘炎的分类按发病部位可分为拇长屈肌腱鞘炎，桡骨茎突部腱鞘炎，示、中、环指屈肌腱狭窄性腱鞘炎、腕背侧指伸总肌腱鞘炎。按造成原因不同可分为狭窄性腱鞘炎、急性纤维性腱鞘炎（摩擦音滑膜炎）、急性浆液性腱鞘炎（风湿性腱鞘炎）、急性化脓性腱鞘炎和结核性腱鞘炎。目前比较常见的腱鞘炎是狭窄性腱鞘炎，也就是以下将提到的拇长屈肌腱鞘炎，桡骨茎突部腱鞘炎，示、中、环指屈肌腱狭窄性腱鞘炎和腕背侧指伸总肌腱鞘炎。

（一）拇长屈肌腱鞘炎

病变常在掌骨颈掌侧，拇指疼痛常漫延至整个腕部的桡侧面，并随着手尺偏的活动加强，拇指屈伸困难，时有弹响，第一掌骨头内侧局部压痛，可触及滑动的结节。由于炎症和疼痛的持续存在，手的握力和捏力会受到影响。这种病对任何人都有影响，跟年龄和性别无关，常见于举重运动员。

（二）桡骨茎突部腱鞘炎

又可被称作“De Ouervains 病”，桡骨茎突部及拇指周围疼痛，重者可向前臂或肩部放射，拇指活动受限，检查时可见桡骨茎突部轻度肿胀，压痛明显，可触及米粒样结节，或可闻及摩擦音、弹响。多见于长期长时间抱婴儿的妇女。

（三）示、中、环指屈肌腱狭窄性腱鞘炎

手指活动时出现疼痛，局部压痛明显，可出现弹响或交锁，可触及活动的结节。常见于体操、摔跤等运动员以及手工劳动者。

（四）腕背侧指伸总肌腱鞘炎

腕背伸支撑时疼痛，局部压痛明显，局部肿胀，抗阻伸腕疼痛。常见于杂技演员等。

五、评定标准

肌腱炎的评定内容通常包括对局部的肿胀、疼痛以及功能障碍的评定，功能障碍常发生于运动时的发力动作过程，而我们通常所说的腱鞘炎，是指狭窄性腱鞘炎。在下文中所写的评定标准、康复方法及预防，如无特殊说明，均专指拇指腱鞘炎。评定标准如下：

（一）体格检查

第一腕掌关节外展和伸直活动度减少，拇长展肌和拇短伸肌等长收缩时疼痛，肌腱滑动通过肥厚的伸肌腱鞘时有捻发音。

（二）物理学检查

Finklestein 测试涉及了拇指掌指关节的屈曲，合拢的拳头伴随主动或被动的腕的尺偏，可以导致桡骨茎突的疼痛，被认为是最标准的测试，具体操作如下：

患者：拇指完全屈曲，蜷缩在握拳的手掌内。

检查者：用一只手固定住患者前臂，另一只手握住患者拳头，并将其腕部向尺侧偏移。本检查会对拇指根部的肌腱产生压力。

诊断结果：检查会引起患者拇指侧手腕上端的疼痛。

六、运动康复方法

（一）物理因子治疗

1. 超声波疗法　超声波疗法可用于治疗多种肌肉骨骼损伤，提高组织的延展性，缓解疼痛，同时促进伤口、肌腱、骨骼的愈合。临床上超声波具有改善组织营养、促进炎症吸收、镇痛、软化瘢痕、杀菌、促进药物的吸收等作用，超声波一般有 1MHz（深层结构）和 3MHz（表浅结构）两种频率规格之分，一般用 3MHz 频率的超声用于治疗拇指腱鞘炎。超声波治疗需要设置不同的参数，包括时间，模式，强度等。目前并没有统一的参数标准用于治疗拇指腱鞘炎，参数的设定更多应取决于治疗师的治疗目标。近些年基于超声波疗法提出的透入疗法在虽然临床上广为应用，但其有效性仍未达成共识。酮洛芬透入疗法结合拇指夹板固定和受指导进行的伸展运动是一种安全的有效治疗怀孕期间拇指腱鞘炎的方法。酮洛芬

透入疗法在减少疼痛、消炎和改善功能方面增强了超声波的治疗效果。对于超声波疗法以及衍生出的透入疗法，其操作的技术尤为重要，操作过程中应把握声头的位置以及移动速度等。

2. 电疗法　间动电流疗法，使用小圆电极，选择疏密波或间升波，电流量以患者能耐受为宜，每部位 5~10min，1 次 /d，5~10 次为一疗程。

3. 蜡疗法　采用浸蜡法或蜡盘法，20~30min/ 次，1 次 /d，l0~15 次。

（二）具体的运动康复方法

1. 疼痛期的康复治疗

①固定手腕：使用夹板或者绷带帮助固定受损的肌腱部位；

②抬高双臂：拇指腱鞘炎往往清晨醒来时最重，感觉手指僵直，伸展不开，这时可把双臂抬高，让血液快速回流，缓解症状。夜间如症状明显可在胳膊下垫一个小枕头，将手腕适当垫高；

③冰敷：有发热，红肿症状时建议持续冰敷，15~20min/ 次，间隔 2h；

④放松拉伸前臂肌群：由腕部向上缓慢按压前臂紧张肌群，之后进行缓慢无痛的拉伸放松；

⑤休息放松：暂时停止造成疼痛的活动。

2. 非疼痛期的康复治疗　软组织按摩，按摩手腕第一背侧区间的压痛点去放松产生疼痛和增加液体积聚的肌肉组织。治疗性的训练目标是去增加第一背侧区间拇长展肌和拇短伸肌滑动。在病人可忍受的情况下，进行手腕部的无痛范围内的主动关节活动度训练。拇长展肌和拇短伸肌的滑动可结合轻微的拇指掌指关节的屈曲合并腕关节的尺偏。加强训练可开始于协助功能性活动时。其中如抗阻训练被认为可以通过传递循环的拉伸负荷来改造胶原蛋白，已经被证明对慢性肌腱病是有效的。另外临床上，也可以结合离心性训练治疗拇指腱鞘炎。

3. 注意事项　治疗师可借助拇指固定副木去保护和摆放手腕，使其处于安全的位置以减轻疼痛，便于开始时的关节活动度训练等。拇指固定副木的使用已经被证实可以通过对拇指和腕关节的制动，预防拇指掌指关节的屈曲以及腕关节的尺偏以协助疼痛管理。一个基于前臂的拇指副木通常使腕关节处于中立位，30° 腕掌关节屈曲，拇指 30° 的外展并且指间关节是处于可活动状态是被推荐的。采用支具外固定治疗桡骨茎突狭窄性腱鞘炎，可以限制肌腱与鞘管壁的摩擦，使炎症容易吸收，有利于肿胀的消除，缓解肌腱与腱鞘之间的粘连。

4. 具体方法

（1）练习一：拇指主动屈曲。练习步骤：①将手平放在桌面上，手掌朝上打开；②将拇指握在无名指根部，再慢慢打开至垂直桡侧；③保持拇指伸展 6s，恢复至起始位置，重复 8~10 组。

（2）练习二：拇指被动屈曲。练习步骤：①用另一只手握住患侧手拇指，带动拇指向下弯曲；②你会感受到拇指和手腕内侧有伸展感；③保持 15~30s，重复 5~10 组。

（3）练习三：手指相对。练习步骤：①将手平放在桌面上，手掌朝上打开；②抬起拇指和小指，使这二指相对，感受到拇指根部有拉伸感；③保持 6s，放松，重复 10 组。

（4）练习四：手指按压。练习步骤：①患侧手肘支撑在桌面上，手腕自然下垂；②另一侧手握住患侧手除拇指外的四指，向下按压它们；③感受到手腕与拇指根部有拉伸感，保持

15~30s，放松，重复2~4次。

（5）练习五：手腕屈曲。练习步骤：①患侧手握住一小块重物，向上抬起手腕，感受到手背伸展；②慢慢回到起始位置，重复15~30组，可根据自身情况适当调整重物重量。

（6）练习六：手腕伸展。练习步骤：①患侧手握住一小块重物，向下弯曲手腕，感受到手腕背部伸展；②慢慢回到起始位置，重复15~30组，可根据自身情况适当调整重物重量。

（7）练习七：手腕径向加强。练习步骤：①手肘支撑在桌面上，手握拳，掌心朝前，拇指在上；②保持前臂静止不动，使手腕向拇指方向弯曲；③放松，重复15~30组。

（8）练习八：手腕抗阻练习。练习步骤：①坐在椅子上，双腿略微分开，脚踩住弹力带的一端；②患侧手抓住弹力带的另一端，手肘撑在膝盖上；③上下弯曲手腕拉动弹力带，可以感受到手背和手掌的伸展，重复8~12次。

（9）练习九：抓握增强。练习步骤：握住橡胶球，用手指挤压它，保持5s，重复15~30组。

七、预防

家庭护理建议包括轻重量夹板的使用、冰敷及抬高患肢、体位的摆放、无痛范围内关节活动度训练、自我管理等。同时一些重复性的抬举和抱小孩等动作应尽量限制。有报告指出，婴幼儿的父母和照护人由于重复性的抬举和抱小孩等动作导致腕尺偏，从而提高了拇指腱鞘炎发生的风险。此外，目前电子产品的广泛使用也是引起疾病发生的一个不可忽略的因素。Maryam Ali 等建议经常使用手机发信息的人，使用双手发信息，经常性地休息，打字的速度不宜过快，在发信息时给前臂和背部正确的支撑。人们对于这方面的健康意识应有正确的态度和认识。

第六节 滑 膜 炎

滑膜炎（synovitis）是由关节退变、机械应力刺激、病毒或细菌感染以及内分泌或代谢紊乱等导致的关节滑膜非特异性炎症。在治疗后易复发、并且治疗周期长、无法严格制动，这阻碍了部分患者的彻底治愈。本节旨在提醒广大运动康复工作者正确进行防治滑膜炎的相关工作。

一、定义

广义的“滑膜炎”指任意引起的滑膜炎症改变（如感染及结核等），造成滑膜细胞分泌失调形成积液的一种关节病变。而狭义的滑膜炎是指没有特异性病因的滑膜炎症，如急慢性创伤等。临床常见的滑膜炎以退行性滑膜炎最为常见，尤其是膝骨关节炎（knee osteoarthritis，KOA）性滑膜炎最常见。

二、流行病学

滑膜炎由很多因素引起，不同类型的发病率不一样，如骨性关节炎滑膜炎发病率最高。组织学和免疫组织化学已被用于诊断滑膜炎。儿童髋关节滑膜炎是一种发生于关节、腱鞘及黏液滑囊附属纤维组织的滑膜增殖性疾病，多发生于0~3岁，平均发病年龄为6岁，男性多于女性。另外，色素绒毛结节性滑膜炎是一种罕见的良性疾病。滑膜增生性疾病，可能涉及关节、肌腱鞘和囊，它最常影响膝盖，较少涉及其他关节，在颞下颌关节（TMJS）极为罕见。

三、病因病机及康复机制

（一）病机

1. 中医病机　滑膜炎属中医学“痹证”“筋伤”范畴，其症状为“痹或痛，或不痛，或不仁，或寒，或热，或燥，或湿”。多因急性外力损伤或慢性劳损而起，致使关节周围经络受损，血不循经而瘀滞，痹阻脉络；或因肝脾肾亏虚而发，伴外感风、寒、湿、热、疫毒等因素，致使津液不调，久而久之形成正虚、湿聚、瘀阻之象，不通则痛，湿聚则肿，瘀久化热，终至筋脉失养，筋节挛缩而致关节肿胀、疼痛、屈伸不利。

2. 西医病机　西医认为当滑膜受到内外不同程度的刺激时，会产生一系列的病理变化。而慢性滑膜炎的发生与关节软骨对滑膜的长期机械性刺激密切相关，是由外伤或慢性劳损引起的一种滑膜慢性无菌性炎性反应，以滑膜充血、水肿和增厚为病理特征。慢性滑膜炎处理不及时可发生滑膜肥厚、纤维化和关节粘连，严重影响关节功能。

（二）病因

当各种因素刺激滑膜后导致滑膜无法正常发挥其功能，关节内积液无法正常吸收，继而出现一系列临床症状。

1. 内在因素　软骨降解产物进入滑膜液，引发机体固有免疫，成为引起滑膜炎的初始因素；软骨退变与骨质增生，由于机械性和生物化学性刺激，粗糙的关节软骨面对滑膜组织产生持续摩擦，引发膝关节滑膜水肿、渗液和积液等。

2. 外在因素　暴力：关节在外力的作用下，直接与坚硬表面接触，可引发滑膜急性创伤性炎症反应，出现充血、红肿、疼痛的症状。行为因素：长时间运动会使滑膜受到刺激，滑液分泌过多，引起关节肿胀等病理反应，随着年龄的增长，滑膜也会有所损失，也容易引起炎症反应。

（三）康复机制

1. 机制　滑膜炎的运动康复机制主要在于改善滑膜细胞分泌滑液功能，减少对滑膜的刺激。

2. 原则　滑膜炎康复治疗的基本原则是运动控制，治疗成功的关键除取决于发现早、及时采用正确措施治疗外，还取决于日常生活中滑膜炎患者对自我运动的控制，减少对关节滑膜的刺激。

四、相关分类

（一）按组织病理学滑膜炎评分分类

组织病理学滑膜炎评分以分级方式评估滑膜炎的免疫和炎症变化，通常用于诊断组织病理学评分。评分结果来自对滑膜表面细胞层宽度、基质细胞密度和炎症浸润密度的半定量评估，分为 4 个半定量水平（正常：0、轻度：1、中度：2、重度：3）。加上这些值，最终得分介于 0~9 分之间。

1. 低级滑膜炎（退行性 / 创伤后疾病）　滑膜炎评分 1~4 分称为低级滑膜炎；

2. 高级滑膜炎（炎性风湿性疾病）　滑膜炎评分 5~9 分称为高级滑膜炎。

（二）按病程分类

1. 急性损伤　由于外力导致一次性过激创伤性炎症反应，病程短，起病急，易治疗。如治疗不当也易进一步发展为慢性滑膜炎，合并发生骨性关节炎。

2. 慢性损伤　老年人多见，由于软骨退变与骨质增生产生的机械性和生物化学性刺激，病程长，起病缓，不易治疗。主要表现为关节疼痛，滑膜水肿、渗出和关节腔过量积液，肿胀在活动增加后较明显。

（三）按感染分类

1. 无菌性炎症性　由膝关节扭伤和多种关节内损伤引起的，是一种以关节肿胀、疼痛、积液为主要症状的疾病。

2. 感染性　感染后会进一步产生炎性因子，对滑膜的滑膜细胞进行刺激，而诱发滑膜炎性反应。

五、评定内容

一般情况下，当关节受到急性创伤或慢性劳损时，就会引起关节滑膜损伤或破裂，导致关节腔内产生积血或积液。

（一）基本情况

询问是否有典型的外伤史或关节过度劳损的病史。如存在运动史，判断损伤部位是否受过外力冲撞、挤压。如存在劳损史，判断其是否会在某一动作下出现疼痛。

（二）生理功能评定

了解损伤部位具体情况。滑膜损伤后，病变部位的血管扩张、滑膜充血、水肿和渗出增加。严重者，病变区域的血管破裂，血浆、血细胞等成分渗出到滑膜腔内形成关节水肿。

滑膜炎疼痛可采用视觉模拟量表 VAS 评分。可定性采用疼痛的描述性内容评估损伤程度，以全面把握疾病的情况。

采用徒手肌力评定，先一步了解肌肉力量有助于判断患者关节活动度；再测定相应关节的主动和被动关节活动度，掌握损伤关节活动受限的原因。

（三）影像学检查

1. X 线检查　可排除关节内骨折和其他疾病，有时可见积液和积血阴影。

2. 磁共振以及 CT 检查　两种检查方法能够更直观地显示损伤部位软组织与骨骼的情况，以及其与周围其余软组织的位置情况，多用于检查急性滑膜炎或创伤性滑膜炎。

六、运动康复方法

达到之前的运动功能必须通过系统、科学的运动康复手段。从运动训练学视角来看，关节滑膜炎产生的主要原因是关节周围的肌肉力量不足，若加强主要肌群的力量就能有效地预防或降低各关节滑膜炎的产生。

（一）运动康复目标

滑膜炎运动康复的总目标是最大限度恢复或改善患者已经丧失或减弱的关节功能，预防和治疗肌肉萎缩、关节僵硬等并发症，维持和改善关节活动范围，提高和增强肌肉的力量、耐力，平衡和协调能力，从而改善患者 ADL 能力，帮助患者重返社会。

（二）物理因子治疗

1. 超短波治疗　采用超短波电疗机治疗，理疗师将电极板固定于受伤关节处，采用对置法，无热量（1级）到微热量（2级），1次/d，15min/次，10次为1疗程，共治疗2个疗程。

2. 脉冲磁治疗 采用脉冲磁治疗仪治疗，理疗师将磁头固定于受伤关节处，采用对置法，以沙袋固定，根据处方调节强度、频率和时间，1次/d，20min/次，10次为1疗程，共治疗2个疗程。

3. 微波治疗 采用微波治疗仪，将鞍型照射头对准患侧关节（距离照射部位皮肤5cm），微波频率须根据处方调节，波长以患者耐受为准，20min/次，连续治疗5次为1疗程。

（三）常见的运动康复方法

1. 早期运动康复手段 主要采用不负重的练习加强关节周围肌群力量。以膝关节滑膜炎为例，主要以股四头肌等长收缩练习为主，具体运动康复计划如下：

（1）仰卧抬高臀部练习：将受伤腿膝关节屈曲约90° 来承受负荷，另一条腿伸直并维持约7~10s，然后缓慢放下，这对加强膝关节四周肌肉和臀部肌肉非常有效。

（2）无负荷靠墙静蹲：后背紧贴墙壁，核心部位收紧，膝关节不超过脚尖，大小腿夹角尽可能90° ，但应根据患者的实际，避开疼痛角度采用适应的角度进行循序渐进的静蹲练习，3次/d，3组/次，每组时间为个人极限。

（3）有负荷的、不稳定的靠墙静蹲：靠墙蹲时，大腿负重或手持重物，或在墙壁和后背之间放置瑜伽球增加难度。

2. 运动功能恢复手段 关节滑膜炎后期应加强关节的活动度锻炼，此时可多采用动力性力量练习逐渐恢复关节的运动功能。以膝关节滑膜炎为例，主要可采用以下练习手段：

（1）坐位：患侧踝关节放置沙袋，使股四头肌抗阻力收缩，尽力完成膝关节伸展。保持6s后放松，反复练习3~10次（以无痛感为宜），可逐渐增加沙袋重量。

（2）箭步蹲：准备姿势为上身保持正直，双腿前后开立，做动作时上身保持直立逐渐下降，前腿下降至膝关节不超过脚尖，后腿下降至膝关节不接触地面。该练习对于加强大腿后侧和小腿肌群的力量有非常好的效果，运动负荷要求与深蹲一致。

（3）膝关节稳定性练习：用单脚支撑站在平衡板上或平衡垫上，尽可能保持稳定15~20s，可用手遮蔽双眼做练习来增加练习的难度，完成后换另一侧继续，运动负荷以个人极限为主；受伤腿站立，用健康侧做各种阻力练习，加强膝关节的稳定。

（4）核心训练：核心力量训练方法总体来说分为稳定状态和不稳定状态下的训练。例如，针对腹肌的训练，可仰卧于垫上做各种腹肌训练，这是稳定状态的训练，如果在瑜伽球上做腹肌练习难度就会增大，既要求力量，还要求平衡，这样肌肉力量训练的效果就会更好。

七、预防

（一）进行预防教育

开展滑膜炎发生机制及危害的各种教育宣传，使社会大众认识到滑膜炎对关节的损害，从而自觉自愿地参与到预防滑膜炎的行动中来。

（二） 保暖和防湿

对于膝关节滑膜炎，由于膝关节周围缺少肌肉和脂肪的保护，没有充足的热量供应，温度会比身体其他部位低，容易受凉而致受伤；同时膝关节也怕湿，要保证睡眠环境的干燥。运动大汗淋漓后，也不能立即用冷水洗澡，以防湿气入侵导致膝关节炎。

（三）避免长时间负重

长时间负重的锻炼，如长跑、登山、爬楼梯等运动，需频繁使用膝关节等关节，若运动技术不正确或者关节周围肌群力量不足，就会对关节造成损伤。

（四）避免久坐久站

当身体长时间保持坐姿或者站立时，血液循环就会不畅，可能引发组织粘连。应在身体固定姿势一段时间后及时运动，促进关节的血液循环，保障关节的灵活和协调。

（五）科学、持久运动

经常进行关节屈伸和关节周围肌肉的力量和耐力训练，可使关节得到充分的伸展、旋转和稳定，降低损伤风险。对于膝关节来说，运动时注意收紧核心部位，分担膝关节的负重，并尽可能使膝关节保持在微屈的位置，使膝关节周围的韧带和肌肉始终处于收紧状态，可有效减少膝关节周围组织的损伤。

第七节 骨骺损伤

骨骺（epiphysis）大多是指在骨的发育过程当中，在长骨两端、结节、粗隆等位置出现的骨化点，一般通过干骺端与骨干相连。在青少年运动过程中，骨骺部位常见运动损伤。

急性损伤以骨骺骨折多见，多发病于股骨远端、胫骨远端和尺桡骨远端等部位。国外报道在足球、冰球、棒球、单板、滑雪等项目多见。该类损伤经过正规治疗，一般预后较好，偶有肢体不等长现象出现。

慢性损伤常和过度训练或者大运动量活动有关，骺板在长期高强度的负荷下，影响局部血液供应，产生软骨细胞的变化，导致生长发育异常。慢性损伤常见于四个部位，股骨远端、胫骨近端、肱骨近端和桡骨远端。股骨远端损伤多发生在长跑或者网球项目中，表现为股骨远端骺板的增宽、钙化和微细损伤。胫骨远端以胫骨结节骨骺炎更为多见，跟跑跳运动和髌腱反复牵拉有关。肱骨近端骨骺发育异常多发于投掷项目青少年运动员，表现为骺板的增宽。桡骨远端损伤常发生在体操项目中，偶会出现运动员应力性骨折。

在常见的骨骺运动损伤中，急性期骨折多属于小儿骨科的处理范畴，慢性损伤中则以胫骨结节骨骺炎最为常见。胫骨结节骨骺炎主要在儿童时期发病，也可影响成年人，引起胫骨结节及髌腱周围的疼痛和肿胀，跑步、跳跃、上楼等活动都会加重这种症状。在这种损伤早期的时候，患者可能仅在活动时或活动后产生症状，但随着疾病的进展，可能出现持续稳定的静息时疼痛。因此，胫骨结节骨骺炎可能严重影响患者的运动及日常生活质量。本节以胫骨结节骨骺炎为例规范相关的康复指导工作，提高骨骺损伤的治疗效果。

一、定义与术语

（一）定义

胫骨结节骨骺炎，又称为 Osgood-Schlatter 病，或者 Lannelongue’s 病，是累及胫骨结节及髌腱的炎症性运动慢性损伤。胫骨结节骨骺炎最早是在 19 世纪早期由两名医师 Osgood 和 Schlatter 先后报道的，他们发现参与跑跳运动的青少年常常出现与活动相关胫骨结节区域疼痛。他们解释这种疾病是发生在骨骼快速发育生长且伸膝活动多的儿童上的，反复应力产生的慢性运动损伤。

（二）术语表达

骨骺通常可根据其产生的方式分为四种类型。①压力性骨骺，指长骨参与形成关节的部分，如肱骨头、股骨头等；②牵拉性骨骺，不参与形成关节，生物功能主要作为韧带或肌腱的止点，如肱骨大结节，股骨大粗隆，胫骨结节等；③返祖骨骺，指独立的骨化中心逐渐与其他骨融合后产生的骨骺，如肩胛骨上的喙突；④异常骨骺，指部分人群中出现的骨骺，如第一掌骨头的骨骺。骨骺损伤的发生和其生物力学环境密切相关。压力性骨骺的主要损伤类型是直接暴力或间接暴力导致的骨挫伤、骨髓水肿、骨软骨损伤甚至骨坏死。而牵拉性骨骺的损伤类型主要是牵拉引起的生长异常及慢性炎症，甚至是撕脱骨折，运动性劳损导致的胫骨结节骨骺炎则为牵拉性骨骺。

二、流行病学

骨骺炎主要影响青少年，男子的发病率较女子高，也有研究报道两种性别的发病率无明显差异。男子主要在12~15岁发病，女子主要在8~13岁发病。早期研究报道普通人群患病率约4.5%，运动员更多见，患病率为21%，但缺乏近期的流行病学调查。胫骨结节骨骺炎高发于短跑运动员及含大量跳跃动作的运动项目（包括篮球、网球等）的运动员。胫骨结节骨骺炎主要单侧发病，双侧发病的仅占20%~30%，而且两侧的症状常不一致。

三、病因及康复机制

（一）病因

胫骨结节骨骺炎是创伤性慢性运动损伤疾病，其主要发病原因是伸膝装置（股四头肌）的反复牵拉应力对胫骨结节骨化中心的应力负荷，引起局部炎症反应及生长异常。因此，患者的髌腱 - 软骨 - 骨连接链会发生连续性异常。这种慢性损伤起始于髌腱末端周围炎症，反复的亚急性胫骨结节撕脱微骨折和骨骺内的异常钙化。如果患者出现胫骨结节骨骺炎后还坚持需要伸膝力量的体育活动，撕脱微骨折会逐渐增多，最终导致胫骨结节骨化中心的分离不融合（图2-7-7-1）。

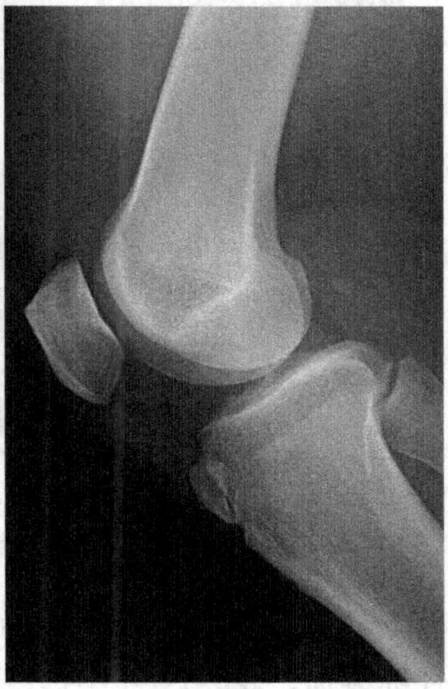

图2-7-7-1　胫骨结节骨化中心分离不融合

也有研究发现胫骨结节骨骺炎的青少年患者存在股直肌短缩。这也可能是主要病因之一。也有研究发现，胫骨结节骨骺炎的患者的髌腱止点存在解剖异常，这可能能解释部分人群的易感性。此外，成年人的胫骨结节骨骺炎的病因主要是对胫骨结节的直接刺激，而非股四头肌的收缩。

（二）康复机制

胫骨结节骨骺炎是自限性疾病，大部分患者在合适的制动休息后症状得到缓解。胫骨结节是二级骨化中心，11岁以内为软骨，11~14岁凸起形成，14~18岁凸起和胫骨近端骨骺融合，18岁之后，胫骨结节及近端骨骺与胫骨干融合。因此，随着年龄的增长，胫骨结节骨化中心与胫骨近端骨骺及骨干融合后，基本能够实现痊愈。但大约10%的胫骨结节骨骺炎患者的骨化中心不会与近端骨骺融合，因而长期出现轻微活动或屈膝时的膝前痛。康复锻炼主要是对患者进行循序渐进的功能训练，避免病情加重，反复疼痛。同时，在合理制动期间，对相应的肌肉进行牵拉及加强锻炼，加速恢复，避免制动引起的各种并发症。

（三）诊断

胫骨结节骨骺炎的主要临床特点是髌腱胫骨结节止点的疼痛、肿胀及突起。其症状与跑步、跳跃、上楼梯等活动有关。体格检查方面主要表现为胫骨结节突起，髌腱止点周围肿胀伴压痛，主动活动或被动活动均可能引起疼痛，伴屈伸膝轻度受限。影像学上，通常通过膝关节侧位 X 光片进行检查（图 2-7-7-2）。胫骨结节骨骺炎急性期主要髌腱止点周围的软组织肿胀，3~4 个月后，出现分离的骨化中心。亚急性期，软组织肿胀逐渐消退，仅留分离的骨化中心。慢性期，当骨化中心与胫骨结节下方骨融合后，透视影像上可表现为正常，也可表现为胫骨结节突起伴分离的骨块。

超声也可以辅助胫骨结节骨骺炎的诊断。超声可以发现软组织、软骨、滑囊和肌腱的水肿，甚至新骨的形成。对于胫骨结节骨骺炎的诊断，MRI 敏感性和特异性较高。在 MRI 上可以较为清楚地观察胫骨结节前方软组织的水肿、髌腱的水肿、髌下滑囊炎以及骨髓水肿（图 2-7-7-3）。

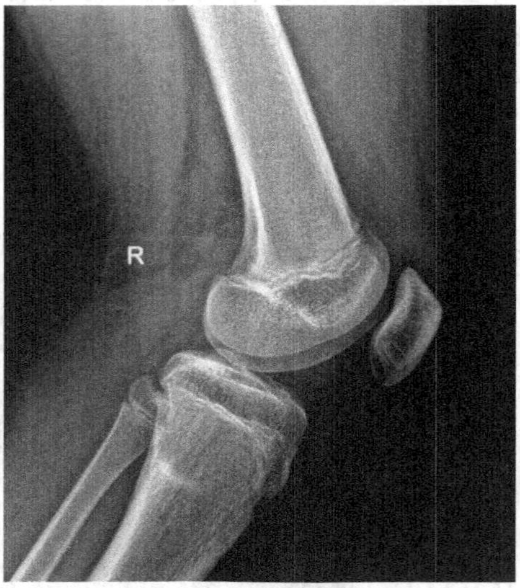

图 2-7-7-2 胫骨结节骨骺炎患者的急性期（左）与慢性期（右）的 X 光膝关节侧位片

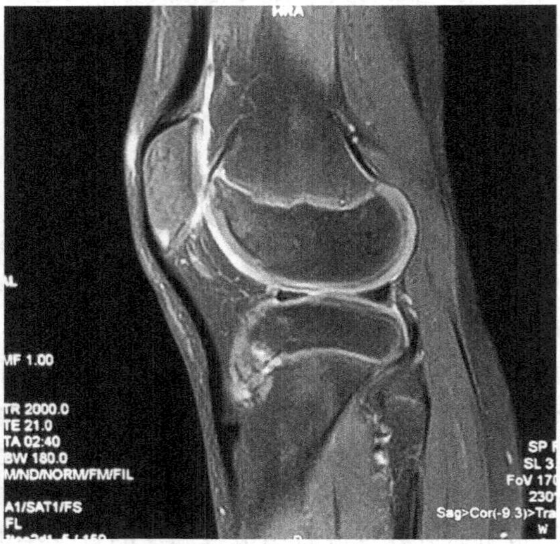

图 2-7-7-3 胫骨结节骨骺炎患者的 MRI 矢状位片

胫骨结节骨骺炎的主要临床表现是膝前痛，因此，需要与其他引起膝前痛的临床疾病仔细鉴别。表 2-7-7-1 中提供了几种常见膝前痛疾病的鉴别方法。

表 2-7-7-1 胫骨结节骨骺炎与其他常见膝前痛疾病的鉴别

疾病	临床表现及体征	辅助检查
胫骨结节（撕脱）骨折	有外伤史，患者无法伸膝或站立	胫骨结节与周围骨分离，皮质连续性中断
髌腱炎	很难区分，可作为胫骨结节骨骺炎的并发症出现	放射图像上通常正常或有软组织肿胀影。MRI 上胫骨结节正常，髌腱内出现长 T2 信号
髌下滑囊炎	很难区分，疼痛点位于胫骨结节周围，但是胫骨结节没有压痛	放射图像同髌腱炎类似，MRI 上胫骨结节正常，髌下液体聚集

续表

疾病	临床表现及体征	辅助检查
髌股关节软骨损伤	痛点位于膝关节区域（髌股关节痛）。髌骨研磨征（+），甚至髌骨压痛（+）	放射图像可以看到髌股关节的骨损伤或关节炎迹象。MRI 上有软骨破坏
髌下脂肪垫挤夹综合征	膝关节前方髌腱外侧关节间隙压痛	放射图像正常

（四）运动康复方法

胫骨结节骨骺炎的主要治疗目标是减轻胫骨结节的疼痛和肿胀，因此，治疗的策略应根据症状的严重程度进行调整。主要的保守治疗方式包括康复锻炼、冰敷、口服或局部应用非甾体抗炎药等。最近，还有研究报道使用针灸治疗胫骨结节骨骺炎能够减轻患者疼痛，减少止疼药的使用。长期保守治疗无效则为顽固性胫骨结节骨骺炎，考虑手术治疗，手术方式包括针对活动且不融合的骨块进行切除、清理增生炎症的滑囊。以下是基本治疗策略。

1. 患者宣教　医生或康复治疗师应当向患者及家属进行宣教，解释胫骨结节骨骺炎的成因以及预后。

2. 生活或运动方式调整　减少膝关节高负荷的体育活动，限制做会引起疼痛的动作。使用护膝、髌腱带或膝关节支具能够有效地减少胫骨结节受到的牵拉应力，推荐在进行活动时穿戴。在这期间，游泳和骑自行车是相对安全的低膝关节负荷运动，建议多进行此类活动。腘绳肌和股四头肌的拉伸练习能维持膝关节的活动范围，并加速康复过程。需要进行肌力加强锻炼的肌肉有股四头肌、腘绳肌、腓肠肌。在进行相对高负荷活动后，对患膝进行间隔 2~4h，持续 20min 的冰敷。

3. 药物治疗　应用非甾体抗炎药能有效减轻炎症，缓解疼痛，但不会缩短病程。

4. 长期关节固定　当以上保守治疗无效时，石膏或支具固定 6~8w 可能有效。但会产生关节僵硬、肌肉萎缩等并发症。

5. 手术治疗　手术治疗适用于长期保守治疗无效、影响生活功能、手术和术后依从性强的患者，但尽量避免用于骺板未闭的儿童。

虽然胫骨结节骨骺炎随着年龄增长和骨骺的融合会逐渐自愈，但研究指出，早期的诊断、尽早的干预可以提高患者回归运动的速度。同时，胫骨结节骨骺炎的保守治疗应持续到骨骺融合。

（五）预防

对于一般人群来说，虽然避免参与跑跳多的运动为比较有效的预防方式，但是却很难严格限制。胫骨结节骨骺炎有效的预防策略主要应该包括：仔细辨别高危人群，分析风险因素，为高危人群设计合理的运动模式，对其进行定期检测，早期诊断早期治疗。

据报道，胫骨结节骨骺炎的独立危险因素有伸膝过程中的股四头肌力量大和紧张度高、腘绳肌的柔韧性低、注意缺陷多动障碍等。由于研究局限性，目前没有发现具体的危险值。值得一提的是，在 10~15 岁的男性当中，股四头肌的紧张程度会随着年龄的增长而增加，而腘绳肌则不会，因此膝关节前方肌肉的过度紧张会导致髌腱的压力持续增大，产生累积性的微细损伤和炎症。

胫骨结节的成熟过程在超声下的表现可以分为三期：透亮期、独立骨块期和融合期。Nakase研究中发现，胫骨结节处于透亮期的患者在过度伸膝运动后会导致胫骨结节骨骺炎。通常，青春期前的儿童的胫骨结节表面被软骨覆盖，超声下表现为透亮期。针对这部分儿童，锻炼股四头肌力量的同时，注意拉伸，同时适当地做腘绳肌的柔韧性训练，可能能减少之后胫骨结节骨骺炎的发病率。

第八节 脑 震 荡

脑震荡是颅脑损伤中最普遍的一种类型，在颅脑损伤中程度最轻、最容易被忽视，但脑震荡患者在门诊中占比很大。目前国内对脑震荡的研究和重视程度较低，在国内许多神经外科学或创伤学专著中，对脑震荡这一章节着墨甚少。在国外，随着竞技运动的兴起，对运动相关性脑损伤的关注度日益增加；同时频发的暴力恐怖事件和局部冲突战争，使人们对其导致的平民和军人相关性脑损伤也高度重视；在此背景下，对于脑震荡病理生理和诊断治疗的研究获得了长足的进展。本指南旨在规范广大运动康复工作者有关脑震荡的运动康复工作，并提高广大脑震荡患者的运动康复水平。

一、定义、分类与术语

（一）定义

脑震荡传统定义是头部外伤后立即出现短暂的脑功能损害表现、但没有器质性的神经病理改变的一种轻型脑损伤。2012 年运动相关性脑震荡国际学术会议中，将脑震荡定义修改为脑组织在生物机械力作用下发生一系列复杂病理改变，即出现短暂且可恢复的神经系统功能障碍，而常规影像学检查没有异常发现的一组临床症候群。

（二）相关概念

1. 颅脑损伤（traumatic brain injury，TBI） 是一种常见外伤，可单独存在，也可与其他损伤复合存在。其分类根据颅脑解剖部位分为头皮损伤、颅骨损伤与脑损伤，三者可合并存在。头皮损伤包括头皮血肿、头皮裂伤、头皮撕脱伤。颅骨骨折包括颅盖骨线状骨折、颅底骨折、凹陷性骨折。脑损伤包括脑震荡、弥漫性轴索损伤、脑挫裂伤、脑干损伤。按损伤发生的时间和类型又可分为原发性颅脑损伤和继发性颅脑损伤。按颅腔内容物是否与外界交通分为闭合性颅脑损伤和开放性颅脑损伤。

2. 脑挫裂伤（cerebral contusion and laceration） 是脑挫伤和脑裂伤的统称，单纯脑实质损伤而软脑膜仍保持完整者称为脑挫伤，如脑实质破损伴软脑膜撕裂称为脑裂伤。因脑挫伤和脑裂伤往往同时存在，故合称脑挫裂伤。

3. 运动相关性脑震荡（sports-related concussion，SRCC） 是一种有别于普通脑震荡的运动损伤。根据流行病学调查，其发生率可高达 80% 以上，特别在拳击、跆拳道、足球、曲棍球等项目中，运动员相互紧密接触，激烈的竞技运动项目中更为多见，主要表现为同一名运动员身上常常多次发生脑震荡。

二、流行病学

WHO 特别小组估计全世界发病率为每 100 000 人中有 600 例。全球每年几乎有三分之二病例为年轻男性。女性所报告的症状通常更复杂，且无论是运动相关还是非运动相关的脑震荡，女性的恢复更慢。尽管男性在脑震荡中比例更高，但在规则相似的运动（曲棍球、棒球、足球、长曲棍球）中，人均损伤发生率（每100名运动员的受伤率）却低于女运动员。据推测，这种性别上的差异可能是由于男女的颈椎运动方式和神经肌肉控制的不同。

尽管防护意识增强了，也变更了规则和设备，但脑震荡依然是美式橄榄球中的一个问题。橄榄球相关的脑震荡年发生率（包括娱乐性、中学、大学及职业水平）调查表明，橄榄球运动员的脑震荡年发病率估计为4%~20%，且在同一赛季中，他们再次发生脑震荡的可能性要高三倍。一项研究发现，70.4%的橄榄球运动员和62.7%的足球运动员报告在上一年经历了脑震荡症状，但仅23.4%有脑震荡症状的橄榄球运动员意识到其患有脑震荡。

三、病因与机制

脑震荡的病因是对头部造成符合脑震荡诊断标准的任何打击，其中最常见原因包括：机动车事故、运动、袭击和跌倒。受伤瞬间脑干移位、扭曲，网状结构功能损害；镜下可见神经细胞内结构受损，脑充血、肿胀。目前有研究将脑震荡归为轻度的弥漫性轴索损伤。

四、康复评定标准

（一）临床表现

①意识障碍：是常见表现，伤后立即出现（< 30min）；②认知功能障碍：近事遗忘（逆行性遗忘）、精神恍惚、定向力障碍、注意力不集中、记忆力下降、回答问题迟钝和重复语句；③情绪障碍：烦躁、易怒、悲伤、忧郁、恐惧、情绪化、倦怠、神经质等；④睡眠障碍：嗜睡、睡眠时间减少、入睡困难、失眠等；⑤自主神经功能紊乱：头痛、恶心、呕吐、头晕、皮肤苍白湿冷、血压下降、脉搏细弱缓慢，一般随意识恢复而逐渐消失；患者可遗留眩晕、心悸、耳鸣、烦躁和抑郁等症状，3~5d逐渐恢复。

（二）临床常用诊断标准

①脑外伤病史；②短暂意识障碍< 30min；③逆行性遗忘；④无神经系统阳性体征；⑤CT、MRI无明显异常。

（三）脑震荡分级

1975年Ommaya将脑震荡分为6级：

Ⅰ级：意识混乱、无昏迷及遗忘；Ⅱ级：意识混乱及伤后遗忘；Ⅲ级：意识障碍加逆行性遗忘；Ⅳ级：有昏迷；Ⅴ级：长期不可逆性昏迷；Ⅵ级：死亡。

（四）诊断标准的局限性

1. 伤后立即发生短暂意识丧失和逆行性遗忘是国内诊断脑震荡的传统观念，并作为特异性的诊断依据在临床应用。

2. 近年来国外学者对脑震荡诊断标准中的意识障碍颇有争议，认为脑震荡患者并非一定出现意识丧失，特别是对轻、中度伤者的诊断，更侧重于逆行性遗忘与神志和精神症状的结合。

3. 自主神经功能紊乱症状以及脑脊液压力和化验检查正常对疾病的诊断只起到一定的参考作用，缺乏诊断特异性。

五、康复治疗及预防

（一）紧急处理

运动相关性脑震荡是一种常见的神经损伤，可能发生在各个级别的运动参与者中。而一些运动员要么是不知道自己的症状，要么是因为害怕退赛而隐瞒他们的症状，并且没有明显的脑震荡的迹象，所以脑震荡的诊断具有一定的挑战性。而不恰当的脑震荡治疗会增加后续受伤的风险，因此事发现场或初始的评价就是一个关键环节。

相关医护人员抵达球场后，所做的初步检查应包括运动员气道的评估、呼吸及循环的评估。如果运动员仍处于昏迷状态，应立即召集紧急医疗服务人员并开展急救。如果运动员的意识恢复，把运动员带离球场之前应排除颈椎损伤、颅骨骨折以及其他严重的或潜在的威胁生命的情况。即使是运动员脑震荡后恢复意识，或根本没有失去意识，如果他们表现出任何“危险信号”，也要把他们送到急救室去。这些“危险信号”包括：头痛加剧、看起来很困倦或不能被唤醒、不能识别人或地方、异常行为变化、癫痫发作、反复呕吐、意识混乱、易怒、颈部疼痛、说话含糊不清、胳膊或腿麻木无力。

（二）康复时机与原则

1. 康复时机　在脑外伤患者的康复治疗中，早期介入治疗能够改善患者的昏迷及神经功能损伤程度，提升其生存质量，值得推广应用。

2. 康复原则　以休息静养（清淡饮食，作息规律，避免过度用脑，减少阅读、看电视电脑等）并配合神经营养和脑血管调节药物治疗为主。

（三）康复方法

脑震荡的治疗应该以身体和认知的休息为主，因为过早地回归身体或认知活动可能会加重脑震荡的症状，延迟康复的过程。

1. 认知休息与训练　过早恢复认知活动会使脑震荡患者感到沮丧，并延长恢复时间。如果患者过早地恢复了太多的认知活动，这会给原本已经处于脆弱状态的大脑，带来更大的压力，最终导致脑震荡后症状的增加。此外，脑震荡会直接影响学习，因为脑震荡会有头痛、视力模糊、困倦、对光的敏感、对噪音的敏感、“雾中的感觉”、难以集中注意力、难以记忆、耳朵里有声响等，都可能使学习困难。更为严重的是，如果患者有了学习障碍，他们就很难在课堂上集中注意力，恢复全面的认知活动就更具挑战性。因此，脑震荡后让患者得到适当的认知休息是很重要的。患者也可能受益于其他形式的认知休息，包括限制使用电脑、电视，避免电子游戏、打电话或发短信等。

开始认知训练之后，训练的水平以能够忍受，且不会加重症状为准，这对每个人来说都是不同的，并且在整个的康复过程中，训练水平也会改变。应循序渐进地恢复认知活动的负荷，刚开始应尝试半天上学或工作。如果可连续忍受 2~3d，无明显的症状加重，则可尝试全天上学或工作。对于儿童来说，即便调整课程表也应尽量尝试让他们不要辍学。维持日常活动并鼓励学习和社交活动有时会使症状加重；然而，可通过适当的休息最大程度地避免症状加重。进一步调整包括减少作业负担、延长作业和项目的完成时间、考试不限时及在考试中使用提示卡（如可行）。虽然最初受伤后，大多数患者可能需要限制他们的认知活动。然而，通常当患者开始康复的时候，这些认知活动对康复是有益的。

2. 身体休息与训练　运动相关性脑震荡后的身体休息，从运动员退出比赛后就开始。退出比赛是为了保护运动员的头部免受第二次撞击，因为这可能会延长恢复时间，甚至导致灾难性的伤害。此外，尤其是在康复的早期阶段，体力活动可能导致症状增加或恶化。虽然人们普遍认为运动员在脑震荡后应该停止运动，但通常其他形式的身体休息都被遗忘了，如去健身房或健身班，参加娱乐游戏或骑自行车上学或上班。我们应避免任何引起症状加重的活动。

恢复体力活动必须是循序渐进的，并以阶梯式的方式进行，患者必须首先休息2~3d，且无症状或只出现轻微症状。然而，部分患者可能不会全部症状都消失，这种情况下，即使存在轻微或中等程度的症状，仍鼓励患者进行低水平的体力活动。甚至对于出现重度症状的患者，进行一定程度的活动也并非有害，实际上在受伤第一周后可能是有用的。一旦患者症状很轻微或无症状，他们可进行低水平的体力活动（全力的30%~40%）。轻度用力活动后，一旦连续2~3d无症状或症状轻微，患者可进行中度用力的活动（全力的40%~60%）。中度用力活动后，一旦连续2~3d无症状或症状轻微，患者可进行更高强度的中度用力活动（全力的60%~80%）。考虑到儿童的恢复期比青少年和成人略长，儿童应连续多天（3~5d）无症状。一旦开始最大强度活动后患者仍然没有症状，则可重返非接触式训练和练习中；如果无症状，随后可重返全力水平（100%）的接触性专业运动项目中。如果任何时候症状复发，运动员应立即停止运动，并重新从前一天的阶段开始。身体恢复评估中应包括姿势评估，特别是头晕和平衡问题特别严重的那些运动员。

除此之外，我们还应该鼓励从脑震荡中恢复的患者建立一个睡眠时间表，从而获得足够的睡眠。如果患者有睡眠障碍，应该鼓励他们消除卧室里的任何干扰，这样他们就可以睡在一个安静、黑暗的房间里。患者也应该避免使用咖啡因、尼古丁和酒精。如果保守治疗对患者的睡眠障碍无效，则应考虑采用药物治疗。

（四）重返赛场的时间

每一次脑震荡都会增加一个人承受另一次脑震荡的风险，所以应该使用大量的信息来做出重返赛场的决定，以提高决定的准确性。脑震荡的各种评估工具，包括症状检查表、神经认知测量和平衡测量，都应贯穿于评估、管理和最终返回赛场的决策中。在运动员完全无症状之前，不应考虑重返赛场。表2-7-8-1中展示的是重返比赛之前各康复阶段对应的功能训练。

表2-7-8-1 按等级重返比赛（改编自苏黎世指南）

康复阶段	功能锻炼
1-彻底休息	身体和认知完全放松
2-轻微的有氧运动	步行，游泳，固定式脚踏车（小于最大心率的70%）
3-针对性训练	跑步训练等
4-非接触的训练	传递训练，阻力训练
5-全接触的训练	医疗结束后进行全接触的训练
6-重返赛场	参与游戏和比赛

如果在过程中的每个阶段所进行的体力活动不产生急性症状，就可以进展到下一步。一般来说，每一步都需要24h，这样可以监测急性（活动期间）症状和延迟（活动后24h内）

症状。如果在准备恢复比赛过程中的任何时间点，运动员的症状又一次出现，在从步骤1开始重新引入方案之前，要保证至少24h无症状产生。

（五）并发症与注意事项

脑震荡后一系列的并发症包括：睡眠障碍、二次撞击综合征、轻度认知障碍、阿尔茨海默病、抑郁症、焦虑、创伤后应激障碍、慢性创伤性脑损伤等。

注意事项：①无论何种类型的脑震荡，均应建议休息7~14d；②住院观察或交代病情变化随诊；③急性期可镇静镇痛治疗；④头痛呕吐严重者可适当脱水治疗，必要时复查CT或MRI以防漏诊；⑤做好心理治疗工作，解除患者思想顾虑，树立治愈信心。

（六）预防

尚未有任何针对事故或损伤所致脑震荡的预防策略。戴头盔等基本措施有助于最大程度上降低严重骨折的可能性，并对亚震荡性打击有保护作用，但这些措施均不能预防脑震荡。在运动中监测赛中疲乏是降低脑震荡损伤概率的实用方法，但无法防止损伤的发生。

第九节 肌筋膜疼痛综合征

肌筋膜疼痛综合征（myofascial pain syndrome，MPS）是由肌筋膜触发点引起的常见疾病，可单独发病，也可与其他疾病共同发病。随着人们工作习惯和生活习惯的改变，长期久坐而缺乏运动等因素，导致肌筋膜疼痛综合征发病呈现快速增长趋势，是目前骨科、康复医学科及疼痛科常见的疾病，对患者的生活造成多方面的影响，严重影响患者的生活质量。因此，本指南旨在对MPS进行较为系统的阐述，用以规范广大运动康复工作者对MPS的系统认识、诊断、治疗以及预防工作。

一、定义与术语

（一）定义

肌筋膜疼痛综合征是一种常见的慢性软组织疼痛性疾病，是骨骼肌的一种无菌性炎症，临床表现以局部肌肉束带紧张且易激惹的触发点及相关区域的牵涉痛或牵涉性抑制为主要特征。1952年美国学者Travell首先提出“肌筋膜疼痛”一词，此后“MPS”一词经常出现在骨科、康复科及疼痛科的医学报告中。目前，国内外学者对MPS病因、发病机制的认识存在差异，导致诊断标准及治疗方案尚不统一。

（二）术语表达

肌筋膜触发点（myofascial trigger points，MTrPs）又称为扳机点、激痛点、触痛点，由Travell等人在1942年首次提出，触压产生的疼痛是力学刺激向疼痛电信号的一个能量转换关系。触发点常由于肌肉创伤、长期姿势不正确或者反复局部损伤产生，可触及结节，有压痛，按压可产生特征性的远处牵涉痛，受累肌肉的运动和牵张范围受限，肌力变弱。触发点可分为活动性触发点（active trigger points，ATrPs）和潜在性触发点（latent trigger points，LTrPs）。潜在性触发点除了不产生自发疼痛外，具有活动性触发点的其他特征。

二、流行病学

MPS是目前临床中的常见病、多发病，在普通人群一生中的发病率高达85%，在肌肉骨骼疼痛的病人中患病率约占30%~85%。95%的慢性疼痛与此病有关，其腰背部发病最为常见，其次为颈肩部，且患者常伴有焦虑、抑郁等精神障碍，因此MPS会严重影响患者的日常工作和生活质量。

三、病因及发病机制

（一）病因及易感因素

对于MPS的病因目前尚未明确，普遍认为MPS是多因素作用引起，可分为以下几种原因：

1. 运动损伤　各种运动导致的挫伤、扭伤引起急性肌筋膜痛。

2. 肌肉平衡失调　因为工作或生活中不良姿势、慢性反复超负荷或过度使用肌肉，使静力性肌肉长时间处于紧张状态，导致肌肉失去平衡，使潜在性触发点被激活，从而诱发肌筋膜痛。

3. 退变因素　随着年龄增加而使骨骼和关节的结构性发生退变。

4. 神经受压　神经受到刺激可能导致脊髓节段敏感性增加，相应神经支配的肌肉可能出现MPS。

5. 易发和维持因素　内分泌代谢失调、营养不良、慢性感染是MPS的易发因素和维持因素。

6. 情绪及心理因素　焦虑和烦躁使交感神经兴奋、失眠可导致肌肉紧张、易疲劳，从而诱发和加重肌筋膜痛。

（二）发病机制

目前，MTrPs被认为是导致发生肌筋膜疼痛综合征的主要原因，MTrPs处的肌肉已证实有别于正常肌肉组织而含有炎症介质、神经肽类、细胞因子类以及儿茶酚胺类等，但关于MPS触发点的形成机制目前仍有争议，主要有以下几个学说：

1. Simons提出的“能量代谢危机学说”　指出触发点的形成原因与肌肉损伤后导致局部运动终板功能异常，从而出现乙酰胆碱在相应运动终板处漏出现象，使终板处的肌细胞膜持续去极化，大量钙离子从肌浆网中释放，引起肌纤维持续收缩，导致局部缺氧及局部高代谢状态，形成了腺苷三磷酸供给不足，局部组织释放出大量的5-羟色胺、组织胺、缓激肽及P物质等，该刺激传入神经末梢，引发局部疼痛发生。

2. Bames等通过研究触发点电位活动，提出的“肌梭异常电位学说”　认为触发点的出现是由于交感神经兴奋刺激了肌梭内纤维导致其收缩所致，这个学说解释了MPS病人具有放射痛和自主神经功能紊乱的现象。

3. Mense等提出的“神经肌肉运动终板功能异常学说”　指出肌肉的损伤或过度劳累导致局部运动终板功能异常，终板过度释放乙酰胆碱导致形成收缩结节，引起触发点部位及其相应区域的疼痛及牵涉痛。

四、临床表现

肌筋膜疼痛综合征临床表现多样复杂，主要有以下表现：

（一）压痛及牵涉痛

在骨骼肌紧绷肌带中常可以触及活动性触发点，当触诊时会产生敏感压痛，并可自发地或受压时引起较远区域的疼痛，从而产生特异性的牵涉痛。

（二）紧绷肌带

医生用手指横向肌纤维的方向，轻微拨弄肌纤维，会感觉到肌肉的触发点里像绳索般的硬结，紧绷肌带的范围是从这个硬结延伸到肌肉两端的附着处。

（三）局部抽搐反应

弹拨式触诊触发点会使紧绷肌带纤维引起短暂性的抽搐反应。但是抽搐反应很难以徒手的方式诱发出来。

（四）自主神经反应

活动性触发点及相应区域常伴有触摸和温度高敏感、异常出汗、反应性充血、烧灼感和皮肤划痕症等自主神经反应。

（五）功能异常

由于 MPS 的活动性触发点可引起疼痛，使肌肉出现被动型的牵拉，而引起活动范围受限等运动功能障碍，还可造成平衡失调、前庭性眩晕等本体感觉功能障碍。

（六）睡眠质量差

患有 MPS 的病人会出现长期持续性疼痛，导致夜间睡眠差。

五、诊断与鉴别诊断

（一）诊断

国内外肌筋膜疼痛综合征的诊断标准不一，其中 David 等 2015 年在 Pain Medicine 杂志提出的 MPS 诊断标准，临床应用比较广泛。具体如下：

当满足下列标准时，可诊断为 MPS：

1. 触诊确定的触发点，表现为有或无放射性疼痛。

2. 触诊确定的触发点，可表现出疼痛的临床症状。

并且至少符合下列条件中的 3 个：

（1）肌肉僵硬或痉挛。

（2）相关关节活动受限。

（3）按压后疼痛加剧。

（4）有紧绷肌带或压痛小结。

3. 注意事项

（1）排除其他局部肌肉压痛的疾病，并考虑到这些疾病可能与 MPS 同时存在。

（2）存在局限或放射性疼痛。

（3）MPS 的症状需至少存在 3 个月。

（二）鉴别诊断

1. 急性扭伤　近期多有明显的运动损伤史，伤后立刻出现疼痛，有明显压痛点，为痉挛性疼痛，疼痛范围有限。

2. 纤维肌痛综合征　为非关节性风湿病，两者在诊断、治疗和预后上都有不同之处。纤维肌痛表现也有局部特异性压痛，但还常表现为全身性广泛的肌肉疼痛，但没有明显的牵涉痛。

3. 风湿性多肌痛 颈、肩胛带、骨盆带3处易患部位中，至少有两处出现肌肉疼痛和晨僵，但没有局限性压痛点及牵涉痛，有血沉、C反应蛋白增高等全身反应。

六、触发点定位检查

触发点(MTrPs)是了解、诊断、治疗肌筋膜疼痛综合征的关键，因此触发点的定位及检查在MPS的诊断中至关重要，目前主要通过以下方法：

(一)触诊

目前临床常见的触发点检查仍以触诊为主，通过触诊可触摸到压痛小结与紧绷肌带。

(二)红外热像

红外热像检查可作为MPS触发点检查初步定位方法，具有快捷和直观的特点，但在初步定位的热点处需要排除关节功能障碍、肌腱附着点病变、局部皮下炎症等原因造成的热成像。

(三)剪切波超声弹性成像

在二维超声的基础上叠加组织弹性图，能实时、定量显示组织弹性，检测骨骼肌生理性松弛和紧张状态下弹性差异，较为敏感。

(四)肌电图

终板噪声是MTrPs特征性的电生理表现，但尚不能作为诊断MTrPs的“金标准”，并且MTrPs的肌电图检查对设备及操作技术的要求较高，因此这一检查手段虽然在MPS的临床诊疗中具备一定的应用前景，但具体实施仍有较大难度。

七、康复治疗

肌筋膜疼痛综合征短期康复目标是缓解急性期疼痛症状，恢复功能受限，长期目标为恢复肌肉动态平衡，消除致病因素和维持因素，减少复发。

(一)药物

常用的有NSAIDs、解痉药或肌松药、抗抑郁药、维生素及改善周围循环药物。严重的肌筋膜痛可使用利多卡因贴片、神经病理性镇痛药、阿片类药物等。对于有睡眠障碍的患者，可加用安眠类药物。

(二)触发点注射

通过对触发点注射局麻药、糖皮质激素、肉毒毒素及臭氧等，起到有效缓解疼痛的治疗效果。

(三)物理因子治疗

1. 体外冲击波疗法(extracorporeal shock wave theraphy，ESWT) 体外冲击波可直接影响MPS病变深部组织，通过诱导组织微创伤，间接刺激其重新修复、改善局部微循环、提高痛阈、改善炎性介质等作用，进而最终达到缓解疼痛之目的，此种方法效果确切、安全、有效，值得推广。

2. 经皮神经电刺激疗法 应用闸门控制理论治疗疼痛，已经被用于各种各样慢性疼痛领域，是缓解疼痛的有效方式。

3. 生物反馈疗法 目前已经被许多的物理治疗师用来治疗MPS。这种治疗方法利用表面电极，能够使治疗师客观地观察到肌肉张力，并且提供给患者视觉和听觉的反馈，能够有效放松受累肌肉，减轻患者的疼痛。

4. 超声疗法　主要应用高频超声来治疗 MTrPs 引起的疼痛和牵涉痛。超声能引起血流加速，改变神经传导速度及细胞膜渗透性，通过这些作用来减轻炎症反应，提高疼痛阈值，进而降低组织硬度和疼痛敏感性。另外，还可利用超声药物离子透入疗法起到良好的止痛效果。

5. 低频激光疗法　利用光能，增加细胞代谢，引起抗炎症反应，刺激内啡肽产生，降低水肿、纤维组织增生及减少 P 物质。

（四）物理手法治疗

1. 肌肉牵张联合冷喷雾疗法　牵张是指对有触发点疼痛的肌肉进行持续性牵张，而冷喷雾是通过快速对表面皮肤冷却的方法来达到神经反馈性镇痛的作用，两者联合治疗抑制肌肉的牵张反射使短缩的肌纤维被牵张开，从而灭活了疼痛的活动性触发点。

2. 等长收缩后放松疗法　是针对触发点所在的张力亢进的靶肌肉的放松方法，通过对张力亢进肌肉进行牵伸至阻力增加时，使收缩肌肉等长状态维持 5~10s，直到收缩结束。

3. 推拿　主要针对触发点及受累肌肉进行推拿按摩，任何一种推拿按摩的手法都可以被应用，但以一指禅推法和拇指点法以及手掌按法和擦法、拿捏法为主。

（五）针刺治疗

针刺触发点可以抑制局部炎症反应；破坏不正常的运动神经终板和张力带，引起局部肌肉收缩，改变肌痛点形态结构；增加局部血供、促进局部组织新陈代谢，加速局部炎症代谢产物排出；抑制大脑疼痛中枢，达到镇痛的作用。

八、预防

MPS 的易感因素包括长时间姿势不当、骨骼不对称、关节退行性变、骨折、局部肌肉重复刺激、睡眠障碍、体育锻炼不足、肌肉过度疲劳、营养不良、缺铁性贫血和维生素缺乏等诸多原因，因此消除相关易感因素对于有效预防 MPS 的发生和复发至关重要。

（一）改善生活和工作习惯，纠正不良姿势

错误的姿势以及长期维持同一姿势，使得我们脊柱周围的静力性肌肉保持在一种紧张状态下，破坏了肌肉的动态平衡，从而诱发 MPS，同时也是 MTrPs 长时间存在和持久不愈的原因之一。因此应保证良好正确的姿势，并避免长期保持同一姿势，避免跷二郎腿、弯腰弓背、踮脚等不良坐姿，有意识地自我放松局部紧绷肌肉。

（二）运动干预

通过加强核心肌群训练、肌肉弹性训练、静力性训练等拉伸和力量型的运动干预能够促进肌肉正常长度和弹性的恢复，短期内对缓解肌筋膜疼痛综合征导致的疼痛具有一定效果，长期起到良好的预防作用，对于生活质量的提高有重要的意义。

平板支撑（plank）是集静力性训练和核心肌群训练相结合，能够有效强化脊柱两侧的核心肌群，稳定脊柱，增加肌肉力量和弹性，是一项利于推广，效果显著的预防 MPS 的运动。

正确姿势：在进行平板支撑时应将双肘弯曲支撑在地面上，大臂和小臂处于垂直状态，两只脚自然分开，头部、肩膀、背部、臀部和腿部保持在一个平面内，收紧臀部，同时夹紧腿部内侧的肌肉，尽量使身体延伸，眼睛自然注视地面，自然呼吸。

训练强度：目前比较通用的为每组动作坚持 60s，4 组为一个周期，每组之间休息在 30s

以内。但最近有研究表明缩短单次时间，提高频次，可能效果更好，建议 10s 为最理想持续时间，避免单次时间过长造成局部肌肉负担过重而造成损伤。可根据自身身体状态，通过抬腿伸臂平板式或跪式平板支撑等方式增加或降低强度。如患有椎间盘突出等较严重的脊柱疾病应遵医嘱谨慎训练。

（三）心理社会干预，进行健康宣教

MPS 是容易迁延不愈、复发率高的一类慢性疾病，严重者坐卧不安，夜间难以入睡，极大影响工作和生活质量，经常伴有焦虑和抑郁等精神心理问题，且当患者心理压力过大有抑郁等倾向时，会加重患者对 MPS 疼痛症状主观感受，影响预后、加速复发。因此需要进行健康宣教，进行心理干预，向患者解释病情，让其正确认识 MPS，疏导患者情绪，消除恐惧心理，避免产生过多心理负担，有效预防 MPS 加重及复发。

第十节　髌股关节疼痛综合征

髌股关节疼痛综合征是膝关节最常见的运动损伤之一，即髌骨或膝盖骨周围的疼痛及损伤。髌股关节疼痛综合征在从事体育运动的人群中发病率很高，如跑步爱好者、自行车运动员、网球运动员、篮球运动员等，但也可能发生在普通患者身上。它引起的疼痛和僵硬会使上下楼梯，下蹲、久坐以及进行其他日常活动变得困难。一般而言，女性的伤病发生率高于男性。

一、定义与术语

有关髌股关节疼痛综合征相关的病症定义及术语，在此进行专业解释：

髌股关节疼痛综合征，也称为“跑步者膝盖”，是以髌骨周边疼痛为特征的伤病，症状来源于髌骨后侧表面（膝盖骨的后部）与股骨（大腿骨）的接触。髌股疼痛综合征可以发生在一侧或双侧膝盖中，并可能影响青少年儿童和成人。

髌骨软化，是髌骨周边的发炎以及软骨的软化。髌骨软骨的过度使用、损伤等都会导致软骨的损伤或破裂。软骨不再光滑并因此导致在运动和使用中产生疼痛。这类损伤在年轻的运动员中很常见，但也可能发生在患有膝关节炎的老年人中。

髌股关节退变性关节炎，当髌股软骨长时间磨损时，会造成软化。当磨损非常严重时，髌骨和股骨滑车的关节表面会有明显的软骨损失，下面的骨头可能会暴露，因此诊断为髌股关节退变性关节炎。

二、流行病学

髌股关节疼痛综合征是运动医学中最常见的病症之一。一些临床研究提供的数据表明，髌骨相关问题的患者占整体骨科患者的 1.5%~7.3%。一般人群中髌骨疼痛的发病率为 22.7%，青少年为 28.9%，此类损伤的诊断随着年龄的增长而增加，50~59 岁年龄组的髌股关节疼痛病例数最多。在跑步运动人群中，髌股关节疼痛综合征占所有膝盖损伤的 25%~40%。70%~90% 患有此病的人会有复发或有慢性疼痛。

三、病因及风险因素

（一）病因

髌骨位于膝盖前侧，当膝盖弯曲时，它的背部表面会滑过股骨（大腿骨）的软骨表面。膝盖周边的韧带和肌腱带着髌骨上下滑动。当膝关节周边肌肉无力或过度紧张，膝关节不稳定，甚至下肢脚踝不稳定时，可能导致髌骨的滑动轨线异常，使它紧紧地在股骨上反复摩擦。这种不正常的磨损容易产生疼痛和肿胀，最终导致髌骨劳损。

（二）受伤风险因素

1. 预防　由于髌骨软化的发病率高，预防很重要。预防的第一步是需要确定相关的风险因素。这些风险因素可以被分类为内在或外在的风险因素。其中外在因素包括运动项目，环境条件，设备情况等；而内在因素更多地与个体特征有关。

2. 年龄　青少年患有髌骨疼痛的风险较高，因为在肌肉及骨骼的快速生长期间，容易导致肌肉失衡。老年人的膝盖问题更常见于髌骨劳损或关节炎。

3. 性别　女性患髌骨劳损或疼痛的可能性是男性的两倍。这可能是由于女性肌肉不平衡的风险更大以及骨盆的角度更大所导致。

4. 肌肉无力　影响动态髌骨稳定的最重要解剖因素之一是股四头肌的力量，尤其是股内侧肌。因此股四头肌的力量降低是髌骨劳损的重要诱发因素之一。

5. 肌肉紧张　大腿周边的肌肉紧张会使膝关节的压力分担不均，并容易导致髌骨软化及劳损的发展，其中包括：股四头肌、髂胫束、腘绳肌、腓肠肌、内收肌等。

6. 髌骨位置异常　高位髌骨、低位髌骨也被认为是髌骨劳损的潜在风险之一。

7. 平足　平足会导致胫骨内旋，给膝关节带来额外的压力。因此会有较高的髌骨疼痛或劳损的风险。

8. 高冲力运动项目　从事高强度或负重活动，包括跑步、跳跃或下蹲会对关节造成重复性压力，并增加膝关节劳损的风险。

9. 膝关节受伤史　先前的膝关节受伤，比如髌骨脱位，髌骨骨折等，会增加膝盖髌骨劳损的风险。

10. 膝盖 Q 角过大　从髂前上棘到髌骨中点连线与从髌骨中点到胫骨结节连线的相交之角为 Q 角。正常情况下，男性的 Q 角为 13°，女性为 18°。Q 角越大，髌骨外侧压力越大，因而磨损风险越大。

11. 骨盆过度倾斜　骨盆过度前倾会导致髌股关节压力增大，产生髌骨磨损或疼痛。

四、髌骨软化的等级分类

髌骨软化的分类有四个等级，1 级为最轻，4 级为最严重的。

等级 1：膝关节区域的软骨软化，伴随水肿。

等级 2：软骨软化伴随着异常表面特征，比如裂缝的产生。这通常标志着软组织侵蚀的开端。

等级 3：膝关节软骨变薄，组织退变及侵蚀加重，几乎达到软骨下骨的水平。

等级 4：软骨破坏面积恶化，软骨下骨暴露，并可能发生骨与骨的摩擦。

另外，根据生物力学及临床特征，髌骨软化可分为以下几类，见图 2-7-10-1。

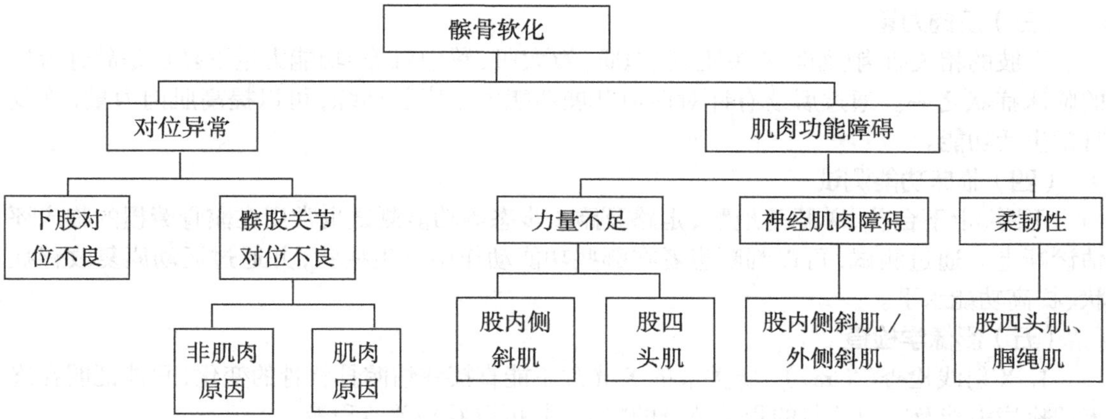

图 2-7-10-1　髌骨关节疼痛综合征的原因分类

五、临床诊断

临床诊断髌股关节疼痛综合征的第一步为主观病史检查。髌股关节疼痛综合征的患者通常描述疼痛为由膝盖前侧引起的弥漫性疼痛，偶尔也可能感到刺痛。疼痛通常由一些导致髌股关节压力增大的活动引起，例如上下楼梯、上下坡行走、下蹲或久坐。患者偶尔还会抱怨膝盖打软，绞索，卡压、摩擦甚至痉挛。在另一方面，髌股关节疼痛综合征的发病史通常是缓慢的，一些重复性的微创伤，关节不稳定以及生物力学异常等病史也会逐渐加重疼痛。

临床评估诊断髌股关节疼痛综合征的第二步应为详细的临床检查评估。

（一）触诊

按压痛是髌骨劳损的重要临床特征之一，在膝盖伸直的状态下，按压髌骨使其压在股骨上并来回滑动而产生疼痛；同时主动收缩股四头肌会疼痛加剧。另外，触诊股骨内 / 外滑车，髌骨内沿、外延及髌尖，如有疼痛或酸软的症状也为髌骨劳损或髌骨软化的阳性特征之一。膝关节的疼痛强度也需要检查并记录。我们通常使用 10 级疼痛量化表，0 代表无疼痛，10 代表极度疼痛。在评估髌骨劳损的患者时，这类疼痛量化表已被证明是可靠及有效的。

（二）肿胀

髌骨的长期磨损容易导致关节肿胀，积液增多。膝关节积液测试可以准确地判断膝关节肿胀的程度。患者双膝放松，完全伸直，检查者将手向上髌上囊轻推，试图将积液从关节囊内部移至髌上囊。然后检查者由膝关节外侧向内下方的关节囊轻推。如果测试为阳性，膝盖内侧将会有积液凸起。

膝关节积液的严重等级可以分为 5 级：

0：向下轻推膝盖内侧不产生凸起。

1：（微弱）膝盖内侧产生一个小凸起。

1+：膝盖内侧产生一个大凸起。

2+：不需要向下轻推，膝盖内侧即产生积液凸起。

3+：大量积液导致无法用手轻推而产生移动。

膝盖活动度：髌骨劳损的患者通常不会有活动度受限的症状，除非膝盖的积液很多导致膝盖屈曲有小部分受限。另一临床特点为，在坐位伸膝的末端，髌骨劳损的患者可能会感到膝盖疼痛以及由摩擦产生的响声。

（三）肌肉力量

下肢的相关肌肉（如股四头肌、腘绳肌、臀大肌、臀中肌等）功能力量下降也是髌骨劳损的临床症状之一。通过后续有针对性地开展功能力量康复训练，可以提高肌肉力量，恢复日常生活功能。

（四）临床功能测试

下蹲、上下台阶、单腿落地跳、走路及跑步步态等功能测试也常用在髌骨劳损的临床评估诊断上。通过测试，可以判断患者在哪些功能动作中产生症状，并通过运动康复改善症状、提高功能水平。

（五）影像学检查

1. X 射线检查（X-ray） 膝关节的 X 光片不能直接评估髌骨软骨的变化，只能证明在终末期疾病中涉及髌股关节的骨关节炎的特征，并可以看到关节积液。

2. CT 关节造影（CT arthrograms） CT 关节造影可用于诊断局部性膝盖软骨缺损，但对早期软骨损伤不敏感。

3. 磁共振（MRI） MRI 是诊断髌股关节疼痛综合征或髌骨软化最敏感的成像方式，并作为影像学诊断的金标准。它可以清楚地显示髌骨软骨的病理性变化，局部骨水肿，软骨缺失等特征。根据磁共振的影像结果可分为 4 个阶段：

阶段 1：小面积的关节软骨软化并有水疱的形成。

阶段 2：关节软骨裂痕的形成。

阶段 3：裂隙溃疡，破碎并延伸至软骨下骨。

阶段 4：全厚度的软骨损失，并暴露软骨下骨及髌骨关节面。

六、临床康复策略及运动康复方法

髌股关节疼痛综合征或髌骨软化引起的损伤及症状通常可以通过保守治疗恢复。在损伤的前期建议降低运动强度甚至休息，并积极进行物理治疗消除疼痛等症状。短期服用消炎药可以有效减轻疼痛，降低炎症。同时，患者应避免引起膝关节疼痛的活动。在此期间，低冲击力的体育活动，如游泳，可以帮助患者保持身体状态。当炎症消退，症状减轻后，治疗策略应倾向于更主动的运动康复疗法，持续有效地减轻髌骨症状，并改善日常生活功能。这些运动疗法包括股四头肌的力量强化，紧张肌肉的拉伸，核心稳定性的加强，髋关节周边肌肉的激活，不良步态的改善，特定的热身及放松等。另外，超重患者的体重降低可以通过减少髌股关节压力来明显改善症状。

下面列举一些针对髌股关节疼痛综合征的运动疗法：

（一）蚌式训练

患者侧躺，为了舒适度，可放一个枕头或者一条毛巾在两膝之间，弯曲膝盖在身体前呈三角型。维持两脚相碰的状态，将膝盖打开，就像蚌壳打开的样子，将上面的膝盖尽量向上打开。在最高点维持 1s，再缓慢放下。进阶版：后期力量增加后，可以在膝关节两侧添加弹力带，紧度自行调节，无需过度用力。

锻炼频率：10~12 次 / 组，3 组 /d。

（二）迷你深蹲

患者双脚分开站立，与肩同宽，双手扶着椅背或者桌面，慢慢弯膝下蹲约十厘米左右，30° ~45° 即可。下蹲时，臀部往后下沉，膝盖对准第二脚趾，不要超过脚尖。停顿 1~2s 后，慢慢站直。

锻炼频率：10~12 次 / 组，3~4 组 /d。

（三）下台阶训练

站在一个台阶上，保持直立的位置，患肢支撑，慢慢将健肢放到台阶下接触地面，然后患肢用力蹬起回到起始位置。确保身体不要向前弯曲，并在脚放到地面时膝盖不要内扣。

锻炼频率：10~12 次 / 组，3~4 组 /d。

（四）股四头肌收缩

患者平躺，双腿伸展，将一条卷起的毛巾放在膝盖下面，使其略微弯曲。慢慢收缩大腿前侧肌肉，将脚抬离地面，使膝盖完全伸直。将膝盖锁定在伸展位置 5s，然后放松股四头肌慢慢将腿放回起始位。

锻炼频率：10~12 次 / 组，3~4 组 /d。

（五）哑铃硬拉

患者拿起合适重量的哑铃放在身体两旁，双脚分开站立，与肩同宽。膝盖保持微微弯曲，向前屈髋慢慢降低哑铃。收紧核心，慢慢伸展膝盖、臀部及腰部，返回起始直立位置。

锻炼频率：10~12 次 / 组，3~4 组 / 天。

（六）股四头肌拉伸

站立挺背，单手扶住桌面或者椅背，将另一侧脚后勾抬起，用手抓住脚踝，感觉大腿前侧有拉伸感，保持这个姿势 30s，重复做 3 次。

锻炼频率：3 次 / 组，2 组 /d。

（七）腘绳肌拉伸

将脚搭在平面上，保持膝盖伸直，身体微微前倾，保持背部挺直，双腿伸直。当感到腘绳肌有轻微拉伸时停下，保持这个姿势 30s，重复做 3 次。

（八）髂胫束牵拉

患侧手扶墙，健侧腿支撑，患侧腿绕到后面向身体对侧尽可能远的地方，然后下蹲，感觉大腿外侧有牵拉感，保持 30s，重复做 3 次。

锻炼频率：3 次 / 组，2 组 /d。

七、预防

预防髌股关节疼痛综合征的策略通常在于加强膝盖周边肌肉功能力量，保持良好的下肢运动姿态，提高柔韧性，以及避免加重髌骨软骨磨损的动作。下面提供一些具体的运动预防措施：

（1）定期牵拉紧张的肌肉，包括：股四头肌、髂胫束、腘绳肌、小腿三头肌等。

（2）避免加大膝关节摩擦的锻炼动作，包括：箭步蹲、负重深蹲、蛙跳等。

（3）通过加强股四头肌，腘绳肌，臀部外展肌等肌肉力量来保持肌肉及运动姿态平衡。

（4）避免过度进行下坡跑步的运动训练。

（5）受伤恢复期，逐步平稳地恢复日常生活活动或运动训练。

第十一节　疲劳性骨膜炎

疲劳性应力损伤是一系列常见的运动损伤，从骨膜发炎引起的骨膜炎（stress periostitis），到包括完全皮质破裂在内的应力性骨折（stress fracture），主要发生于跑步、足球、篮球等跑跳运动者当中。由于运动强度过高，训练量提升过快，运动方法不得当或运动动作不规范导致肢体局部过度负荷，引起骨膜反应并产生炎症及疼痛。最常见的受伤部位在下肢，以胫骨、腓骨、跖骨等为主。

一、定义与术语

关于疲劳性应力损伤，目前有几种不同的定义及表达方法，在此进行专业术语的定义解释：

（一）疲劳性骨膜炎（stress periostitis）

又称为疲劳性骨膜痛，是由骨膜炎症引起的一种运动损伤。通常为慢性损伤，伤病特征为局部骨压痛、肿胀及疼痛。

（二）外胫夹（shin splints）

又称为胫骨内侧应力综合征（MTSS），由美国骨科医学会定义为“胫骨前内侧边缘疼痛”。外胫夹属于下肢疲劳性骨膜炎的一种，通常是由胫骨周边肌肉、肌腱、骨膜等结缔组织反复受伤引起的。

（三）骨膜应力性反应（periosteal stress reaction）

是一种过度使用性损伤，骨骼在没有足够时间愈合的情况下受到太多的压力导致损伤。它是应力性骨折的前兆。如果骨头产生应力性反应，并继续给其施加重复性压力，那么应力性反应就会导致应力性骨折。

（四）应力性骨折（stress fracture）

有时也被称为“发际线骨折”，是一种长期反复应力引起的疲劳性骨折。它不是由单一的严重撞击造成的，而是由多次负荷（如跑步或跳跃）积累的微创伤造成的。

二、流行病学

20% 以上的运动医学损伤与疲劳性损伤有关。下肢疲劳性骨膜炎（外胫夹）的发生率在运动爱好者中为 4%~19%，在接受军事训练的人群中为 4%~35%。在跑步者中（中长跑运动员和足球运动员）被认为是最常见的肌肉骨骼损伤，发病率为 13.6%~20.0%，患病率为 9.5%。同样，在舞蹈爱好者中，下肢疲劳性骨膜炎的发病率也在 20% 左右。

三、病因及风险因素

（一）病因

疲劳性骨膜炎的确切病因尚不完全清楚，但目前普遍认为疲劳性骨膜炎涉及到骨骼的强度与施加在上面的长期负荷之间的不平衡，这种情况最有可能是由于过度使用引起的。在运动过程中，长期的压力载荷容易导致骨骼的变形并产生微小创伤。随着时间的推移，反复积累，会导致应激反应，产生炎症。

另外，在跑步运动人群中，紧张的筋膜组织反复牵拉摩擦，也有可能造成骨骼局部的应力性反应从而产生炎症。最好的例子是，胫后肌附着的慢性炎症被认为是胫骨疲劳性骨膜炎（外胫夹）的最主要病因。

（二）风险因素

疲劳性骨膜炎的风险因素可分为两大类：①施加于骨头上的载荷程度；②骨头抵抗载荷的能力。其中包括环境、身体肌肉骨骼、生理生化、生物力学、运动训练习惯等方面。

1. 特定人群　长跑、足球、篮球、舞蹈等运动爱好者，军训期间的军队人群。

2. 不恰当的运动训练方式　训练强度或训练量提升过快、过高。

3. 跑步环境　在坚硬或不均匀的地面上跑步以及穿戴不合适的跑鞋。

4. 运动状态　肌肉无力或过度紧张。

5. 低骨密度　由于低体脂率或更年期导致月经紊乱的女性运动人群。

6. 不良饮食习惯　钙及蛋白质的摄入量不足或咖啡因的摄入量过高。

7. "周末运动综合征"　一些运动爱好者只有周末高强度锻炼一两天，一周其余时间都在办公室里久坐不运动。

四、疲劳性骨膜炎的分类

伤病分类可以协助分级损伤严重程度，指导后续临床治疗策略及判断康复预后结果。在目前还没有一套被同意和接受的系统的情况下，疲劳性骨膜炎的分类主要使用以下几个变量因素：临床症状、损伤部位和临床影像学表现。

（一）疼痛

疼痛是疲劳性骨膜炎分类时要考虑的第一个因素。在一项研究中，43%（21 人中的 9 人）的大学长跑运动员的胫骨发生了与应力性反应一致的影像学变化，但在随后的两年里，没有一位运动员在训练或比赛中出现症状。另一些研究表明，在无症状的患者中，符合疲劳性骨膜炎的影像学表现对判断预后结果没有任何价值。由此说明，预防性影像学检查无法显示疲劳性骨膜炎的改变程度。因此，临床疼痛的强度大小通常作为临床分类的一部分。

（二）损伤部位

疲劳性骨膜炎可以根据受伤位置分为低风险组或高风险组，低风险组的康复预后较好，并发症的发生率较低，不需要特殊治疗干预，比如手术或者长期的非负重等。相反，高风险组需要特别注意在治疗方面的挑战，因为它们容易延迟愈合并会进一步发展，导致应力性骨折，甚至有可能发展成完全骨折，见表 2-7-11-1。

表 2-7-11-1　疲劳性骨膜炎的损伤部位分类

疲劳性骨膜炎的低风险与高风险的损伤部位分类	
低风险组	高风险组
胫骨内后缘	股骨颈
腓骨 / 外踝	胫骨前缘
股骨骨干	内踝
骨盆	距骨
跟骨	舟骨
第二至第四跖骨的骨干	第五跖骨近端骨干
	第二跖骨基底
	踇趾籽骨

（三）临床影像学表现

除了根据损伤部位将疲劳性骨膜炎分类成高风险和低风险之外，也可根据临床影像学的表现将其分类为高级或低级。表 2-7-11-2 中分类系统的 1 级和 2 级可以归纳为低级骨膜炎；而 3 级和 4 级可归类为高级骨膜炎。这种分类方法的临床应用可以协助我们较准确地预估患者的总体康复时间。比如，低级别的疲劳性骨膜炎的恢复速度会较快，因为它还处于损伤的早期阶段。Nattive 等人的研究证明，在患有疲劳性骨膜炎的患者中，高等级与低等级组别恢复运动的时间分别平均为 23.6 周和 13.1 周。DobBrindt 等人的研究也得到了非常相似的数据结果。最近的一项临床研究还根据疲劳性骨膜炎的高低风险对相应的高低等级做分类比较。得出的结论是，在低风险类型中磁共振影像等级最具有预后准确性。低风险 / 低等级的疲劳性骨膜炎具有最好的康复结果，返回运动的平均时间为 8.7 周。

表 2-7-11-2 疲劳性骨膜炎核磁共振等级分类

根据核磁共振成像显示的疲劳性骨膜炎损伤等级	
等级	
1	骨膜表面：在 T2 加权像上显示轻度至中度水肿 骨髓：在 T2 加权像上显示正常
2	骨膜表面：在 T2 加权像上显示中度至严重水肿 骨髓：在 T2 加权像上显示水肿
3	骨膜表面：在 T2 加权像上显示中度至严重水肿 骨髓：在 T1 和 T2 加权像上显示水肿
4	骨膜表面：在 T2 加权像上显示中度至严重水肿 骨髓：在 T1 和 T2 加权像上显示水肿 可见明显骨折线

五、临床诊断

临床经验表明，疲劳性骨膜炎通常具有过度使用损伤的病史，并逐步发生与运动相关的疼痛。在不同的损伤病理节点，临床症状也会有不同。优秀的临床医生可以通过症状表现在骨骼应激反应阶段做出正确的诊断，但有一些患者直到发展为应力性骨折才会产生临床症状。因此临床症状表现得越早，正确的临床诊断就会越早，同时可以对患者做出迅速有利的治疗，避免病情加重并更快、更好恢复。

临床诊断疲劳性骨膜炎的第一步应为完整的病史搜集。在大多数情况下，患者具有相似的病史，以有规律的、典型的疼痛为主。受伤初期，疼痛通常被描述为一种轻微的弥漫性疼痛。这种疼痛通常发生在一段时间的跑步运动之后或者在每一次步态周期的某一结点。随着跑步的继续，疼痛通常不会缓解，只有在跑步（骨负荷）停止后，疼痛才会减轻。初期的疼痛通常在跑步结束后不久消失，并且不会在休息期间发生，因此一开始常常被忽略。然而随着运功（跑步）的强度及训练量的提升，疼痛可能会更早地发生，疼痛强度加重并且局部化。另外，跑步结束后，疼痛会持续更长时间，并会在低水平的运动中产生，比如步行。最终，疼痛可能会在休息或者夜间产生，并且导致无法正常跑步或者完全停止运动。

临床诊断疲劳性骨膜炎的第二步应为详细的评估检查。

1. 触诊　疲劳性骨膜炎最明显的临床特征是局部的骨压痛。精确、全面地触诊是非常重要的，因为触痛可能会是非常局部的，同时相邻的区域完全没有任何疼痛症状。一些部位，比如胫骨、腓骨、跖骨等骨头由于没有很多的肌肉覆盖，并且具有清晰的解剖边界，因此触诊判断相对容易。

2. 视诊　红肿、表皮温度升高等通常是炎症反应期的典型症状。患者需要重视这些症状的产生，及时降低运动强度及运动量，积极参与康复治疗才能降低进一步发展成应力性骨折的风险。

3. 活动度　胫骨疲劳性骨膜炎的另一临床症状为脚踝的活动度受限，以脚踝背屈受限为主。然而，Kvist 等人发现该类患者的距下关节被动活动角度（内翻和外翻）明显大于健康人群。

4. 肌肉力量　下肢的肌肉功能力量下降也是临床症状之一。比如：胫后肌、胫前肌、小腿三头肌、趾长伸肌，臀大肌、臀中肌等。

5. 特殊功能测试　本体感觉、静态和动态平衡等功能测试也常用在临床评估诊断上。其中可以包括：双脚并拢站，一字站，单腿站（睁眼 / 闭眼），交叉步行，跨栏步行等。

6. 其他　除了以上临床检查手段之外，以下是一些影像学检查，用于诊断骨膜周边发炎的情况。

（1）X 射线检查（X-ray）：由于敏感性较低，在受伤初期的几周 X 光检查通常会表现正常。它通常的作用不是判断是否存在骨膜炎，而是筛查潜在的应力性骨折。一些异常显示包括骨膜抬高，硬化，皮质增厚，潜在骨折线等。

（2）骨扫描（bone scan）：骨扫描对于诊断早期的骨膜炎都有很大帮助。在这类扫描中，低剂量的放射性示踪剂会被标记到血液中，并被注射到受伤部位。在炎症期，扫描结果会显示高血流量和受伤区域的放射性活动水平提高。

（3）磁共振（MRI）：MRI 是诊断应力性骨损伤最敏感的成像方式，并正在取代骨扫描成为金标准。它可以清楚地显示局部的骨水肿，受伤部位周边的软组织损伤，包括肌肉、韧带和软骨，以及排除由骨膜损伤引起的应力性骨折。

六、临床康复策略及运动康复方法

临床研究表明，早期干预与更快的愈合恢复有显著关系。因此，疲劳性骨膜炎的康复治疗策略通常包括两个阶段，即愈合期和恢复期。在愈合阶段，治疗骨膜炎的目的是缓解症状和改善活动，协助患者在日常生活的活动中降低或不产生疼痛。而在恢复阶段，治疗的目的是重建受伤区域，协助患者逐步恢复运动，并尽量降低复发的风险。

（一）疲劳性骨膜炎愈合期的康复治疗

1. 活动改变　降低或暂停产生症状的运动以及适当的休息在受伤初期是必要的。下肢疲劳性骨膜炎的患者应限制跑步、跳跃甚至行走等负重类活动。如果患者无法无疼痛地行走，则应考虑短期（通常 2~4w）的固定，并使用双拐、单拐等辅助仪器来限制负重大小。游泳、水中健身操、椭圆机、自行车等非负重项目可以在这一阶段继续进行，保持身体健康。

2. 冰敷　冷疗法对治疗骨膜炎有积极的作用。在受伤部位冰敷 10~15min，3~5 次 /d，可减轻周边炎症，降低疼痛、红肿等症状。

3. 牵拉　轻度地牵拉周边肌肉对于疲劳性骨膜炎的恢复有很大帮助。这样会有效降低紧密附着在受伤骨膜上的肌肉牵张力。以胫骨疲劳性骨膜炎为例，可牵拉胫前肌、趾长伸肌、小腿三头肌，2 次 /d，每次 3~4 组，每组 30~60s，对缓解症状是非常有益的。

4. 非甾体抗炎药　短期服用可以有效减轻疲劳性骨膜炎的疼痛，通常为 5~10d。同时应避免长期服用非甾体抗炎药，因为临床研究表明，长期服用有可能阻碍软组织的愈合。

5. 超声波治疗　一些临床研究表明，低强度（小于 0.1W/cm^2）脉冲超声治疗对于局部的骨膜愈合可以起到良好的治疗效果。在治疗胫骨疲劳性骨膜炎的使用中，治疗参数通常为：3MHz，20% 脉冲，0.5W/cm^2，6~8min。

6. 深层组织按摩　疲劳性骨膜炎周边的肌肉组织通常会呈现紧张、条索状等特征，并可能发生微小的撕裂导致产生疤痕。深层组织按摩可以有效地促进血液循环，修复疤痕组织，恢复正常的肌肉组织弹性。

（二）疲劳性骨膜炎恢复期的运动康复治疗

当疲劳性骨膜炎的症状在愈合期得到缓解后，患者就可以进入第二阶段的恢复期。在随后的几个星期中，患者逐步恢复正常的日常生活功能以及与跑步相关的运动。下面提供了一个详细的恢复跑步的运动处方计划，帮助下肢疲劳性骨膜炎患者安全恢复跑步运动，见表 2-7-11-3。

表 2-7-11-3　恢复跑步计划

阶段	恢复无痛跑步 30min 的渐进式跑步计划 描述
第一阶段	初始慢跑负荷（50% 的正常速度），提高跑步时间
第 1 天	步行 30min
第 2 天	休息
第 3 天	步行 9min 加慢跑 1min（重复 3 次）
第 4 天	休息
第 5 天	步行 8min 加慢跑 2min（重复 3 次）
第 6 天	休息
第 7 天	步行 7min 加慢跑 3min（重复 3 次）
第 8 天	休息
第 9 天	步行 6min 加慢跑 4min（重复 3 次）
第 10 天	休息
第 11 天	步行 4min 加慢跑 6min（重复 3 次）
第 12 天	休息
第 13 天	步行 2min 加慢跑 8min（重复 3 次）
第 14 天	休息

续表

阶段	恢复无痛跑步 30min 的渐进式跑步计划 描述
第二阶段	提高跑步速度
第 1 天	慢跑 30min
第 2 天	休息
第 3 天	跑步 30min(60% 的正常速度)
第 4 天	休息
第 5 天	跑步 30min(60% 的正常速度)
第 6 天	休息
第 7 天	跑步 30min(70% 的正常速度)
第 8 天	休息
第 9 天	跑步 30min(80% 的正常速度)
第 10 天	休息
第 11 天	跑步 30min(90% 的正常速度)
第 12 天	休息
第 13 天	跑步 30min(正常速度)
第 14 天	休息
第三阶段	连续跑步
第 1 天	跑步 30min(正常速度)
第 2 天	跑步 30min(正常速度)
第 3 天	休息
第 4 天	跑步 30min(正常速度)
第 5 天	跑步 30min(正常速度)
第 6 天	休息
第 7 天	跑步 30min(正常速度)
恢复正常跑步运动	

七、预防

预防疲劳性骨膜炎的策略通常在于控制和降低骨骼所承受的压力,这样可以有效降低损伤程度及避免炎症的发生。具体的预防措施如下:

(1)矫形鞋垫可能有助于预防下肢应力性骨膜炎。国外一些临床研究证明矫形鞋垫可以有效减少新兵的下肢疲劳性骨膜炎的发生。

（2）每天摄入 2 000mg 钙和 800 国际单位的维生素 D。

（3）降低训练量及强度来增加骨骼恢复所需的休息时间。

（吴卫兵 廖远朋 周敬滨 黄 鹏 许 卓 王 川）

第十二节 足底筋膜炎

足底筋膜炎（plantar fasciitis）是足底肌腱和筋膜过度拉伸导致的无菌性炎症。在美国，每年受足底筋膜炎影响的人数超过了 100 万，大约 2/3 的足底筋膜炎患者将不得不求医治疗。足底筋膜炎被认为是足底筋膜长期承受反复负荷引起的慢性损伤，这种疾病可影响所有年龄段的成人。在运动员中，常发生于需要重复跳跃和山地跑运动者中。病情严重时，会影响患者的日常工作和生活。对于运动员，会影响其运动表现及诱发其他运动损伤。

一、定义与术语

（一）定义

足底筋膜炎是足底肌腱和筋膜过度拉伸导致的无菌性炎症（图 2-7-12-1）。

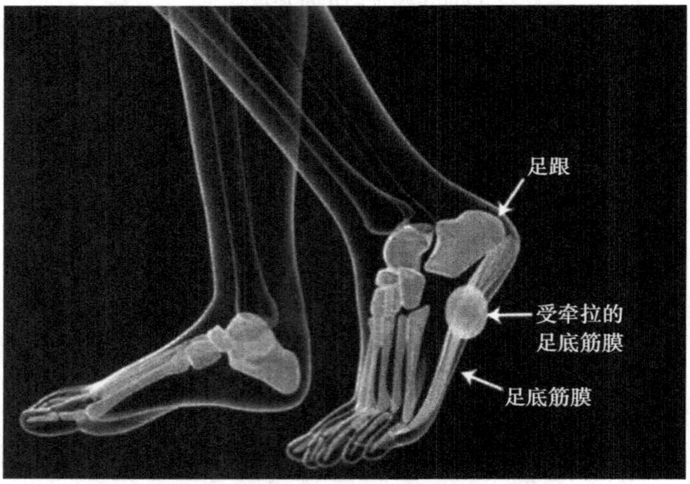

图 2-7-12-1 足底筋膜炎

（二）术语表达

足底筋膜炎是足跟痛的一种，应与足跟痛进行鉴别诊断，见表 2-7-12-1。

表 2-7-12-1 足跟痛的鉴别诊断

病理学分类	症状及特点
神经性足跟痛	
内侧跟骨和外展肌腱腱神经压迫	足底内侧区域的疼痛和烧灼感
神经性病变	糖尿病、酗酒、维生素缺乏、末梢神经感觉障碍或者疼痛

续表

病理学分类	症状及特点
踝管综合征	内侧足底区域的烧灼感
骨性足跟痛	
急性跟骨骨折	直接创伤，无法承受重量
跟骨关节炎，跟骨应力性骨折	青少年跟骨疼痛，为隐痛，持续负荷时加重
跟骨肿瘤	深部骨痛
类风湿性关节炎	全身对称性多关节疼痛，双侧足跟痛
软组织性足跟痛	
跟腱炎	跟骨后部/肌腱疼痛
脚跟挫伤	脚后跟疼痛，伴有骨/脂肪垫疼痛、足底突然疼痛和瘀斑、后内侧踝关节/脚部疼痛
足底筋膜炎及足底筋膜破裂后胫骨肌腱炎、再发性滑囊炎	跟骨后区疼痛

二、流行病学

跟骨内侧足底突出处的疼痛影响着全世界数百万人的生活。据估计，在 65 岁以上的人中，有 7% 的人报告脚后跟有压痛，足底脚后跟疼痛的诊断和治疗在美国每年就诊医生超过 100 万人次，其中足底筋膜炎是造成足底部疼痛的重要病因之一。据估计，足底筋膜炎会影响十分之一的人，足底筋膜炎在所有年龄段均可受影响，最常见的是 40~60 岁之间的人群。在美国，每年有 200 多万人次接受足底筋膜炎的治疗。成年人的足底筋膜炎各年龄段的发病率为：30~40 岁（22%），41~50 岁（36%），51~60 岁（32%），61~70 岁（2%），大于 70 岁（8%）。在一项社区居住的人群调查研究中，6.9% 的老年人患有疼痛性足底筋膜炎，影响工作、日常生活、步行和爬楼梯。

三、病因与康复机制

（一）病因

足底筋膜是起自足底跟骨内侧面与韧带联合至脚趾的纤维带（图 2-7-12-2）。起到支撑足弓的作用。它包括一个较厚的中央部分和较薄的内侧和外侧部分。足底筋膜近端附着于跟骨的内侧结节，向远端延伸，分为插入每个脚趾近端趾骨骨膜基部和跖骨头的部分。在功能上，足底筋膜在足底上提供支撑效果并有助于保持纵弓。当足跟抬起，脚趾与跖骨之间的角度增加，筋膜处于拉伸状态。脚趾越弯曲，筋膜紧张度越大，起到稳定抬高纵弓的作用。通常在人体全足着地阶段，足弓变低，足底筋膜伸展，从而为足趾蹬地提供弹性势能。

反复长期应力刺激是造成足底筋膜炎的重要原因。当人体运动后足落地过度内旋时，或者第一跖趾关节活动性较差，以及长时间站立，将导致足底筋膜被过度拉伸造成小撕裂伤；反复拉伸和紧张的筋膜也是足底筋膜损伤的潜在因素，可能会引起筋膜起点、应力集中点和止点的细微撕裂，造成无菌性的足底筋膜炎症。

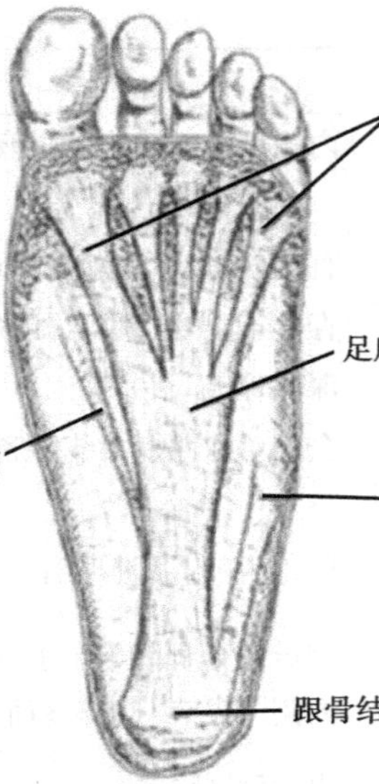

图 2-7-12-2　足底筋膜的解剖结构

在年龄较大的患者中，随着年龄的增加，细胞水平发生的变化可能降低了肌腱和韧带包括足底筋膜的张力、弹性和再生能力。成纤维细胞的活性和增殖能力随年龄增长而降低，从而使韧带和肌腱容易断裂，愈合时间较长。临床上切除的足底筋膜组织学显示，胶原退变伴有纤维排列紊乱，黏液基质增加、血管成纤维细胞过度增殖和钙化是常见的病理改变，但是炎性浸润，如多形核白细胞、淋巴细胞或巨噬细胞很少见。因此，急性炎症反应不是老年患者足底筋膜炎的主要特征。对于年龄较大的患者，足底筋膜炎发病的潜在机制可能与筋膜的提前退变有关，而不是肌腱炎或止点炎。

肥胖和踝关节背屈活动度减少是公认的危险因素。足底筋膜炎的发生也常提示下肢的生物力学异常，例如跟腱柔韧性差。虽然大多数足底筋膜炎病例趋于自限性和对保守治疗有效，但是还是大约有 1% 的患者需要手术治疗。

尽管足底筋膜炎的病因还不清楚，可以确定有几个危险因素促使足底筋膜炎发生。

1. 鞋和路面，包括：高跟鞋、较硬的运动鞋和较硬的路面。
2. 体重过大。
3. 运动量和强度的增加，例如：突然大负荷走路或跑步。
4. 踝背屈受限。
5. 扁平足。
6. 足过度内旋。
7. 足内在核心肌力弱和下肢的灵活性差。
8. 久坐的生活习惯。

足底筋膜炎可见于各种人群，包括长期陆地运动的人群，例如：运动员、长跑者，BMI 大于 $30kg/m^2$ 的肥胖人群，糖尿病患者和老年人。

（二）康复机制

如上所述，反复长期应力刺激是造成足底筋膜炎的重要原因，足底筋膜炎的主要病理改变是足底筋膜起点、应力集中点和止点的细微撕裂，造成无菌性的足底筋膜炎症。主要诱因在于运动负荷过大、不合适的鞋和路面、体重过大、足部解剖结构和生物力学异常、足踝复合体力量不足和活动受限等。足底筋膜炎引起的身体结构和功能的变化包括姿势偏斜、内侧足弓的触痛、踝背屈受限、跖屈肌力量减弱、踝内在肌力量减弱和距下关节过度旋前。

因此，足底筋膜炎的康复机理在于减轻炎症反应，降低足底筋膜负荷，改变不良运动习惯以及矫正下肢生物力学异常。

四、评定标准

（一）病史

1. 症状　起病隐匿，早期多表现为筋膜起始处的不适或者跟骨疼痛，运动后消失，休息时减轻。运动员会出现足底筋膜的晨僵现象和疼痛性跛行，运动后症状消失。在用脚趾站立或者足跟行走时可能会出现疼痛。远端足底筋膜炎表现为足中部筋膜中段局限性疼痛，疼痛可向近端和远端放射。

2. 体征　在筋膜起始附着点中足底筋膜有压痛。伸展附着于跟骨的筋膜，疼痛可向远端放射。

（二）辅助检查

1. X光检查　负重位足部X线片有助于排除跟骨骨折或其他的骨性病理性改变，有助于发现跟骨骨刺。跟骨下骨刺常与足底筋膜炎的症状有关，但是骨刺的存在或缺失与患者的症状无必然关系，如果影像学发现跟骨骨刺，无论患者有无症状，常表明足底筋膜炎至少已经存在6~12个月，负重位X线片也可以发现足弓结构的异常，同时足底脂肪垫的高度和质量也是足跟痛的一个影响因素。

2. 超声检查　超声检查是诊断和评价足底筋膜炎治疗效果的一项非常敏感的指标，常用足底筋膜跟骨止点的厚度来评价，正常时厚度不超过4 mm，厚度超过4 ~ 5 mm、回声减低、有时筋膜周围渗出，都提示足底筋膜炎的存在。足底筋膜炎急性期，筋膜及周围软组织的血管过度形成可在彩色超声上显示。

足底筋膜炎治疗有效时超声显示足底筋膜厚度减小，患者的疼痛症状改善与超声上足底筋膜的厚度减少有关，足底筋膜厚度的变化是评价治疗方法有效的客观指标。超声在诊断足底筋膜炎方面与磁共振一样有效，超声具有快速、价格便宜、无辐射等优点。

3. 其他　骨扫描有助于发现足底筋膜炎患者跟骨内侧结节的炎症，排除跟骨应力骨折，但不作为常规推荐的检查。MRI用以排除其他隐匿性病变。

五、运动康复方法

足底筋膜炎是一种自限性疾病，如不治疗，通常在一年内得到改善，但是许多患者会求医治疗。目前针对足底筋膜炎的治疗方法以保守治疗为主，但是需要更多的循证依据。保守治疗通常从指导患者治疗开始，并根据患者症状在数周至数月内的反应进行调整。90%的患者可通过保守治疗得到改善。如果患者症状持续6个月或更长时间，提示足底筋膜炎有恶化趋势，此时需要进一步的治疗。

此外，非甾体抗炎药与保守疗法联合使用可短期改善足底筋膜炎引起的疼痛。定制的足部矫形器可以有效地减轻足底筋膜炎患者的足跟疼痛，改善足部功能。局部封闭可以缓解急性和慢性足底筋膜炎。体外冲击波疗法是治疗慢性顽固性足底筋膜炎的一种可行方法。

（一）休息与止痛治疗

足底筋膜炎急性期，可以在损伤处冰敷，休息以及调整训练负荷。必要时口服非甾体抗炎药。

（二）拉伸运动

康复训练的重点在于对跟腱和足底筋膜进行有效的拉伸运动（图 2-7-12-3）。足底筋膜特定拉伸动作如下：患者将受影响的脚跨过对侧腿，抓住脚趾底部，将脚趾向后拉向胫骨，直到感觉到足弓伸展。伸展保持 10s，然后重复。每天进行三组，每组 10 次。或面向墙面，双手撑墙，将身体向前倾，使腹部接近墙面，脚如图所示，感受到小腿三头肌的牵拉感（图 2-7-12-4）。

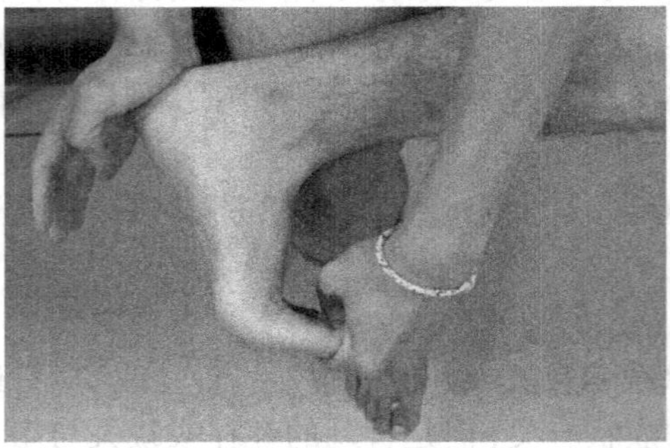

图 2-7-12-3 足底筋膜炎拉伸

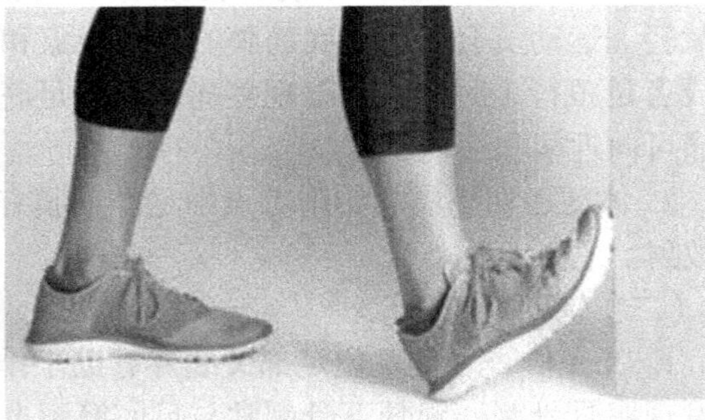

图 2-7-12-4 小腿三头肌拉伸

（三）按摩

针对足底筋膜的深层肌筋膜按摩，增加受伤筋膜的血液流量来促进愈合。

（四）物理因子治疗

采用物理因子治疗来改善足跟的疼痛，包括超短波、中频电、体外冲击波等。

（五）合理使用护具和支持带

使用带有足弓支撑的鞋垫、保护支持带可均匀分散患者足底压力，可在下肢负重时有效降低足底筋膜所受的拉力，进而减少反复牵拉对足底筋膜的伤害。

如图 2-7-12-5，贴扎时，患者应在俯卧位，下肢伸展，踝关节稍背曲。贴扎者站在患者足侧。选取合适长度的肌内效贴布，一头剪 Y 形，一头剪成爪形。将肌贴从中间撕开，作为锚点固定在根骨。上方 Y 形沿着腓肠肌进行贴扎，下方灯笼形沿着足底筋膜贴扎。

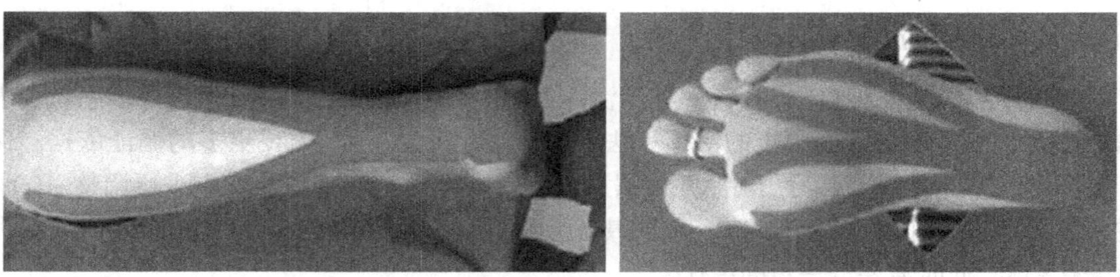

图 2-7-12-5 足底筋膜炎的贴扎

六、预防

（一）合适的鞋

在运动时候要选择有效的减震运动鞋。女士在选择高跟鞋的时候，尽量选择 5cm 以下的，过高的高跟鞋也可引起足底筋膜炎的发生。并且平时应在办公室放双平底鞋，以缓解脚部疲劳。

（二）路面

不要长时间在过硬路面上运动以及进行上坡跑等运动。

（三）控制体重

肥胖人群因体重超重，从而使足底负荷过大，研究发现人的体重增加 10kg，那么膝盖和足部所承受的力将提高三倍。因此预防足底筋膜炎一定要控制体重。

（四）控制运动量即运动负荷

足底筋膜炎常发生于运动者的足部，对于经常跑跳以及走路等运动负荷量过大的运动者，足底筋膜炎发生率较高。所以，提倡科学运动，保证合理的运动负荷和运动量。

（五）拉伸

运动前、后注意针对足底筋膜和跟腱的拉伸，保证足踝运动的灵活性和稳定性。

（王　琳）

参考文献

[1] 谈艳，李伟. 表面肌电图在运动员大腿肌肉拉伤康复评定中的应用 [J]. 中国康复理论与实践，2018，24（9）：1082-1086.

[2] 何瑀. 急性肌肉拉伤的中后期综合治疗的疗效观察 [J]. 中国实用医药，2016，11（5）：194-195.

[3] 何芳. 膝关节韧带损伤的 MRI 表现特点分析 [J]. 影像研究与医学应用，2019，3（5）：47-49.

[4] 王彬，李颖智，刘晓宁，等. 前交叉韧带重建术后康复研究进展 [J]. 中国实验诊断学，2018，22（12）：2199-2203.

[5] 张洪志，黄硕，潘晓华. 膝关节前交叉韧带部分损伤的 MRI 量化分析 [J]. 中华创伤骨科杂志，2018，20（11）：993-998.

[6] 覃华生，潘玮敏，李然，等. 慢性踝关节不稳的运动康复：研究现状与特点 [J]. 中国组织工程研究，2018，22（36）：5865-5871.

[7] 付琳，刘铭，王宇. 高频超声在训练伤致踝关节外侧副韧带损伤中应用 [J]. 临床军医杂志，2018，46（10）：1261-1262.

[8] 卜凡玉，王进，强力，等. 微型骨锚在急性近指间关节侧副韧带损伤修复中的应用探讨 [J]. 中华显微外科杂志，2018，41（5）：497-499.

[9] 沈黎辉，许国祥，陈晓春，等. 随机控制跟踪训练改善慢性踝关节不稳者踝足功能及平衡能力的临床研究 [J]. 中国骨与关节损伤杂志，2018，33（10）：1094-1096.

[10] CASSIOLAS G，BERNI M，MARCHIORI G，et al. How cartilage status can be related to joint loads in anterior cruciate ligament reconstruction：a preliminary analysis including MRI t2 mapping and joint biomechanics[J]. J Biol Regul Homeost Agents，2018，32（6）：35-40.

[11] EYSTUROY N H，NIELSEN T G，LIND M C. Anteromedial Portal Drilling Yielded Better Survivorship

of Anterior Cruciate Ligament Reconstructions When Comparing Recent Versus Early Surgeries With This Technique[J]. Arthroscopy, 2019, 35(1): 182-189.

[12] MUTSUZAKI H, KINUGASA T, IKEDA K, et al. Anatomic single-bundle anterior cruciate ligament reconstruction using a calcium phosphate-hybridized tendon graft: a randomized controlled trial with 2 years of follow-up[J]. J Orthop Surg Res, 2018, 13(1): 327.

[13] SITU-LACASSE E, GRIEGER R W, CRABBE S, et al. Utility of point-of-care musculoskeletal ultrasound in the evaluation of emergency department musculoskeletal pathology[J]. World J Emerg Med, 2018, 9(4): 262-266.

[14] KHODAEE M. Common Superficial Bursitis[J]. American Family Physician, 2017, 95(4): 224.

[15] SAYEGH E T, STRAUCH R J. Treatment of olecranon bursitis: a systematic review[J]. Arch Orthop Trauma Surg, 2014, 134(11): 1517-1536.

[16] WANG W, SHI M, ZHOU C, et al. Effectiveness of corticosteroid injections in adhesive capsulitis of shoulder: A meta-analysis[J]. Medicine(Baltimore), 2017, 96(28): 7529.

[17] 朱婷，肖礼祖，姜伟，等. 超声引导下注药联合针刀治疗鹅足滑囊炎 [J]. 中国疼痛医学杂志，2018，24(8): 615-618.

[18] JAURIGUE M M, SNYDER M, CANNON M. Recurrent upper GI bleeding secondary to coil migration in a patient with known NSAID-induced peptic ulcer disease[J]. Gastrointest Endosc, 2014, 79(6): 1004-1005.

[19] 詹红生，郑昱新. 成人膝关节滑膜炎诊断与临床疗效评价专家共识 [J]. 中国中医骨伤科杂志，2016，24(1): 1-3.

[20] FELSON D T, NIU J, NEOGI T, et al. MOST Investigators Group Synovitis and the risk of kneeosteoarthritis: the MOST Study[J]. Osteoarthritis Cartilage, 2016, 24(3): 458-464.

[21] CIRCI E, BEYZADEOGLU T. Results of arthroscopic treatment in unresolved Osgood-Schlatter disease in athletes[J]. Int Orthop, 2017, 41(2): 351-356.

[22] CIRCI E, ATALAY T, BEYZADEOGLU T. Treatment of Osgood-Schlatter disease: review of the literature[J]. Musculoskelet Surg, 2017, 101(3): 195-200.

[23] BUCKLEY T A, VALLABHAJOSULA S, OLDHAM J R, et al. Evidence of a conservative gait strategy in athletes with a history of concussions[J]. J Sport Health Sci, 2016, 5(4): 417-423.

[24] BORG-STEIN J, IACCARINO M A. Myofascial pain syndrome treatments[J]. Phys Med Rehabil Clin N Am, 2014, 25(2): 357-374.

[25] ECKENRODE B J, KIETRYS D M, PARROTT J S. Effectiveness of Manual Therapy for Pain and Self-reported Function in Individuals With Patellofemoral Pain: Systematic Review and Meta-analysis[J]. J Orthop Sports Phys Ther, 2018, 48(5): 358-372.

[26] FRANKLYN M, OAKES B. Aetiology and mechanisms of injury in medial tibial stress syndrome: Current and future developments[J]. World J Orthop, 2015, 6(8): 577-589.

第八章 运动性疾病的预防与处置

本章介绍运动性疾病的预防与处置，范围包括：运动性应激综合征、运动性疲劳、运动性肌肉痉挛、运动性腹痛、运动性低血糖、运动性贫血、运动性尿异常以及女性运动员三联征。内容包括定义、流行病学、临床诊断、康复评定以及运动康复治疗与预防方法等。

第一节 运动性应激综合征

运动性应激综合征常常在一次剧烈的训练或比赛后立刻发生，或者是在训练后短时间内发生。它多发生在训练水平低、经验较少的新手身上，也可发生在因伤病中断训练较长时间后恢复训练的运动员身上，有时也会发生在受剧烈精神刺激后的高水平运动员身上。它常见于训练程度不够的中长跑、马拉松、中长距离滑冰、自行车、足球、划船等项目的运动员，以急性心血管损害最为多见。另外，一些运动新手、长期受伤病困扰的运动者和成绩突出的高水平运动员也是运动性应激综合征的高发人群。

有些运动员长期处于怕被淘汰、怕不受重视、不得不从事的运动项目、生活压力和心理负担、自我期望过高等应激状态，往往会引起内分泌功能失调、免疫功能下降，导致各种身心疾病。这种情况会导致运动员出现诸如失眠、持续疲劳、烦躁不安、精神难以集中、对运动疲于应付等症状。另外，这些运动员还会出现消化性溃疡、哮喘、心血管疾病的发病率增高的现象，严重者会导致内分泌、免疫功能和行为方面的负面变化，甚至诱发心肌梗死。而运动员在比赛时需要高度紧张、集中的精力和意志力支撑，一旦运动员处于长期的精力和意志力慢性消磨状态，会导致运动者与运动状态难以达到和谐的竞技状态，如此陷入恶性循环，长此以往，身心健康会受到极大摧残甚至诱发器质性病变。

同时，随着现代社会生活节奏的加快以及生活、职业、经济等多方面压力的增加，目前的运动性应激综合征的范围已经扩大，涉及到了运动、社会、经济等各个方面，尤其是和人的职业、运动员的运动项目密切相关。运动性应激综合征已经不仅仅是简单的单一发生的过度紧张，而已经影响了运动者的日常工作和生活，这种负面的影响又反过来造成运动性应激综合征的加重，所以运动性应激综合征严重地影响了运动者的运动状况、日常工作和身心健康，对运动者产生了十分严重的影响。

一、定义与分类

（一）定义

运动性应激综合征：即过度紧张，是指运动员在训练或比赛时，由于一时性运动负荷过大和运动过于剧烈，超过了机体的负担能力而产生的急性病理现象。

（二）分类

临床上一般将运动性应激综合征的表现分为四种类型：昏厥型、脑血管痉挛型、急性胃肠道综合征型、急性心功能不全和心肌损伤型。

二、流行病学

（一）昏厥型

昏厥型运动性应激综合征的产生是由于供血量的减少或脑血管痉挛引起脑缺血造成的。如举重时的晕厥是由于胸腔及肺内压骤然剧增，造成回心血量减少，导致心输出量锐减，造成短暂的脑供血不足。再如田径运动员疾跑后突然停止活动时，肌肉的收缩活动骤然停止，导致血液大量聚积于下肢，造成循环血量明显减少，血压下降，引起脑缺血，导致重力性休克晕厥。还有一种晕厥常常发生在强烈刺激后，高水平运动员参加重大国际性比赛时出现剧烈的紧张，比赛后运动员突然丧失意识。

（二）脑血管痉挛型

发病机制可能与运动时脑部供血障碍或存在脑血管先天性畸形有关。

（三）急性胃肠道综合征型

在激烈运动和情绪紧张时交感神经占优势，这时胃肠血管收缩导致胃的局部血液循环障碍，胃黏膜出血性糜烂甚至溃疡。或者运动员原本就患有某些消化道慢性疾病，因运动诱发应激性出血。

（四）急性心功能不全和心肌损伤型

运动剧烈时交感 - 肾上腺髓质系统兴奋使心率加快、心肌耗氧量增加，心脏负担过重会直接诱发心肌出血、水肿、炎症、心脏急性扩张等变化而导致心肌缺血，心肌梗死和急性心力衰竭。或者是在原本就患有某些心脏病的基础上诱发。还可能因胸部受到直接打击而诱发，会导致血管运动神经反射作用而引起心脏循环系统休克，常见于摔跤、拳击、足球等有身体触碰的运动项目。

三、临床诊断

（一）病因

1. 训练水平差和生理状态不良、锻炼较少、比赛经验不足的运动新手。
2. 因患病长期中断训练后突然参加剧烈运动或比赛。
3. 患心血管疾病的人，如患有动脉硬化、高血压和各种心脏病的病人。
4. 带病参加训练或比赛的运动员。
5. 饭后不久便进行激烈运动。

（二）发病机制

运动性应激综合征的发病机制目前还不是十分清楚。从在体育运动中发生的情况来看，应激反应主要有：急性胃肠功能紊乱及运动应激溃疡、心功能不全及心肌损害、脑血管痉挛、运动猝死和昏厥。这种应激反应是机体遭到外界强烈刺激后，经大脑皮层综合分析产生的一系列非特异性应答反应，如神经兴奋激素分泌增多、血糖升高、血压上升、心率加快、呼吸加速等。一般情况下这种反应是正常的，它可以使机体能对刺激做出迅速而及时的应答从而保护机体。但是如果外界的刺激过度激烈，或者长期地反复出现，超出机体能够承受的极限，将会造成病理性损害。简而言之，虽然它不像其他疾病是由于生物、物理、化学等因素导致的，而是以精神因素作为主要病因，但是它依然能引起人体一系列不良反应，严重的甚至会危害人体健康。

（三）症状和体征

1. 单纯性虚脱型 跑步后即刻出现面色苍白，恶心呕吐，头昏无力和大汗淋漓。

2. 昏厥型 运动中或运动后出现一过性神志丧失。昏厥前，常伴有头晕、耳鸣、眼前发黑、面色苍白、出冷汗、乏力等。昏厥后，意识丧失、脉搏增快或正常、血压下降或正常，呼吸减慢或加快、手足发凉。清醒后，精神不佳，主诉全身无力，常伴有心、肺、脑功能降低等现象。

3. 脑血管痉挛型 运动员在运动中或运动后立刻出现一侧肢体麻木、动作不灵活，常伴有剧烈的恶心，呕吐。

4. 急性胃肠综合征型 轻者在剧烈运动后出现恶心呕吐、头痛头昏、上腹痛、面色苍白等，经1~4h可逐渐缓解。较重者可呕出咖啡渣样物，潜血试验阳性。

5. 急性心功能不全和心肌损伤型 运动中或运动后出现呼吸困难、憋气、胸痛、咳血性泡沫痰、右肋部疼痛、肝肿大、心跳快而弱或节律不齐、血压下降、全身无力、面色苍白，甚至意识丧失等心功能不全症状。检查时可见心律不齐、脉搏加快且弱、血压下降等。

6. 运动猝死 世界卫生组织和国际心脏病学会将运动猝死定义为：有或无症状的运动员或体育锻炼者在运动中或运动后2h内意外死亡。运动可以诱发冠状动脉痉挛，使心脏灌注不足；剧烈运动时，血管大量扩张，机体需血量激增，引起心肌相对缺血；机体内分泌和电解质代谢改变，儿茶酚胺对心肌毒性作用，钠和钾离子引起心肌代谢性坏死；心肌传导系统出现了紊乱，可能导致运动猝死。

四、康复评定

（一）生理功能评定

1. 体格检查 包括生命体征和一般情况检查等。

2. 躯体功能评定 包括关节功能评定、肌力评定、上下肢功能评定、步态评定、协调与平衡功能评定等。

3. 心功能评定 常用的心功能评定方法包括对体力活动的主观感觉分级（如心脏功能分级和自觉用力程度分级）、超声心动图、心脏负荷试验（如心电运动试验、超声心动图运动试验、核素运动试验和6min步行试验）等。

（二）心理功能评定

部分病例发生后，会导致患者出现诸如失眠、持续疲劳、烦躁不安、精神难以集中、对运动疲于应付等症状。患者易有思想负担，出现抑郁或焦虑等消极情绪，需要情绪-情感障碍评定，可采用汉密尔顿抑郁量表或汉密尔顿焦虑量表。

（三）日常生活活动能力评定

多采用改良巴氏指数评定表。

（四）社会参与能力评定

主要进行生活质量评定、参与社会交往和社区活动的能力评定。

五、康复治疗

（一）运动康复目标

缓解运动性应激综合征患者的紧张、过度焦虑等精神症状，帮助解决其发生的其他不良体征，例如：呼吸困难、晕厥、恶心、呕吐、憋气、胸痛、心跳快而弱、心律不齐、血压下降、全身无力和面色苍白等。

（二）运动康复方法

1. 病情较轻时，应使患者安静平卧位，注意保暖，必要时口服热糖水或镇静剂。

2. 对有严重心功能不全的患者可取半卧位，保持安静，注意保暖，松解较紧衣领、裤带和衣物。给氧吸入或者点掐内关、人中、百会、足三里等穴位。

3. 昏迷时，可刺激人中、百会、涌泉等穴位。

4. 呼吸、心跳停止者，应及时做人工呼吸和体外心脏按压术。

5. 对过度紧张的患者，在进行上述初步急救时，要迅速请医生诊治并且做进一步抢救处理。

6. 针对该病患者情绪失调的情况，及时针对病因采取心理疏导疗法。采用谈话的方式，逐步了解其病因，因势利导。采用鼓励其积极工作、学习和交流，融入集体生活，树立信心等心理治疗方法及时缓解和疏导患者心理问题。

7. 养成长期练习太极拳的习惯使人受益终身。太极拳是我国武术当中的一块瑰宝，长期练习对运动者精、气、神都有明显的促进作用，同时也是消除和改善自我紧张情绪的好方法。

8. 有意识地控制呼吸，可进行多次深呼吸。具体的方法是：通过鼻腔吸气，感觉空气充满腹部，憋气 1s，通过口腔鼻腔呼气，缓慢排出空气，重复做多次，通过空气进出身体的感觉来调节呼吸。整个过程仅需要几分钟便可以有效地调节控制紧张情绪。

六、预防及注意事项

（一）预防措施

预防运动应激综合征的关键在于以下四点：

1. 对于经常不参加运动的人而言，运动前应先做身体检查，心血管机能不良者，患有急性疾病如感冒、扁桃体炎、急性肠胃炎者均不应该进行剧烈运动。

2. 运动时应遵守循序渐进的原则，根据自身情况逐渐地增加运动强度和运动时间。

3. 避免伤病初愈或未完全恢复便参加比赛，不经常参加锻炼的人要注意观察自己锻炼后的精神状态和身体反应。

4. 剧烈运动前要做好充分的准备活动，克服内脏器官的惰性，充分调动呼吸循环器官的功能。

如前所述，即使身体没有潜在的心血管疾病，如果不做准备活动，一时运动强度过大也可能诱发运动性应激综合征。另外，运动后应及时进行整理运动，使身体各部分充分放松，加速身体的恢复，并为下一次锻炼打好基础。

（二）注意事项

1. 加强运动锻炼者的生活监督　生活节奏的不规则或过度疲劳是损害心脏健康的诱因。特别是对运动员的烟酒嗜好、生活习惯等要给予高度重视。很多研究的结果显示，香烟中的尼古丁与一氧化碳对冠状动脉管壁和心肌细胞具有毒性和致炎性作用。因此运动员应戒烟酒，以保护心脏，防止潜在的心血管疾病导致运动性应激综合征。

2. 加强训练的科学性与规范性　加强训练的科学性，加强身体素质的训练，注意循序渐进。有研究表明，过大的运动负荷可能导致动物心肌组织的损伤。加强训练的规范性，加强运动时动作的规范性，有利于降低运动性应激综合征的发生风险。因此，运动训练中对运动强度、运动项目与负荷安排的科学化，既是提高成绩的需要也是保护运动员心脏的需要。普通民众在锻炼时要注意对不同性别、不同职业、不同年龄的人群的体育健身运动进行分类。老年人应该进行动作简单、负荷小、缓和的体育活动；女子的体育健身主要为较为缓和、低强度的运动，例如健美操、体育舞蹈等活动；男子的体育健身主要以中等强度运动负荷为好。合理地选择适合自身的健身方式是最有效减少运动性应激综合征发生的方法之一。

3. 加强运动员的医务监督　加强运动员的健康管理和医务监督，建立较完整的健康管理资料，详细记录运动员各个时期训练的身体反应及各项指标变化。缺乏体育锻炼、身体状态不佳时，不应勉强参加剧烈运动或比赛。参加体力负荷较重的比赛之前，应做相应的体格检查，若有潜在疾病如高血压或心脏病等，皆不宜参加比赛。疾病初愈时，应避免大强度训练及激烈的比赛，预防运动中猝死的发生。坚持科学的体育锻炼，提高机体的承受能力。

4. 重视运动员心脏的保健　在运动员的生活管理中，重视对参加体育锻炼者的体格检查工作，特别是患有心脏病、高血压、严重贫血和急性病变者（如感冒、发热、急性胃炎等）应避免进行剧烈运动。运动过程中出现异常时，应减小运动强度或慢慢停止运动，赛前要做好充分的准备活动，赛后要做好整理活动。

5. 重视运动员的心理辅导　在运动员遇到冲突、挫折和过度的精神压力时，要善于自我疏解消除负面情绪，调整好自己的心态，不为逆境忧心忡忡，保持心理健康，可以适时地参加一些放松的活动。同时，要善于适应环境变化，保持内心的平和。紧张时学会分散注意力，学会运用积极的自我暗示来缓解焦虑。在生活中，和父母家人之间保持良好的关系，朋友之间的相互关心和爱护，这些情感对人的心理健康都是十分重要的。

（荣湘江）

第二节　运动性疲劳

运动性疲劳（exercise-induced fatigue）是一种常见的由运动导致的综合性生理过程，表现为机体不能在一特定水平上持续其机能和/或不能维持预定的运动强度。本指南旨在为广大运动康复工作者提供运动性疲劳预防与处置的策略，并提高对运动性疲劳的干预与康复水平。

一、定义与术语

（一）定义

目前采用的运动性疲劳定义是在 1982 年第五届国际运动生物化学会议上提出的。这个定义有两层含义，一是疲劳的产生是由工作或运动本身引起的；二是疲劳导致的工作能力和身体机能下降是暂时性的，即疲劳是一种生理过程，经休息和调整可以恢复正常。这可与疾病和过度训练引起的过度疲劳相区别。

（二）术语表达

与运动性疲劳相关的术语有过度训练、过度疲劳和力竭，特在此进行区别：

1. 过度训练（overtraining）　是指由于疲劳的连续累积而导致机体出现的功能紊乱或

病理状态，也称为过度训练综合征（overtraining syndrome）。表现为持续的运动能力和免疫力下降，易感染，持续疲劳，且情绪低落、易烦躁。过度训练是长时间过大压力和恢复不充分综合累积起来的结果，是一种训练与恢复、运动与运动能力、应激与应激耐受之间的失衡状态。

2. 过度疲劳（overfatigue） 是过度训练的必然结果，是由于训练不当、时间过长、强度过大等原因导致精疲力竭的亚健康状态。它最大的隐患是可引起身体潜藏的疾病迅速恶化，其诱发的猝死即“过劳死”。

3. 力竭（exhaustion） 指气力用尽，是疲劳的一种特殊形式，是在疲劳时继续运动，直到肌肉或器官不能维持运动。

二、分类

运动性疲劳的分类方法目前无统一规定和公认的标准。常见的分类方法见表 2-8-2-1：

表 2-8-2-1 常见运动性疲劳的分类方法

分类依据	具体分类
疲劳发生的程度	轻度疲劳、中度疲劳和重度疲劳
疲劳发生的部位	中枢疲劳、内脏疲劳和外周疲劳
疲劳发生部位的范围	全身疲劳和局部疲劳
产生疲劳的方式	急性疲劳和慢性疲劳

三、病因病机

按不同的划分方式，运动性疲劳可分为多种类型，但不管分为多少类，都是机体工作能力的下降。运动性疲劳有着复杂的发生机制，目前几种主要机制为中枢机制、外周机制、内脏机制和心理机制（参见第一篇第三章第三节）。

运动性疲劳的发生机制是一个多元、综合、复杂的系统，是多因素的综合。哪一种机制导致疲劳取决于运动强度、持续时间、肌纤维类型及该项运动的需求。如短时间剧烈运动出现的疲劳往往与肌肉中能源物质的消耗及乳酸等代谢产物的堆积这些外周因素有关，而长时间中等强度运动所产生的疲劳则以中枢神经系统的保护性抑制为基础。因此，只有在运动中进行动态研究，才能加深对运动性疲劳机制的理解，而采取积极有效的预防与处置策略，则有助于疲劳的消除，避免不必要的损伤。

四、常用康复方法

（一）康复原则

疲劳的消除主要从睡眠、营养、整理活动等入手。其中睡眠充足是首要条件，辅以必要营养补充、情绪和生物节律调节等，必要时可采用物理手段和中医药方法进行调理。

（二）常用康复方法

1. 整理活动 整理活动是消除疲劳、促进体能恢复的一种良好方法。剧烈运动后进行整理活动，可使心血管系统、呼吸系统仍保持在较高水平，有利于偿还运动时所欠的氧债。

整理活动包括慢跑、呼吸体操及各肌群的伸展练习。运动后做反向牵拉可改善肌肉血液循环，减轻肌肉酸痛和僵硬程度，对消除局部疲劳和预防运动损伤有良好作用。常用牵拉动作如图 2-8-2-1：

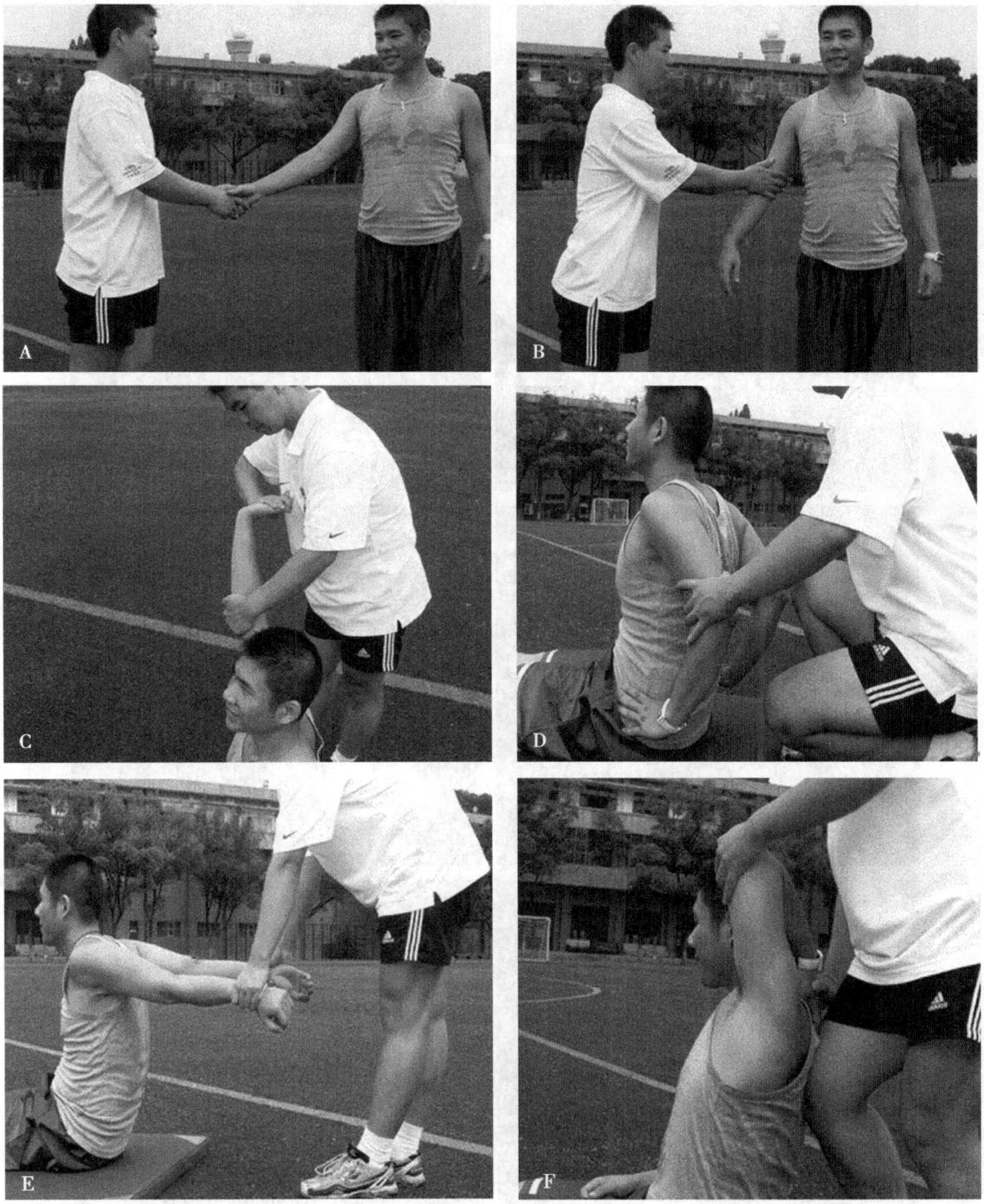

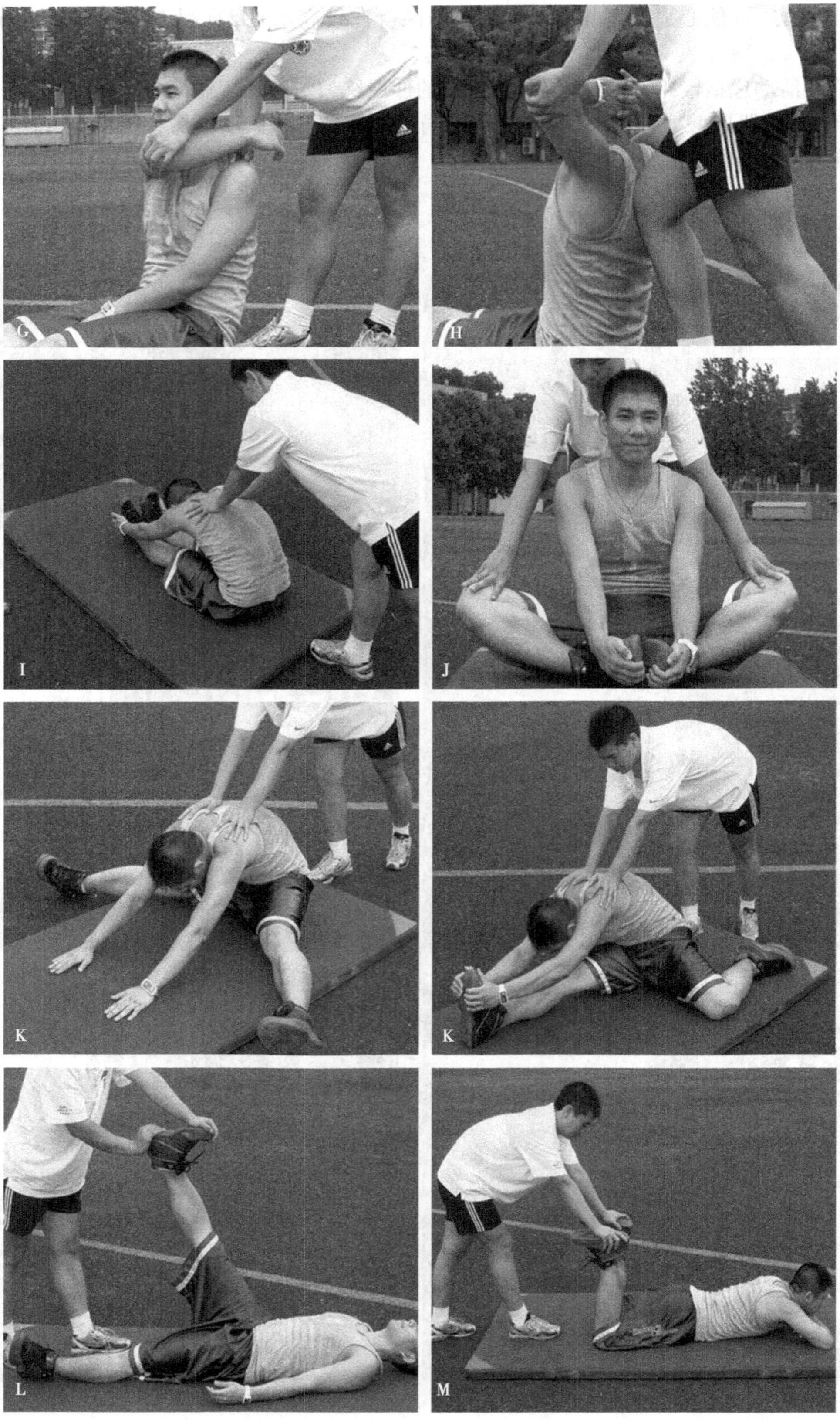
G
H
I
J
K
K
L
M

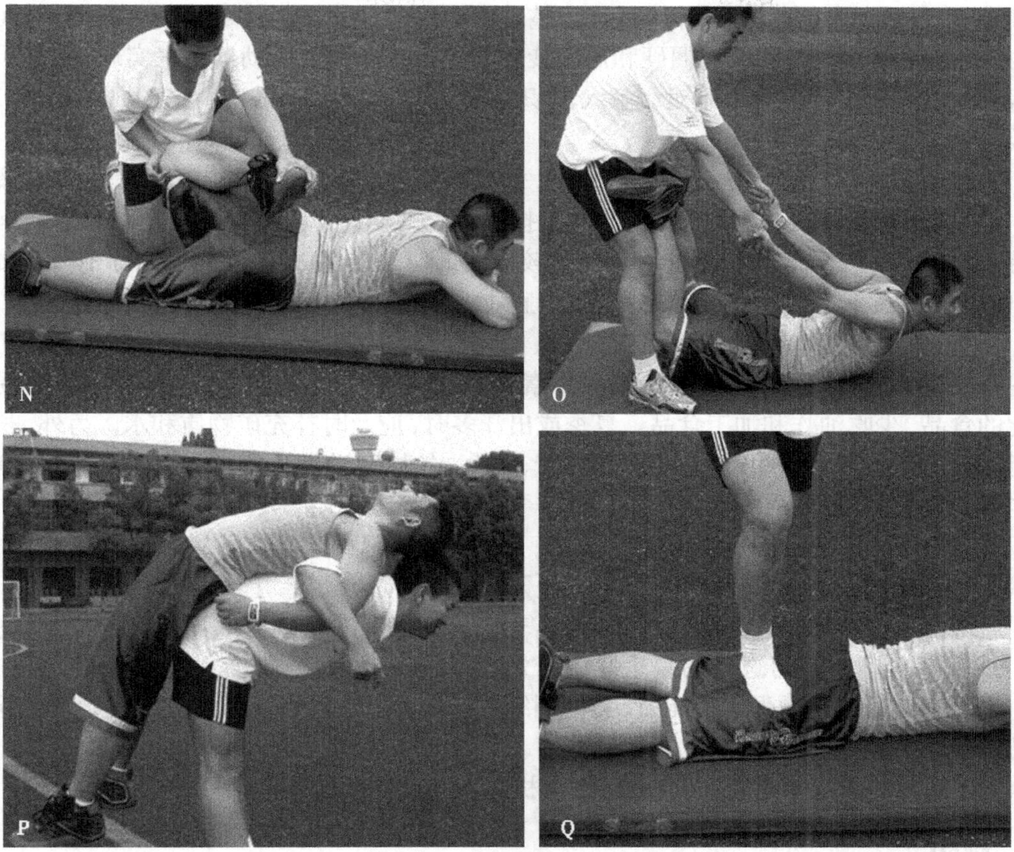

图 2-8-2-1　常用牵拉动作

A 快速抖动手臂；B 自上而下搓动手臂；C 牵拉前臂屈肌；D 被动扩胸Ⅰ；E 被动扩胸Ⅱ；F 被动牵拉胸外侧肌群和上臂内侧肌群；G 被动牵拉肩外侧肌群；H 被动牵拉背阔肌群；I 被动牵拉腰背肌群；J 被动牵拉髋部韧带和双腿后肌群（并腿）；K 被动牵拉腰背肌群和双腿后肌群（岔腿，跨栏式）；L 被动牵拉跟腱，抖动双腿；M 抖动双小腿；N 被动牵拉大腿前肌；O 被动牵拉胸腹肌群；P 后背抖动；Q 牵拉结束后放松动作

2. 睡眠　睡眠是消除疲劳、恢复体能最有效、最实用的方式。睡眠时大脑皮层的兴奋程度降低，分解代谢处于最低水平，而合成代谢水平则相对较高，有利于体内能量的蓄积。成人每天应有 8~9h 的睡眠，青少年必须保证每天有 10h 睡眠，大运动量运动后睡眠时间可适当延长。

3. 温水浴　运动后进行温水浴是最简单易行的体能恢复方法。温水浴可促进全身的血液循环，加强新陈代谢。水温为 40 ± 3℃为宜。时间为 10~15min，勿超过 20min。运动结束 30min 后还可进行冷热水浴。冷水温 15℃，热水温 40℃。冷水浴 1min，热水浴 2min，交替 3 次。

4. 按摩　按摩是运动后恢复体能的常用手段，不但能促进大脑皮层兴奋与抑制的转换，还可促进局部血液供应，消除疲劳。常用的按摩有手法按摩、器械按摩、水压按摩等。手法按摩分为全身按摩和局部按摩，全身按摩应在训练后 2.5~3h 进行；局部按摩可在训练过程中或训练结束后进行，可作为整理活动的一部分在同伴之间相互进行，时间为10~15min，主要用于消除肌肉僵硬和局部疲劳。器械按摩主要借助器械来实现，如深层肌肉振动仪（DMS）。水压按摩则对缓解大面积的肌肉紧张，尤其四肢和背部的肌肉紧张十分有效。

5. 理疗　利用热敷、蜡疗、电疗、低水平激光疗法等作用于局部或整体，促进血液循环，加速疲劳的消除及机能恢复，同时具有损伤治疗的作用。其中热敷对消除局部肌肉的疲劳效果明显。实践表明训练前对负荷量较大的部位热敷10min，可推迟训练中运动员疲劳出现的时间。一般热敷温度以47~48℃为宜。

6. 营养　合理营养是运动后恢复体能、消除疲劳或预防疲劳的重要手段。运动后应特别注意补充能量和维生素，尤其是糖、维生素C及B族维生素，应选择食用富有营养和易于消化的食品，少吃油炸和加工食品。夏季或出汗多时，应及时补充矿物质和水。另外，长时间运动后应适当多吃一些碱性食物，如海带、紫菜、各种新鲜蔬菜、水果、豆制品等，以利于体能恢复。

7. 心理恢复　运动后可进行意念放松，用意念使自己的呼吸放慢、拉长，使疲劳、紧张的状态得到适当调节。可先从头、颈部放松开始，依次向下放松，上肢、肩背、胸、腰及下肢等。还可借用自然环境进行调节，例如到空气新鲜、环境优美的地方散步或找同伴聊天等。

8. 娱乐性休息　可选择的娱乐性休息方法有：游戏、散步、效游、听音乐、写字、作画等。近年来利用音乐增强运动能力、提高训练效果及促进运动性疲劳消除的观察和实验研究已取得了一定成果。

以上项目均能消除心理和生理疲劳，使机体恢复到最佳状态。

五、预防

（一）补糖

1. 运动前　运动前1~4h补糖1~5g/kg体重，运动前1h宜采用液态糖。

2. 运动中　应每隔30~60min补充含糖饮料，少量多次饮用，补糖量不能大于1g/min。也可在运动中使用易消化的含糖食物如专门的补糖饼干、巧克力等。

3. 运动后　补糖越早越好，最好在运动后即刻或最初2h内补糖50g，以后每隔1~2h连续补糖，每次0.75~1g/kg体重，24h内补糖总量达到9~16g/kg体重。

（二）补水

一般情况下水的摄入量基本能够满足人体需要，运动时水分丢失严重，补水意义重大。参加运动者的补水量应根据年龄、气温、运动强度、运动项目和训练水平来确定，一般情况下：

1. 为了预防运动中脱水，可在运动前30min饮水300ml，保证体内有充足的水分贮备。

2. 运动中或运动后要采取少量多次的补水方法，在补水的同时要适当补充盐分。一般认为每隔10~15min补水100~200ml较好，水温以8~12℃为宜，较凉的补充液易被胃吸收入血，但也不宜太凉，太凉的水反而会刺激胃，引起不适反应。

3. 运动后不能因为有口渴感而大量饮水，否则会增加心脏、肾脏和胃的负担，反而不利于体能恢复。

4. 水的选择最好选用运动饮料。运动饮料不仅能补充运动所需水分而且含有人体运动所必需的糖，还含有一些能促进人体更好吸收水分的电解质比如钠等。

（三）蛋白质补充

一般情况下，一天正常膳食可以保证人体蛋白质的需要，少量运动不必刻意补充。如果运动量较大则应注意补充蛋白质。可以三餐多加一些高蛋白食品，如：牛奶、蛋类、鱼类以及大豆或豆制品等。如果频繁参加剧烈运动或运动量过大，可以相应使用一些蛋白强化补剂，如乳清蛋白粉，应在营养师指导下根据一天的能量消耗和膳食营养平衡情况进行科学补充。

（四）常用运动补剂

1. 抗氧化剂　运动后机体会生成大量自由基，能导致人体细胞和组织的损坏，从而产生疲劳。因此需要减少运动后体内自由基生成或增强机体清除自由基的能力。

目前常用的抗氧化剂有番茄红素、维生素 E、维生素 C、硒、牛磺酸、谷氨酰胺、辅酶 Q10 等，而沙棘、猕猴桃、葡萄籽原花青素等则是天然的抗氧化剂。

2. 肌酸——运动能力强化剂　肌酸是一种大量存在的天然营养物质，它是合成磷酸肌酸的重要原料。它不仅可以快速提供能量，还能促进肌肉增长、加快疲劳消除。肌酸在人体存储量越多，能量的供给就越充分，疲劳消除得就越块，运动能力也就越强。当体能消耗较大时，每天大约需要 5g 左右的肌酸，所以运动爱好者应注意肌酸的摄取。

补充方法：肉类食物肌酸含量比较丰富，可以在三餐多加一些瘦红肉。高纯度肌酸产品补充应在营养师指导下进行。

服用肌酸的一般方法：开始时使用冲击量：每天 4 次，每次以 5g 最好用含糖饮料配成 250ml 服用，连续服用 5~7 天。

随后使用维持量：每天 1 或 2 次，每次 5g。不必过多服用。最好于运动前 30min 前和运动后 30~60min 食用。

【注意事项】

服用过量可能会导致腹泻，间或出现肌肉僵硬和酸胀感。

（五）中药

运动性疲劳可归属于中医“劳倦”“虚证”（如脾虚、肾虚、气虚、阴虚等）范畴。张世明等按照中医理论总结出形体疲劳证、脏腑疲劳证和神志疲劳证 3 种疲劳分型和 12 种运动性疲劳常见征候，即筋肉疲劳，关节、骨疲劳，神志疲劳，脾胃失调，气虚，血虚，气血两虚，肾元亏虚，阳虚，阴虚，阴阳两虚和月经失常。中医理论认为“劳则气耗”，即劳动、运动引起的气血亏耗是运动性疲劳的发生基础，故普遍采用补益的方法。大量研究证明，合理使用中药可以提高机体的运动能力和耐力，并增强机体的免疫能力。

1. 单味中药　现代研究发现，许多中药的活性成分都具有疲劳消除作用。如多糖可提高抗氧化酶活性、抑制脂质过氧化从而保护生物膜。常用的中药多糖有枸杞多糖、黄芪多糖、大枣多糖、山楂多糖、红景天多糖、五味子多糖等。许多皂甙则具有兴奋神经和提高有氧工作能力等作用，如人参皂苷、绞股蓝皂甙、淫羊藿皂苷等。许多中药含有人体不可缺少的氨基酸、维生素和微量元素，如花粉、茯苓等。此外，运动实践中常用的单味补肾中药还有鹿茸、冬虫夏草、仙茅等。

2. 复方中药　复方中药是一个复杂体系，疗效作用的物质基础有赖于广义的化学成分，包括无机物、小分子有机化合物（如挥发油，生物碱，黄酮，皂苷等）及生物大分子（如肽，蛋白质，多糖等）三大类。复方中药依赖这些化学成分，起到了多靶点、整体协同的治疗效果。对复方中药消除运动性疲劳来说，原则是辨证施治，平衡阴阳。强调孤阴不生，独阳不长，阴阳互根，重在对机体进行整体调节，其消除疲劳和促进恢复的作用是改善运动能力的基础。

（六）针灸

针灸治疗在中国已有数千年历史，由于针刺会造成创痛，因此其应用多局限在运动损伤和运动性疾病方面，而防治运动性疲劳主要以无创性的艾灸、穴位敷贴和穴位电刺激预处理为多。

艾灸疗法作为传统保健疗法自古即用于治疗各科虚症。唐代孙思邈推崇“一切病皆灸三里”，灸法扶正固本的作用一直为历代医家重视和证实。《灵枢·官能》说：阴阳皆虚，火自当之。灸疗可以调整脏腑功能，促进人体新陈代谢，提高机体的免疫功能，从而防病治病。艾灸不同穴位调节免疫功能的对比研究发现，艾灸关元对细胞免疫的调节作用高于中脘和大椎。因此穴位的选择也是消除运动性疲劳的关键。从运动实践看，足三里、关元均属被选频率较高的穴位。足三里属足阳明胃经，有强壮和助消化作用，关元亦被认为有强壮作用，如《医学入门》所说：关元主诸虚损。

此外，艾灸时间、疗程均可影响疗效。一般而言，取穴以补穴足三里、关元、气海、命门等为优，疗程以1~2月为宜，每日或隔日施灸，每次＞15min为佳。

（杨 翼）

第三节 运动性肌肉痉挛

运动性肌肉痉挛是运动性疾病的一种，是在大强度或长时间的体育活动时，由于多种原因造成的肌肉不由自主的强直收缩，会造成肌肉僵硬、疼痛难忍。如不能对本病症有一个明确的认识和处理，将影响体育运动的兴趣和成绩，甚至在体育运动中发生意外而危及生命。

一、定义与分类

（一）定义

运动性肌肉痉挛，俗称抽筋，是指身体在运动过程中或运动后个别部位肌肉突然、不自主的发生强直性收缩的一种现象。肌肉痉挛不呈节律性，发作较为持久。运动性肌肉痉挛发生在小腿和脚趾最常见，发作时疼痛难忍，可持续几秒到数十秒钟之久。本病主要与疲劳过度、寒冷刺激、电解质丢失过多以及肌肉连续快速收缩而放松不够等有关。

（二）分类

作为各种医学病症症状发生的肌肉痉挛，其分类方法很多。有按发生部位分类的，包括脊髓源性痉挛、脑源性痉挛、混合性痉挛，或按全身性痉挛、系统性痉挛、局部痉挛分类；有按发生时间结合病症分类的，包括夜间肌肉痉挛、中暑性肌肉痉挛、中风后肌肉痉挛等。由于本节是介绍的运动性肌肉痉挛，故这里按照运动性肌肉痉挛的发病原因和机制相结合将其分为三类：肌肉舒张收缩失调类、环境变化影响类及肌肉疲劳类。

二、流行病学

肌肉痉挛影响体育运动，也影响我们的生活质量。据报道，目前全世界超过1.2亿人受到肌肉痉挛的影响。身体上不管是手部、腿部还是足部，只要有一处肌肉痉挛，这种状态就不受自身意识的控制，痛苦会瞬间席卷全身，影响人们的正常的生活。

运动性肌肉痉挛是在体育活动中常见病症，见于参加长距离耐力赛的运动员，如铁人三项、马拉松等。有研究报道，铁人三项运动员运动性肌肉痉挛的发病率为67%、马拉松运动员为30%~50%、橄榄球运动员为52%、自行车运动员为60%。在其他许多运动中也不乏报道，包括篮球、足球、橄榄球和网球等。尽管具有高发病率，但目前对其风险因素和潜在原因尚未完全了解。

三、临床诊断

（一）病因

1. 未做准备活动或准备活动不充分。
2. 运动中身体接触寒冷刺激。
3. 体育运动过程中出汗过多致使电解质丢失。
4. 大强度连续过多的运动引起肌肉舒缩失调。
5. 持久的姿势不当或运动过度疲劳。
6. 运动前情绪过度紧张也可导致本病。

（二）发病机制

运动性肌肉痉挛的发病机制目前仍不甚清楚，主要有以下几种观点：

1. 肌肉舒张收缩失调类肌肉痉挛　主要包括运动前准备活动不充分及运动后缺乏整理活动，以及体育活动前过度紧张而导致的肌肉收缩舒张功能失调、协调性降低者。体育活动前神经系统和其他各器官的功能没有达到运动适宜的水平，肌肉还未完全进入运动状态，此时如对局部肌肉连续刺激且刺激的强度过大，就容易发生痉挛；情绪改变与环境也有关系，在比赛前的过度紧张情绪，可使交感神经兴奋引起肌肉张力增高、肌肉紧张，甚至产生肌肉痉挛。

2. 环境变化影响类肌肉痉挛　主要指机体突然在过冷环境中运动，而导致的肌肉痉挛。在寒冷的环境里运动，肌肉受冷空气的刺激，兴奋性突然增高使肌肉发生强直收缩。如游泳时，突然受到冷水的浸泡；冬季在户外锻炼受冷空气的刺激等，都可能引起肌肉痉挛。在寒冷环境中进行体育活动时，未做准备活动或做得不充分，或未注意保暖，就更容易发生肌肉痉挛；运动中大量排汗，特别是长时间剧烈运动或高温季节运动时容易大量排汗，也有些运动员急性减体重使大量电解质从汗液中丢失，这些都可以造成水盐等电解质丢失过多，引起肌肉兴奋性增高而发生肌肉痉挛。

3. 肌肉疲劳类肌肉痉挛　主要包括过度运动导致电解质失调、代谢产物堆积所造成的肌肉疲劳而发生痉挛，以及运动性肌肉损伤后肌肉组织离子变化而产生的疼痛性肌肉痉挛。在训练和比赛中肌肉连续过快过多地收缩，而放松的时间太短，导致肌肉收缩与放松的协调性紊乱，也可引起肌肉痉挛。这在训练水平不高的运动员和新运动员中比较多见；身体疲劳也会影响肌肉的生理功能而发生肌肉痉挛。以不适当的姿势从事运动或肌肉协调不良容易导致机体疲劳，血液循环和能量代谢可发生改变，致使代谢产物在肌肉中堆积，刺激肌肉而导致痉挛产生。特别是局部肌肉疲劳时再进行剧烈运动或做一些突然用力的动作，容易发生本症。

（三）症状与体征

肌肉痉挛是指一块肌肉、一组肌肉或一个空心器官（如胃）发生突然而不自主的收缩，或是一个开口处肌肉的急遽收缩。有时会有疼痛感及机能障碍，一般会在数分钟之后消失。对于肌肉痉挛的具体定义，国际上未给出统一标准，有待进一步统一完善。肌肉痉挛可以作为各种医学病症的症状发生，其引发的原因有很多，包括遗传性疾病、肌肉疾病、内分泌代谢疾病、过度疲劳、水电解质紊乱以及药物中毒等。痉挛可伴肌痛、肌强直和/或不自主运动及头、颈、肢体、躯干扭转障碍等症状。运动性肌肉痉挛是其中的一种，是运动诱发的骨骼肌痉挛，不包括平滑肌痉挛或休息时发生的肌肉痉挛，以及与任何潜在疾病或药物相关的痉挛。

运动性肌肉痉挛是体育活动中经常发生的一种病症，多见于从事游泳、足球、篮球、铁人三项、马拉松、自行车等长时间高强度运动的运动员。以小腿腓肠肌居多，其次是足底的屈踇肌和屈趾肌，其他的还有股二头肌、腰背肌等。该病发生时，局部肌肉坚硬或隆起，剧烈疼痛，不处理不易缓解，痉挛所涉及的关节屈伸功能暂时受限，缓解后局部仍有酸痛不适感。

四、康复评定

肌肉痉挛的评定方法有多种，如手法检查、电生理测试、等速肌力测试及多通道肌电图测试等。目前对肌肉痉挛的评定多采用手法检查，其中改良 Ashworth 痉挛分级法应用最为广泛，共分为 6 级：

0 级：无肌张力增加。

1 级：肌张力轻度增高，受累部分被动屈伸时有较小阻力。

1^+ 级：肌张力轻度增高，受累部分在 1/2 关节活动度以上被动屈伸时有较小阻力。

2 级：肌张力较明显增高，但较容易屈伸。

3 级：肌张力显著增高，被动活动困难，但仍能完成。

4 级：受累部分被动屈伸时呈现僵直状态而不能动。

五、康复治疗

本病的产生原因很多，但最终都是影响了肌肉的正常功能状态。康复治疗主要是消除病因、恢复体能、改善支配肌肉的神经功能、降低肌张力、补充营养、促进代谢、改善关节活动范围，使痉挛的肌肉功能恢复正常。肌肉痉挛的康复治疗基本原则是适度运动、传统按摩推拿疗法、物理疗法及日常体育运动的教育指导。全面治疗本病症，除了正确的治疗方法外，还要坚持科学健身、科学训练的原则，才能使发生次数减少与消除。运动性肌肉痉挛的治疗原则是强调科学运动为主，运动疗法和物理治疗方法相结合，必要时辅以药物治疗。

（一）运动康复目标

运动性肌肉痉挛的运动康复的总目标，就是恢复肌肉的营养代谢，重建肌肉的正常功能状态，重返体育运动，减少肌肉痉挛并发症的发生。

（二）运动康复方法

1. 消除紧张和焦虑状态　在体育运动过程中发生肌肉痉挛，不管是什么原因引起的，首先要保持镇定，放松身体，不可急躁焦虑，更不能惊慌失措。这不但不利于症状缓解和治疗，更有可能使运动过程中的自己发生意外。应当一方面采取自救措施，另一方面呼救，请他人帮忙和医生救治，同时要注意保暖。

2. 牵拉疗法　牵拉是一种简单而有效的缓解肌肉痉挛的方法，操作方法是将痉挛缩短的肌肉向收缩的相反方向拉长。一旦发生肌肉痉挛，应缓慢、轻柔、持续牵拉痉挛部位肌肉，可以帮助改善痉挛肌肉的组织状况，减轻痉挛疼痛。

发生在腿部、足部痉挛时，用痉挛肢体对侧手握住痉挛肢体足趾，用力向足背方向牵拉，使踝关节及足趾充分背伸，从而拉长痉挛的腓肠肌、长屈肌和趾长屈肌，同时伸直膝关节。很多人发生较轻的肌肉痉挛时会坚持运动，这对肌肉的痉挛恢复是不利的。正确的方法是：一旦发生痉挛应立即停止运动 15min 以上，令痉挛肌肉充分放松，否则只会让肌肉痉挛持续时间更长，损害加深。

在游泳中如果发生痉挛，更加不可惊慌。如自己无法处理或自救时，先深吸一口气，仰浮于水面，同时立即呼救。在水中解救腓肠肌痉挛的方法是，吸气仰浮水面后，用痉挛肢体对侧的手握住痉挛肢体的足趾，用力向足背方向拉，同时用同侧的手掌压在抽筋肢体的膝盖上，帮助膝关节伸直。待缓解后，慢慢游向岸边。发生肌肉痉挛后，不宜再进行游泳，应上岸休息、保暖、局部按摩使肌肉放松。

牵引时切忌用力过猛，以免造成肌肉拉伤。

3. 推拿按摩　推拿、按摩是很好的肌肉痉挛治疗方法，因为特定区域的深部推拿按摩可以放松肌肉，缓解肌肉的痉挛状态。下肢痉挛可以取委中、涌泉、承山、昆仑等穴位，重手法按压配合治疗。这些治疗能有效地促进肌肉的血液循环，解除肌肉痉挛，改善肌肉功能，消除肌肉疲劳、酸痛。

4. 针灸治疗　针刺、艾灸通过经络气血调节有很好的缓解肌肉痉挛的作用。对于腓肠肌痉挛可取患侧承山穴（双侧发病取双侧承山穴），用毫针直刺 1.5~2 寸，行提插和平补平泻手法，使针感传至足底部 4~5 次；取双侧足三里穴，用毫针直刺 1.5~2 寸，行提插和平补平泻手法，缓解后留针 15min。每日 1 次，连续治疗 7 日。以上穴位也可换用艾灸，同样能收到治疗效果，特别是寒冷刺激所致的肌肉痉挛。治疗过程中注意休息，避免局部寒冷刺激。

5. 补充水和电解质　治疗腿部和足部的肌肉痉挛，应首先考虑补充水和电解质。研究表明，人体缺水易发生肌肉痉挛，镁、钙、钾的缺乏也会引发肌肉痉挛。如果频发肌肉痉挛，应在膳食中添加镁、钙、钾或其他矿物质。例如，吃香蕉或薯片，香蕉往往在咀嚼或含在舌下时就会发挥一定的补钾功效。如果以上方法还不能缓解痉挛，应及时就医。

6. 物理疗法　对于运动性肌肉痉挛，现代物理治疗方法很多。如电疗中的神经肌肉电刺激疗法、生物反馈疗法等；温热疗法可以加快肌肉痉挛的缓解，如热疗（如热水浸泡、局部热敷）、水疗、超声疗法等。此外，充气夹板疗法、功能训练疗法等，都有助于痉挛的缓解和治疗。

六、预防及注意事项

（一）做好准备活动与功能饮料的补充

体育运动前，一定要做好充分的准备活动。对容易发生痉挛的肌肉可事先做适当按摩。天气炎热又运动量大的活动，应在运动前或运动中及时补充含盐类的碱性饮料。在疲劳和饥饿时不要进行剧烈运动，出汗过多时要及时补充水、盐和维生素。

（二）加强身体锻炼，提高机体的耐受性

平时要加强体育锻炼，提高机体对寒冷的适应能力，冬季运动要注意保暖。游泳下水前，要用冷水冲淋全身，使身体对寒冷有所适应。在低水温游泳前，要做好热身活动，尤其下肢的肌肉牵拉活动，游泳时间不宜过长，一旦在水中发生肌肉痉挛应立即停止活动。

（三）对于经常发生肌肉痉挛者，因查明原因

反复发生小腿肌肉痉挛者，应到医院查出病因，进行针对性的治疗和处理。如老年人患骨质疏松症，应补充钙质或用激素疗法。身体过度疲劳者，应适当休息，减少运动量。寒冷的季节运动，要注意下肢保暖。

（四）要科学地安排运动训练内容和训练方法

要因人而异地安排各运动员的运动量，注重个别对待原则；教学训练和比赛应有计划地科学进行，较长时间的训练比赛，应逐渐增加运动训练的强度和运动量，循序渐进。多进行模拟比赛的训练方式，以增加运动员身体和心理的适应性。在运动中要学会肌肉放松，在降体重和控制体重时要讲究科学性。

（周　军）

第四节　运动性腹痛

随着全民健身运动的盛行，一些运动相关的疾病层出不穷。在运动中有时会受到腹痛的干扰，这种与运动相关的短暂腹痛对运动员来说非常常见，普通人也经常会在运动中产生腹痛的感觉。在运动医学中，这种常见的症状被称为“运动性腹痛”。由于运动性腹痛影响了体育锻炼和竞技比赛的进行，严重的话可能危害身体健康。因此，了解运动性腹痛发生的原因、临床症状，以采取有效的治疗和预防体育保健措施，都是十分重要和必要的。本指南旨在规范广大运动康复工作者有关运动性腹痛的运动康复工作，提供运动性腹痛的体育保健措施的方法。

一、定义、分类与术语

运动性腹痛是指由于体育运动而引起或诱发的腹部疼痛，是由于激烈运动引起的一时性的机体机能紊乱，存在于各种体育项目，尤其在中长跑、马拉松、自行车、足球、篮球等运动项目中发生率较高。

其特点为除腹痛外一般不伴随其他症状，多数安静时不痛，运动时才痛；疼痛程度与运动量大小和强度成正比，一般活动量小、强度低时疼痛不明显，随着负荷量加大，疼痛才逐渐加剧，调整运动量和强度，做深呼吸或按压腹部疼痛点可减轻。各项检查如肝功能、腹部B超或腹部CT平扫等无异常。

二、流行病学

运动性腹痛广泛地出现在各类体育项目中，大约70%的跑步者报告在过去的一年里经历过这种疼痛，在一个跑步项目中，大约五分之一的参与者可能会有这种症状。运动性腹痛在年轻人中最常见，但与性别或体型无关，即使是训练有素的运动员也不能幸免。按运动项目分类，游泳发生率最高（75%），其次是跑步（69%）、骑马（62%）、有氧运动（52%）、篮球（47%）和自行车（32%）。有运动员自述，疼痛会在铁人三项的游泳部分开始，并随着自行车和跑步加重。有研究发现跑步和骑马运动性腹痛是发生率最高的项目，而骑自行车的运动性腹痛概率最小。在跑步和骑马中，运动性腹痛的发生率分别是骑自行车的10.5倍和9倍。研究报告显示，10公里的跑步赛事的运动性腹痛发生率为21%，在67公里的跑步赛事

中发生率为19%。大量证据表明，在跑步项目中，大约五分之一的参与者可能会经历运动性腹痛。

三、病因与机制

运动性腹痛的病因尚无确切的理论，还处于推测当中，具体的机制还在讨论和研究，某些一直以来被认为正确的理论逐渐被推翻，新的理论在出现。可能的病因主要有以下几点：

（一）肝脾淤血

肝脾淤血的原因可能是准备活动不充分。开始运动时速度过快或强度太大，以致内脏器官还没有提高到应有的活动水平就承受过大的负荷。从而引起肝脾淤血肿胀，增加了肝脾被膜张力，以致产生牵扯性疼痛。另外，剧烈运动时，呼吸急促而表浅，或呼吸无节奏会引起胸内压上升，使下腔静脉和肝脾静脉回流障碍，导致肝脾淤血肿大而引起腹痛。

（二）胃肠痉挛或功能紊乱

运动时，肌肉和内脏血流量重新分配，骨骼肌肉血流量增加，胃肠道血流量相对减少，可引起胃肠道痉挛或蠕动紊乱。另外，饭后过早参加运动；运动前吃得过饱和喝水过多都会使胃里充满食物，牵扯了肠系膜而引起疼痛；运动前吃了容易产气或难于消化的食物，均可引起肠蠕动增强或者肠痉挛而引起腹痛。

（三）内脏韧带的机械应力

最广泛接受的运动性腹痛的病因理论集中于通过膈肌附着在支持腹部脏器的内脏韧带，尤其是肝脏和胃，受到的机械应力。这个理论解释了运动性腹痛的几个特点，如它在颠簸型活动中的高患病率及其与运动前摄入的关系。

（四）正中弓状韧带综合征

研究发现，有些人的正中弓状韧带插入较低，并穿过腹腔轴的近端，这会导致压迫和与缺血相关的上腹部疼痛，尤其是在餐后和呼气时。这种解剖结构也可能导致运动性腹痛。

（五）其他的一些腹部疾病也会导致腹痛，需予以鉴别。

四、康复评定标准

（一）疼痛评定

运动性腹痛的主要症状为明显腹痛。在不同的个体和体育活动中，运动性腹痛的疼痛表现非常相似，而且疼痛感与其严重程度显著相关。疼痛描述为剧烈时尖锐或刺痛，不剧烈时为抽筋、疼痛或牵拉。随着疼痛严重程度的增加而发展为剧烈刺痛和刺痛，运动性腹痛是一种局限性疼痛，最常见的疼痛区域是在腹部中部沿肋缘的侧面，有时会发展到右膈肌区域。在一段时间内，疼痛会以“收紧”开始，然后发展为“剧烈疼痛”。可采用视觉模拟评分法（VAS法）进行疼痛评定。

运动性腹痛有可能发生在腹部的任何区域，腹痛的部位常与病变脏器位置有关：肝胆疾患或瘀血，多为右上腹痛；胃十二指肠溃疡、胃炎，多为中上腹痛；肝脾瘀血多为左上腹痛；肠痉挛、蛔虫病多为腹中部痛；阑尾炎为右下腹痛；宿便多为左下腹痛；呼吸肌痉挛多为季肋部和下胸部锐痛。

（二）其他症状

一般除腹痛外，运动性腹痛不伴随其他症状。个别运动员腹痛时伴无力、胸闷和下肢发沉等症状。但是据最新研究报道20%~50%的运动员还会出现胃肠道症状，如恶心、呕吐、打嗝、腹胀、烧心、胸痛、胃肠道绞痛和腹泻。

五、影响因素

（一）个人因素

多项研究表明，年轻人比老年人更易出现运动性腹痛的症状。20 岁以下的个体中有 77% 的人有疼痛感，而 40 岁以上的个体中仅有 40% 的人有此感受。现在的研究暂时没有发现性别和体型的不同对运动性腹痛的发生率有显著的影响，但女性在运动中比男性更容易出现胃肠道的不适症状。

（二）运动形式

如前所述，运动性腹痛的发生情况因不同的体育活动而不同，其中持续时间长的跑步则为最常出现的一种运动形式。有研究指出，运动性腹痛在涉及躯干重复运动的活动中最为普遍，包括垂直移动或纵向旋转，尤其是当躯干处于伸展姿势时。这些条件在长时间跑步运动中都得到了满足，这就解释了运动性腹痛在该活动中的发病率高的原因。游泳使躯干伸展，并伴随着躯干的伸展重复旋转，这是运动性腹痛发病率较低的原因。在自行车运动中，运动性腹痛的发病率相对较低，它会使躯干弯曲，运动相对较少。

（三）运动前的摄入

一直有报道称，运动前进食或饮酒会诱发运动性腹痛。有研究提出，在 35 例患者中，有 30 例患者餐后状态可诱发运动性腹痛，而在没有进食的情况下，仅有 19 例患者发生运动性腹痛。有趣的是，运动性腹痛与运动前摄入碳水化合物（糖和淀粉）、脂肪、蛋白质、水或总能量的量无关。其他研究表明，摄入液体中的碳水化合物含量与运动性腹痛的发生有关。虽然液体摄入似乎会引起运动性腹痛，但通过实践发现，就像在运动中消化和吸收液体可以训练肠道一样，运动性腹痛患者可能还会因此而受益。

（四）热身不充分以及寒冷的环境条件

运动前热身不足和寒冷的环境条件可能导致运动性腹痛，然而，这些说法都还未得到确切的实验证实。例如，有研究声称，在一场环境温度为 -9℃的越野跑比赛中，60 名选手中有 40 人因为运动性腹痛被迫退出比赛。另有报告中指出，在 14 公里跑项目的第一个、第二个和最后 1/3 的比赛中，有同等数量的运动员出现了运动性腹痛，这表明热身不足并不是一个重要的因素。目前，这些因素的影响还不确定，需要进一步的临床研究予以证明。

六、康复治疗及预防

（一）康复治疗

运动性腹痛常见于运动员，常以预防性或保守性的治疗方法解决。当运动性腹痛排除了这些方法仍然存在时，应考虑其他原因。综合全面的病史、体格检查以及影像学资料，是做出适当诊断和制定治疗策略的必要条件。进一步排除腹部肌肉损伤的可能。在排除掉病理损伤因素后，再根据运动项目特点来采取处理办法。

1. 对因为腹内或腹外疾病引起的运动性腹痛，主要根据原发疾病进行相应的治疗。运动时胃肠发生疼痛，轻则钝痛、胀痛，重者阵发性绞痛。发生这类腹痛时可在腹部热敷，以缓解腹肌痉挛，减轻疼痛。

2. 运动性腹痛发生时当即减慢跑速、加深呼吸，调整呼吸与运动节奏，用手按压疼痛部位或弯腰慢跑一段距离，一般腹痛可减轻或消失。在运动性腹痛的治疗方法中深呼吸和前屈是普遍被认为最有效的疼痛缓解方法。

3. 经上述处理急性症状无效者，应停止运动，认真检查，对症处理。可以口服解痉药（如阿托品、溴丙胺太林），或是点掐或针刺足三里、内关、大肠俞。若是无法判断出病因，经上述处理无效，疼痛无缓解迹象，腹痛症状较重者应及时送医院处理，以免造成无法挽回的损失。

4. 进行软组织牵伸和放松。对于在运动中出现了运动性腹痛的病人，在急性症状消失之后，可以进行持续一段时间的腰部肌肉和臀部肌肉的牵拉和放松，此类治疗手法可以减轻和改善后续参与运动时的腹痛。

（二）预防措施

运动性腹痛在运动中十分常见，干扰了竞技比赛和日常体育锻炼的进行，引起非常强烈的不适感，它的严重程度足以让运动员完全停止比赛。如果因此引起一些腹部相关疾病，可能会对运动参与者的健康造成一定的威胁，所以了解运动性腹痛产生的原因，了解相关的体育保健康复知识以预防其在运动中的发生是十分重要的。

1. 运动前的准备　在参加运动前一定做好充分的准备活动，进行充分的热身运动，使内脏的血氧供应均能从安静状态迅速提升到运动所需的状态，以免因供血不足产生肌肉痉挛而发生运动性腹痛。同时，运动中要遵守循序渐进的原则，由易到难地增加运动强度，切勿急于求成。

2. 运动前的饮食和摄入　运动前不要食用豆类、薯类、酸奶、油炸食品、冷饮等不易消化、易胀气的食物。在运动前至少 2h 应避免大量饮食，对于那些更脆弱敏感，身体素质较差的人群，可能需要 3~4h 前避免大量进食。饭后至少 1h 以后再进行运动，过饱过饥时都不要参加剧烈运动。在运动过程中，如果需要补充水分，应该少量而有规律地进行液体补充。应避免饮用高渗饮料。运动前半小时内的饮水量不要超过 300ml。

3. 正确的呼吸方式　在运动中采取正确的呼吸方式也是避免运动性腹痛地方法。一般采用鼻吸口呼的方式，两步一吸两步一呼，尽可能保持均匀的呼吸节律。切勿一边进行运动一边说话，以免吸入大量的冷空气引起腹痛症状。

4. 外部支撑护具　有研究称，支持或限制躯干运动可能会对减轻运动性腹痛有所帮助。具体方法可以是通过在腰部系一条有一定宽度的、有支撑作用的腰带来实现。

5. 功能锻炼　除了上述的方法外，核心区稳定性的功能锻炼也对防治运动性腹痛很有益处，针对改善动态躯干稳定性的训练对于预防运动性腹痛的发生是有效的，躯干肌肉更强壮、静息时腹横肌更大的运动参与者在运动中发生运动性腹痛的次数更少。因此可以将正确的体育锻炼作为一种有效的预防手段。

（黄　鹏）

第五节　运动性低血糖

低血糖又称血糖过低、低血糖症，是血浆葡萄糖低于正常的一种临床现象。它不是一种独立的疾病，而是多种因素导致的生化异常综合征，可分为病理性低血糖和功能性低血糖。其中病理性低血糖是由于机体调节血糖的机制产生病理性变化，需要医学方面的相关治疗；运动性低血糖属于功能性低血糖，是由于在进行长时间剧烈运动前、中、后没有合理地补充糖，导致的一系列症状或体征，属于正常生理现象。

低血糖症是临床急症和危重症，短暂的低血糖可引起明显的脑功能障碍，长时间严重的低血糖持续十几分钟即可造成大脑细胞不可逆的凋亡，导致永久性神经系统损伤甚至死亡。由于人们对低血糖的潜在危险性没有充分认识，及时识别和处理低血糖尤为重要。

一、定义与术语

（一）定义

低血糖症是一组以血浆葡萄糖浓度过低引起的以交感神经兴奋、脑细胞缺糖为主要特征的临床综合征。

运动性低血糖是体内糖原储备量不足者在长时间剧烈运动后期出现的储备耗竭情况，属于正常生理现象，可通过休息和营养补充来调节恢复。在运动中或运动后由于血糖降低会导致头晕、恶心、呕吐、出冷汗等不适现象，严重者可能出现休克或者死亡，常见于长跑、马拉松、长距离滑雪、滑冰和自行车等项目，以女性多见。

（二）术语

血糖是指血液中的葡萄糖，是人体活动的重要能量来源，对维持人体物质代谢、脏器功能和大脑神经组织的供能有非常重要的作用。目前对血糖低于正常的表述有多种，在此进行相关术语的区别：①低血糖症，是指血糖低、有症状；②低血糖，是指血糖低、有或无症状；③低血糖反应，是指有症状、有或无血糖低。

血糖指数（glycemic index，GI）：也称血糖生成指数，是表示某种食物升高血糖的效应与标准食物（葡萄糖）升高血糖效应的比值，反映的是一种食物能够引起人体血糖升高多少的能力，GI 是一种生理学参数。

当血糖生成指数在 55 以下时，可认为该食物为低 GI 食物（$GI < 55$）；当血糖生成指数在 55~70 之间时，该食物为中等 GI 食物（GI：55~70）；当血糖生成指数在 70 以上时，该食物为高 GI 食物（$GI > 70$）。

高 GI 的食物，进入胃肠道后消化快、吸收率高，葡萄糖释放快，血糖升高明显；低 GI 食物，在胃肠道中停留时间长、吸收率低，葡萄糖释放缓慢，血糖升高不明显。

二、病因及发生机制

（一）病因

引起低血糖的原因很多，病因诊断是关键点。需要详细询问病史，包括低血糖发作的时间、症状、与进餐和空腹的关系，发生的诱因、频率和缓解方式等。

1. 摄入不足　常见于严重营养不良、消化道疾病、严重饥饿等。

2. 消耗过多　常见于剧烈运动、发热、中度腹泻、恶性肿瘤、肾性糖尿病。

3. 糖原分解与糖异生不足　肝脏疾病、糖原累积症、升糖激素缺乏。

4. 糖原合成或转换成非糖物质增多，或降血糖激素分泌过多　胰岛细胞瘤、降糖药物过量。

引起运动性低血糖的原因：①长时间剧烈运动；②运动前摄食不足、运动中没有及时补充糖；③情绪过于紧张、焦虑；④机体本身存在一些问题，如运动性贫血；⑤在注射胰岛素的部位进行高强度肌肉力量训练；⑥选择在空腹运动或者在口服降糖药（或注射胰岛素）后运动。

（二）发生机制

糖的供能在三大营养物质中占主导地位，是运动中的重要能源，运动时肌肉的摄糖量可为安静时的20倍以上。运动时人体内糖的消耗很大，人体组织对胰岛素的敏感性增强，从而降低血糖、血脂以及血压。体内糖原储量与运动能力成正比关系，糖原储备减少会使机体最大摄氧量降低、运动持续时间缩短。

当长时间大强度剧烈运动时，身体内储存的糖原会出现储备耗竭的情况。如运动员进行马拉松训练或比赛、比赛前没有进食、饮食不规律，或者糖尿病患者将运动时间安排在注射胰岛素或口服降糖药后血糖下降明显的时间段，均有发生低血糖的可能。

当血糖下降至2.8~3.0mmol/L，胰岛素分泌受到抑制，升糖激素（胰高血糖素、肾上腺素、生长激素和糖皮质激素等）的分泌增加，出现交感神经兴奋症状。当血糖下降至2.5~2.8mmol/L，大脑皮层受到抑制，从而波及皮层下中枢如基底节、下丘脑和自主神经中枢，最后累及延髓。

三、主要表现

运动性低血糖的主要表现可分为早期的交感神经兴奋症状和中枢神经系统功能障碍的症状。发生低血糖时出现的临床表现严重程度不尽相同，主要取决于低血糖程度、低血糖发生的速度与持续时间、机体对低血糖的反应及年龄因素等。

（一）交感神经兴奋的表现

低血糖发作时由于交感神经过度兴奋，释放出肾上腺素、去甲肾上腺素和一些肽类物质，可表现为出汗、饥饿感、无力感、感觉异常、身体颤抖、心悸、紧张、焦虑，面色苍白、心率加快、四肢冰凉和收缩压轻度升高。

（二）中枢神经功能障碍的表现

是大脑缺乏足量葡萄糖供能时功能失调的表现。初期可表现为精神不集中、思维和语言迟钝、头晕、嗜睡、视物不清、步态不稳，易怒、行为怪异等。如果低血糖持续存在没有及时纠正会出现抽搐、意识模糊、昏迷甚至死亡。

四、评价标准

正常人空腹血糖正常值为3.9~6.1mmol/L。对于非糖尿病患者而言，当血糖＜2.8mmol/L可诊断为低血糖，对接受药物治疗的糖尿病患者而言，当血糖＜3.9mmol/L可诊断为低血糖。根据发生低血糖时的表现常分为轻度、中度和重度。

（一）轻度

仅有饥饿感，可伴一过性出汗、心悸，可自行缓解。

（二）中度

出汗、心悸、饥饿感明显，有时会出现手抖、头晕，需要补充含糖食物才能缓解。

（三）重度

是在中度低血糖症状的基础上，出现中枢神经供能不足的表现，如嗜睡、意识障碍、胡言乱语，甚至昏迷、死亡。

五、处理方法

在运动时出现低血糖表现时，需要立即采取措施、积极处理、紧急救治。具体处理方法有：

1. 停止运动，寻找一个能倚靠的地方坐下来休息。

2. 轻-中度低血糖，立即补充适量的糖，如口服糖水、含糖饮料，或进食糖果、饼干、面包、馒头等。如果症状没有明显缓解，可在5~10min后再次摄入，如果效果仍不明显，建议及时就医。

3. 对重度低血糖和疑似低血糖昏迷者，及时给予50%葡萄糖液60~100ml静脉注射，然后以5%~10%葡萄糖液静脉滴注。对神志不清者，一定注意不要喂食以避免误入呼吸道引起的窒息。

六、预防

预防运动性低血糖应加强对运动者的教育，并应在长时间剧烈的比赛或训练前、中、后，采取积极主动的补糖措施。使人们了解运动过程中的糖利用和消耗、学会运动中补糖的方法，将运动中低血糖的发生降到最低限度。

（一）预防低血糖的方法

1. 不要空腹运动，应选择餐后1~2h内运动。

2. 运动前应适量补充含糖食物，应随身准备含糖类食物（糖果、葡萄干、巧克力等）。

3. 避免剧烈运动，选择持续而有规律的运动，如骑自行车、慢跑、打羽毛球、游泳等，以运动后不感觉疲劳为宜。

4. 运动结束后不要立即停止，应做一些恢复性运动，如拉伸上、下肢等，若长跑后应再步行一段距离，直到心率逐渐恢复到运动前水平。

5. 通过运动逐渐提高机体对无氧和有氧运动的耐力及肌糖原消耗的耐受性，掌握长跑的科学训练方法。

6. 长跑运动前应摄取富含维生素B1的食物，有助于糖的氧化和糖原的合成。

7. 如果需要注射胰岛素，应避免在腿部等部位注射，因为腿部活动频繁剧烈，运动的时候腿部血液循环较快，会促进胰岛素的吸收，容易发生低血糖。

8. 糖尿病患者避免在胰岛素或口服降糖药作用最强时运动。因为药物本身的降糖作用加上运动的降糖作用，会导致血糖消耗过多，容易发生低血糖。

（二）运动前、中、后合理补糖

1. 补糖的意义　运动前补糖可显著提高机体的血糖水平，增加体内血糖浓度、肌糖原和肝糖原储备，延长运动到力竭状态的时间，提高运动时糖参与能量代谢的比率，有效避免低血糖的发生。

运动中补糖可显著改善糖代谢环境，提高运动能力，保持血糖浓度、维持较高的糖氧化速率、减少肌糖原和蛋白质的消耗。

运动后补糖可以加速肌糖原的恢复和能量供应，尽快消除疲劳、促进体力恢复。恢复期，肌糖原贮存速度比内脏器官快，肝糖原恢复较慢，运动后正常膳食24~48h肌糖原可完全恢复。

2. 补糖的方法　不同的运动方式、不同的补糖时间，对运动员的补糖效果也不尽相同。

（1）运动前补糖：在准备进行长时间、大运动量训练或比赛前数日就需要增加膳食中碳水化合物的比例，可将糖的供能比例提高至总能量的60%~70%，也可采用改良的糖原负荷法（即在赛前一周内逐渐减少运动量，直至赛前一天休息；同时逐渐增加膳食中的含糖量至总热量的 70%)；或在赛前 1~4h 补糖 1~5g/kg(赛前 1 宜采用液态糖)，饮料的糖浓度以小于 8%(以单糖产生的渗透压计算)为宜。目前认为，运动前补糖有利于增加糖的利用度和氧化率，在不影响胃肠道功能的情况下，尽量多补充糖。

(2)运动中补糖：可以采用每间隔 30~60min 补充含糖饮料或容易吸收的含糖食物，补糖量推荐为 20~60g/h，分 3~4 次补充。多数采用含糖饮料、少量多次的饮用方法。也可在运动中食用容易消化的含糖食物(如面包、巧克力或蛋糕等)。

(3)运动后补糖：运动后补糖的原则是越早越好。选择补糖的时间点一般在运动后即刻、2h 内。运动后应立即补充液体糖至少 0.7kg/kg，以后每隔 1~2h 持续补糖。运动后 6h 以内，由于肌肉中糖原合成酶含量高，可使存入肌肉的糖达到最大量，补糖效果佳。运动后补糖量为 0.75~1.0g/kg，24h 内补糖总量达到 9~16g/kg(约为 500~600g 糖)。

3. 补糖类型　在运动营养领域，通过控制血糖指数(GI)来调节糖的摄入，可以提高运动成绩。一般认为，低 GI 食物，可以有效提高血糖水平，保证机体碳水化合物持续稳定供应，节约糖原、改善心肺耐力水平，是一种适合长时间运动之前补充的糖类。而高 GI 的食物能提高血糖水平和胰岛素反应，有助于糖原储存，适合于运动后补糖。不同类型的糖特点有：

(1)葡萄糖：葡萄糖属于单糖，吸收最快，容易引起胰岛素反应，有利于肌糖原的合成，使肌糖原储备在 24h 后可保持较高水平。

(2)果糖：果糖属于单糖，吸收快，主要为肝脏利用，合成肝糖原的量约为葡萄糖的 3.7 倍，运动后即刻摄入果糖对补充肝糖原的效果较好，引起胰岛素反应的作用较小，但是大剂量使用时可引起胃肠道功能紊乱。

(3)蔗糖：蔗糖属于双糖，吸收快，容易引起胰岛素反应。

(4)低聚糖：低聚糖是由 3~8 个单糖组成，甜度小，渗透压仅为葡萄糖的 1/4，吸收速度比单糖和双糖慢，可增加糖原储备、维持血糖、减少胰岛素反应，提高运动能力。

(5)淀粉类食物：淀粉类食物主要是多糖，含糖量为 70%~80%，分解较慢，不会引起血糖或胰岛素的突然增加。同时含有维生素、无机盐，可在运动后的膳食中重点补充。

由于个体对补糖反应差异较大，建议运动者试用不同类型、不同浓度及口感的饮料，选择适合自己的类型。一般而言，运动前 4h、运动后恢复期(6h 后)应以淀粉类食物为主，运动前 2h、运动中和运动后早期(6h 内)应以液体含糖饮料(单糖、双糖、低聚糖)为主，如葡萄糖、蔗糖。需要注意的是，运动后还需要补充蛋白质，以促进肌肉生长、解除疲劳。

(王　艳)

第六节　运动性贫血

运动员的运动表现依赖于正常的血液循环功能。当红细胞的携氧功能出现障碍的时候，运动员的运动能力也将受到影响。这些障碍的出现，有些是遗传的，有些是由后天因素造成的。

一、定义

贫血的定义是指血红蛋白浓度(Hb)降到正常范围以下。它的正常值范围因性别、种族、年龄而有所不同。目前国际普遍使用的诊断标准是(成年人):男＜140g/L,女＜120g/L。运动员在训练和竞技比赛的时候,对血液的携氧要求比较高,当Hb低于所需氧气的理想状态时,被称之为亚理想血红蛋白浓度,诊断标准是(成年人):男＜160g/L,女＜140g/L。

另一个重要的检测指标是红细胞比容(Hct),即红细胞占全血容积的百分比,是影响血液黏稠度的主要因素。有学者认为,Hct的理想水平是保持在正常范围的上限,即45%左右。适当增高Hct有利于运动能力的提高,但是过高的Hct使血液黏稠度增高,血流速度减慢,不利于氧的释放,增加猝死的几率。

二、流行病学

贫血是全球常见的营养缺乏性疾病。世界各国对贫血的发病率,统计数据有一定差异。根据北京大学运动医学研究所1987~1988年的检测结果,中国成人运动员贫血检出率男性为13.9%,女性为33.3%,青少年运动员贫血检出率男性为33.3%,女性为45.3%。不仅不同年龄组的贫血检出率不尽相同,而且不同运动项目的检出率也有差异。

三、分类

(一)镰状细胞贫血和地中海贫血

镰状细胞贫血(sickle cell anemia)和地中海贫血(thalassemia)是隐性遗传的血红蛋白疾病,运动员中有不少患者或基因突变的携带者。血红蛋白是红细胞中的携氧蛋白,正常的血红蛋白有两条α链和两条β链组成。患者可以从父母中的一方或双方遗传获得α或β链的突变基因,形成疾病血红蛋白,表现出不同程度的贫血和临床症状。

镰状细胞贫血高发于非洲和美洲,其β链的基因发生突变,形成了血红蛋白S(HbS)。若患者从父母遗传得到两个突变基因,即镰刀状型贫血患者,则有严重的贫血和临床症状;若患者只遗传得到一个突变基因,即携带者,一般没有明显的贫血和临床症状。由于红细胞中的HbS可以降低疟疾的死亡率,长期以来人们认为携带者患有的是一种良性疾病。但是随着认识的加深,不断有证据表明,在剧烈运动,特别是在高海拔或极热的环境中,携带者会增加运动风险,甚至诱发猝死。主要机理是诱发了红细胞的镰刀化(sickling),继发引起代谢性酸中毒、横纹肌溶解症、肾功能衰竭和心律失常。在最近的美国大学体育联盟(NCAA)发表的评估中,镰状细胞贫血携带者的猝死相对风险比一般运动员高出37倍。

地中海贫血分α和β两型,取决于受影响的血红蛋白链。α型地中海贫血受到两个不同α链基因的调控,每个基因都有一对来自父母的等位基因(allele)。若患者携带一个或两个突变等位基因,大多没有明显的临床症状,这种情况被称为隐性地中海贫血症。若患者携带三个或四个突变等位基因,则有明显症状。β地中海贫血患者携带一个或两个突变的β链基因,造成正常β链血红蛋白量减少,甚至缺失。患者大都发病于出生后不久或发育早期,有比较严重的临床症状,较多伴有发育障碍。

(二)稀释性假性贫血

稀释性假性贫血(dilutional pseudoanemia)是指由于运动引起的血浆容量增加,继而引起暂时性红细胞和血红蛋白浓度的降低,但红细胞和血红蛋白绝对总量并没有变化。血浆容量的提高,是机体对运动训练的适应性反应,增加了心脏的前负荷,加快了代谢产物的循环,增强了体温调节的能力,同时也降低了血液粘稠度,有利于周围组织氧的运输和释放，因此可以提高运动能力。具体发生的机制目前还不是很明确，可能和电解质及蛋白的转运有关。血浆容量增加的程度与运动的持续时间和强度有关。大约10%~15%的耐力运动员，如果训练时间每周超过10h，就可能出现稀释性假性贫血。同样的稀释作用，在超长距离运动项目的比赛后，也会持续几天。但血浆容量的增加也是可逆的，通常运动终止后的几天逐渐消失。需要指出的是，运动员的运动能力和血红蛋白的绝对总量相关性很高，而和血红蛋白的浓度相关性较小。运动员虽然有贫血的短暂发生，但是不一定会影响运动成绩。

（三）运动引起的溶血性贫血（exercise-induced hemolytic anemia）

在运动过程中，由于肌肉收缩引起的机械性挤压或足底撞击，造成毛细血管和红细胞的损伤，血管内红细胞溶血和红细胞破坏增加。体温的升高、血液酸度的增加，也都会引起红细胞的细胞膜破裂。当溶血发生时，细胞内血红蛋白得以游离，释放到血液中。血液中的血红素结合蛋白（haptoglobin）就会集合游离的血红蛋白，并将其转运到肝脏进行铁的再次循环。当血红素结合蛋白的结合能力饱和的时候，游离的血红蛋白就会溢出到尿液中，形成血红蛋白尿。这种现象在长跑运动员及长途行军的军人中较为多见，因此叫作"足击性血红蛋白尿"或"行军性血红蛋白尿"。这些症状是能自愈的，运动结束后的3~5d会自动消失，一般不需要治疗，很少会引起严重的贫血。

（四）缺铁性贫血

运动员是缺铁性贫血（iron deficiency anemia）的高危人群，尤其是青少年和女性运动员。造成缺血性贫血的主要原因是对铁的摄入不足，铁的丢失增加，以及铁在胃肠道的吸收受阻。铁的缺失，不仅影响氧在血液中的转运，也会影响神经传导介质的合成和氧化磷酸化的能量代谢过程，从而导致运动员乏力，情绪低迷，甚至会降低运动能力。

1. 铁的摄入不足　当运动量提高后，运动员对蛋白质和铁等营养素的需求也随之增加。但是如果没有及时补充，尤其是参加有体重分级别的项目（如摔跤、举重等）或对体型有要求的项目（如长跑、体操、舞蹈等）的运动员，还要进行饮食控制，限制摄入量，就更容易发生缺铁性贫血。

2. 铁的丢失增加　成人排铁的途径有以下四个，当运动增加时，通过这些途径的排出量会更多：①胃肠道丢失或剧烈运动所引起的缺血性肠炎；②泌尿道丢失或剧烈运动所引起血红蛋白尿；③过度出汗的丢失；④女性月经期丢失。

3. 铁的胃肠道吸收受阻　铁离子通过胃肠道被吸收以后，以储铁蛋白（ferritin）的形式存在肠内皮细胞内，一部分由肠内皮细胞膜上的膜铁转运蛋白（ferroportin）转运，分泌到血管内，再同血液中的运铁蛋白（transferrin）结合，运输到富含铁的器官，如肝脏和骨髓，以储铁蛋白的形式储存在肝脏内。最近的研究表明，铁的吸收受到铁调素（hepcidin）的调控。铁调素是由肝细胞合成的一种蛋白，在炎性反应或大量食入铁剂的时候，铁调素的合成会增高，从而阻止铁离子从肠内皮细胞转运到血液中。铁调素也作用于网状内皮系统，抑制巨噬细胞（macrophage）把铁转运到成红血细胞（erythroblast）。任何形式的运动，都会造成一定程度的炎性反应。长期的高强度运动，会造成较为强烈的炎性反应，继而造成运动性贫血。

4. 缺铁性贫血的临床分期

（1）当铁的丢失或需求超过吸收的时候，体内储存的铁就会减少，从而导致储铁蛋白的降低。同时锌原卟啉（zinc-protoporphyrin，ZnPP）和游离运铁蛋白受体（soluble transferrin recptor，sTfR）会显著增加。通常在红细胞内，铁和原卟啉结合成为血红素。当铁不足的时候，锌和原卟啉结合成 ZnPP 的量则增加了。储铁蛋白的降低，也使在血液中游离运铁蛋白受体增高。在这个时期，血红蛋白浓度（Hb）、红细胞平均容积（MCV）、红细胞比容（Hct）都在正常范围，称为非贫血性缺铁（NAID）。这个时期的特征是体内铁的储存下降，但没有影响到造血系统。

（2）当体内铁的储存继续下降，新生红细胞没有足够的血红蛋白，红细胞就会变小，MCV 低于正常值，红细胞平均血红蛋白含量（MCH）降低，这个时期称为小细胞低血色素性缺铁（IDMH）。这个时期的特征是体内铁的储存下降，影响到造血系统。铁蛋白＜ 30μg/L，MCV ＜ 80fL，MCH ＜ 28pg，但是 Hb 依然保持在正常范围。

（3）最终 Hb 低于正常值，成为缺铁性贫血（IDA）。

四、临床症状和运动能力

运动员贫血症状的严重程度与血红蛋白下降的原因和程度有关。主要临床表现是由于携氧能力下降，队员出现心悸、心慌、头晕、运动和反应能力的下降。轻度贫血患者，在安静状态或小运动量时，症状不明显，只有在运动量增加后，才会有临床表现。

当运动员的储铁蛋白下降尚未出现贫血的时候，临床症状虽然不明显，但是组织细胞内线粒体和活性酶的减少，导致细胞内氧化能力的下降。研究表明，给储铁蛋白下降但还没有表现贫血症状的女性，口服或静脉补充铁剂，乏力和情绪表现都可以有很大改善，但是对运动能力是否有所提高，目前尚没有统一的结论。

五、诊断和实验室检查

运动性贫血的诊断旨在明确病因，以便决定适当的治疗方法。首先要询问详细的病史和执行细致的体检。血液检查为我们提供了重要的信息。获取血样的时机也非常重要，应该在系统训练开始前或在大赛及大运动量训练之后，等运动员恢复到基础状态后，再采取血样。

血常规（CBC）包括红细胞计数（RBC）、血红蛋白浓度（Hb）、红细胞平均容积（MCV）、红细胞比容（Hct）、红细胞平均血红蛋白含量（MCH）、白细胞计数和血小板计数，可以作为初始评估的指标。如果白细胞和血小板有显著异常，可能有隐匿的骨髓造血疾病，需要转诊给血液病专家，明确诊治方案。

如果 Hb 低于正常值，明确诊断贫血后，MCV 可以帮助我们区分病因。小细胞性贫血是指 MCV ＜ 80fL，常见于缺铁性贫血、地中海贫血。大细胞性贫血是指 MCV ＞ 95fL，常见于叶酸或维生素 B12 缺乏，或其他内分泌的疾病。正常红细胞性贫血是指 MCV80~95fL，可能是感染、慢性疾病或骨髓造血疾病造成的贫血。

网织红细胞计数可以帮助鉴别是否有骨髓造血问题。网织红细胞是未成熟的红细胞，在出血或溶血的情况下会增多，是正常骨髓造血功能的应激反应。相反，如果网织红细胞计数在贫血状况时，还是偏低，则提示骨髓的造血功能异常。

血红素结合蛋白（haptoglobin）降低，表明可能有溶血的发生，并有可能同时伴有总胆红素和非结合胆红素的升高。

对于缺铁性贫血的诊断，除了血常规，铁蛋白也是常用的检测指标。对于大于 15 岁的男女运动员，铁蛋白的正常值＞ 30μg/L。对于 6~12 岁的儿童和 12~15 岁的青少年，分别为铁蛋白＞15μg/L和铁蛋白＞20μg/L。在急性炎症或大运动量训练时，铁蛋白会反应性升高，一般运动后1~2d，又会降低到基本水平，超长马拉松后则需要6d时间才会恢复到基础水平。其他检测指标包括ZnPP、sTfR和transferrin饱和度，可以进一步帮助检测和明确缺铁性贫血的分期。ZnPP和sTfR不受运动量或炎性反应的影响，是相对稳定的检测指标。Transferrin饱和度＜20%则表明体内缺铁。血清铁在1d内周期变化较大，白天的时候达到顶峰，可以比晚上高出一倍多。所以血清铁不是稳定的检测铁储存的指标。铁调素目前还没有成为常规检查的项目。

轻度地中海贫血（thalassemia minor）表现为小细胞性贫血，具有明显家族史，通常没有缺铁的表现。血红蛋白电泳可用于诊断β地中海性贫血，但是对α地中海性贫血患者必须通过基因检测诊断。镰状细胞贫血携带者也可以用血红蛋白电泳确诊，患者携带一个正常血红蛋白A和一个异常血红蛋白S。

红细胞比容（Hct）的过度升高，应该引起我们的警觉。很不幸的是，曾经发生过有些优秀自行车选手系统性地使用违禁药物，包括红细胞生成素（EPO）、生长激素和雄性激素，促使红细胞比容超过了50%，甚至60%。过高的红细胞和红细胞比容，会增加血栓栓塞而猝死的机率。有些运动员在比赛前，回注先前抽出的自身血液，以提高运动能力。为此，国际反兴奋剂委员会（WADA）除了开展新的兴奋剂检测方法，包括检查红细胞生成素（EPO）、生长激素和雄性激素等外，还建立生物护照，一年中对运动员多次采取血样，建立个人血样档案资料，便于监控。

六、治疗方案

对于缺铁但没有贫血的运动员，是否需要补铁存有一定的争议。一种合理的建议是首先确保运动员的饮食中含有足够量的富铁食物，如富含有血红素铁的食物（瘦肉、家禽、鱼）和富含非血红素铁的食物（菠菜、茴香）。与含有非血红素铁的食物相比，血红素铁的膳食有更高的生物利用度，如果和维生素C共同摄入，可以增强肠道对铁的吸收。如果饮食改变不能改善运动员的铁储备，那么可以口服补铁治疗。建议每天服用40~60mg的铁剂。同时服用果汁和大便软化剂，可以防止便秘和胃肠道的副作用。对于口服铁剂无效或无法忍受其副作用的运动员，可以考虑静脉注射铁剂。

对镰状细胞贫血基因携带者的运动员，目前的治疗方案主要是降低风险。美国运动防护师联盟（NATA）发布了对防止大学和中学运动员猝死的指南，建议逐步增加适应性活动，加强医疗监督，降低风险因素，注意对高温天气、运动强度和饮水量等因素的调控。

（毛海洪）

第七节　运动性尿异常

运动可导致肾脏的结构和功能出现生理学变化。一般认为，运动负荷后很快出现肾血流减少和肾小球滤过率降低，并且随着运动强度的增加，这种改变更为明显。这些变化会造成一些临床表现，常见肾功能指标改变，尿量减少，以及尿液外观和尿成分指标发生改变的运动性尿异常。

一、定义、分类与术语

（一）定义与分类

许多平素身体健康者在运动前尿液都正常，在运动后可突然出现尿液外观异常或尿常规异常，不伴随其他特异性症状和体征，统称为运动性尿异常。根据尿液外观和尿液镜检结果的不同，可分为：运动性蛋白尿、运动性血尿、运动性血红蛋白尿、运动性肌红蛋白尿和运动性管型尿等。

运动性蛋白尿指健康人在运动后出现的一过性蛋白尿。健康人若在运动后出现一过性肉眼血尿或显微镜下血尿，多数无其他伴随症状，经过详细检查找不到其他原因，称为运动性血尿。运动性血红蛋白尿为健康人在行军、长跑等一定负荷量和运动强度的运动后出现的典型褐色尿（酱油色尿）。运动后若出现酱油色、咖啡色、褐色或葡萄酒色等尿色异常，并伴肌肉症状，如肌肉剧烈疼痛、肿胀、僵硬以及因肌痛而行走困难等，称为运动性肌红蛋白尿。运动性管型尿为在运动后进行尿液检查发现尿中出现管型，多为透明管型和颗粒管型。

健康人在剧烈运动后常常会同时出现以上运动性尿异常中的 1~3 种，一般在运动后 24h 内大部分变化恢复。

（二）术语表达

1. 运动后蛋白尿　早期文献较多采用的名称。实际上，运动性蛋白尿为健康人在运动后的正常反应，为一过性且预后良好，不宜与泛泛所指的运动后蛋白尿相混淆。文献中其他有关“运动性蛋白尿”名称还有“生理性蛋白尿”和“良性蛋白尿”。

2. 运动后血尿　运动性血尿仅为运动后血尿的一部分，不少运动后血尿可由器质性疾病引起，运动后被诱发或加重。所以，运动性血尿的诊断必须经过详细检查，并排除各种病理性血尿。

3. 运动员肾、运动性假性肾炎和足球血尿　以前文献中有运动后出现一过性血尿的叫法，现在均认为“运动性血尿”更为确切。

4. 肌红蛋白尿症　原因有遗传性（如磷酸化酶缺乏）、症状性（如挤压伤后、缺血性疾病或酒精中毒）和原发性（如运动性）。最早运动性肌红蛋白尿与其他原因引起的统称为“肌红蛋白尿症”，后有学者建议称“急性反复性横纹肌溶解症”“伴随肌红蛋白尿症的运动性横纹肌溶解症”“特发性阵发性肌红蛋白尿症”或“肌红蛋白尿症性肌病”，还有其他名称，至今命名尚未统一。

二、流行病学

（一）运动性蛋白尿

因检测对象、项目、环境（如温度和海拔不同）、测定方法等不同，检出率和蛋白排泄量也不尽相同。目前研究多认为，运动性蛋白尿是运动性尿异常的最常见类型，发生率较高，蛋白排泄量的范围也较大。

首先，发生率和排泄量有个体差异。负荷内容和负荷量相同时，有人会出现蛋白尿，而有人却不出现。相同负荷量和运动强度后，同一运动员的排泄量与自身机能状态密切相关。所以，作为评定运动员机能水平和运动量监控的重要指标，尿蛋白并不适用于不同人体间负荷量、训练水平和机能状态的比较，对于自身比较意义更大。另外，发生率还会随运动员年龄增加而降低。同一运动负荷量时，年轻运动员出现的比例和排泄量均高于年长者。

不同运动项目对机体的影响不同，蛋白尿发生情况也不同，但确切原因还不清楚。目前国内研究发现，长跑、游泳、自行车、足球、赛艇等运动后的蛋白尿检出率较高（74.8%~100%），排泄量较大（5~200mg/dl）；而举重、体操、排球和射箭等运动后的阳性率低（10%~43%），排泄量也少（5.5~75mg/dl）。

同一运动项目中，尿蛋白阳性率和排出量随负荷量增加而增加，又会随着机体逐渐适应负荷量而下降。因比赛时运动强度大、情绪激动和内分泌因素影响等，比赛时比平常训练时的尿蛋白阳性率更高，排泄量更大。

（二）运动性血尿

总体来说，运动性血尿发生率较运动性蛋白尿低。国内资料显示，运动性血尿发生率有较大差异（6.2%~80%），与运动项目、运动水平、负荷量等多种因素有关，男性多见。

各种运动后都可见到运动性血尿。国内报道显示，田径运动中的跑、跳项和球类运动后运动性血尿多见（8.2%~60.7%）。因为运动性血尿与负荷量和/或训练强度的增加过快有直接关系，所以多见于运动新手突然加大负荷量和训练强度后，比如赛季和冬训开始阶段，其中训练强度过大比运动时间过长更易诱发运动性血尿，比如身体局部负担过大（过多腰部动作）、跳跃训练量过大（过多蛙跳、蹲跳、向上跳、单足跳等）和大强度长跑都是常见重要诱因。

同运动性蛋白尿一样，当身体机能状态和适应能力下降，或者在寒冷（如冬泳后）和高原条件下训练，同样负荷量的运动更易诱发血尿。

（三）运动性血红蛋白尿

多见于长跑、行军和篮球运动后的个案报道，而自行车、游泳等运动后几乎不出现。一般认为，运动性血红蛋白尿需要一定的负荷量和运动强度才能诱发，但负荷时间长短和运动强度大小因人而异。一般在硬地上跑步更易出现血红蛋白尿，而在软场地上不出现或不明显。有的运动员仅在重大比赛（竞走、马拉松跑）后才出现，而在平时训练中从不出现。

（四）运动性肌红蛋白尿

发生率不高，主要在军人基础训练、铁人三项运动、越野滑雪、马拉松跑、超马拉松跑、划船等运动后因骨骼肌广泛损伤而发生。

（五）运动性管型尿

不同项目（如跑步、划船、足球、板球）运动后尿内出现管型的比例在各报道结果中差异较大（7.1%~50%），以超长距离运动后最高。

三、病因与机制

运动导致肾脏出现肾功能和尿成分等发生改变，根本原因是剧烈运动导致肾脏组织严重缺血缺氧。运动时，机体通过自身调节重新分配各系统器官血流量，肾动脉强烈收缩，肾血流明显减少可达55%~65%，甚至75%，肾脏这种不完全缺血状态被称为“运动性肾缺血”。加之血液酸碱度、黏稠度等理化性质改变，肾组织相对缺血缺氧，产生大量氧自由基，继而引发过氧化反应使膜通透性增大。

但上述变化无法解释全部运动性尿异常，每种异常的具体病因与发病机制尚未完全清楚，可能是多种因素共同作用的结果，下面是目前获得多数学者认可的说法。

（一）运动性蛋白尿

1. 机械外伤　早期在橄榄球和拳击等冲撞较多的运动后发现尿蛋白阳性，学者认为可能为剧烈运动时肾脏受到打击、挤压或牵拉，可能造成肾组织和血管的微细外伤。

2. 酸性代谢物影响　运动时乳酸等代谢产生增多，内环境改变导致肾小球和肾小管壁通透性改变。

3. 肾血管收缩及肾高血压　剧烈运动导致肾血管强烈收缩，肾组织缺血缺氧，血管壁出现营养障碍，加之肾血压增高，造成肾小球通透性增加和部分肾小管蛋白质重吸收受到抑制。

4. 肾单位结构发生形态学变化　运动后肾单位结构发生形态学变化，同时肾小球血管壁负电荷改变，降低了肾小球血管壁的分子体积选择性和电荷选择性，影响了其屏障功能。

5. 一过性急性损害　一过性急性损害引起运动性蛋白尿。

（二）运动性血尿

1. 外伤　最初多位学者观察到在如拳击、三级跳等肾脏易受打击、挤压或牵扯的运动后出现血尿，而提出此看法。随后又有学者通过膀胱镜检查证实，长跑者的膀胱壁或后尿道受反复撞击，会出现外伤性出血。

2. 肾血管收缩　肾血管收缩造成缺血缺氧，血管壁营养障碍，红细胞外溢直接进入肾盏导致血尿。

3. 肾脏位置下移　如拳击运动中蹲立姿势或直立长跑中长时间的蹬地动作，同时伴有腰部猛烈的屈曲和伸展动作，造成血管挤压、牵扯或扭曲。

4. 某些特殊原因　如肾脏小血管瘤或血管扩张、肾盏-静脉通路、微结石等。

（三）运动性血红蛋白尿

目前认为运动性血红蛋白尿多为局部红细胞机械性损伤，某些病例可能与血浆中珠蛋白量降低、含量不足有关。但临床中还发现，某些病例与季节有关，某些病例仅限于特定项目，提示发病原因的复杂性，有待进一步研究。

（四）运动性肌红蛋白尿

目前认为多与肌细胞损伤有关，具体肌膜破坏的生物力学机制尚未确定，但其中重要因素为钾不足和尿酸盐堆积。肌细胞溶解后，肌红蛋白漏入血循环，通过肾小球滤过而排出。

（五）运动性管型尿

研究多认为运动性管型尿为一过性生理变化，运动后 24h 内全部消失。但也有研究认为这是运动后短暂的肾损害的一种表现。

四、康复评定标准

（一）生理功能评定

1. 疼痛　运动性肌红蛋白尿发生时多伴有肌肉剧烈疼痛，可采用视觉模拟评分法（VAS 法）进行疼痛评定。

2. 肾功能评定　包括肾小球滤过功能和肾小管浓缩功能评定。肾小球滤过功能评定指标有内生肌酐清除率、血尿素氮和血肌酐。肾小管浓缩功能评定指标包括尿比重、尿渗透压及尿酚红排泄试验。

3. 排尿功能评定　采用尿流动力学测定。

（二）心理功能评定

当部分病例发生于小负荷量后或反复发作，或考虑有器质性病变而诊断不清时，患者易有思想负担，出现抑郁或焦虑等消极情绪，需要情绪 - 情感障碍评定，可采用汉密尔顿抑郁量表或汉密尔顿焦虑量表。

（三）日常生活活动能力评定

多采用改良巴氏指数评定表。

（四）社会参与能力评定

主要进行生活质量评定、参与社会交往和社区活动的能力评定。

五、康复治疗及预防

（一）康复治疗

康复治疗前必须明确与器质性疾病的鉴别诊断。对于每一例运动性尿异常，均应做详细的问诊和检查，排除病理原因后才可考虑此诊断，不应该把各种病理改变当做运动性尿异常来处理，同时也不应该把一过性运动性尿异常轻率地诊断为肾小球肾炎等，给运动者造成不必要的精神负担或影响运动生涯。

目前多认为，在排除器质性病变的前提下，大多数情况下的运动性尿异常为一种良性现象，往往经过合理调整和安排运动负荷量，数小时至数天内即可基本消失。必要时停止一段时间剧烈运动，一般尿异常均可消失。

对所有运动后出现尿外观异常，如肉眼血尿、酱油色尿或咖啡色尿，无论有无主诉、不适症状或异常体征，均应暂时停止任何运动训练，进行必要临床检查，尤其在发生运动性肌红蛋白尿时，因肌红蛋白在酸性环境下易分解成高铁血红素和球蛋白，加之脱水造成肾小球滤过率降低，对肾脏造成严重损害，所以要及时就诊谨慎处理。若是仅出现尿镜检异常，可边调整训练量边检查，尽快排除器质性病变做出明确诊断。

同时可以根据运动性尿异常的种类和可能原因，给予对症性或试验性的药物治疗。对伴有身体机能下降的运动员可试用三磷酸腺苷和或维生素类；运动性血尿者可试用一般止血药物；运动性血红蛋白尿试用大剂量维生素 C；还可根据运动员体质进行中医辨证给予养血凉血、清热利湿一类的中药。

对运动性尿异常者进行心理治疗也很重要。常采用的方法为支持性心理治疗和认知疗法等。对他们坦诚相待，用深入浅出、通俗易懂的语言讲解运动性尿异常的基本知识，使其清楚了解运动性尿异常属于运动后机体对负荷量的一种暂时性反应，数小时至数天内可基本消失，追踪多年显示大多数人肾功能正常、预后良好，从而减轻他们的不良心理反应，消除心理症状，提高恢复效果。

（二）预防措施

遵守运动训练的科学原则，负荷量和强度要循序渐进，避免突然加大负荷量和训练强度，尤其是机体机能状态不佳的情况下。在参加长跑、铁人三项等超长距离运动时，要进行充分的体力准备，做好全身和腰部的充分热身准备活动，尤其是腰部有剧烈屈伸和伸展动作的运动。合理安排训练比赛前和运动过程中的饮水，炎热天气、剧烈训练和比赛中更要补充足够水分。尽量避免在较硬场地上连续进行长时间大强度的跑、跳等运动，可选择在塑胶跑道、木质地板等场地上进行，并调整好步速，步幅不宜过大。注意外界环境的变化，尤其在高海拔、低温环境等条件下更要避免过度训练。若以前发生过运动性尿异常，再次参加运动时可选择缓冲效果好的跑鞋，或跑鞋内放置弹性较好的缓冲鞋垫。

（李　璟）

第八节 女运动员三联征

女运动员三联征(female athlete triad, FAT)是严重威胁女性健康的一组症候群,常见于女运动员或女性运动爱好者中,其最直观的表现是月经失调。三联征中任何一种症状的出现,都会潜在地降低运动成绩,并影响运动员的身心健康。

一、定义与术语

FAT 是指女运动员的能量利用、骨骼健康和月经失调之间相互关联相互影响的一种医学症候群。1992 年由美国运动医学会(American College of Sports Medicine, ACSM)首次提出,经典术语为"饮食失调、闭经和骨质疏松"。2007 年 ACSM 用"伴或不伴有饮食失调的低能量利用"替代了"饮食失调"。2014 年,国际 FAT 联盟(Female Athlete Triad Coalition, FATC)申明,FAT 是在女性运动人群中常观察到的涉及下列三个征象中任何一个的医学问题:伴或不伴有饮食失调(disordered eating, DE)的低能量利用(low energy availability, LEA)、月经失调(menstrual dysfunction, MD)、低骨密度(bone mineral density, BMD)。低能量利用影响月经功能,后者影响骨健康,三者存在连续性,而个体饮食和运动行为可影响整个频谱的变化过程(图 2-8-8-1)。就个体而言,并非三个征象同时出现。目前诊断的最大误区在于错误地理解 FAT 必须同时具有三个征象,但普遍现象是早期阶段只有 1 或 2 个征象,而此时是防止其进展的关键阶段。

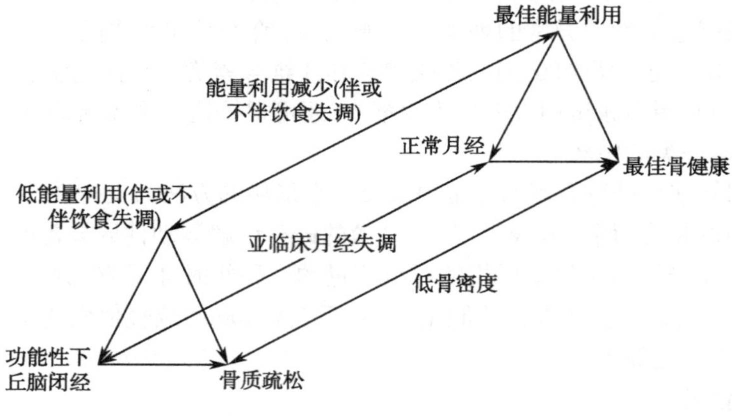

图 2-8-8-1 女运动员三联征

能量利用、月经状态和骨健康三因素相互关联相互影响。最佳健康状态是最佳能量利用、正常月经和最佳骨健康;相反,最差情况是伴或不伴饮食失调的低能量利用、功能性下丘脑闭经和骨质疏松。运动员健康在两端之间波动,取决于其饮食和运动行为。

二、FAT 的流行病学

虽通常认为 FAT 主要发生于竞技运动员,但实际上各个运动级别的人均受影响,从休闲运动者到精英运动员。FAT 涉及一系列疾病,因此很难确定其确切的发生率。不同的研究显示出较大的差异。Gibbs 及其同事对 65 项研究汇总发现，同时具有 FAT 三个征象的运动员比例在 0%~15.9% 之间，而具有 FAT 的任何 1 个征象的比例为 16%~60%，具有 2 个征象的为 2.5%~27%。在去脂体重指数（fat free mass index，FFMI）高的运动项目中，具有三个征象的 FAT 运动员比例明显高于 FFMI 低的运动项目的运动员。

三、FAT 的病理生理

能量利用（energy availability，EA）是 FAT 的核心问题。健康成人每天摄入 45kcal/kg 瘦体重（fat free mass，FFM）相当于能量平衡。LEA 情况下，机体将牺牲对生殖健康、骨骼以及生长发育能量供应，以恢复能量平衡和促进生存。

LEA 并非只发生在饮食失调情况下，其风险因素还包括运动时间延长、素食、早期专项训练、参加 FFMI 高的项目、训练强度突然增加和受伤等情况。极端情况下，LEA 运动员可出现 DE（根据 Diagnostic and Statistical Manual of Mental Disorders V，DSM-V 定义），见表 2-8-8-1。其亚型包括神经性厌食症（anorexia nervosa，AN）、神经性贪食症（bulimia nervosa，BN）和非特异性饮食失调（eating disorder not otherwise specified，ED-NOS）。DE 常有严重的临床精神疾患，对健康有诸多不良影响，包括多系统器官损害甚至死亡。

表 2-8-8-1 饮食失调的常见症状与体征

症状和体征	症状和体征
突然体重丢失（不能通过疾病解释）	胸痛伴或无心悸
青春期缺乏预期的或正常的体重增长	疲劳
过早的饱腹感	胃肠道不规则（便秘或腹泻）
月经延迟（原发性闭经）	应力性骨折
月经停止（继发性闭经）	任何肌肉骨骼损伤的延迟愈合
抑郁、焦虑或强迫性行为	

（一）低能量利用

EA[（能量摄入 - 能量支出）/FFM] 是能量摄入和能量支出间的一种平衡。LEA 指的是能量摄入和能量支出之间的负平衡。LEA 被定义为每天不超过 30kcal/kgFFM，低于此阈值月经失调和骨健康问题显著升高。对于从事体育活动的女性，建议每天至少 45kcal/kgFFM 的能量摄入以确保身体所有生理功能。

LEA 部分源于运动员限制饮食摄入，部分源于能量支出增加和补充不足。当青少年身体指数（body mass index，BMI）低于 17.5kg/m^2 或低于预期的 85% 体重时，LEA 已非常明显。当缺乏症状时，可通过计算能量来判断。

（二）月经失调

正常月经是指在 21~35d 间隔内发生的有规律的月经。MD 包括原发性闭经（15 岁时仍无月经初潮）、继发性闭经（月经初潮后连续三个周期无月经来潮）、月经稀发（月经周期大于 35d）、黄体功能不全（黄体期持续时间低于 11d 或者黄体期孕激素水平较低）、无排卵月经等。青少年月经周期可从 21~45d 不等。黄体功能不全和无排卵月经常无临床症状，但仍对运动员的生殖功能和骨密度有不利影响。

LEA是MD始发因素。在健康女性，LEA诱导的低代谢率扰乱下丘脑功能，继而通过垂体和卵巢的级联效应导致MD。MD通常是女性运动员能量危机的首要线索之一。恢复正常月经常需要改善EA后一年以上的时间。

（三）低骨密度

ACSM将低BMD定义为Z评分在$-2.0\sim-1.0$间，骨质疏松为Z评分≤ -2.0，二者均增加骨折风险。参加负重运动的健康年轻女运动员的BMD通常比同龄运动员高5%~15%。LEA状态下，骨形成减少，骨吸收增加，骨质量受到明显影响。MD如不进行治疗，将以每年2%~3%骨量丢失速度丢失骨量。临床上通常用双能X线吸收计量法（dual-energy x-ray absorptiometry，DXA）评估骨密度。

四、FAT的风险筛查

早期发现FAT的风险因素是FAT防治的关键，建议每年对女运动员进行筛查。当出现疲劳、运动表现下降、反复受伤等也应筛查。筛查用FATC问卷（表2-8-8-2）。

表2-8-8-2 FAT筛查问卷

（1）你有过月经吗？
（2）你的月经初潮是多少岁？
（3）你上次月经是什么时候？
（4）过去的12个月中你有几次月经？
（5）目前你在服用任何性激素吗（雌激素、孕激素或避孕药）？
（6）你担心自己的体重吗？
（7）你是否试图或有人建议你增加或减轻体重吗？
（8）你是进行特殊饮食或避免吃某些种类的食物吗？
（9）你有过饮食失调吗？
（10）你有过应力性骨折吗？
（11）你是否曾被告知有低骨密度（骨量减少或骨质疏松症）吗？
备注：FATC建议在运动参与前评估时，进行这些问题筛查。

五、FAT的评估

准确识别FAT取决于经验丰富的多学科健康管理团队（包括医生、运动营养师、心理健康专家、运动生理学家、体能训练师等）对运动员的完整评估。已有FAT症状和体征者，应做实验室、心电图和影像学检查。

（一）实验室检查

运动员存在MD、DE、或FAT的其他危险因素，应接受实验室检测（表2-8-8-3），以评估潜在的病因及并发症问题。

表 2-8-8-3　实验室测试

基础的实验室测试	其他可能的实验室检查
·孕激素	·总蛋白
·全血细胞计数	·尿分析
·综合代谢检查	·黄体生成素 / 卵泡刺激素
·铁蛋白	·雌二醇
·甲状腺刺激素	·睾酮
·脂代谢	·催乳素
·维生素 D	·骨转换标志物
·瘦素	- 碱性磷酸酶
其他可能的实验室检查	- 骨钙素
·T3 和 T4	- Ⅰ型前胶原 N 端肽
·铁，总铁结合能力	- Ⅰ型前胶原 C 端肽
·红细胞沉降率	- 羟脯氨酸
·维生素 B12 和叶酸	- 脱氧吡啶啉
·镁	- 吡啶啉
·磷	-N 端交联肽
·白蛋白	-C 端交联肽

（二）心电图检查

推荐 FAT 运动员做心电图检查，因为代谢失调可增加运动员室性心律失常的风险。

（三）影像学检查

DXA 是测量骨密度的金标准。FATC 一致认为，应将需 DXA 扫描的人分 3 类：高风险人群、中风险人群和有骨折史的人群（表 2-8-8-4）。

表 2-8-8-4　需要进行 DXA 检查骨密度的人群

高风险运动员：≥ 1 个下列风险因子
有 DSM-V 诊断为 ED 的病史。
BMI ≤ 17.5kg/m^2，< 85% 的估算体重，或最近 1 个月内体重丢失 ≥ 10%。
初潮年龄 ≥ 16 岁。
现在 / 既往有月经 < 6 次 /12 个月以上的病史。
两个前期的应力性反应 / 骨折，一个高风险应力反应 / 骨折，或一个低能量非创伤性骨折。
前期 *Z* 评分 < –2.0（从基线 DXA 起至少一年后）
中风险运动员：≥ 2 个下列风险因子
目前或曾经有 DE 经历 6 个月或更长时间。
BMI 在 17.5~18.5kg/m^2 之间，< 90% 的估算体重，或最近 1 个月内体重丢失 5%~10%。
月经初潮在 15~16 岁。
现在 / 既往有月经 6~8 次 /12 个月以上的病史。
一个前期的应力反应 / 骨折。
前期的 *Z* 评分在 –2.0~–1.0（从基线 DXA 起至少间隔一年后）。

续表

有下列情况的运动员
有≥1个非外周或≥2外周长骨的创伤性骨折(非应力)的病史,并伴有一个或多个中风险或高风险的危险因素。
取决于骨折发生的年龄和造成骨折的创伤程度(低或高冲击)。
运动员服用6个月或更长时间的对骨健康有影响的药物(包括口服避孕药、肌肉内注射避孕药、口服强的松)也应考虑DXA检测。

六、FAT的非药物治疗

LEA是导致FAT的关键,治疗重点是增加EA和恢复正能量平衡。FATC申明治疗应集中在体重恢复或体重正常化上,这是成功恢复月经和改善骨健康的最佳策略。当DE明显时,修正与饮食和体型相关的不健康态度、行为和情绪是重点,这些因素可导致DE长期存在。

(一)LEA的非药物治疗建议

1. 治疗建议 FATC针对导致LEA发生的四条途径给出了相应的建议:

(1)如引起LEA是无意识导致的膳食不足,营养教育即可。理想的营养教育应有一名运动营养师。运动生理学家也可完成对能量支出和EA的评估。

(2)如LEA因DE导致,应将其转介给医生,并与运动营养专家一起商讨膳食营养问题。

(3)如LEA是故意减体重导致但无DE,营养教育即可。

(4)如LEA涉及临床上的饮食障碍,治疗应包括医师的评估与管理、运动营养师的膳食营养指导和心理治疗师的心理治疗。此种情况若无心理治疗,逆转LEA基本不可能。

2. 治疗目标 LEA非药物治疗目标视具体情况而定,可包括以下一个或多个目标:

(1)恢复近期丢失的体重。

(2)恢复到与正常月经相关的体重。

(3)体重恢复应达到BMI≥18.5kg/m^2,或≥90%预估体重。

(4)能量摄取每日至少2 000kcal,或依据运动支出摄取更多能量。

能量增加应逐渐递增,开始时可在能量需求的基线水平上增加20%~30%,或能量增加能满足每7~10d体重增加0.5kg的需要。如一个每天消耗2 000kcal的运动员,需每天增加200~600kcal,共要几个月完成预定目标。

(二)低骨密度的非药物治疗建议

导致LEA的相关因素及雌激素低落是妇女骨量丢失的主要原因。体重增加和随后的月经恢复是防治骨量进一步流失的关键。负重运动是增加和维持BMD及其几何形状的一种主要非药物策略。瘦体重的百分比变化与BMD明显正相关,故增加瘦体重是体重恢复的重要部分,这不仅改善BMD,还增加骨的大小,改善骨的力量,降低骨折风险,提升运动表现。

(三)心理治疗

对严重DE及不能遵从治疗建议的运动员,应进行心理治疗。已证明个体化治疗、认知行为治疗和家庭疗法有利于FAT的恢复，家庭疗法特别适合年轻运动员。忍受AN的运动员常伴有抑郁、固执、对体重的恐惧以及对相关食物和饮食的偏见，这使治疗变得困难。为确保遵从治疗指导，常需让她们签一份书面合同，以明确治疗目的，同时规定运动员接受治疗期间的责任。

（四）运动方案的调整

力量训练对骨健康有良好效应。美国物理治疗协会建议用抗阻训练代替心血管训练，以减少能量消耗，提高BMD。推荐以80%1RM的强度，重复8~12次，运动3组，组间间隔1~2min，每周3次，逐渐递增训练强度。增强式训练以高强度、爆发性肌肉收缩为特点，是可替代常规运动来改善骨健康的另一种运动形式，其结合抗阻练习可最大程度地提高骨健康效益，但在应力性骨折恢复过程中应避免增强式训练。

七、FAT的药物治疗

没有任何药物对FAT的治疗能持续有效。FATC建议，非药物治疗至少一年以上而缺乏反应者或在非药物治疗期间出现新的骨折，可考虑药物治疗。

（一）月经周期的激素替代治疗

目的是恢复规律月经周期，但其不能使损害骨健康的代谢因素正常化，故口服雌激素和孕激素联合治疗对低体重闭经运动员BMD的逆转没有效果，且其造成月经恢复的假象可使潜在的低能量状态持续损害骨健康。对于年龄超过16岁的原发性或继发性闭经运动员，在能量摄入充足的情况下如果仍有BMD下降，可考虑使用。

（二）低BMD的药物治疗

当运动员有以下情况时可考虑药物治疗：

1. BMD的Z评分≤ –2.0，伴临床明显的骨折史，并且对至少一年的非药物治疗缺乏反应。

2. BMD的Z评分 –2.0~–1.0，伴临床明显的骨折史，和≥ 2个FAT的其他风险因素，并且对至少一年的非药物治疗缺乏反应。

3. 在≥ 16岁和＜ 21岁的FHA年轻运动员中，如BMD的Z评分≤ –2.0，没有临床明显的骨折，有至少一个FAT的其他风险因素，并且对至少一年的非药物治疗缺乏反应，可考虑雌激素和孕激素周期疗法，以防在最佳骨量形成的窗口期进一步丢失骨量。

对临床缺乏反应的定义为：至少一年的非药物治疗后，临床出现明显的BMD的Z评分减少；或者在一年以上的非药物治疗过程中出现了临床上明显的新骨折。

鼓励和优化富含钙的食物和维生素D的摄入。ACSM推荐最佳钙摄入量为每天1 000~1 300mg。维生素D的摄入每日至少600IU。如有维生素D缺乏或不足，需更高剂量的维生素D补充，建议维生素D维持在32~50ng/ml的水平。

八、返场训练和比赛的建议

FATC按高中低风险分层对风险因子进行评估（表2-8-8-5），并建议通过风险分层管理来确认FAT运动员是否可以返场训练或比赛（表2-8-8-6）。

表 2-8-8-5 FAT 风险评估

风险因子	风险分层		
	低风险 = 每项 0 分	中风险 = 每项 1 分	高风险 = 每项 2 分
伴或不伴有 DE/ED 的 LEA	无膳食限制	某种程度的膳食限制 ‡：现在 / 既往 DE 病史	满足 DSM-V 的 ED* 标准
低 BMI	BMI ≥ 18.5 或 ≥ 90%EW** 或体重稳定	17.5 ＜ BMI ＜ 18.5 或＜ 90%EW 或 5% ≤体重丢失 /m ＜ 10%	BMI ≤ 17.5 或＜ 85%EW 或体重丢失 /m ≥ 10%
初潮延迟	初潮＜ 15 岁	15 岁≤初潮＜ 16 岁	初潮≥ 16 岁
月经稀发和 / 或闭经	＞ 9 次 /12m*	6~9 次 /12m*	＜ 6 次 /12m*
低 BMD	*Z*- 评分≥ −1.0	*Z*- 评分 −1.0***~ ＜ −2.0	*Z*- 评分≤ −2.0
应力反应 / 骨折	无	1	≥ 2，≥ 1 高风险因子或骨小梁部位
累计风险（计算每一栏总风险，然后再相加的总风险）	__分 †	__分 †	__分 =__（总分）

备注：FAT 累计风险评估使用风险分层和基于证据的风险因子来决定运动员存在的风险，为运动员 FAT 评估提供了客观方法。该评估将用于确定运动员参加体育运动的许可

‡ 通过自我报告或饮食日志记录发现能量摄入低 / 不足作为某种程度饮食限制的依据；* 现病史或既往史；** ≥ 90%EW，绝对 BMI 的计算法不适用于青少年；*** 负重运动项目；† 与低骨密度相关的高危骨骼部位，一个或多个松质骨位点的应力性反应 / 骨折，返场运动时间延迟。EW 预估体重

表 2-8-8-6 FAT 风险分层的返场运动指导和医疗许可

	累计风险得分	低风险	中风险	高风险
完全许可	0~1 分			
临时 / 有限许可	2~5 分		临时许可 有限许可	
限制训练和比赛	≥ 6 分			限制训练 / 比赛 - 临时取消资格

备注：累计风险得分通过上表计算。临时许可（Clearance）/RTP- 取决于评估时的风险分层（其改变的可能性取决于 FAT 运动员的临床进展）；有限许可 /RTP- 根据医生要求，对训练进行修改（其改变的可能性取决于 FAT 运动员的临床进展和新收集的信息）；限制训练 / 比赛（临时）- 当前运动员不被允许或不能参加训练 / 比赛，获得许可需由医师和多学科团队根据临床进展进行再评估决定；取消资格 - 当前参加训练 / 比赛不安全。未来是否许可取决于临床进展的情况。AN（BMI ＜ 16kg/m^2）或 BN（诱导呕吐＞ 4 次 / 周）应被限制训练和比赛，未来是否参加取决于治疗的情况，包括确认 BMI ＞ 18.5kg/m^2、贪食和厌食症状消失，并且需多学科团队密切跟踪

（付德荣）

参考文献

[1] 王广兰，汪学红．运动损伤防护与急救[M]．北京：华中科技大学，2018．

[2] 李冬梅，王瑞，刘艳杰，等．焦虑诱发冠状动脉痉挛14例心理护理[J]．武警医学，2016，27(1)：105-106．

[3] 郑鑫鑫，刘佳琦，卢茜，等．深层肌肉振动对缓解小腿三头肌运动性疲劳的即刻效应[J]．中日友好医院学报，2019，33(2)：100-102．

[4] 李方晖，刘延莹，肖琳，等．低水平激光疗法促进力竭性运动疲劳的恢复：随机、双盲、安慰剂对照交叉试验[J]．中国运动医学杂志，2018，37(05)：391-399．

[5] XIANi CL，MING L，XIANG BL，et al．Grape seed proanthocyanidin extract supplementation affects exhaustive exercise-induced fatigue in mice[J]．Food Nutr Res，2018，62：10．

[6] 荣海波，张世明．张世明教授运动性疲劳中医分型诊断标准[J]．成都中医药大学学报，2017，40(4)：72-73．

[7] 丛林，朱静华．运动性腹痛的防治[J]．田径，2017(10)：64．

[8] MORTON D，CALLISTER R．Exercise-Related Transient Abdominal Pain[J]．Sports Medicine，2015，45(1)：23-35．

[9] HARR J N，HASKINS I N，BRODY F．Median arcuate ligament syndrome in athletes[J]．Surgical Endoscopy，2016，31(1)：476．

[10] 康杰，张鹏．运动相关性肌肉痉挛的最新研究进展[J]．体育科研，2017，38(1)：1-13．

[11] 王陶黎，仲荣洲，王予彬．肌肉痉挛的机理研究和定量评定[J]．当代医学，2016，22(435)：6-8．

[12] 赵斌，张钧，刘晓莉．体育保健学[M]．北京：高等教育出版社，2018：146-148．

[13] CLENIN G E．Iron deficiency in sports-definition，influence on performance and therapy[J]．Swiss Med Wkly，2015，145：w14196．

[14] CHIU YH．Early changes of anemia phenomenon in male 100-km ultramarathoners[J]．Journal of the Chinese Medical Association，2015，78(2)：108-113．

[15] PARKS R B．Iron deficiency and anemia among collegiate athletes：A retrospective chart review[J]．Medicine & Science in Sports & Exercise，2017，49(8)：1711-1715．

[16] 朱红军，毛文忠．运动性血尿研究综述[J]．当代体育科技，2018，8(29)：22-26．

[17] FREEMAN C M，KELLY M E，NASON G J，et al．Renal trauma：the rugby factor[J]．Current Urology，2015，8(3)：133．

[18] BURKE L M，CLOSE G L，LUNDY B．Relative energy deficiency in sport in male athletes：A commentary on its presentation among selected groups of male athletes[J]．Int J Sport Nutr Exerc Metab，2018，28(4)：364-374．

[19] DAILY J P，STUMBO J R．Female athlete triad[J]．Prim Care Clin Office Pract，2018，45(4)：615-625．

[20] ELLIOTT-SALE K J，TENFORDE A S，PARZIALE A L，et al．Endocrine effects of relative energy deficiency in sport[J]．Int J Sport Nutr Exerc Metab，2018，28(4)：335-349．

[21] MOUNTJOY M，SUNDGOT-Borgen J，Burke L，et al．Authors' 2015 additions to the IOC consensus statement：Relative energy deficiency in sport(RED-S)[J]．Br J Sports Med，2015，49(7)：417-420．

[22] MOUNTJOY M，SUNDGOT-BORGEN J K，BURKE L M，et al．IOC consensus statement on relative energy deficiency in sport(RED-S)：2018 update[J]．Br J Sports Med，2018，52(11)：687-697．

[23] WILLIAMS N I, STATUTA S M, AUSTIN A, et al. Female athlete triad: future directions for energy availability and eating disorder research and practice[J]. Clin Sports Med, 2017, 36(4): 671-686.

[24] STICKLER L, HOOGENBOOM B J, SMITH L. The female athlete triad-what every physical therapist should know[J]. Int J Sports Phys Ther, 2015, 10(4): 563-571.

[25] THEIN-NISSENBAUM J, HAMMER E. Treatment strategies for the female athlete triad in the adolescent athlete: current perspectives[J]. Open Access J Sports Med, 2017, 8: 85-95.

第三篇

运动康复指南

第九章　运动处方

运动处方(exercise prescription)这一概念最早是由美国哈佛大学海明威体育馆第一任总监、医学博士 Dudley Allen Sargent 在 19 世纪 70 年代提出的，他认为运动测试与制定心血管疾病的运动治疗方案有关。20 世纪 50 年代，芬兰运动生理学家、心血管医生、心血管疾病流行病学的创始人 Martti Karvonen 等提出了运动处方构成的四要素，即运动频率、运动强度、运动时间和运动方式，并创建了运动处方的制定方法。1954 年，美国生理学家 KarPovieh 首次对运动处方进行了定义，他认为“运动处方类似医生给病人开的医药处方，是指符合个人状况的运动程序”。20 世纪 60 年代以来，随着康复医学的发展及对冠心病等的康复训练的开展，运动处方开始受到重视。1969 年，WHO 开始使用“运动处方”术语，从而在国际上得到认可。前联邦德国 Holl-mann 研究所从 1954 年起对运动处方的理论和实践进行研究，制定出针对健康人、中老年人、运动员、肥胖病人等的各类运动处方，社会效果显著。中国对运动处方的研究和应用起始于 20 世纪 70 年代末，近几十年来取得了长足的进展。尤其是 2016 年 10 月国务院颁布《“健康中国 2030”规划纲要》提出“加强体医融合和非医疗健康干预，发布体育健身活动指南，建立完善针对不同人群、不同环境、不同身体状况的运动处方库，推动形成体医结合的疾病管理与健康服务模式”，这一要求的有力贯彻和积极践行，在很大程度上推动了运动处方的快速发展。本章从运动处方概述、运动处方制定和运动处方实施 3 方面进行指导，为体育保健康复专业人员及从业者制定运动处方提供理论依据及实施方法。

第一节　运动处方概述

现有的研究已经表明，运动有益健康，并且对于大多数成年人而言，运动带来的益处远远大于它的风险；而长期的静坐少动与心血管疾病死亡率升高、代谢疾病恶化和抑郁症的发生均有关系，对健康十分不利，由此积极科学地进行身体活动、改变生活方式，防治由身体活动不足造成的亚健康及慢性疾病已经成为全球亟待解决的健康问题。本部分所介绍的运动处方旨在为从事健身健康指导、健康体适能、公共卫生、康复运动和健康管理的专业人士提供指导，使他们能够为健康成年人制定出可以全面促进健康和提高健康体适能的个性化运动处方。

一、定义与术语

(一)定义

1978 年，《运动医学》编写组率先对运动处方作出了“用处方的形式规定体疗病人和健身活动参加者练习内容和锻炼量的方法”的界定。此后，章拒林等在 1984 年补充了体育锻炼的相关要素和注意事项，刘纪清于 1989 年提出运动处方应如同药物处方一样来规定适当的锻炼要求；1999 年邓树勋主编的《运动生理学》中将运动处方定义为“运动处方是依据体育健身参加者的健康状况和体质情况，以处方的形式制定运动项目、运动强度、运动时间、运动频率以及运动过程中的注意事项。”

目前应用较多的是 2005 年杨静宜将构成运动处方的各要素有机组合后对运动处方的界定：“运动处方是指由康复医师、康复治疗师（士）以及体育教师、社会体育健身指导员、私人健身教练等，根据患者或体育健身者的年龄、性别、一般医学检查、康复医学检查、运动试验、身体素质 / 体适能测试等结果，按其年龄、性别、健康状况、身体素质，以及心血管、运动器官的功能状况，结合主、客观条件，用处方的形式制订对患者或体育健身者适合的运动内容、运动强度、运动时间及频率，并指出运动中的注意事项，以达到科学地、有计划地进行康复治疗或预防健身的目的”。在 2018 年第 10 版《ACSM 运动测试与运动处方指南》中对运动处方做出了新定义：“运动处方是包括运动频率、运动类型、运动强度、运动时间、运动量及进阶，适用于为不同年龄、不同体质健康水平以及是否存在冠心病危险因素或冠心病人，制定健康促进及慢病防治运动锻炼指导方案。”

（二）术语表达

在运动处方的制定和执行过程中，“体力活动”与“运动”经常混淆使用，但这两个术语并不能完全等同。

体力活动（physical activity）是指任何可以引起骨骼肌收缩并在静息能量消耗基础上引起能量消耗增加的身体运动。体力活动包括体育运动、家务、娱乐活动等。

运动（exercise）是有计划、有组织、可重复的体力活动，在运动处方中一般用来促进健康、提高体适能等，是体力活动的一种。

二、分类与原则

（一）分类

1. 根据运动处方的对象和目的分类

（1）健身性运动处方：处方对象是全民健身运动的参与者，包括身体基本健康的中老年人，长期从事脑力劳动、缺乏体育锻炼、处于亚健康状态的人群，中青年人和在校学生等，以促进健康和提高健康体适能为目的。

（2）竞技性运动处方：处方对象是运动员，以提高专业运动成绩为目的。

（3）康复性运动处方：处方对象的是经过临床治疗达到基本痊愈，但仍有不同程度身体机能下降或功能障碍的患者，如冠心病、脑卒中患者、手术后患者，以及已经得到一定控制的慢性病患者，如糖尿病、肥胖患者等，以促进机体康复为目的。

2. 根据运动处方锻炼形式分类

（1）耐力性运动处方：该类处方主要以提高心肺功能为目标，提高健康、亚健康及慢病等不同人群的心肺机能。

（2）力量性运动处方：该类处方主要目的是提高肌肉的力量耐力，如针对废用性的肌肉萎缩等。

（3）柔韧性运动处方：该类处方主要目的是提高不同人群身体的柔韧素质。

（二）运动处方的基本原则

关于运动处方的基本原则（尤其针对大多数成年人），《ACSM 运动测试与运动处方指南（第十版）》中是用 FITT-VP 表示的，FITT-VP 是指运动频率（frequency）、运动强度（intensity）、运动时间(time)、运动方式(type)、运动总量(volume)和运动进度(progression)。

F:运动频率(frequency),每周进行多少次运动?

I:运动强度(intensity),费力的程度,有多费力?

T:运动时间(time),运动的持续的时间或总时间是多少?

T:运动方式(type),运动类型和模式是什么?

V:运动总量(volume),F*I*T的总量,总的运动量是多少?

P:运动进度(progression),进阶,如何增加时间、强度和量?

尽管以上基本原则得到了现在学术界及科研成果应用的认可,证明了有计划的运动可以为机体带来健康,但鉴于人体机体的个体差异等,仍有部分人在执行运动处方时没有达到预期效果,这就要求平时要避免静坐少动的状态,增加站立及体力活动时间。

三、运动处方的基本注意事项

对于大多数成年人来说,一份有规律的锻炼计划应该包含除日常体力活动以外的多种运动。在制定运动处方时,要注意考虑全面促进人体健康和提高健康体适能,即提高心肺耐力(CRF有氧适能)、肌肉力量和耐力、柔韧性、神经动作适能和保证健康的身体成分。《ACSM运动测试与运动处方指南(第十版)》中对一次运动训练课的组成进行了示例,如表3-9-1-1:

表3-9-1-1 一次运动训练课的组成

项目	内容
热身	至少5~10min小到中等强度的心肺和肌肉耐力活动
训练内容	至少20~60min有氧运动、抗阻运动、神经动作练习和/或竞技运动(有氧运动也可以分为多次运动累计达到20~60min,但是每次运动不少于10min)
整理活动	至少5~10min小到中等强度的心肺耐力和肌肉耐力活动
拉伸	在热身或整理活动之后进行至少10min的拉伸活动

对于运动量较大的中青年人来说,过劳性损伤(overuse injuries)和其他骨骼肌肉的损伤是需要注意的问题。运动时注意循序渐进地增加运动量和强度,注意加强准备活动热身、整理放松活动、拉伸活动,可以减少骨骼肌肉损伤的发生。另外,进行多样化的运动也可能会减少骨骼肌肉损伤及过劳性损伤的发生。

对于中老年人来说,要特别注意运动时心血管疾病(CAD)及其并发症的发生。在制定和实施运动处方时一定要注意在运动前进行健康体检和疾病风险评估、运动中从小强度开始实施运动处方,并循序渐进地增加运动量,运动后注意放松整理运动。

对于青少年、老年人和女性来说,骨骼健康是需要注意的问题。ACSM建议采用负荷运动,如负重和抗阻运动,来保持骨骼健康。最新的研究显示针对我国中老年女性的最优健骨运动处方为健步走,运动锻炼强度为60%~80%HRmax,干预周期为15w,3次/w,每次60min左右。

(赵 斌)

第二节 运动处方制定

运动处方与普通的体育锻炼和一般的治疗方法不同，它具有很强的目的性、计划性、科学性、针对性且普及面广，其制定应严格按照运动处方的制定流程进行。而对于从事健身健康指导的专业人士来说，运动处方的制定流程和运动处方的内容亦是运动处方制定的关键。由此，本节从运动处方的六大内容和制定运动处方的流程方面进行了详细的阐述。

一、运动处方的主要内容

运动处方主要包括运动目标、运动方式、运动强度、运动时间、运动频率和注意事项六项内容。

（一）运动目标

制定运动处方之前，应当首先明确运动处方的目标，或称为“近期目标”。在耐力性运动处方中，运动目标可能是提高心肺功能、减肥，甚至降血脂或防治高血压、糖尿病等。在健身、健美运动处方中，运动处方是保持理想体重的有效运动方式。在康复性运动处方中，主要用于心血管、呼吸、代谢、内分泌等系统慢性疾病的康复和预防，以改善和提高心肺、代谢、内分泌等系统的功能。如，抗阻和有氧运动对糖尿病前期人群胰岛素抵抗具有较好的干预效果。力量性运动在运动处方中，主要用于运动系统、神经系统等肌肉神经麻痹或关节功能障碍的患者，以恢复肌肉力量和肢体活动功能为主。

另外，运动处方广泛地应用于治疗、预防、健身和健美各方面，主要的作用有放松精神、消除疲劳、改善体型和防治高血压、神经衰弱等疾病。

（二）运动形式

运动处方的运动形式多样，主要有有氧运动项目、力量性运动项目和伸展运动及健身操等。

1. 有氧运动的项目　有步行（散步、快走、定量步行及竞走）、慢跑（或健身跑）、上下楼梯、游泳、自行车、室内功率自行车、跑步机上跑步、有氧舞蹈、健美操、跳绳、划船、滑冰、滑雪，以及不激烈的球类运动等。

2. 力量性运动的项目　有引体向上、俯卧撑、攀爬等克服阻力的练习，以及杠铃、哑铃、弹簧和橡皮筋等项目。

3. 伸展运动及健身操的项目　有太极拳、保健气功、五禽戏，以及广播体操、医疗体操、矫正体操、健身迪斯科、跳舞等。

（三）运动强度

运动强度是指单位时间移动的距离或速度，或肌肉单位时间所做的功，公式为“运动强度 = 运动量 / 运动时间”。

运动强度是运动处方中决定运动量最主要的因素，是运动处方的核心及设计运动处方最困难的部分，需要适当的监测来确定运动强度是否适宜。美国学者的研究显示，每周至少 150min 中等强度有氧运动，75min 较大强度有氧运动，以及每周至少 2d 进行包含全身大肌肉群的抗阻练习，能够有效地降低全因死亡率。

运动强度可根据心率、最大吸氧量的百分数、代谢当量（METs）、主观运动感觉（RPE）等来确定。除去环境、心理刺激、疾病等因素，心率与运动强度之间存在线性关系。达最大运动强度时的心率称为最大心率（HRmax）；达最大心率的 60%~70% 时的心率称为“靶心率”（target hear rate 简称 THR）或称为“运动中的适宜心率”，日本称为“目标心率”。是指能获得最佳效果并能确保安全的运动心率。

（1）公式推算法：以最大心率的 70%~85% 为靶心率，即：靶心率 =（220– 年龄）× HRmax65%~75%。年龄在 50 岁以上，有慢性病史的，可用：靶心率 =170– 年龄；经常参加体育锻炼的人可用：靶心率 =180– 年龄。运动靶心率 = 安静心率 + 安静心率 ×（50%~70%）。

采用 Karvonen 公式也可以计算，即：靶心率 =（最大心率 – 安静心率 – 年龄）× Q+ 安静心率；“最大心率” ≈ 210，“安静心率”指运动前相对安静状态下的心率；“Q”代表运动量，Q ≤ 50% 为小运动量，51%~75% 为中运动量，Q ＞ 75% 为大运动量。如有条件，戴心率表监测更为客观。

（2）耗氧量推算法：人体运动时的耗氧量、运动强度及心率有着密切的关系，可用耗氧量推算靶心率，以控制运动强度。在实践中可采用按年龄预计的适宜心率，结合锻炼者的实践情况来规定适宜的运动强度。运动强度、吸氧量及运动心率对应情况，详见表 3-9-2-1。

表 3-9-2-1 运动强度、吸氧量及运动心率对应表

运动强度	最大吸氧量	运动时心率
小强度	40% 以下	100~110 次 /min
中等强度	50%~60%	110~135 次 /min
大强度	70%~80%	125~165 次 /min

（3）最大吸氧量的百分数：在运动处方中常用最大吸氧量的百分数来表示运动强度，50%~70%VO_{2max} 是最合适的运动强度范围。＜ 50%VO_{2max} 的运动对老年人和心脏病人有较好的效果；＜ 70%VO_{2max} 的持续运动血液中乳酸不增高，血液中的肾上腺素和去甲肾上腺素保持在较低水平，运动强度最适宜；而 80%VO_{2max} 的运动是有危险的。

（4）代谢当量（METs）：是指运动时代谢率对安静时代谢率的倍数（代谢当量 METs，按音译也称之为“梅脱”）。1MET 是指每公斤体重，从事 1min 活动消耗 3.5ml 的氧，其活动强度称为 1MET1MET=3.5ml/（kg·min）$^{-1}$，见表 3-9-2-2。

表 3-9-2-2　常见运动的METs值量表

运动项目	METs	运动项目	METs
射箭	3~4	打猎（小枪）	3~7
羽毛球	4~9	打猎（大枪）	7~14
篮球（练习）	3~9	慢跑	7~15
篮球（比赛）	7~12	爬山	5~10
仰卧、坐位上肢练习	1~2	水球	8~12
保龄球	2~4	帆船	2~5
划船	3~8	潜水	5~10
韵律体操	3~8	旱冰、滑冰	5~8
舞蹈	3~7	滑雪	5~12
击剑	6~10	冲浪	5~7
钓鱼	2~6	足球	5~12
橄榄球（进攻）	6~10	上台阶	4~8
高尔夫球	2~7	游泳	4~8
手球	8~12	乒乓球	3~5
徒步旅行	3~7	网球	4~9
骑马	3~8	排球	3~6
跳绳	12	垒球	3~6
骑自行车（20.8km/h）	9		

（5）主观疲劳感觉（RPE）：也称为自感用力程度，是Borg根据运动者自我感觉疲劳程度衡量相对运动强度的指标，如果各等级的数值乘10，其数值常与达到该等级的心率大体一致（图 3-9-2-1）。一般运动者的运动感觉等级在12~15之间，说明负荷强度是合理的，老年人运动时应在11~13之间为宜。现在比较流行的方法是将靶心率和主观运动感觉两种方法结合使用，以监控运动强度。

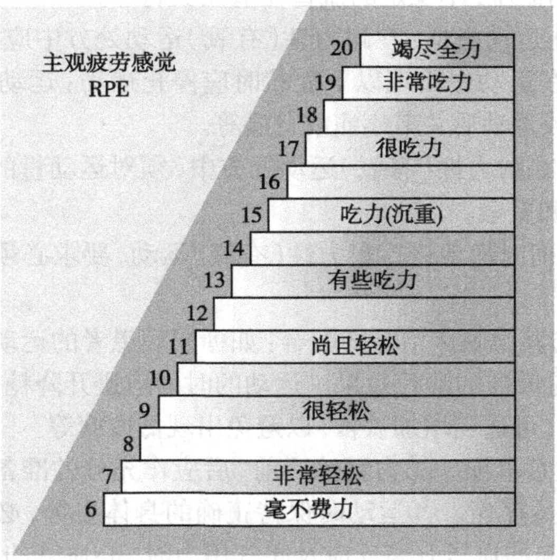

图 3-9-2-1　主观运动感觉（RPE）

（四）运动时间

运动处方中的运动时间是指每次持续运动的时间。耐力性运动的运动时间为每次运动的持续时间为15~60min，一般须持续20~40min，其中达到适宜心率的运动时间应该在15min以上。

力量性运动的运动时间主要是指每个练习动作的持续时间。在每次力量练习中，每个肌群进行2~4组练习，每组练习8~12次（较大阻力）可以改善肌肉里力量；每组练习10~15次以及15~20次，可以改善肌肉耐力。

进行柔韧练习，每次的拉伸时间应保持10~30s，每一个部位重复2~4次，累计60s。伸展运动或健身操的总运动时间由一套或一段伸展运动或健身操的运动时间、伸展运动或健身操的套数或节数来决定。

（五）运动频度

在运动处方中，运动频度常用每周的锻炼次数表示。运动频度取决于运动强度和每次运动持续的时间。一般认为，耐力性运动的运动频度为每周锻炼3~4次，这种锻炼的效率最高；最低的运动频度为每周锻炼2次。

力量练习的频度一般为每日或隔日练习1次，成年人针对每一个主要肌群每周进行2~3次力量练习；两次力量练习的时间间隔至少是48h。

伸展运动和健身操的运动频度一般为每日1次或每日2次。为了改善关节活动度，成年人每周应该进行2~3次柔韧性练习。

（六）注意事项

为了确保安全，在运动处方中，要根据参加锻炼者或患者的具体情况，提出相应的注意事项。

1. 耐力性（有氧）运动注意事项

（1）运动的禁忌证或不宜进行运动的指征：在耐力性（有氧）运动处方中，应有针对性地提出运动的禁忌证。例如，心脏病人运动的禁忌证有：病情不稳定的心力衰竭和严重的心功能障碍；急性心包炎、心肌炎、心内膜炎；严重心律失常；不稳定型、剧增型心绞痛、心肌梗死后不稳定期；严重高血压；不稳定的血管栓塞性疾病等。

（2）在运动中应停止运动指征：在耐力性（有氧）运动处方中应指出须立即停止运动的指征。例如，心脏病人在运动中出现以下症状时应停止运动：运动时上身不适；运动中无力、头晕、气短；运动中或运动后关节疼痛或背痛等。

（3）运动量的监控：在耐力性（有氧）运动处方中，须对运动量的监控提出具体的要求，以保证运动处方的有效和安全。

（4）准备活动：不管何时何地进行耐力性（有氧）运动，要求必须作充分的准备活动，以避免运动伤害的发生。

（5）明确运动疗法与其他临床治疗的配合：如糖尿病患者的运动疗法须与药物治疗、饮食治疗相结合，以期获得最佳的治疗效果。运动的时间应避开降糖药物血浓度达到高峰的时间；在运动前、中或后，可适当增加饮食，以避免出现低血糖等。

2. 力量性运动的注意事项　①力量练习前、后应作充分的准备活动及放松整理活动。②力量练习不应引起明显疼痛。③运动时保持正确的身体姿势，必要时给予保护和帮助。④注意肌肉等长收缩引起的血压升高反应及闭气用力时，心血管的负荷增加。有轻度高血压、冠心病或其他心血管系统疾病的患者，应慎做力量练习；有较严重的心血管系统疾病的患者忌做力量练习。⑤经常检修器械、设备，确保安全。

3. 伸展运动和健身操的注意事项 ①伸展运动和健身操的动作的难度、幅度等，应注意循序渐进、量力而行。②针对疾病康复的患者要指出某些疾病应慎采用的动作。如高血压病患者、老年人等应不做或少做过分用力的动作，如幅度较大的弯腰、低头等动作。运动中注意正确的呼吸方式和节奏。

二、运动处方制定的流程

目前比较公认的运动处方的制定与实施流程分为九大步骤：健康信息筛查、医学检查、运动风险评价、体质测试及评价、制定运动处方、实施过程监控及微调整、实施效果评价、根据评估结果调整运动处方、实施效果再评估及修订运动处方，具体流程见图 3-9-2-2：

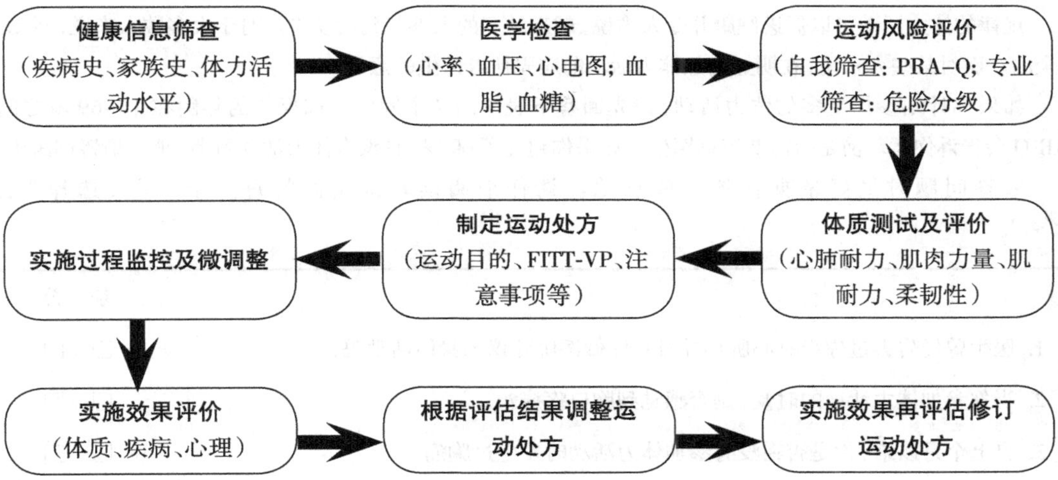

图 3-9-2-2 运动处方的制定与实施流程图

（一）健康信息筛查

1. 询问病史及健康状况 询问病史及健康状况应包括：既往病史、现有疾病、家族史、身高、体重、目前的健康状况、疾病的诊断和治疗情况，女性还须询问月经史和生育史。

2. 了解运动史 在一般调查中应了解：参加锻炼者和病人的运动经历、运动爱好和特长、目前的运动情况（是否经常参加锻炼、运动项目、运动量、运动时间、运动中和运动后的身体反应等）、在运动中是否发生过运动损伤等。

3. 了解健身或康复的目的 应了解参加锻炼者和病人健身或康复的明确目的、对通过运动来改善健康状况的期望等。

4. 了解社会环境条件 了解参加锻炼者的生活条件、工作环境、基本的经济状况、可利用的运动设施和条件、有无健身和康复指导等。

（二）医学检查

1. 心血管系统的检查 心血管系统的检查包括：静态检查和动态检查。常用的心血管系统的指标有：心律、心音、心界、血压、心电图等。心血管系统的功能检查一般采用定量负荷试验，常用的有：台阶试验、一次负荷试验、联合机能试验、PWC170 等。

2. 其他检查 其他检查包括呼吸系统的检查（肺容量测定、通其功能检查、呼出气气体分析、屏气试验、日常生活能力评定等）、神经系统检查（植物神经系统功能检查、神经肌肉功能检查）及血糖、血脂检查等。

（三）运动风险评价

运动风险评价一般来说包括三个环节，一是自我筛查，二是通过有资质的健康/体适能、运动医学或健康管理专业人员进行心血管疾病危险因素评价和分级，三是通过有资质的专业人士进行医学评价，包括体格检查与运动负荷测试。

1. 自我筛查 目前比较权威且简便易行的自我筛查是通过PRA-Q或AHA/ACSM等筛查问卷来进行的，以比较常用的PRA-Q筛查为例，PRA-Q筛查问卷由7个固定的问题组成，适用于15~69岁的人群，被试只需要对所有问题回答“是”或“否”，全部是“否”才可以进入下一环节；答“是”的要在“医学检查”环节重点细查。

PRA-Q筛查问卷

规律的体力活动可以促进健康并令人愉悦，越来越多的人参与到运动中。对于大多数人来说，运动是安全的。而对某些人来说，在明显增加体力活动前应先征求医生的意见。

如果你计划参加更多的体力活动，请先回答下表中的7个问题。如果你的年龄在15~69岁之间，PAR-Q会告诉你运动前是否需要咨询医生。如果你超过了69岁，且没有体力活动习惯，那么请咨询医生。

回答问题时最好依据你的一般感觉。请仔细阅读并诚实回答每一个问题，选择“是”或“否”。

	是	否
1. 医生曾经告诉过你患有心脏病并且只能做医师建议的身体活动吗？	□	□
2. 当你参加体力活动的时候，是否感觉到胸口疼痛？	□	□
3. 自上个月以来，你是否在没有参加体力活动时发生过胸痛？	□	□
4. 你是否曾因头晕跌倒或曾经失去知觉？	□	□
5. 你是否有因体力活动而加重的骨骼和关节疾病？	□	□
6. 最近医生是否因为你的血压或心脏问题给你开药？	□	□
7. 你是否还知道一些你不能进行体力活动的其他原因？	□	□

（1）如果对一个或更多的问题你回答了“是”：在你进行体适能评价前应咨询医生，告诉医生PAR-Q和你回答了“是”的问题。只要遵循循序渐进的原则，就能参加你想参加的体力活动。只是你需要把体力活动控制在安全的范围之内；告诉医生你想参加的体力活动，听从医生的建议；参与一个安全而有益的社区运动计划。

（2）如果全部可题回答“否”：如果你对所有问题回答了“否”，那么你有理由相信你能参加更多的体力活动，但要缓慢开始并循序渐进，这是最安全、最容易的方法。进行体适能评价是确定你基础体适能的良好方法，也是你确定能够实现积极生活方式的最佳途径。强烈推荐你测量血压，如果你的血压高于144/94mmHg，请在参加更多的体力活动前咨询医生。

（3）下列情况应推迟体力活动：如果你由于暂时的疾病，如感冒或发烧，感到身体不适，请等到疾病康复后再锻炼；如果你怀孕了或可能怀孕了，在参加更多的体力活动前，请咨询医生。

请注意：如果你的健康状况改变了，对以上任何一个问题回答了“是”，请告诉体适能或健康专家，询问是否需要调整体力活动计划。

PRA-Q 使用时注意，加拿大运动生理协会、健康加拿大人和他们的代理人声明：对参加体力活动的人不承担责任。如果在完成问卷后有疑问，请在参加体力活动前咨询医生。

你可以影印 PRA-Q，但是请使用完整形式，不允许改动。

注：如果某人在参加体力活动或体适能评价前进行了 PRA-Q 问卷筛查，可以用于法律或管理目的。

"我已经认真阅读、理解并完成了这份问卷，对于我的所有疑问都得到了令我满意的回答。"

姓名＿＿＿＿＿＿＿　　签字＿＿＿＿＿＿＿

日期＿＿＿＿＿＿＿

父母或监护人（未成年的运动参加者）签字＿＿＿＿＿＿＿

证明人＿＿＿＿＿＿＿

注：这个调查表的有效期是从完成问卷开始的 12 个月以内。如果你的身体状况改变了，你回答的 7 个问题中任何一个回答了"是"，之前的问卷就无效了。

2. 专业筛查　心血管疾病危险因素评估可以为健康专业人士在制定运动处方时提供重要的信息，进而为运动者提供客观的评估和科学的运动方案。专业筛查的"危险分层流程"及"危险分层级别"详见本书第二章图 1-2-2-1 和图 1-2-2-2。

（四）体质测试及评价

1. 心肺耐力　心肺耐力素质的主要测定方法可以采用活动平板（跑台）测试、功率自行车测试、场地测试及台阶试验。

（1）测试方法：最常用的运动试验采用逐级递增运动负荷的方法，测定时采用活动平板（跑台）和功率自行车。递增负荷运动试验（graded exercise testing，简称 GXT）是指在试验的过程中，逐渐增加负荷强度，同时测定某些生理指标，直到受试者达到一定运动强度的一种运动耐量试验。另外还有适合不同人群的不同距离的走、跑，定时的上下楼梯和跳绳等。

（2）测试的注意事项

1）运动试验的禁忌证：严重的心脏病（如心力衰竭、严重的心律失常、不稳定型心绞痛和心肌梗死、急性心肌炎、严重的心瓣膜病等）；严重的高血压；严重的呼吸系统、代谢系统、肝、肾疾病、贫血等（如严重的糖尿病、甲亢等）；急性炎症、传染性疾病等；下肢功能障碍、骨关节病等；精神疾病发作期间。

2）运动试验的中止指标：运动负荷增加，而收缩压降低；运动负荷增加，而心率不增加或下降；出现胸痛、心绞痛等；出现严重的运动诱发的心律失常；出现头晕、面色苍白、冷汗、呼吸急促、下肢无力、动作不协调等；病人要求停止运动。

3）运动测验中其他的注意事项：避免空腹、饱餐后即刻进行运动试验；运动试验前 2h 禁止吸烟、饮酒；试验前停止使用影响试验结果的药物，如因病情需要不能停药的，在分析试验结果时应充分考虑药物的影响因素；运动试验前 1 天内不进行剧烈的运动；运动试验前休息半小时左右。

2. 肌肉力量与肌肉耐力　肌肉力量耐力素质是完成一切日常生活活动、体力劳动和体育活动的基础，是健康体适能的重要内容之一。

（1）测试的方法：一种方法为测定肌肉 1 次用力收缩时所能产生的最大力量，以测定肌肉最大力量为主；另一种方法是测定肌肉在相当大的负荷下，能够重复收缩的次数或能够持续的时间，以测定身体肌群的力量耐力为主。用于测定肌力的指标归纳起来有：握力 / 握力体重指数(前臂、手屈肌力量),俯卧撑、引体向上、跪卧撑、双手前投实心球(上肢力量),仰卧起坐、仰卧举腿(腹肌力量),俯卧背伸(背肌力量),立定跳远、纵跳(下肢力量)等。肌肉力量的检查方法主要有手法肌力试验、器械测试和围度测试等。

肌肉耐力的测试目前尚缺乏肌肉耐力的测试仪器,可通过肌肉重复某动作的次数或持续的时间来间接表示肌肉的力量耐力。

(2)注意事项

1)肌肉力量检查的注意事项:测试前须作简单准备活动,测试的姿势和位置要正确,测试动作要标准化,避免在运动后、疲劳时或饱餐后进行肌力的测试。

2)肌肉力量评定的注意事项:若采用不同的测试方法,其结果不同,缺乏比较性;进行每次肢体肌力的测试,须做左右对比(因健康肢体的肌力,也有个体差异及生理性波动),一般两侧差异大于10%~15%时有意义。

3)肌肉力量检查的禁忌证:有高血压或心脏病的患者,慎用肌力测试;有较严重心血管系统疾病的患者,禁用肌力测试;有运动时肢体疼痛、运动系统慢性损伤等,进行肌力测试时应小心;有严重疼痛、积液、急性运动损伤等,禁用肌力测试;关节活动度受限时,只作等长或短弧等速的测试。

3. 柔韧性　身体的柔韧性素质与人体关节活动幅度的大小,跨过关节的韧带、肌腱、肌肉等的延展性有关。

测定的方法:柔韧性素质测定指标包括评价躯干和下肢柔韧性的坐位体前屈试验,评价肩关节活动的持棍转肩、双手背勾试验,以及躯干旋转活动性的臂夹棍转体试验等。实验室测试通常用关节活动度(range of motion,简称ROM)来量化柔韧性。ROM是评定肢体运动功能的基本指标和评定关节柔韧性的指标,其检查包括主动ROM检查和被动ROM检查。主动ROM检查是指患者主动活动关节时ROM的大小;被动ROM检查是指在外力帮助下,所能达到的ROM。

(五)制定运动处方

1. 运动目标的确定　在制定运动处方时,明确运动的目的有着非常重要的意义。因为运动目的不同,采用的运动手段有很大的差别,其运动效果也完全不同。运动目标有健身、康复、提高运动成绩、塑形美体等。

(1)远期目标:在制定运动处方前,应先确定参加锻炼者进行康复体育的最终目标。如能使用轮椅活动、使用拐杖行走、恢复正常步态、恢复正常生活及工作能力、恢复运动能力以参加训练和比赛等。

(2)近期目标:近期目标是指目前进行康复的具体目的和任务,是实现远期目的的保证。近期目的是制定运动处方时选择运动内容、确定运动方案的依据。如增强某个肌肉群的力量、加大某个关节的活动幅度等。

2. 运动内容的选择　选择运动处方的运动内容时,应考虑到以下几个方面:康复或健身的主要目的,临床检查和功能检查的结果,受试者的运动经历、兴趣、爱好和特长,进行运动的环境、条件,是否有同伴和指导等。

3. 运动强度的确定　确定运动处方的运动强度主要考虑运动强度的安全界限和有效界限。在确定运动强度时应考虑以下几个方面:康复或健身的目的,临床检查和功能检查的结果,运动试验及体力测验的结果,所选择的运动内容,受试者的年龄、性别、运动经历等。

4. 运动时间和运动频度的确定 确定运动处方的运动时间和运动频度时，应考虑以下几个方面：临床检查和功能检查的结果，运动试验及体力测验的结果，所确定的运动内容，所确定的运动强度，受试者的年龄、运动经历等。

5. 实施过程监控及微调整 按照运动处方进行锻炼时，最好在不同方式的监控下进行，以确保安全性。监护指标包括运动中心率、血压、心电图、RPE以及其他主观、客观表现等。运动处方的微调整应根据锻炼者的实际情况进行。锻炼1.5~2个月以后，随着心脏功能的提高，锻炼的实际运动强度不变时，运动中心率会逐渐下降，说明心脏的泵血功能提高，可再次进行身体机能测定，根据测定结果对运动处方进行修正和调整。

（赵 斌）

第三节 运动处方实施

在运动处方的实施过程中，应包括适应阶段、提高阶段和稳定阶段3个阶段。而每一次训练课又应包括热身、训练、整理活动和拉伸4部分。在整个实施过程中，应对受试者进行医务监督，以确保实施运动处方的安全性。经过一段时间的实施后，运动者的心肺功能等有所改善，此时在运动强度等方面均应逐渐加强，所以运动处方不是固定不变的，而应根据实施的进度，不断地修正和微调。

一、运动处方的实施过程

（一）运动处方的实施进程

1. 适应阶段 该阶段强调人体对运动方式、运动强度及运动时间的适应，以较低强度、较少频率、较短运动时间开始，一般1~4w，多数人1~2w即可。

2. 提高阶段 该阶段可以分为早、中、晚调整运动处方，一般1~5个月。

3. 稳定阶段 该阶段是规律运动5~6个月后，人体机能相对稳定、保持规律的运动习惯，可以维持已经获得的益处。

（二）运动处方的实施

1. 热身 一次运动处方训练课是从热身开始的，热身主要作用是使身体逐渐从安静状态进入到工作（运动）状态，逐渐适应运动强度较大的训练部分的运动，避免出现心血管、呼吸系统等内脏器官系统突然承受较大运动负荷而引起的意外，避免肌肉、韧带、关节等运动器官的损伤。具体内容一般来说至少需要5~10min小到中等强度的心肺和肌肉耐力活动。热身的时间，可根据不同的锻炼阶段有所变化。在开始锻炼的早期阶段，准备活动的时间可为10~15min；在锻炼的中后期，准备活动的时间可减少为5~10min。

2. 训练 运动处方训练的运动内容、运动强度、运动时间等，应按照具体运动处方的规定实施。一般来说，至少20~60min有氧、抗阻、神经肌肉练习和/或体育活动，有氧训练也可由多种运动累计达到20~60min，但是每次运动不少于10min。

3. 整理活动 每次训练后要安排整理活动，整理活动的主要作用是避免出现因突然停止运动而引起的心血管系统、呼吸系统、植物神经系统的症状，如：头晕、恶心、“重力性休克”等。整理活动常用的有散步、放松体操、自我按摩等，时间一般为5~10min左右。

4. 拉伸 在热身或整理活动之后进行至少10min的拉伸活动。

二、自我监控和医务监督

（一）自我监督

一般健康人实施运动处方时，可采用自我监督的方法，在运动过程中注意观察自己的健康状况和身体功能状态。观察的内容有：主观感觉（包括：运动心情、不良感觉、睡眠、食欲、排汗量等）和简单的客观表现（包括：脉搏、体重、运动效果等）。

（二）医务监督

心血管系统疾病、呼吸系统疾病、慢性病、临床症状不稳定的患者等，在实施运动处方时，须在有医生指导、有医务监督的条件下才能进行运动。如心脏病人（尤其是在住院期和门诊期）实施运动处方时，应具有心电监测条件和抢救条件。

三、运动处方的修改和微调

运动处方的制定最初并不固定，首先设一个"观察期"。使患者习惯于运动，并能对实施运动处方所引起的身体反应等进行研究。然后设一个"调整期"，对运动处方的内容，反复调整、修改，逐步确定。在以后的一个时期，相对固定进行实施，在相对固定的时期，对运动处方也要进行必要的调整。

在运动处方的实施过程中，可根据锻炼者的具体情况，对运动处方进行微调，以使锻炼者找到最适合自己条件的运动处方。

（赵　斌）

参考文献

[1] 祝莉，王正珍，朱为模．健康中国视域中的运动处方库构建 [J]．体育科学，2020，1(40)：4-15．

[2] 赵斌，张钧，刘晓莉．体育保健学 [M]．6 版．北京：高等教育出版社，2018．

[3] CASPERSON C J，POWELL K E，CHRISTENSON G M．Physical activity，exercise，and physical fitness：definitions and distinctions for health-related research[J]．Public Health Rep，1985，100(2)：126-131．

[4] 杨静宜，徐峻华．运动处方 [M]．北京：高等教育出版社，2005．

[5] 美国运动医学学会．ACSM 运动测试与运动处方指南 第十版 [M]．王正珍，译．北京：北京体育大学出版社，2019．

[6] 邓树勋，洪泰田，曹志发．运动生理学 [M]．北京：高等教育出版社，1999．

[7] 刘纪清，姜秀英．老年人运动处方 [J]．中国老年学杂志，1989(S1)：89-90．

[8] 吴志建，王竹影，宋彦李青，等．运动锻炼干预对我国中老年女性骨密度影响的 meta 分析 [J]．首都体育学院学报，2019，31(1)：91-96．

[9] MOORE S C，PATEL A V，MATTHEWS C E，et al．Leisure Time Physical Activity of Moderate to Vigorous Intensity and Mortality：A Large Pooled Cohort Analysis[J]．PLoS Med，2012，9(11)：e1001335．

[10] 王正珍，胡扬．第 61 届美国运动医学会年会综述 [J]．北京体育大学学报，2014，37(8)：42-47．

[11] 罗曦娟，王正珍，李博文，等．抗阻和有氧运动对糖尿病前期人群胰岛素抵抗的影响 [J]．成都体育学院学报，2018，44(5)：66-72．

第十章 不同年龄人群的运动处方制定与实施

本章介绍不同年龄人群的运动处方制定与实施，人群包括：婴幼儿、儿童、青少年、成年人和老年人。内容包括定义、身体与运动特征以及运动处方等。

第一节　婴幼儿（0~6 岁）运动处方的制定与实施

对于儿童的界定，不同国家有所差异。联合国把 18 岁以下的都认为是儿童。而我国通常把 12 岁以下定义为儿童。其中 0~2 岁为婴儿，3~6 岁为幼儿，7~12 岁为儿童或学龄儿童。本节针对 0~6 岁儿童进行阐述。

儿童是祖国的未来与希望，随着人们生活水平的提高、二胎政策的放开，人们越来越关注儿童的健康。婴幼儿时期也是人一生当中生长发育的第一个高峰期，这一时期的保健与康复将会对人的一生产生深远的影响。幼儿运动处方的制定与实施主要由幼儿园老师及家长完成，年龄越小的儿童家长参与度越高。因此加强对这部分人群的指导，提升婴幼儿运动的意识是关键。

一、幼儿生长发育规律

人体的生长发育共有两个高峰期，一个是出生后一年之内，一个是青春发育早期。在身体的各系统中发育最早的是神经系统，在七岁之前已经接近成年水平，因此婴幼儿的神经系统发育至关重要。

另外，儿童的生长发育呈现两种规律。“头尾发育规律”（从头到尾）：指在胎儿期和婴儿期，人体的生长发育首先从头部开始，然后逐渐延伸到尾部（下肢）部；从身体中部开始，延伸到边缘部分。胎儿期和婴儿期生长发育遵循此规律。“近远发育规律”（由近及远）：即头部和躯干比四肢先发育，手臂和腿比手指和脚趾先发育。

这些规律也与幼儿的动作发育相吻合，即先发展粗大动作，后发展精细动作。

二、幼儿生长发育影响因素

（一）遗传

父母的基因对幼儿的身高、体重等一系列指标都有影响。

（二）环境

生活环境比如空气、阳光、温度等会影响到幼儿生长发育。同时周遭的成长环境（如是否能得到及时的肯定与爱）也会影响到幼儿的生长发育

（三）生活习惯

如幼儿的作息习惯受父母影响，如果经常晚睡或睡眠质量不佳就会影响幼儿体内生长

激素的分泌，从而影响发育。另外，值得一提的是，尽量减少幼儿在屏幕前的时间，避免养成久坐的不良习惯。

（四）营养

营养的补充为幼儿的生长发育提供物质基础。营养不足或不全面就会影响幼儿的生长。

（五）运动

生长发育中最明显的变化就是骨骼肌肉的变化，而运动可以有效地刺激骨骼、肌肉的生长。

三、运动对幼儿生长发育的影响

（一）对身体的影响

运动对幼儿生长发育的影响主要表现在以下几个方面：

1. 运动系统　在运动过程中大量的血液流向四肢，为肌肉、骨骼发育提供营养。

2. 神经系统　运动对大脑发育有刺激作用。在游戏运动的过程中每一次的判断与决策都离不开大脑这个“司令部”，因为每一个动作的完成都会受神经的支配。

3. 免疫系统　适当运动可以提升免疫力。

（二）对心理的影响

运动可以促进儿童认知、情感、意志和个性等方面正常发展，培养健全的人格，使其对社会具有良好的适应性，维护和增进心理健康。还可以锻炼孩子的意志和性格，让孩子们克服困难，在完成自以为不能完成的动作中获得成就感。在与同伴玩耍的过程中让他们得到快乐。这些良性情绪有益于孩子身体发育。运动除了会让孩子更加的自信甚至有成功感，也增加了他们抗挫折的能力，可以说体育让孩子们学会有尊严地输，学会服从规则和自律。

四、幼儿体测主要内容及涉及能力

目前依据我国《3~6 岁幼儿身体运动指南》，主要的测试内容有：平衡、协调、力量、速度等，其中动作发展内容见表 3-10-1-1。

表 3-10-1-1　3~6 岁儿童动作发展

3~4 岁	4~5 岁	5~6 岁
1. 能沿地面直线或在较窄的低矮物体上走一段距离 2. 能双脚灵活交替上下楼梯 3. 能身体平稳地双脚连续向前跳 4. 分散跑时能躲避他人的碰撞 5. 能双手向上抛球	1. 能在较窄的低矮物体上平稳地走一段距离 2. 能以匍匐、膝盖悬空等多种方式钻爬 3. 能助跑跨跳过一定距离，或助跑跨跳过一定高度的物体 4. 能与他人玩追逐、躲闪跑的游戏 5. 能连续自抛自接球	1. 能在斜坡、荡桥和有一定间隔的物体上较平稳地行走 2. 能以手脚并用的方式安全地爬攀登架、网等 3. 能连续跳绳 4. 能躲避他人滚过来的球或扔过来的沙包 5. 能连续自抛自接球

五、提升幼儿运动能力的方法(3~6岁学龄前儿童家长指引)

(一)体适能活动

1. 目的 根据儿童身体素质发展敏感期，优先发展平衡、协调、灵敏等能力。

2. 形式 选择利用简单器材促进儿童身体机能发育的体适能活动，以训练儿童的速度、灵敏、平衡等运动素质。

3. 示例 如跳过若干梯架，以不同形式快速通过绳梯等。

(二)体育活动

1. 目的 培养儿童对专项运动的兴趣。

2. 形式 以项目为主的活动，如篮球、足球、跆拳道、轮滑等。可以用基本规则上引导儿童完成身体活动。

3. 示例 使用儿童用球、篮球架、足球门等特殊器械进行比赛或活动。

家长及老师指引：以培养幼儿运动习惯为主，对幼儿的兴趣进行引导。可以跟孩子一起开发新的“玩法”以激发孩子的创造力。

(三)游戏

1. 目的 根据幼儿天性，让幼儿在玩耍中掌握必要的运动技能，提高自理能力，提高自我保护能力。

2. 形式 在有规则的基础上通过角色的扮演完成身体活动。

3. 示例 如在开阔安全的场地，爸爸或妈妈可以手持不同色卡(红、黄、绿)，幼儿由10~15m外跑向爸爸或妈妈。在跑的过程中爸爸或妈妈举起手中的牌(色卡)，宝宝根据看到的颜色选择——“红灯停、绿灯行(跑)、黄灯等一等(走)”。该游戏不仅锻炼了儿童的反应能力，也培养了他们遵守交通规则的意识。

(四)基本体操

1. 目的 锻炼儿童的协调性及节奏感，提高对身体的控制能力。

2. 形式 徒手体操和软器械体操。

3. 示例 如模仿操、拍手操、武术操、球操、红旗操等。

(五)自由活动

1. 目的 根据幼儿天性，让幼儿在自由活动中提高体能，陪养适应环境的能力。

2. 形式 自由完成的跑、跳、攀、爬、投等活动。

3. 示例 如儿童自由追逐跑、扔纸飞机或纸团、跳过障碍物等。

(六)运动处方示例

1. 名称 小动物学本领。

2. 准备部分(5min) 教师或家长带领“小动物”在场地绕圈走，并模仿不同的小动物行走，如小兔跳、小鸭走、大象走、小马跑等。

3. 核心部分(15min)

(1)儿童自由在不同场地练习钻、滚、爬的方法。器械有海绵垫或泡沫垫、拱门。

(2)儿童按不同的路线行进：小乌龟爬呀爬(在泡沫垫上手膝着地爬)；小熊滚一滚(滚的时候垫子下可放挤压有声音的玩具)；小狗钻洞(钻过去的时候不能碰到拱门)；小马过河(平衡走过平衡木或间隔摆放的泡沫垫)。

4. 整理放松部分(5min)：律动(小鸟飞呀飞)。

（七）注意事项

1. 场地安全

2. 营养补充、液体补充　每天摄入多种维生素、微量元素。简单的方式是每天饮食中至少包括五种果蔬，且要占总量的三分之一。

3. 鼓励不同强度的活动　包括轻体力活动或者能量消耗更多的活动。建议每天儿童身体活动时间至少 60min。活动总量由年龄决定。

4. 尽可能在户外进行　户外运动可以更多地增加对儿童感觉器官的刺激，如听觉、视觉、触觉、味觉等。

5. 适当穿插大肌肉群和小肌肉群的运动　鼓励儿童玩玩具，这将有利于他们肌肉协调性的发展。

6. 根据幼儿兴趣的变换调整游戏内容　如果重复玩同样的内容会让他们失去耐心和兴趣，所以可以通过变换角色、工具、场景等方式吸引儿童的注意力。

7. 每天保持积极的身体活动非常重要　活动内容应以有氧运动为主，针对强化骨骼、肌肉。

（八）超重儿童家长指引

对于超重儿童，此时的纠正是最佳时机，而运动是最好的方式。

家长指引：

1. 成为一个好的榜样（生活习惯、运动习惯）。
2. 每天鼓励儿童进行更长时间的身体活动。
3. 吃健康饮食、饮料、零食。
4. 减少看屏幕时间，增加睡眠时间。
5. 可选择能量消耗较多的运动，如跑步、骑车、游泳等。

六、0~3 岁婴幼儿家长指引

（一）如何让宝宝动起来

婴幼儿最好的玩伴是家长，所以尽可能每天花更多的时间和他们玩耍。玩耍实际上需要很多脑和肌肉的能量，还可以发展他们的智力、语言、解决问题的技巧等。玩还是他们认知世界的主要方式之一。

家长指引：

1. 让宝宝躺下，他们就可以蹬腿。
2. 拉、推、抓玩具，与他们玩可以锻炼不同的动作。
3. 宝宝会爬后尽可能让他们在地板上爬，但要确定安全。
4. 带宝宝到户外玩可以帮助他们认识环境。
5. 可以在宝宝很小的时候开始游泳。

（二）俯卧时间

婴幼儿尤其是两三个月的宝宝每天应有几次俯卧的时间，前提是宝宝清醒、身边有人照护。俯卧，即趴着对婴儿发展上肢力量有巨大的帮助，可以为他们将来的爬行做好准备。另外还可以强化颈背、肩关节，也给了他们看世界的新视角。

家长指引：

1. 可以先将宝宝放在胸前或肚子上。

2. 对俯卧着的宝宝，在他们面前放玩具分散他们对不适的注意。
3. 在宝宝俯卧时跟宝宝说话、唱歌互动。
4. 如果宝宝肌力弱可以在他们的胸前放上卷起的毛巾或抱枕。
5. 在保护的情况下还可将宝宝放置在健身球上并轻轻推动。
6. 试着每天都做，即使只有很短的时间。

（三）会走路后儿童的身体活动

会走路后，儿童每天至少要活动 3h。尤其是一些户外的活动，可以很好地刺激幼儿的感官、大大地帮助他们语言的发展、提高他们动作控制的能力及解决问题的能力。

家长指引：

1. 让幼儿和自己一起走，而不是坐在手推车里。
2. 带幼儿到公园，那里可以爬、荡秋千，还可以跑。
3. 让他们玩玩具，可以提升他们的协调性并发展精细动作。
4. 可以让他们学习平衡车等项目，促进平衡协调能力的发展。
5. 让幼儿适度完成一些家务，如帮忙拿轻的物品、丢垃圾等。
6. 鼓励他们随音乐跳舞，不要介意他们舞姿是否优美。
7. 最重要的一点是减少看电视的时间，因为久坐的危害较多。

（胡晓燕）

第二节 儿童（6~13 岁）运动处方的制定与实施

6~13 岁儿童为学龄儿童，他们的生活环境从幼儿园变成了学校，身体的各方面也都得到了快速的发展。

一、儿童身体各系统特点及保健注意事项

（一）运动系统

1. 儿童运动系统特点

（1）骨骼特点

1）骨中有机物较成人多，骨弹性大，可塑性强，软骨较多，易变形。

2）骨膜较厚，骨的再生能力较强。

3）骨骼发育状况可依据骨龄测定了解。

4）随着动作的发展，逐渐形成脊柱生理弯曲，所以要特别注意姿势。

5）骨生长发育影响因素有：激素（生长素、甲状腺激素、性激素等）、维生素（维生素 A、维生素 D、维生素 C）。另外，适当接受阳光照射也有利于骨的生长。

（2）骨骼肌特点

1）肌肉中水分较多，蛋白质及糖较少，力量小，易疲劳，疲劳后恢复较快。

2）儿童时期，支配大肌肉群活动的神经中枢发育较早，故大肌肉动作发育较早，躯干及上下肢活动能力较强；支配小肌肉群活动的神经中枢发育较晚，手部腕部小肌肉群活动能力较差。

2. 保健方法

（1）注意立、卧、坐姿，从小建立良好的生活习惯。

(2)增加户外运动促进骨骼生长。

(3)忌过早开始大负荷训练。

(二)呼吸系统

1. 儿童呼吸系统特点

1)儿童鼻腔较狭窄,黏膜柔嫩,血管丰富,缺少鼻毛,易受感染。感染时可引起鼻黏膜充血、肿胀,分泌物增多,造成鼻腔堵塞。

2)鼻中隔前下方血管丰富,容易因干燥、外伤等原因出血,称为"易出血区"。

3)鼻泪管较短,鼻腔感染可引发泪囊炎、结膜炎等。

4)儿童喉腔狭窄,黏膜柔嫩,有丰富的血管和淋巴组织。

5)儿童气管、支气管的管腔较狭窄,气管内纤毛运动差,容易发生呼吸道感染,且发病后症状较重。

6)儿童新陈代谢旺盛,机体需氧量相对比成人多,只能加快呼吸频率以满足需要,所以,年龄越小,呼吸频率越快。因呼吸肌较弱,以腹式呼吸为主。

2. 保健方法

(1)注意用鼻呼吸。

(2)掌握正确清理呼吸道的方法,不用手指挖鼻腔。

(3)注意生活、学习环境要经常通风换气。

(三)心血管系统

1. 儿童心血管系统特点

(1)儿童心输出量少,而新陈代谢旺盛,为满足需要只有加快心率来补偿。

(2)儿童血液总量相对比成人多,占体重的8%~10%。但儿童的造血器官易受伤害,某些药物及放射性污染物对造血器官危害极大。

(3)儿童生长发育快,血液循环量增加很快,膳食结构不合理或儿童严重挑食、偏食容易发生贫血。

(4)儿童血液中的血小板数目与成人相近,但血浆中的凝血物质(纤维蛋白、钙等)较少。因此,一旦出血,凝血较慢。

(5)儿童白细胞吞噬病菌能力较差,发生感染容易扩散。

2. 保健方法

(1)合理组织体育锻炼,增强体质。尤其注意肥胖预防,因为肥胖是成年后罹患心血管疾病的主要原因之一。

(2)预防动脉硬化应始于儿童。儿童的膳食应控制胆固醇和饱和脂肪酸的摄入量,宜少盐、口味清淡。

(3)纠正儿童挑食、偏食的毛病,预防缺铁性贫血。可以通过观察儿童的指甲及眼底进行辨别。

(4)发热时卧床休息,减轻心脏负担。不要盲目使用抗生素。

二、儿童体适能测试主要内容

(一)儿童体适能

儿童体适能涵盖的内容包括身、心两方面,如表3-10-2-1所示。

表 3-10-2-1 儿童体适能组成因素

心理发展	身体发展	
心理测试	健康相关体适能	技能相关体适能
略	身高 体重 体脂百分比 坐位体前屈 有氧耐力	速度 灵敏 力量 爆发力 协调

（二）学龄儿童体质测试健康体适能测试内容

老师或家长可以根据学生情况分阶段依照《国家学生体质健康标准》进行测试和评价。

1. 国家学生体质健康标准说明（2014 年）。

（1）《国家学生体质健康标准》（以下简称《标准》）是国家学校教育工作的基础性指导文件和教育质量基本标准，是评价学生综合素质、评估学校工作和衡量各地教育发展的重要依据，是《国家体育锻炼标准》在学校的具体实施，适用于全日制普通小学、初中、普通高中、中等职业学校和普通高等学校的学生。

（2）本标准的修订坚持健康第一，落实《国家中长期教育改革和发展规划纲要（2010-2020 年）》《国务院办公厅转发教育部等部门关于进一步加强学校体育工作若干意见的通知》（国办发〔2012〕53 号）和《教育部关于印发〈学生体质健康监测评价办法〉等三个文件的通知》（教体艺〔2014〕3 号）有关要求，着重提高《标准》应用的信度、效度和区分度，着重强化其教育激励、反馈调整和引导锻炼的功能，着重提高其教育监测和绩效评价的支撑能力。

（3）本标准从身体形态、身体机能和身体素质等方面综合评定学生的体质健康水平，是促进学生体质健康发展、激励学生积极进行身体锻炼的教育手段，是国家学生发展核心素养体系和学业质量标准的重要组成部分，是学生体质健康的个体评价标准。

（4）本标准将适用对象划分为以下组别：小学、初中、高中按每个年级为一组，其中小学为 6 组、初中为 3 组、高中为 3 组。大学一、二年级为一组，三、四年级为一组。

（5）小学、初中、高中和大学各组别的测试指标均为必测指标。其中，身体形态类中的身高、体重，身体机能类中的肺活量，以及身体素质类中的 50 米跑、坐位体前屈为各年级学生共性指标。

（6）本标准的学年总分由标准分与附加分之和构成，满分为 120 分。标准分由各单项指标得分与权重乘积之和组成，满分为 100 分。附加分根据实测成绩确定，即对成绩超过 100 分的加分指标进行加分，满分为 20 分；小学的加分指标为 1min 跳绳，加分幅度为 20 分；初中、高中和大学的加分指标为男生引体向上和 1 000 米跑，女生 1min 仰卧起坐和 800 米跑，各指标加分幅度均为 10 分。

（7）根据学生学年总分评定等级：90.0 分及以上为优秀，80.0~89.9 分为良好，60.0~79.9 分为及格，59.9 分及以下为不及格。

（8）每个学生每学年评定一次，记入“《国家学生体质健康标准》登记卡”。特殊学制的学校，在填写登记卡时可以按规定和需求相应地增减栏目。学生毕业时的成绩和等级，按毕业当年学年总分的50%与其他学年总分平均得分的50%之和进行评定。

(9)学生测试成绩评定达到良好及以上者,方可参加评优与评奖;成绩达到优秀者,方可获体育奖学分。测试成绩评定不及格者,在本学年度准予补测一次,补测仍不及格,则学年成绩评定为不及格。普通高中、中等职业学校和普通高等学校学生毕业时,《标准》测试的成绩达不到50分者按结业或肄业处理。

(10)学生因病或残疾可向学校提交暂缓或免予执行《标准》的申请,经医疗单位证明,体育教学部门核准,可暂缓或免予执行《标准》,并填写《免予执行〈国家学生体质健康标准〉申请表》,存入学生档案。确实丧失运动能力、被免予执行《标准》的残疾学生,仍可参加评优与评奖,毕业时《标准》成绩需注明免测。

(11)各学校每学年开展覆盖本校各年级学生的《标准》测试工作,《标准》测试数据经当地教育行政部门按要求审核后,通过"中国学生体质健康网"上传至"国家学生体质健康标准数据管理系统"。测试和数据上传时间由教育行政部门确定。

(12)本标准由教育部负责解释。

2. 单项指标与权重,见表3-10-2-2。

表3-10-2-2 单项指标与权重

测试对象	单项指标	权重/%
一年级至大学四年级	体重指数(BMI)	15
	肺活量	15
小学一、二年级	50米跑	20
	坐位体前屈	30
	1min跳绳	20
小学三、四年级	50米跑	20
	坐位体前屈	20
	1min跳绳	20
	1min仰卧起坐	10
小学五、六年级	50米跑	20
	坐位体前屈	10
	1min跳绳	10
	1min仰卧起坐	20
	50米×8往返跑	10
初中、高中、大学各年级	50米跑	20
	坐位体前屈	10
	立定跳远	10
	引体向上(男)/1min仰卧起坐(女)	10
	1 000米跑(男)/800米跑(女)	20

注:体重指数(BMI)=体重(kg)/身高^2(m^2)

以上资料来源:学生体质健康网,具体各年龄阶段的评分标准可在该网站上搜索"国家学生体质健康标准(2014年修订)"

三、儿童运动处方的制定(学龄儿童)

(一)内容及形式

1. 体育活动　以项目为主的活动，而且更多强调技能，如篮球、足球、跆拳道、轮滑等。

(1)目的：强化运动技能，明白规则的意义，以及如何有尊严地面对“失败”，提高自我情绪管理能力，提高自我保护能力。

(2)形式：以专项活动为主，激发儿童参与的热情。

(3)示例：利用儿童版篮球、篮球架及场地进行比赛

(4)鼓励儿童在运动中体验合作精神、树立意志品志。

(5)注意安全防护，活动前的准备及活动后的放松整理。

2. 游戏　学龄儿童从对父母的崇拜转向对老师的崇拜，通过老师对游戏规则有了初步的认识，对于竞争性游戏有浓厚的兴趣。

(1)目的：强化运动技能，明白规则的意义，以及如何有尊严地面对“失败”，提高自我情绪管理能力，提高自我保护能力。

(2)形式：以竞争性游戏为主，激发儿童参与的热情。

(3)示例：如在开阔安全的场地，进行绳梯上的蹦跳活动，两队进行对抗接力赛。

3. 体适能训练　见表 3-10-2-3。

(1)内容：速度、灵敏、协调、力量、平衡、耐力等。

(2)形式：各种小器械或自身重量。

(3)目标：有针对性地训练薄弱素质，提升综合体适能。并在各素质发展敏感期对该素质进行训练，达到事半功倍的效果。

(4)示例：儿童体适能比赛，以竞争性游戏为形式实现对各项关键素质的考察、比对。

表 3-10-2-3　儿童体适能比赛形式示例

体能小超人挑战赛		
关卡	名称	内容
第一关	小小搬运工	由起点抱“粮食”(药球)冲刺到第二关并将物体放下
第二关	看谁反应快	扑灭亮着的反应灯后要站回体能环中间，等待下一个反应灯亮，直至连续扑灭五个灯再能进行下一关游戏
第三关	穿越隧道	快速爬行穿过“隧道”(钻筒)
第四关	穿越森林	连续绕“树”(障碍杆)前进并且在前进过程中身体不能碰标志杆
第五关	过河	双脚或单脚踩“石头”(BOSU 球)“过河”
第六关	翻山越岭	快速跳过栏架但不能触碰跨栏

(二)运动处方制定指引

1. 普通健康儿童　儿童青少年训练计划指引见表 3-10-2-4。

表 3-10-2-4 儿童青少年训练计划指引

运动类型	频率	训练强度	训练量
有氧运动和技能活动	每天	中等到高强度运动伴随间歇休息恢复时间	≥ 60min
阻力训练	2~3 次 /w	以多变化的轻负责（40%~60%1RM）运动开始	≥ 20~40min
静态与动态柔软度训练	≥ 2~3 次 /w	各大肌群的全关节动作	≥ 5~10min

2. 超重儿童（单纯性肥胖）

（1）超重儿童界定：见表 3-10-2-5、表 3-10-2-6。

表 3-10-2-5 男生体重指数（BMI）单项评分表

单位：kg/m^2

等级	单项得分	一年级	二年级	三年级	四年级	五年级	六年级
正常	100	13.5~18.1	13.7~18.4	13.9~19.4	14.2~20.1	14.4~21.4	14.7~21.8
低体重	80	≤ 13.4	≤ 13.6	≤ 13.8	≤ 14.1	≤ 14.3	≤ 14.6
超重		18.2~20.3	18.5~20.4	19.5~22.1	20.2~22.6	21.5~24.1	21.9~24.5
肥胖	60	≥ 20.4	≥ 20.5	≥ 22.2	≥ 22.7	≥ 24.2	≥ 24.6

表 3-10-2-6 女生体重指数（BMI）单项评分表

单位：kg/m^2

等级	单项得分	一年级	二年级	三年级	四年级	五年级	六年级
正常	100	13.3~17.3	13.5~17.8	13.6~18.6	13.7~19.4	13.8~20.5	14.2~20.8
低体重	80	≤ 13.2	≤ 13.4	≤ 13.5	≤ 13.6	≤ 13.7	≤ 14.1
超重		17.4~19.2	17.9~20.2	18.7~21.1	19.5~22.0	20.6~22.9	20.9~23.6
肥胖	60	≥ 19.3	≥ 20.3	≥ 21.2	≥ 22.1	≥ 23	≥ 23.7

3. 超重儿童运动处方建议

对于超重儿童，此时纠正是最佳时机，而运动是最好的方式。无论是有氧运动还是抗阻训练研究，均可促进儿童和青少年胰岛素敏感性、加强自我效能及降低腹部脂肪。

建议可以采用有氧运动，可以是低阻力的动力行运动，如跑步、游泳、自行车、跳绳等，时间可以是 30~60min，每周进行 3~5 次，强度用最大心率的 60%~70% 进行监控。需要注意的是自觉疲劳程度应为有一点累或稍累（表 3-10-2-7）。

表 3-10-2-7　单纯性肥胖儿童运动处方

运动类型	运动时间	运动频率	运动强度	注意事项
有氧运动，如有节奏的低阻力动力型运动。步行、慢跑、自行车、跳绳、游泳等	30~60min/d	3~5 次 /w	最大心率的 60%~70%	Borg 记分 9~11 级，自觉疲劳程度为有一点累或稍累

特别提醒：在减重的过程中由于运动消耗大，儿童的进食量可能会增加，这时家长要用合理的膳食搭配满足营养需求，对儿童食物摄取有所控制。

（胡晓燕）

第三节　青少年（13~18 岁）运动处方的制定与实施

我国青少年面临着健康状况持续下降、近视率居高不下、区域间青少年健康水平参差不齐、青少年运动时间难以保障等，影响青少年运动生活方式塑造。青少年体育活动缺乏对青少年健康成长、文化学习、心理健康、健全人格等产生负面影响。

青少年有规律地参加体育运动有利于强化动作模式发展，促进神经系统发育，提高身体健康水平，降低患病率，同时培养儿童对参与体育运动的兴趣和热情。青少年有规律地参与体育运动对青少年身体健康产生积极影响，即降低肥胖风险、增加肌肉力量和骨密度、改善心肺机能、改善心理素质、降低患慢性病的风险等。青少年参加有组织体育活动，有利于培养一定的运动技术、提升参与不同运动所需要的体能素质、同时为青少年养成终身运动的习惯奠定一定的基础。通过参与多个不同的运动项目，培养青少年多元化的运动项目技术，同时可促进心理健康、人格完善，培养青少年规则意识、团队意识、公平竞争意识和进行挫折教育等。

针对不同阶段青少年制定系统化及个性化的运动处方是青少年有组织地进行科学、系统体育运动的关键。青少年运动处方主要包括：有氧耐力训练、抗阻力训练、柔韧性训练、快速伸缩复合训练、动作技能训练等。

一、青少年运动的益处

（一）降低肥胖风险

久坐会使得儿童和青少年的体重增加，经常运动可以减少这些人群超重和肥胖的发生。证据显示，相比较经常运动的青少年，缺乏运动的青少年身材较胖。因此，增加年轻人参与运动的时间，可能会减少肥胖的患病率。在意识到童年时的肥胖是成年人肥胖的一个强有力的预警信号后，应该鼓励儿童更多地参与日常运动。

（二）增加肌肉力量和骨密度

传统观点认为青少年在青春期前睾酮水平较低，此时进行抗阻训练并无太大意义。此外，传统观点认为在生长发育过程中举重是很危险的。然而最近的研究发现，阻力训练对大多数孩子来说是安全且有益的。事实上，无论是青春期前的男孩和女孩，在参与力量训练后，肌肉力量均有 15%~30% 的增长。力量得到了提高，肌肉的大小却没有增加。力量的增长可能会提高神经肌肉功能，改善运动神经元和肌纤维间的信息传导能力，进而使运动能力得到更好地发展。

当改善运动神经元和肌纤维之间的信息传导能力时，运动也会影响骨骼系统。事实上，运动会促使峰值骨量变得更高，降低以后患骨质疏松的风险。总的来说，长期的阻力训练可以改善身体成分以及减少参与其他运动时的损伤风险。

（三）改善心肺机能

研究表明，经常参与锻炼可以改善儿童和青少年的心肺耐力及身体素质。虽然改善程度不如成年人明显，但仍有显著效果。此外，由于内脏脂肪与心血管疾病密切相关，因此这类人群在日常生活中应积极参加有氧运动。

（四）改善心理素质

经常参加锻炼的儿童和青少年在情绪、自信和自尊方面都有改善，并且比不锻炼的人群面临的焦虑、压力和抑郁更少。总之，运动的孩子有更多的活力和能量，能够和同伴参与更多的活动，并且往往有更加健康的体重。

（五）降低患慢性病的风险

不经常运动的儿童患有某些慢性疾病的风险相对较高，如 2 型糖尿病、代谢综合征、高血压、动脉粥样硬化等。久坐的儿童和青少年会产生胰岛素抵抗和糖耐量降低，这是糖尿病和代谢综合征的早期预测因素。如今，代谢综合征在青少年中也越来越普遍，这些显著增加了心脏病、糖尿病、脑卒中的风险。研究证实，参与日常锻炼可以降低儿童和青少年患代谢综合征的风险。

当今，高血压在青年特别是青少年群体中变得越来越普遍。预防措施需要在生命早期就应开始，加强儿童和青少年的身体锻炼，可以降低患病的风险。

二、青少年运动处方制定

科学的青少年运动处方是指导青少年进行科学运动的重要依据。青少年运动处方涉及到的要素较多，包含的主要要素有：有氧耐力训练、抗阻训练、柔韧性训练、快速伸缩复合训练和动作技能训练。

（一）青少年有氧运动处方

进入青春期之前，男孩与女孩都可以通过有氧训练获得积极反应，青春期前的青少年进行有氧训练的效应不受性别影响。而处于青春期的青少年在达到 PHV（最快长高）时，有氧耐力方面会出现显著的自然提升，这主要是由于肌肉骨骼和心肺系统的快速发展所致。另外，对于女性运动员而言，在青春期和青春期后期持续进行适当的有氧训练至关重要，对有效应对在青春期开始之后出现的有氧耐力下降至关重要。

近年来，在部分有氧训练的研究中，通过对长跑青少年运动员和未接受过训练的青少年进行对比，结果发现接受过训练的青少年比未接受训练的有更高的最大摄氧量。在青春期前后的发育阶段，需要进行更高强度的训练，以便使青少年运动员的有氧耐力获得明显提升。

1. 训练方式　不同类型的运动可以提高青少年的最大摄氧量，包括跑步、游泳、骑自行车和有氧运动。其中大多数青少年有氧训练的研究采用的是恒定强度训练，一般采用的训练方案为 3 次 /w，每次持续 20min，强度约为 85% 的最大心率。此外，高强度间歇训练也可高效提高青少年的有氧运动能力。

事实上，早在20年多前就有研究表明青春期前的女孩通过恒定强度训练或高强度训练可以提升最大摄氧量。系统性综述和Meta分析表明，高强度间歇训练是非常有价值的青少年有氧训练方法。

2. 训练频率和时长　大多数研究表明，青少年每周进行3~4次有氧训练，可以明显提升最大摄氧量。有氧训练的时长通常建议为20~90min，其中每次训练采用20~40min被认为是提升最大摄氧量最有效的时长。2011年英国发布了6~17岁的青少年身体活动指南，建议青少年每天至少参与60min以上的中等到高强度的有氧活动，每周至少进行3次高强度运动。青春前期的青少年也可以从中等到高强度训练中受益，需要注意的是，这种训练方式主要采用间歇训练法，每次训练保持在15s左右，训练和休息时间保持在1∶1到1∶3之间。

3. 训练强度　训练强度是影响训练效果最重要的因素。青少年参与有氧训练的最佳训练强度为85%~90%的最大心率。有一项研究对参与三种不同训练强度水平（66%~71%、75%~80%、88%~93%最大心率）的男孩进行对比，结果显示青少年在强度为88%~93%最大心率的训练组别可明显增加最大摄氧量，而低于80%最大心率的组别则没有发现相同结果。Baquet等人认为青春期前的青少年进行"全力以赴"的训练强度，可以使最大摄氧量获得更大提升。

4. 训练周期　有数据表明，男孩在进行6w的有氧训练后，最大摄氧量提升了10.8%。也有研究表明，青春期后期的女孩参加为期20w的训练后，没有发现最大摄氧量的提升。然而，Baker等人综合大量有氧训练研究，推荐为期至少12w的训练方案，可有效提升青少年最大摄氧量。此外，一项关于游泳运动员的研究，采用每周10次，为期52w的有氧训练，结果表明青少年运动员训练前后的最大摄氧量显著提升了29%。这项研究不仅提示了青少年最大摄氧量提升的潜力，同时也表明在青少年参与运动训练的过程中，长期训练计划效益更好。

（二）力量训练运动处方

随着身体的生长发育，儿童青少年的肌肉体积、神经功能和肌肉力量也会自然地增加。青春期之前，促进人体合成代谢的激素浓度较低，从而限制了肌肉结构显著变化的潜能（如肌肉肥大）。因此，儿童在青春期发育前期，力量的增加很可能是受神经因素支配，不同个体之间力量的个性差异，主要是神经支配的特异性、运动单元同步差异性及抑制机制不同所致。随着青春期的到来，儿童体内的合成激素环境发生很大变化，引起肌肉体积和肌肉力量的巨大差异，在同龄儿童之间、有训练经历与没有训练经历的儿童之间都存在。

科学合理的抗阻训练方案可以有效提高儿童青少年肌肉力量和爆发力，使其超越自然生长发育水平。综合大量研究，多种抗阻训练方法被证明有利于力量的增加；从单组重量器械，到多组自由重量训练方案、药球、弹力带以及自重训练等等。根据青少年短期抗阻训练增加大约30%的肌肉力量是可以预期的；而没有经过训练的儿童青少年力量最大提高74%。虽然所有的儿童都能对适当的抗阻训练产生良好反应，但抗阻训练效果的个体差异还是不容忽视的。

1. 练习形式　选择适合青少年体型、体能水平和技术水平的练习是非常重要的。青少年力量发展训练的初始阶段，应该以发展控制自身体重能力、提高完成动作的协调性、流畅性为目的，采用全身参与的大动作方式进行锻炼（比如，自重蹲起、自重弓步、俯卧撑和自重引体向上）。强调规范和熟练程度的自重练习应贯穿青少年力量训练的始终，引导他们如何通过控制自身体重完成各种推、拉、蹲和弓步，去构建基础的力量水平。采用基于地面的、以自身负荷为主的全身性、多关节动作，会使青少年必要的、功能性能力得到提高。以此为基础，未来施加外在负荷和阻力进行力量训练时，收益会更大。

当基于地面的自重练习有一定进展之后，弹力带、药球、人为制造阻力、悬吊训练及自由重量（哑铃和杠铃）等各种类型的渐进式超负荷手段都可考虑使用。当青少年变得更强壮并且技术也更完善时，强度练习，比如快速伸缩复合训练和举重运动（如挺举和抓举）都可以优先考虑。但是，不管选择何种练习形式，需要特别强调用熟练的和正确的技术动作去完成训练。

2. 训练强度和训练量　训练强度和训练量是影响青少年抗阻训练效应的重要变量。训练过程中的代谢水平、疲劳水平、神经肌肉系统激活的程度等影响着训练状态。

在青少年力量训练方案中，强度通常被认为是影响受伤风险的最大因素。训练强度既要能引起肌肉适应，使力量增加，同时对骨骺生长板及其他未发育成熟组织的损伤风险最低，找到这个强度（负荷）的平衡点格外具有挑战性。一般来说，为了强调正确的练习技术，最初都采用较轻的负荷，而不是较高强度的大负荷。采用渐进的方式，强度可以也应该随着训练时间的增加递增。这里强调的是耐心，每次变换新的训练强度时，都要强调练习技术的正确性，并实施例行检查。动作技术应该保持足够好以应对不断增加的负荷，这些因素通常会决定训练方案往前推进的速度。

对于青少年来说，同一个练习完成 1~3 组很可能提供了足够的刺激。组间休息时间要让神经肌肉和代谢系统得到充分恢复，以确保其有能力完成规定的组数。当疲劳显著影响动作技术时，休息时间就要延长以保证充分恢复。休息时间一般为 30~120s，根据个体情况在此范围内调整。

对于给定的练习，青少年需重复进行 5~20 次。重复次数很大程度上反映了外加负荷、技术水平和单次重复必需的体力。起初用相对较轻的负荷发展正确的技术，然后考虑通过递增负荷来完成最大负荷所需要的重复次数。随着能力的提高，他们可以举起更重的负荷，增加训练负荷后，要么减少组数（如 1~2 组），要么减少重复数（6~8 次）。

（三）柔韧性训练

青少年阶段是发展柔韧素质的敏感期。青少年时期更易于收到良好的柔韧素质训练效果。在青春期，柔韧素质都将出现发展平台期甚至下降。对青少年来说，在青春期前获取良好的柔韧性和关节灵活性是非常重要的。度过青春期后，应考虑塑造专项运动所需要的柔韧性，过高或过低的柔韧性都容易导致运动损伤。基因对柔韧性影响很大，但柔韧性仍然具有很强的可训练性。

1. 拉伸频率　儿童都会经历一个柔韧素质快速发展时期。进行专门训练时，每周至少进行 2~3 次。尽管如此，在表现难美性评分类项目中，拉伸练习应该在每天都进行，这对于他们保持良好的运动表现非常重要。目前研究并未显示青少年运动员进行日常柔韧素质训练的不良反应，经验显示每天或者每天几次进行拉伸练习不会产生任何伤害。

2. 拉伸持续时间　一致认为每次 10~30s 的拉伸练习是最好的。比较典型的是每次重复进行 3 次这样持续时间的拉伸。更长时间的拉伸时间也许能获得更多的收益，但是也存在运动表现效果递减的问题。另外，长时间的拉伸可能会导致结缔组织在练习之后的变得脆弱。

3. 拉伸强度　拉伸练习过程中会产生不适感，牵张刺激越加大，不适感越明显。不幸的是，拉伸强度在柔韧素质的研究中仍然是一个有待解决的问题。拉伸强度应该是由个体不适感决定，一旦出现自我感觉不适或者疼痛就不能继续维持此拉伸强度了。

拉伸练习对肌肉力量影响的取决于临时活动。青少年运动员在动力性拉伸练习之后进行静力性拉伸练习，比那些仅仅进行静力性拉伸练习的受试者力量表现有所提升。基于成年人的实验数据及有限的青少年数据表明，在需求大力量的运动项目中尽量避免静力性拉伸练习，而应该采用动力性拉伸练习和大幅度活动的练习作为热身手段。

（四）快速伸缩复合训练

大量的研究表明，快速伸缩复合训练可以对儿童的反弹跳高度、最大速度、灵敏素质、纵跳能力、力生成速率以及下肢刚度产生积极影响。快速伸缩复合训练的适应机制包括：提高运动单位募集模式和激活频率、增加腿部伸肌肌肉的力量和力生成速率、更好的关节刚度和弹性势能、提早激活并增强牵张反射以及高尔基腱器脱敏现象、更好地利用肌肉弹性势能。运动员训练的重要目标就是在需要时以较高的速度释放力量。离心—向心工作能力与人体运动表现的多种能力之间存在密切联系，包括加速度、最大速度以及跑步经济性。

青春期前的青少年通过适宜的快速伸缩复合训练可有效提升力量和爆发力。青春期后的青少年通过系统的、循序渐进的快速伸缩复合训练可有效塑造最大力量转化为爆发力的效果。快速伸缩复合训练应着重考虑训练量、训练强度、训练频率、重复速度以及训练恢复等因素，以避免过度疲劳，降低受伤风险。

1. 训练形式　青少年进行快速伸缩复合训练的形式多样，以下肢、躯干和上肢训练为主。下肢运动形式多样，包括原地各种形式跳跃、跳箱、跳深、跳栏架等。躯干为主的训练主要借助实心球来实现。上肢也以实心球相关的训练为主。

2. 训练强度　对青春期前的青少年，建议使用低强度、中等训练量（6~10 次）的训练计划，使用多种运动对其运动能力进行锻炼，以帮助后期专项技能的发展。进行系统的快速伸缩复合训练之前，应着力塑造青春期前儿童落地的动作模式。这种动作模式包括脚跟-脚趾着地，踝、膝、髋三个关节屈曲（“柔软的膝盖”）、脊柱保持中立位，以及上下肢的协调。这些技术要求应该在趣味环境中进行，以保持儿童的兴趣和热情。如果在青春期开始之前，青少年的技术能力和训练经验得到了加强，那么在其进入青春期后期时，就可以逐渐的在训练计划中减少训练量并提高训练强度。

3. 训练频率　青春期前的儿童和青少年每周进行 2 次训练就可以获得足够的训练刺激。进入青春期后，可以逐渐增加训练频率。由于快速伸缩复合训练对于神经肌肉系统要求高，对于青春期孩子来说，不能在一周内，进行多于 3~4 次的训练。

4. 注意事项　对青少年进行快速伸缩复合训练需要注意如下事项：进行系统快速伸缩复合训练之前应具备基础动作模式，落地力学控制；在神经肌肉高度兴奋下进行训练，且每次训练都要尽全力完成；建议选择平整的草地进行训练；注重对青少年进行基础力量训练；遵循循序渐进原则进行训练，训练强度和训练量不能同时提升。

（五）运动技能

系统的体能训练及运动技能训练是青少年运动处方的主体内容。根据青少年体能发展的进程，选择适当的运动技能训练，对于强化体能和运动机能的高效整合，塑造运动生活方式等具有重要的意义。

青少年运动技能训练应分基础动作模式、多元化的运动技能、专项化的技能三个阶段进行。基础动作模式是多元化运动技能的基础，多元化运动技能又构成了专项运动技能的基础。

青少年进行体育运动时应警惕早期专项化的问题。青少年早期专项化可能影响青少年参加多元化运动项目，导致青少年多元化运动技能的发展缺失，不利于塑造高效的专项运动技术。同时大量专项训练容易导致整体肌力失衡、关节功能紊乱、运动素质失衡、体能和技术缺少有效衔接等问题，进而影响青少年身体健康及运动表现。

总之，青少年进行体育运动可塑造强健体魄，培养健全人格，同时为青少年从事体育运动打下基础。青少年遵循科学的运动处方进行运动，可有效降低运动风险，长期获得较好的训练效应。

（李丹阳）

第四节　成年人（18~60岁）运动处方的制定与实施

实际年龄增加是一种不以人类意志为转移的客观现象。生理年龄、心理年龄会受到组织结构、生理功能、心理状态等因素的影响。按照WHO的划分标准，18岁以下定义为儿童，60岁以上为老年人。18~60岁又可细分，小于45岁为青年人，大于等于45岁为中年人。本节主要为18~60岁的成年人提供运动处方制定与实施的依据。

WHO最新制定出的《关于身体活动有益健康的全球建议》，建议将身体活动划分为三个年龄段。其中，建议18~64岁的成人每周应从事至少150min的中等强度身体活动，或1周至少75min的高强度活动，或中等强度和高强度活动综合起来达到等量的身体活动。就各种活动而言，每次有氧活动应至少持续活动10min，且每周至少应有2天进行大肌群参与的强壮肌肉活动。

一、制定成年人运动处方的基本要素

对于大多数成年人来说，规律的锻炼计划应该包含除日常身体活动以外的多种运动，运动的多样性可以降低肌肉骨骼的过度使用和减少损伤的发生。以保持和提高体适能和健康为目的的锻炼计划必须包括以下几个部分：有氧运动、抗阻练习、柔韧性练习和神经动作练习。除了规律的锻炼，减少静坐少动时间对任何身体活动参与者都很重要，可以有效降低心血管疾病、代谢综合征、糖尿病等慢性疾病的风险。

制定成年人运动处方的基本要素包括：热身、整理活动、拉伸活动以及循序渐进地增加运动剂量和强度，通过以下方法可以在某些情况下减少肌肉骨骼的损伤和并发症的发生。

1. 运动前进行健康检查和评估程序。
2. 以小强度到中等强度开始实施运动计划。
3. 循序渐进地增加运动剂量和强度。

同时，制定运动处方应当充分考虑运动者的目标、体能、体适能、健康状况、日程安排、物理和社会环境，以及运动器材和设施的可用性。

二、成年人运动处方的制定

下面本节内容将针对有氧运动、抗阻运动、柔韧性练习和神经动作练习介绍运动处方制定与实施的基本要素与注意事项。

（一）有氧运动

1. 运动频率 运动有益于健康，其中身体活动的频率（即每周执行训练计划的天数）起了重要的作用。大部分运动指南推荐给成年人的运动频率是每周中等强度运动不少于5天，或进行每周不少于3天较大强度的运动，或每周不少于3~5天中等强度加较大强度运动，频率随运动强度而变。当运动者每周进行超过5天的较大强度运动时，肌肉骨骼发生损伤的可能性会增加，因此要根据自身情况合理计划运动频率。

2. 运动强度 运动强度与成年人的健康水平存在明确的量效反应关系。运动训练的超负荷原则指出，低于最小强度或阈值的运动无法刺激机体的最大摄氧量等生理参数发生改变。而运动者的最小强度或阈值与多种因素有关，包括运动者的年龄、健康状况、心肺耐力水平和日常身体活动水平等因素，因此很难为运动者制定一个通用的运动强度标准。一般来说运动能力11~14METs（最大代谢当量）的运动者，需要至少45%VO_2R（储备摄氧量）的强度来提高VO_{2max}（最大摄氧量）。也可以通过HR_{max}来评估运动强度，最大摄氧量测试或公式“220-年龄”可用于推测HR_{max}。一般来说，每次运动应达到HR_{max}的70%才能达到锻炼目的。

3. 运动时间 运动时间是指在一段时间内进行身体活动的总时间。对大多数成年人，推荐的运动量是每天累计至少进行30~60min（每周至少150min）的中等强度运动，或每天至少20~60min（每周至少75min）的较大强度运动，或中等和较大强度运动相结合的运动。如果是经常处于静坐少动状态或想要控制体重的运动者，可能需要运动更长的时间，即每天至少进行60~90min的运动。每次身体活动尽量一次完成，也可以通过一天中几次至少10min的活动累计完成。

4. 运动方式 运动者应进行有节律的、大肌肉群参与的有氧运动。表3-10-4-1根据所要求的运动技能和运动强度对有氧运动进行了分类。第1组运动可以推荐给所有成年人，因为这类运动对于运动者的运动技能要求较低，适合大部分健康人，且容易调整运动强度。第2组运动是典型的较大强度运动，这类运动适合时间分配自由，且积极参与身体活动锻炼的运动者，推荐给具有中等或更高健康水平者，或有规律锻炼习惯的人群。第3组运动需要具备一定运动技能才可以完成，此组运动最好由具有较强身体控制能力和健康水平的运动者在保证安全的前提下进行。第4组运动属于休闲运动，能够较好地提高健康水平，达到预期的训练目标，推荐拥有一项或多项运动技能且有较好的运动控制能力和健康水平的人群来完成这类运动。

表3-10-4-1 有氧运动（心肺耐力）推荐

分组	运动类型	推荐人群	运动举例
1	需要最少运动技能或最小强度耐力活动	所有成年人	散步、自行车、游泳、节奏缓慢的舞蹈
2	需要最少运动技能的较大强度耐力运动	有规律锻炼的成年人或至少中等体适能水平者	慢跑、划船、健身操、椭圆机锻炼、动感单车
3	需要较好运动技能的耐力运动	有一定运动技能的成年人或至少中等体适能水平者	游泳、滑雪、滑冰
4	休闲运动	有规律锻炼计划的成年人	网球、羽毛球、篮球、足球、登山、徒步旅行

（二）肌肉抗阻运动

提高肌肉力量、肌肉耐力和爆发力对健康有益，已经被大众接受认可。通过规律的抗阻练习，运动者不仅可以提高肌肉力量，同时有利于改善身体成分、血糖水平、胰岛素敏感性以及高血压早期患者的血压。抗阻运动还能够增加肌肉力量和体积，同时还可以有效地增加承重骨的骨密度、骨矿含量和骨力，有效预防和减缓、甚至是逆转骨质疏松患者的骨质流失。任何一种肌肉力量的提高，都需要合理的抗阻运动计划和准确的练习动作，运动者若想获得更大的肌肉力量和体积，就必须逐渐增加练习的阻力。

1. 抗阻运动的频率　对于以发展一般性肌肉力量为目的的运动者，推荐抗阻运动的频率为：每周对每一个大肌肉群（即胸部、肩部、上背部、下背部、腹部、臀部和下肢）训练 2~3 天，并且同一肌群的练习时间应至少间隔 48h。这种方法适用于未训练或进行过业余训练的运动者。根据运动者的日程安排，可以在一次训练中，将全身所有肌肉群都练习到，也可以将身体“分化”成若干部分，每次训练仅对部分肌群进行练习。例如运动者在周一和周三锻炼上半身肌群，而在周二和周四锻炼下半身肌群。采用这种分化练习，运动者每周至少需要 4 天时间将每个肌群每周进行 2 次练习，但比一次性完成全部肌群练习的时间更短，运动者可以更灵活地安排时间。

2. 抗阻运动的方式　很多抗阻练习的器材都可以有效地提高肌肉适能，在练习过程中，应包含多关节或复合练习，即能调动多个肌群参与的运动（例如：卧推、仰卧起坐、屈膝两头起、深蹲等）。抗阻练习计划中还应包括单关节练习，如：肱二头肌弯举、股四头肌伸展、提踵等。另外，肌肉不平衡会引起损伤，因此为了避免肌力失衡，运动者在进行抗阻练习时应同时练习相对的肌群（即主动肌和拮抗肌），如腹部和腰部，股四头肌和腘绳肌。

3. 抗阻运动量　成年人提高肌肉力量的抗阻训练推荐量为：每一组肌群练习 2~4 组，每组重复 8~12 次，组间休息 2~3min。运动者可以通过同一动作完成组数，也可以由锻炼同一肌群的不同动作共同完成。例如在锻炼胸肌时，可以通过 4 组卧推完成，也可以通过 2 组卧推和 2 组臂屈伸完成。采用不同的动作来完成同一肌群的肌肉抗阻运动可以增强训练的多样性，以达到训练目标，同时可以预防长期锻炼产生的精神疲劳。

抗阻练习的强度和每组动作重复的次数呈负相关，抗阻练习的强度或阻力越大，运动者能够完成的次数越少。如果抗阻练习的目的是提高肌肉的力量和体积以及一定程度的肌肉耐力，那么抗阻练习中每组动作的重复次数应该为 8~12 次，每次举起重量为最大重量的 60%~80%。如果抗阻练习计划的主要目的是提高肌肉耐力而不是力量和体积，那么重复练习的次数应当提升至每组 15~25 次，组间休息较短，且组数较少。表 3-10-4-2 为增强肌肉力量的运动处方举例。

表 3-10-4-2　增强肌肉力量的运动处方（举例）

运动目的	发展上肢、腹部力量
运动项目	①锻炼肱二头肌：站姿哑铃弯举（5kg）每组连续做 10×4 组，每组间歇 30s；坐姿单臂举（5kg）10×4 组，每组间歇 30s；左右臂轮换；杠铃快速前推（15kg）10×3 组，每组间歇 30s；杠铃双手向上卧推（20kg）10×3 组，每组间歇 30~60s ②锻炼腹肌：在垫子上仰卧两头起 15×3 组，每组间歇 30~60s。
运动强度	小强度、低负荷，为最大肌力的 25%~40%
运动时间与频率	每次运动 30~50min，每周运动 3 次
注意事项	①准备活动要充分，防止肌肉拉伤；②练习时不要长时间憋气，保持呼吸顺畅，即当抵抗阻力时呼气，放下阻力时吸气；③防止过度疲劳；④练习结束后进行拉伸放松

（三）柔韧性练习

运动者通过柔韧性练习都可以提高自身关节活动度和柔韧性，运动者的柔韧性通常在柔韧性练习后会立即增加。若每周进行 2~3 次，坚持 3~4 周的规律的柔韧性练习后其关节活动度会长期增加。规律的柔韧性练习可以减少运动者的肌肉韧带损伤几率，同时可以预防腰腿痛等疾病，缓解肌肉酸痛。建议每个关节进行 60s 的柔韧性训练，拉伸达到肌肉轻微紧张时，应保持这个姿势 10~30s，这样可以有效提高柔韧性。柔韧性练习应当在运动后，肌肉温度升高时进行，此时练习效果最佳。

1. 柔韧性练习方式　柔韧性练习应当针对机体的主要肌肉肌腱单元，包括颈部、肩带、胸部、躯干、腰部、臀部、大腿前后侧和脚踝。练习方式主要包括：

（1）动力性拉伸：通过反复多次重复动作，使身体从一个体位逐步过渡到另一体位，同时逐步增加动作范围，例如抬手侧压腿、俯身上仰伸展等。

（2）静力性拉伸：缓慢地拉伸肌肉、韧带到某一位置后静止不动，保持一段时间（即 10~30s），例如悬挂拉伸或利用器材抬高肢体等。

瑜伽是非常适合进行柔韧性练习的运动。在进行柔韧性拉伸练习时，应当减少弹震式拉伸。但成年人若进行篮球等需要弹跳力的运动时，可以适当进行此类拉伸。

2. 柔韧性练习量　运动者进行拉伸练习时，当感觉肌肉轻微紧张后，保持这一姿势 10~30s 就可以达到提高柔韧性的目的。例如，运动者在进行慢跑运动后，心率、肌肉温度上升，拉伸练习可以进行 2 次，每次 30s；也可以拉伸 4 次，每次 15s。通常大多数拉伸运动不超过 10min。

（四）神经动作练习

神经动作练习包括平衡、协调、步态、灵敏性和本体感觉等控制技能的练习，有时也被认为是功能性练习。某些将神经动作练习与抗阻、柔韧性练习相结合的涉及方面较多的身体活动也被看做是神经动作练习，如太极、瑜伽等。通过适当的训练和多种身体活动可以提高运动控制能力，以达到保持身体机能的目的，并降低跌倒的风险，这对于患有骨质疏松等疾病的人群有较好的练习效果。对于大部分健康的成年人，神经动作练习的效果虽不明确，但同样会为其健康带来益处。

三、成年人运动处方制定的注意事项

（一）全面的体适能评价

在制定运动处方之前，运动者应当对自身有一次全面健康评价，主要包括以下内容：前期筛查 / 危险分层；安静心率、血压、身高、体重和心电图；身体成分；心肺耐力；肌肉力量；肌肉耐力；柔韧性。还可以增加其他测试，但是上述组成部分应包括在内，以便做出比较全面的评价。评价可以用于制定短期或长期运动目标，同时可作为初期运动处方、检测进步及后期评价的基础。

（二）肥胖人群

体重超重是大部分人参与体育锻炼的主要原因。超重个体可能有过失败的运动经验，急需提高自我效能感以充实信心。针对这类人群制定运动处方时，应当在尊重其意愿的基础上，引导运动目标从单纯的减重向健康方向发展。但在前期制定时，应当设定合理的运动计划和可行的减重目标。

（三）存在慢性疾病和健康问题者

针对慢性疾病患者和健康状况不佳者，应当注重运动的完成能力，即包括其身体状况对运动行为存在的障碍，以及此类个体能从运动中获得的自我效能感。针对这类人群制定运动处方时，应当注意特殊情况需采取特殊应对措施，以便于对其保护、治疗，并进行疾病控制。以下以几种慢性疾病举例：

1. 糖尿病　低血糖是参加运动的糖尿病患者面临的最严重的问题，运动会发生急性血糖下降，常见症状为颤抖、虚弱、异常出汗以及口手发麻，更重要的是，低血糖可能在运动后12h才延迟出现。因此，此类患者在运动前后应当注意血糖监测，尤其是在刚开始执行运动计划时。糖尿病患者进行规律运动可以获得的益处主要包括提高糖耐受能力和增加胰岛素敏感性。健康人群的有氧运动处方一般适用于糖尿病患者。

2. 高血压　严重高血压或血压未得到有效控制的高血压患者应当在医生进行评估并开出降压药之后，才能在治疗计划中加入运动训练。许多高血压病人都有体重超重或肥胖的问题，针对这些人的运动处方应当强调增加能量消耗和减少能量摄入来使体重下降。高血压病人不需要进行较大强度的有氧运动，中等强度的有氧运动就可以使高血压病人获得最佳的益处风险比。

3. 关节炎　关节炎和风湿性疾病是出现疼痛和残障的主要原因。当为关节炎患者开出运动处方时，应当注意要在最大限度减轻疼痛的前提下，逐渐达到能够获得更多健康益处的运动水平。关节负荷较小的中等强度有氧运动是适宜的，充足的准备活动、整理活动和拉伸练习对缓解疼痛有重要的作用。

（朱文斐）

第五节　老年人（60岁以上）运动处方的制定与实施

人类的衰老是循序渐进的，它受到先天遗传因素和后天环境因素等多方面的影响。因此每个老年人的个体差异很大，集体不同的器官其衰老的速度也不同。本节主要针对老年人讨论运动处方的制定与实施。

一、老年人的生理特点与健身作用

随着年龄的增加，老年人神经系统生理机能也发生许多变化。这些变化包括感受器退化、中枢处理信息的能力降低、平衡能力和神经系统的工作能力下降。表现为视力和听力下降，记忆力减退，对刺激反应迟钝，容易疲劳，恢复速度减慢等。衰老过程中，骨骼肌发生显著的退行性变化。其特征是肌纤维的体积和数量减少，尤其是下肢肌的白肌纤维衰退更明显。伴随着肌肉体积的减小，肌肉力量也下降。因而老人的动作灵活性、协调性及动作速度下降。骨质疏松也是老年人中普遍发生的现象。骨质疏松引起骨密度和抗张强度下降，使骨折发病率随之升高。

合理的运动以及身体活动对延缓衰老有重大意义，包括改善因年龄上升产生身体成分变化、促进身心健康、增强综合身体素质、提高免疫力、预防或控制慢性疾病、延长寿命等。很多老年人随着身体活动水平与运动能力下降，逐渐放弃进行身体活动延缓衰老的方式，多采用静坐少动的生活方式。很多老年人在进行运动时，因身体各方面机能下降，对运动产生心理上的抵触情绪。出现这类现象的主要原因在于运动强度与持续时间对于老年人身体功能存在损伤性影响。所以应针对不同类型老年人制定出不同运动处方，在不使机体产生损伤的前提下，强化生理、心理、神经、免疫等各方面的素质，达到延缓衰老、延长寿命的目的。

老年人生理、心理各个系统相比较于青少年与成年人都有不同程度的衰老。在为老年人制定运动处方时，应先对不同老年人身体素质、运动能力的现状进行评估，防止运动强度过大或时间过长对老年人身体产生损伤。由于每个个体的衰老程度不同，对身体活动的适应能力不同，所以相同年龄阶段个体对运动引起的反应有较大差异。运动处方制定之前应对不同个体进行详尽的运动测试，从而确定身体活动水平，精确制定符合该老年人身体特征的运动处方，最大限度延缓身体衰老，延长寿命。衰老对生理相关指标的影响见表 3-10-5-1。

表 3-10-5-1 衰老对生理相关指标的影响

指标	影响结果
安静时心率	无变化
最大心输出量	较低
最大心率	较低
安静和运动时血压	较高
最大摄氧量	较低
残气量	较高
肺活量	较低
反应时	较慢
肌肉力量	较低
柔韧性	较低
骨量	较低
瘦体重	较低
体脂百分比	较高
糖耐量	较低
运动后恢复时间	较长

二、老年人健身运动原则

老年人各类身体机能对比青年、中年人都有所下降，所以老年人运动处方的制定不能像其他人群一样以提升身体各项素质为主，而应以提高健康水平为主。在制定运动处方时应保持低强度、长时间、高频率的原则，避免高压训练，使运动进程更加平缓。在训练过程中以有氧运动、抗阻运动为主，协调、平衡、柔韧训练为辅，全面提升老年人各方面健康水平。进行训练过程中，要遵循如下原则防止老年人在执行运动处方过程中出现意外：

1. 循序渐进的原则；
2. 持之以恒原则；
3. 因人而异原则；
4. 加强运动监督原则；
5. 结伴而动原则；
6. 运动健身与卫生保健、防病和治病相结合的原则。

在保证老年人身心健康的同时使整体健康水平得到提高。

三、制定老年人运动处方的步骤

（一）运动测试

运动测试是制定合理运动处方的前提。对于老年人，运动处方的制定更是重中之重。随着年龄的增长，老年人身体机能敏感程度下降，并且伴随很多慢性疾病。完善的运动测试可以对不同老年人特殊的生理状态进行了解和评估，为运动处方的制定提供数据信息，达到最佳运动效果。运动测试方式多种多样，对于刚开始进行运动的老年人来说，应用最基本方式进行测试，包括：一般调查、临床检查和功能检查、运动试验及体能检测。

1. 一般调查　一般调查指在进行运动测试之前对老人的健康状况、既往史、运动史、运动健身的目的和所处社会环境等进行详尽询问与调查。通过运动测试的一般调查可以对受试老年人健康情况与运动能力情况进行了解，为受试者在运动测试阶段制定符合其自身情况的测试指标，使运动测试测得各项指标对运动处方的制定提供最大限度的数据支撑。

2. 临床检查和功能检查　运动测试的临床检查主要包括：运动系统的检查、心血管系统的检查、呼吸系统的检查、神经系统的检查。功能检查主要针对机体各器官组织功能进行检查。

（1）运动系统检查：运动系统由骨、关节、骨骼肌三部分构成，运动系统是身体活动的基础系统。老年人的运动系统由于年龄增长出现不同程度的老化现象，对于该年龄段，运动系统的健康程度直接对运动处方制定与实施产生影响。应根据运动系统的健康状态对运动强度、运动频率、运动项目进行针对性特殊化选择。

（2）心血管系统检查：老年人心血管系统反应能力下降，心肌随着年龄增加出现硬化现象，对心室舒张期心室内血液充盈情况产生影响。使老年人对运动产生的心率上升难以忍受，心脏泵血不足。在进行运动之前必须要对老人心血管系统有全面了解，防止因为运动过量产生休克或心力衰竭等严重现象。应对老年人的安静心率、心输出量、最大心率、最大心输出量、安静和运动时血压等各项心血管系统活动指标进行清晰合理的检查。

（3）呼吸系统检查：老年人由于机体细胞老化，肺泡数量下降，呼吸系统对氧气的摄入能力明显降低，同时血红蛋白携带氧气能力相对降低。在运动过程中有氧呼吸所占比例较大，对于氧气的需求量有很高要求，呼吸系统健康水平直接对身体活动产生影响，盲目开展剧烈运动会造成呼吸困难、大脑缺氧等危险现象。应对老年人最大摄氧量、残气量、肺活量、血氧饱和度等关键性指标进行检查与评估，为老人运动过程中的安全性提供保障。

（4）神经系统检查：随着年龄的增长，人进入老年阶段后，神经系统出现老化现象，尤以脑结构的改变最为突出。由于脑对各器官具有相对应的支配关系与调节作用，因而脑的老化对机体内各器官的生理功能势必产生一定的影响；另一方面，通过反馈信息，受调节器官的机能活动状态又将对脑发生影响，所以老年人对动作和外界环境敏感程度大幅度下降，大大增加了老年人在进行身体活动时的风险性。因此，老年人在进行身体活动时，应遵循加强运动监督原则以及结伴而动原则，降低因神经系统敏感性降低产生的意外情况发生。在进行检查时，应着重对老年人在不同环境下的反应时进行测试。在选择运动环境时，要保证老年人在遇到特殊情况时有足够时间去应对或做出反应。

一般老年人近期体检报告中测得的各项指标可为老年人运动处方的临床检查提供合理的参考数据。

3. 运动试验及体能检测　运动试验是评定心脏功能、制定运动处方的重要方法和主要依据。老年人的运动试验能对受试者当前阶段身体活动能力和运动系统健康程度进行评价。常用的实验方法如表 3-10-5-2 所示：

表 3-10-5-2　常用体能检测方法

测试方法	测试持续时间	代表较低功能的临界点
与老年人健康水平相关的七项体适能检测：30s 坐立实验、30s 臂部弯举、8 英尺起立行、6min 走、2min 台阶实验、坐位体前屈和背抓	测试时长为半小时，每项持续时间为 2~10min	依据相应年龄标准，≤第 25 个百分位
运动能力测试：将七项相关体适能测试汇总进行评分。得分范围 0~12，得分越高代表运动系统健康程度越高	10min	10 分
正常状态下步速测试：用正常速度进行 3~10m 行走，记录步速	＜ 2min	1m/s
6min 步行实验：记录个体在 6min 行走中最大路程，＞ 50m 的变化认为有本质性变化	6min	依据相应年龄标准，≤第 25 个百分位
通过对老年人在日常生活中的身体活动进行评估：如手提重物、穿衣服、不同日常必须动作、上下楼梯等。在不受带外界环境干扰的情况下进行测试，反映当前身体功能。进行 0~100 评分	1h	60 分

4. 高龄人群运动测试　高龄人群阶段划分标准为：70~79 岁为初阶段高龄人群，80~89 岁为中阶段高龄人群，89 岁以上的老年人为超高龄人群。处在该阶段的老年人由于年龄对身体机能的影响程度占比较大，同时因器官组织老化伴有一种或多种医学疾病，如冠心病、高血压、糖尿病等慢性疾病以及风湿类关节炎、风湿等骨关节疾病。处于该阶段老年人，在进行运动测试之前，首先应考虑运动测试的强度是否会对受试者的身体造成伤害。所以，对该阶段老年人进行运动测试应以步行等低强度身体活动为主，时间遵循循序渐进原则，且在开始阶段不设时间要求，根据老年人自身身体状况进行调整，防止出现胸闷、气短、心悸等危险现象。对高龄人去提出运动测试建议如下：

（1）测试阶段时刻监控老年人心率水平，出现心跳增加＞ 20 次 /min 或血压增加＞ 30mmHg 等现象应及时停止测试，防止出现危险。

（2）对患有心血管疾病的老年人进行测试时，主要进行临床检测，尽量避免由于错误运动强度对心血管系统产生再次损伤。

（3）检测无心血管疾病老年人时，可以根据身体活动情况适当运用中强度运动测试方法，对老年人运动能力做进一步了解。

（二）运动处方的制定

制定运动处方时要按照处方的内容逐项决定运动目的、运动类型、负荷强度、运动时间及注意事项等。其中负荷强度应当设定出安全界限和有效界限，运动时间应设定出必要的运动时间。

1. 有氧运动

（1）运动频率：每周进行≥5天的中等强度练习以及≥3天的较高强度练习。中等强度每日可多次进行练习，较高强度每次练习一次。

（2）运动方式：长期保持固定节奏且有大肌群参与的中低强度有氧运动均可。如步行练习、慢跑、骑行、广场舞、太极拳、划船、上楼梯、游泳等项目及它们的组合。

（3）运动强度：运动强度达到50%~70%最大心率，40%~80%最大摄氧量或最大心力储备。55%~65%最大心率最适合健康状况不佳的人。

（4）运动时间：持续或间断的中等强度运动有氧运动20~60min/d（每次时长至少10min）。较高强度运动20~30min/d，每天只进行一次较高强度练习，每周共进行70~100min。

2. 肌肉力量运动

（1）运动频率：每周≥2次（间隔较长时间进行），每个练习重复2~3组。

（2）运动方式：主要进行自身体重克服重力练习或体操类型运动。

（3）运动强度：中等强度，最大肌力的50%~60%。

（4）运动时间：针对不同肌群进行练习，每组动作重复10~15次，每次≥1组，循环进行练习。

3. 柔韧性练习

（1）运动频率：每周≥2天。

（2）运动方式：静力性或动力性的拉伸练习。

（3）运动强度：拉伸部位出现轻微疼痛即可。

（4）运动时间：每个动作保持20~30s，每个动作重复2~3次。

4. 平衡、协调性练习　老年人平衡性与协调性练习可以通过太极拳、集体性体操活动等项目，时间不宜过长。集体性体操注意控制动作幅度，根据自身情况，肢体全部舒展即可，不应过分追求动作美观。

四、老年人运动处方制定的要求与建议

任何健康状态的老年人都能都通过运动的方式预防由年龄引起的健康水平下降的问题。合理的运动处方是改善老年人健康的关键因素。为了使运动处方发挥最佳效果，应注意以下几点要求：

（1）老年人普遍体质较弱，同时可能伴有慢性疾病。在进行运动之前，一定要对老年人的身体情况进行全面了解与分析，防止因不恰当运动对老年人身体造成损伤。

（2）对于身体素质较差或者存在严重医学疾病的老年人，应严格控制运动强度，运用循序渐进原则对老年人运动强度、频率、时间进行控制，防止出现意外。

（3）在进行运动时，应通过多种运动形式达到预期目的，避免单一化运动形式，使老年人在运动过程中心情舒畅，注意力集中。

（4）制定处方时，遵循因人而异原则，对不同健康情况老年人制定个体化、特定化的运动处方，达到最好健身效果。

（5）老年人的运动场所应选在幽静、空气新鲜的场所。夏季避免直接日晒，冬季注意保温保暖。阳光明媚、温度适宜、空气质量良好的场所最佳。

（6）老年人进行锻炼时，要注意运动时的着装。衣服宽松舒适，鞋子轻盈柔软且防滑耐磨。出现温差过大的情况时及时增添衣物。

（7）运动前做好准备活动防止出现抽筋、拉伤等意外情况。

（8）在进行肌肉力量训练时，应用举重器械进行练习的开始阶段应有专业人士进行监督与指导，防止出现意外。

（9）老人在进行锻炼时，避免独自练习，尽量遵循结伴而动原则，出现意外情况时能第一时间发现并快速做出应对反应。

（10）患心血管疾病的老年人，在进行身体活动时，要对运动强度进行严格控制，并且实时监控受试者心率水平。避免出现伴随憋气现象的身体活动，穿插进行适宜的柔韧性练习。

（11）运动处方的制定者应当定期询问老年人的运动效果，及时对处方做出调整，达到最佳运动效果。

（朱文斐）

参考文献

[1] 朱小烽. 儿童青少年体适能评定与健康促进[M]. 成都：西南交通大学出版社，2016.

[2] 王正珍. 运动处方[M]. 2版. 北京：高等教育出版社，2018.

[3] UKK健身研究中心. 青少年儿童体适能[M]. 北京：中国纺织出版社，2017.

[4] 胡鑫，方帖海. 儿童自主性体适能新观念[M]. 北京：新华出版社，2017.

[5] 孙瑞雪. 捕捉儿童敏感期[M]. 北京：中国妇女出版社，2013.

[6] 斯蒂芬·J·维尔吉利奥. 儿童身体素质提升指导与实践[M]. 王雄，译. 北京：人民邮电出版社，2017.

[7] 胡鑫，方帖海. 儿童自主性体适能新观念[M]. 北京：新华出版社，2017.

[8] NATIONAL STRENGTH AND CONDITIONING ASSOCIATION. 特殊族群运动训练[M]. 林桂福，王锭尧，林丽娟，等译. 台北：禾枫书局有限公司，2018.

[9] 费根鲍姆，威斯克. 青少年力量训练[M]. 王雄，徐健方，译. 北京：人民邮电出版社，2018.

[10] VIRU A, LOKO J, HARRO M. et al. Critical periods in the development of performance capacity during childhood and adolescence[J]. European Journal of Physical Education, 1999, 4(1), 75-119.

[11] COUNIL F P, VARRAY A, MATECKI S. et al. Training of aerobic and anaerobic fitness in children with asthma[J]. The Journal of pediatrics, 2003, 142(2), 179-184.

[12] OBERT P, MANDIGOUT M, VINET A, et al. Effect of a 13-week aerobic training programme on the maximal power developed during a force-velocity test in prepubertal boys and girls[J]. International Journal of Sports Medicine, 2001, 22(06), 442-446.

[13] ROTSTEIN A, DOTAN R, BAR-OR O, et al. Effect of training on anaerobic threshold, maximal aerobic power and anaerobic performance of preadolescent boys[J]. Int J Sports Med, 1986, 7(5), 281-286.

[14] HULTEN L, BENGTSSON B A, SUNNERHAGEN K S, et al. GH is needed for the maturation of muscle mass

and strength in adolescents[J]. J Clin Endocrinol Metab, 2001, 86(10), 4765-4770.

[15] HANSEN L, BANGSBO J, TWISK J, et al. Development of muscle strength in relation to training level and testosterone in young male soccer players[J]. J Appl Physiol, 1999, 87(3), 1141-1147.

[16] KRAEMER W J, FRY A C, FRYKMAN P N, et al. Resistance training and youth[J]. Pediatric Exercise Science, 1989, 1(4): 336-350.

[17] MAYHEW J L, BALL T E, ARNOLD M D, et al. Relative muscular endurance performance as a predictor of bench press strength in college men and women[J]. J Appl Sport Sci Res, 1992, 6: 200-206.

[18] MAYHEW J L, WARE J S, BEMBEN MG, et al. The NFL-225 test as a measure of bench press strength in college football players[J]. J Strength Cond Res, 1999, 13: 130-134.

[19] American College of Sports Medicine. American College of Sports Medicine position stand. Progression models in resistance training for healthy adults[J]. Med Sci Sports Exerc, 2009, 41(3): 687-708.

[20] DONNELLY J E, BLAIR S N, JAKICIC J M, et al. American College of Sports Medicine position stand. Appropriate physical activity intervention strategies for weight loss and prevention of weight regain for adults[J]. Med Sci Sports Exerc, 2009, 41(2): 459-471.

[21] GARBER C E, BLISSMER B, DESCHENES M R, et al. American College of Sports Medicine position stand. The quantity and quality of exercise for developing and maintaining cardiorespiratory, musculo-skeletal, and neuromotor fitness in apparently healthy adults: guidance for prescribing exercise[J]. Med Sci Sports Exerc, 2011, 43(7): 1334-1359.

[22] CHODZKO-ZAJKO W J, PROCTOR D N, FIATARONE SINGH M A, et al. Exercise and physical activity for older adults[J]. Med Sci Sports Exerc, 2009, 41(7): 1510-1530.

[23] 邵月. 老年人体育锻炼的科学指导和运动处方制定[J]. 中国老年学杂志, 2012, 23(135): 241-243.

[24] 罗曦娟, 王正珍, 朱玲, 等. 糖尿病前期人群的运动处方: 设计与实施[J]. 北京体育大学学报, 2014, 37(11): 62-67.

第十一章 特定人群的运动处方制定与实施

本章介绍特定人群的运动处方制定与实施，人群包括：办公室工作人员、繁忙者、孕产妇和残疾人。内容包括定义、流行病学以及运动处方的制定与实施等。

第一节 办公室工作人员运动处方的制定与实施

对于办公室工作最大的问题在于久坐的工作与生活状态容易导致慢性病及亚健康状态的出现。希望通过本节内容能有效帮助办公室工作人员改变久坐的工作状态，并加强身体活动，从而预防慢性病，摆脱亚健康，回归真正的健康。

一、定义或术语

办公室工作人员又称上班族，是“在办公室里工作的人”。较狭义的认定则是指穿套装，在办公室内工作的中产人士，也称为“白领阶级”；广义则可以指在大都市里任何进行通勤的在职人士。

亚健康状态是介于健康和疾病之间的一种临界状态，指机体在内外环境不良刺激下引起心理、生理发生异常变化，但尚未达到明显病理性反应的程度。

亚健康主要包含躯体亚健康、心理亚健康、情感亚健康、道德亚健康、思想亚健康和行为亚健康六个层面。本节侧重阐述躯体亚健康的运动处方相关内容。

二、流行病学

在英国，办公室工作人员，65%~75% 的工作时间是坐着的，其中 50% 以上的时间是长时间持续坐位的；在非工作日，人们坐着的时间少于 2.5h。在观察性研究中，每天坐着的时间与运动或体力活动水平无关，与患糖尿病、心血管疾病、某些癌症和过早死亡的风险呈正相关。与坐得最少的人相比，久坐时间高的人患 2 型糖尿病和心血管疾病的风险增加了两倍以上，癌症发病率和死亡率分别增加了 13% 和 17%。同样，研究发现，每天每多看 1h 电视，患 2 型糖尿病的风险就高出 10%，患心血管疾病的风险就高出 7.5%。另一项有关久坐行为导致过早死亡的的研究表明，对于每天坐 7h 以上的人，每多坐 1h，其风险就会增加 5%。然而，对于经常进行中度到剧烈体力活动的人来说，这些影响可能会减弱。此外，那些在工作中花更多时间坐着的人在闲暇时间同样也花更多时间坐着。许多与电视收看相关的研究表明，电视收看与心理健康、幸福感和肌肉力量有着不良的关系。总的来说，在工作时间内采取减少坐姿的策略可以显著患病降低风险。

三、病因和康复机制

（一）病因

1. 不良的生活习惯和生活方式　越来越多的现代文明病源于人们不良的生活习惯和生活方式，如吸烟、酗酒等。这些不良的生活习惯、嗜好能降低机体的抵抗力，干扰机体的生物规律，产生不适感，久而久之会导致肿瘤、心脑血管疾病和呼吸系统疾病。不合理的作息方式、药物的滥用，均对机体健康造成损害。

2. 饮食结构不合理　高热量的摄入导致肥胖问题的出现，营养素摄入的失衡导致机体代谢失调、功能紊乱，导致亚健康状态的发生，以至于引起疾病。

3. 缺乏运动　随着城镇化进程的加快，生活在城市中的人们的生活空间变得狭窄，运动空间也同样变得狭小。因生活与工作节奏的加快，体育锻炼的时间被工作时间挤占，便利的交通出行方式减少了人们的锻炼机会。另外，对体育运动没有兴趣、不懂科学的锻炼方法、远离锻炼的场所等因素阻碍了体育活动的参与。久坐的工作方式、运动量的减少，导致大多数办公室工作人员亚健康状态的发生，以至于引起疾病。

4. 其他　室内装修、噪声、电磁波等所带来的办公室的不良环境，影响到办公室工作人员的身体健康。

（二）康复机制

1. 康复机制　研究表明，科学的生活方式和体育锻炼才是预防和摆脱亚健康的有效对策。体育锻炼是预防和消除亚健康状态的最佳手段。体育锻炼，可以调节精神，使人感到心情舒畅，消除消极情绪，脱离病态心理，使肌肉放松。运动还可以增加热量消耗，促进脂肪的分解和代谢，降低血脂，改善心血管功能，提高机体的免疫能力，达到改善生理功能的效果。改善中枢神经系统、呼吸系统和心血管系统功能。

2. 康复原则　区别对待、循序渐进，针对相应人群的亚健康程度选择合适的运动项目、合理的运动量、适宜的运动频率。

四、运动处方

通过运动处方的执行，改善办公室工作人员的亚健康状态，防止亚健康状态向疾病状态的转变。

（一）运动项目

亚健康状态锻炼以有氧运动为主，适合的锻炼项目有：慢跑、有氧健身操、游泳、瑜伽、太极拳等。除了健身，若以改善心脏的代谢功能，预防冠心病、糖尿病、肥胖为目标，可以选择耐力性项目，如舞蹈、健步走、健身跑、游泳、登山，也可以原地跑，上下楼梯、台阶等。耐力项目一般属于周期性、节律性的运动，在运动强度和时间相等的前提下，这些项目对提高心血管功能，改善冠状动脉功能效果都很明显。此外，还可以选择乒乓球、篮球、羽毛球等项目，这些项目对改善心血管功能也有良好作用。

若以锻炼肌肉和力量、消除局部脂肪为目的，适合选择力量型项目，包括各种持器械体操、抗阻力训练项目，如哑铃、拉力器、健身器，这些力量练习是延缓衰老、保持活力的重要手段。

若以放松心理、调节神经为目的，可选择我国传统体育项目，如秧歌、医疗体操、太极拳、易筋经、八段锦等项目，均适合于心血管和呼吸系统疾病患者、老人和体弱者。通过这些活动，可以使人体的精神、气血、脏腑、筋骨得到锻炼，达到阴阳平衡状态，起到有病治病、无病健身的目的。

（二）运动强度

适量和适宜强度的体育活动对人体身心具有正面影响。现代的医学研究也证明，适当的运动可以通过神经内分泌系统对各个脏器及免疫功能进行调控，使机体各个系统的功能提高，体质得到增强。研究还证实了过量运动的弊端，运动过量，反而会使免疫功能抑制，增加上呼吸道疾病等的感染率，进而造成心血管功能的损伤以及其他内脏系统功能的紊乱，甚至有可能诱发一些潜在疾病。所以，在参加健身活动时，应该减少盲目性、随意性，增强科学性，才能最终达到增强体质和抵抗力的目的。

心率是确定运动强度的可靠指标。对锻炼者来说，主观感觉是身体对运动治疗的反应。在适宜的强度下，锻炼者感觉舒适或稍微有气喘，但呼吸节律不紊乱，且无持久气短、胸闷和心慌的感觉，食欲有所增加，睡眠质量改善，早晨脉搏比较稳定，血压正常，如果锻炼后疲劳在第二天或长时间不能得到消除，则表示运动量过大，则应调整强度或暂停运动。

（三）运动频率和时间

运动持续时间应在15~60min之间，其中达到适宜心率时间应为5~15min以上，持续时间20~30min更好。有人建议若每天进行20min的适宜锻炼，可以降低安静时心率，提高每搏输出量，增加骨钙含量，提高抗骨折能力。如果每天运动30min，可以预防心血管病。

研究表明，每周锻炼3~5次才会获得较好的训练效果，低于3次，运动给予身体刺激作用较弱，锻炼效果不明显，高于5次，不但容易增加疲劳，而且效果并未提高。所以每周锻炼次数应适中。

（四）注意事项

在选择运动方式时，建议以有氧运动为主，对于没有运动习惯的办公室工作人员，在健身项目的选择上要简单易行，具有一定的趣味性、周期性，这样便于长期坚持，同时也可以避免由于运动内容过于简单而引起的身心疲劳。

五、推荐运动

推荐办公室工作人员做室内坐位健身操。

（一）热身

1. 坐在椅子上，两脚尖着地，脚跟上提，尽力将脚尖收向椅子。左腿前伸，上抬，直至抬平，保持脚跟前推，脚尖背伸（上钩）的动作片刻，还原；换右脚，重复动作；再双腿并拢，动作如前，还原。重复4次。

2. 坐在椅子上，双足并排，脚尖向前，两手紧抱左小腿，抬左腿贴向胸，还原；换右腿，动作如前，还原；然后抬起双膝两手紧抱小腿，还原；身体从椅子上起立，两腿直立，尽量向下弯身，然后还原，放松。重复5次。

3. 坐位模拟跑步。坐在椅子上，模拟跑步动作，手臂屈曲，身体随脚步前后摆动，每步尽量将脚跟提高，左右脚连续交换。做1~3min。

（二）动作

1. 四肢运动　坐在椅子上，双臂屈时，右前臂屈曲向上，左膝向后，同时提升，还原；用左前臂和右膝做同样动作。重复15次。

2. 模拟坐位“障碍滑雪”　坐位，两脚脚跟尽量向右偏，同时两手放到右侧。提起脚跟，将脚跟和两臂同时转向左侧。左右交替，重复30次。

3. 背部和腹部运动 尽量收缩腹肌，自然呼吸，上体前弯，翘起脚尖，脚跟着地，然后将脚尖放下着地，放松腹肌，直起身体，重复30次。

松弛地坐着，尽量收紧腹肌，保持这一姿势7s，再放松7s，重复8次。

松弛地坐着，两肩下垂，把背伸直，尽量收紧背部肌肉，持续7s，再放松7s，重复8次。

4. 肩部和手臂运动 坐位，放松双肩，尽量将右臂推向前，然后推左肩向前，还原，放松，双手互相交叉，两臂前伸上举，向后，直至越过头部，手心向上，轻轻向上伸，重复8次。

有节奏地轻轻转动双肩，转大圈，向前、向后各转10~15次。

5. 腿、踝和脚的运动 坐位，脚跟离地，翘起脚尖，用双脚转大圈，向左右方向各转10~15次。

坐位，双肘撑在双膝上，身体向前屈，用全身重量压在膝上，尽量提起双脚跟，再放下脚跟、翘起脚尖。重复15次。

6. 手和手腕运动 双手握拳，拳心向上，双手先由内向外，再由外向内转动，然后伸开五指，还原。重复15次。

7. 颈部运动 坐位，低头，下颌贴着前胸，持续片刻，然后仰头向后。再把头尽量向右转，点头3次，再向左，做同样动作。重复10次，右手掌贴在右耳上方部，头向右侧屈，同时用手给以阻力，还原。换左侧，做法相同。重复10次。

（王洪丹）

第二节 繁忙者运动处方的制定与实施

繁忙是许多人无法从事运动锻炼的理由，而且不只工作繁忙，家庭生活可能更为繁忙。本节希望可以让繁忙者，利用短时间、高效率的运动锻炼，拥有良好的健康状态，积极有效地投入到日常工作和生活中。

一、定义或术语

本节中繁忙者特指因终日忙碌、没有时间进行身体锻炼而导致身体机能下降、健康状况受损、身体出现亚健康等状况的人群。包括因职业劳务繁忙，也包括因为家务而繁忙，特别适合忙碌的父母亲。

10min健身。不一定要达到每天30min甚至60min的活动目标，可以利用10min以上的短时间，在进行全天分组活动，积累来达成目标。如果设定固定的运动时间并坚持运动，在每周的同一天和同一时间进行锻炼，更有可能找到锻炼时间。

二、运动处方

善用琐碎时间是繁忙者在忙碌中改变繁忙生活形态，获得锻炼时间的关键。通勤时可以骑自行车或步行上班，或提早一站下车，步行或骑行到在到达目的地。利用午餐时间锻炼，善用单位或附近的健身房或运动场地设施。

如果父母喜欢运动，孩子也会运动，可以身作则，建立孩子的健身习惯。鼓励孩子不要看电视，与自己或小伙伴一起做些有趣的活动。带他们去游泳池戏水、在公园玩耍或散步。家庭健身让孩子参与决定，他们可能更愿意参与。玩是孩子的天性，让孩子与他们的小伙伴一起玩耍以及消耗能量是每天完成 60min 活动的好方法。带孩子散步往返学校，也是帮助孩子锻炼身体的方式。参加接受儿童会员或提供儿童保育班的健身俱乐部，或与其他父母一起成立俱乐部，带孩子们一起进行散步、骑行、舞蹈等运动锻炼。

10min 的锻炼无需任何健身花费、在家里就可以完成并时间足够短，很容易将他们安排到日常生活中。本节所推荐的 6 种 10min 锻炼方式，可以选择除休息日外，每日在不同的健身领域进行一项锻炼来改善整个健康状态，加强和调节不同的肌肉群。本节内容注重实际操作，来源于英国国家医疗保健服务指南，具体包含开始时 6min 的热身准备活动、10min 针对身体不同部位锻炼方式以及结束时 5min 的放松整理活动。

（一）10min 锻炼前的 6min 运动前的热身准备活动

运动前的热身以防止受伤，提升锻炼效果。约 6min，如有必要，可延长时间。具体做法如下：

1. 原地踏步　持续 3min。开始原地踏步，随后可以配合音乐向前和向后行进。手臂有节奏性地随着脚步上下摆动，保持手肘弯曲，半握空拳。

2. 脚跟着地，脚尖上翘　60s 内完成 60 个动作，该动作双腿轮流交替进行，一条腿前伸向侧前方踢出，脚跟着地，脚尖上翘。支撑腿保持轻微弯曲。

3. 提膝　30s 内完成 30 次提膝。提膝时挺胸，对侧手触碰提起的膝盖。腹肌缩紧，背部挺直。支撑腿保持轻微弯曲。

4. 滚肩　2 组，10 次 / 组。肩关节为轴，肩膀向前滚动 5 次，向后滚动 5 次。手臂自然下垂在身体两侧。

5. 屈膝　重复 10 次。膝盖弯曲时，双脚与肩同宽，双臂水平前伸。屈膝，身体重心降低不超过 10cm。起立，再次重复上述动作。

（二）适合繁忙者的六种运动方式

1. 运动方式一——10min 有氧运动

通过 10min（不含开始的热身运动和结束的整理活动）的日常家庭有氧健身训练，燃烧卡路里、减肥将会带来很好的感觉。如果身边有跳绳，可以用 60s 的跳绳来替换其中任一练习。六种运动方式均以 6min 的热身运动开始，5min 的整理活动结束。

（1）火箭跳跃：设 2 组，15~24 次 / 组。双脚分开与肩同宽，双腿弯曲，双手放在大腿上。跳起来，双手举过头顶，伸展整个身体。轻轻落地，重新定位双脚，然后重复。更大的挑战，可以尝试从低蹲姿势开始，双手在胸部中央举一个重物或一瓶水。恢复：原地步行或慢跑 15~45s。

（2）星星跳：设 2 组，15~24 次 / 组。挺胸，手臂放在身体两侧，膝盖稍微弯曲。跳起来，胳膊和腿伸出来，在空中变成星星形状。轻轻落地，双膝并拢，双手放在身体两侧。锻炼时腹肌绷紧，背部挺直。

（3）蹲：当体力不足的时候可以做一些蹲坐动作。双脚分开与肩同宽，双手放在身体两侧或向前伸展，以获得额外的平衡。通过弯曲膝盖来降低高度，直到膝盖几乎成直角，大腿与地面平行。背部挺直，膝盖不要伸过脚趾。恢复：原地步行或慢跑 15~45s。

（4）倒退走：设 2 组，15~24 次 / 组。开始倒退走时，右腿向后踏，双臂向前摆动，然后用另一条腿连续有节奏地重复动作。向前看，肩膀朝前。后退时，不要让膝盖弯曲伸过脚趾。增加难度，通过跳跃切换腿，记住在落地时保持双膝微曲。后脚跟提踵离地。恢复：原地步行或慢跑 15~45s。

（5）波比跳：设2组，15~24次/组。

2. 运动方式二——10min塑身运动

通过10min塑身运动，锻炼臀部、腹肌、腿和手臂。借助弹力带，若没有，可以用瓶装水或其他重物，来做一些练习。

（1）3/4俯卧撑或完全俯卧撑：2组，12~15次/组。①3/4俯卧撑：双手放在肩关节下方，手臂完全伸展，手掌平放，手指向前。膝盖放在地板上。手肘弯曲，胸部放低，直到离地5cm。撑起来，然后重复；②完全俯卧撑：双手放在肩关节下方，手臂完全伸展，手掌平放，手指向前。双腿伸直，膝盖离地。手肘弯曲，胸部放低，直到离地5cm，手肘达到90°。保持背部和腿一直笔直，身体呈木板状。俯卧撑时，尽量不要弯曲或拱背。撑起来，然后重复。

（2）双臂屈伸：2组，12~15次/组。膝盖弯曲坐在地板上，双脚并拢或者张开与肩同宽，脚尖向前，双手向后支撑在地板上，手指指向身体。首先，臀部抬离地板。接着，慢慢地弯曲肘部，身体下降靠近地板，然后慢慢地撑起来，但是不要锁住肘部。可以将手放在稳定的长凳或台阶上，以增加难度。

（3）肩部推举：2组，12~24次/组。将弹力带放在双脚下方，双臂弯曲，直立，双手放在身体两侧，双手握弹力带并举至肩关节水平位置。不要抬起肩膀，慢慢地将手臂伸到头顶上方，直到它们聚在一起，然后在手臂回到起始位置时加大握力。

（4）肩部推举加弓箭步：每侧各做1组，12~24次/组。右脚前伸的就位姿势，将弹力带放在右脚下方，并抓住两端。弯曲右腿下降成弓箭步，伸直手臂在头部以上，高到感觉舒服的位置。慢慢回到起始位置，然后重复。

（5）双臂屈伸：2组，12~24次/组。抬头挺胸，双脚分开与肩同宽，双手置于体侧，掌心向前，握弹力带于体侧。保持收腹，臀部夹紧。双手伸直，双手放在身体两侧，手掌朝外。肘部慢慢弯曲，把拳头举到肩膀上，形成“W”状，手肘紧绷。慢慢放下带子，然后重复。

（6）伸臂飞鸟动作：2组，12~24次/组。挺胸抬头，双脚分开与肩同宽。将弹力带放在双脚下方。保持收腹，臀部夹紧。双手握住带子，手掌朝内，手臂伸直放在身体两侧。慢慢抬起双臂，保持伸直，直到肩膀高度。慢慢放低，然后重复。

（7）蹲：2组，15~24次/组。双脚分开与肩同宽，双手放在身体两侧或向前伸展，以获得充分的平衡。通过弯曲膝盖来降低高度，直到膝盖几乎成直角，大腿与地面平行。背部挺直，膝盖不要伸过脚趾。

（8）弓箭步：每只脚1组，每组15~24次。分腿站立，右腿向前，左腿向后。慢慢弯曲膝盖，降低成弓箭步，直到两腿几乎成直角。重心放在前脚跟上，向上撑起至起始位置。背部挺直，膝盖不要伸过脚趾。

（9）仰卧起坐：2组，15~24次/组。仰卧，膝盖弯曲，双手放在耳朵后面。下背部紧贴地面，肩胛骨抬高至离地面不超过7.6cm，然后慢慢放下。站起来时不要含胸低头，也不要用双手拉起脖颈部位。

（10）背起：2组，15~24次/组。俯卧，双手放在太阳穴边，可以在脑后交叉，或者向前伸展，以迎接更多的挑战。双腿并拢，脚尖着地，肩膀抬高离地不超过约7.6cm，然后慢慢放低。做这个练习时，保持颈部长度不变，双眼向下看。结束时以5min伸展和放松练习来放松。

3. 运动方式三——10min腿部、臀部和腹部训练

通过这项10min的腿部、臀部和腹部（LBT）锻炼，使腹部、大腿和臀部的肌肉变得更加紧实和燃烧脂肪。

（1）蹲：锻炼出强壮的臀部和大腿。通过弯曲膝盖来降低高度，直到膝关节几乎成直角，大腿与地面平行。提示：背部挺直，膝盖不要伸过脚趾。重复 2 组，15~24 次 / 组。

（2）弓箭步：锻炼出强壮的臀部和大腿。分腿站立，右腿向前，左腿向后，慢慢弯曲膝盖，下蹲成弓箭步，直到两腿几乎成直角。重心放在前脚跟上，向上撑起至起始位置。每条腿做 1 组，15~24 次 / 组。

提示：背部挺直，膝盖不要伸过脚趾。

（3）提踵：适合塑造腿部和小腿。把手放在墙上或椅子上以保持稳定。站直，但不要把膝盖锁紧。慢慢地脚尖着地，把脚跟抬离地面，然后慢慢地把脚跟放下。2 组，15 次 / 组。小腿远离墙壁，手持重物（比如 2 个装满水的水瓶），以此增加挑战。

（4）桥：锻炼出强壮的臀部。仰卧，膝盖弯曲，脚跟贴地。双脚分开与肩同宽，平放在地板上。臀部抬高，从膝盖到肩膀形成一条直线。当身体离开地面的时候，收紧腹部和臀部肌肉。重复 2 组，15~20 次 / 组。

提示：不要让膝关节外展。

（5）仰卧起坐 锻炼出强壮的腹肌。仰卧，膝盖弯曲，双手置于耳后。下背部紧贴地面，肩胛骨抬高至离地面至少 7.6cm，然后慢慢降低。重复 2 组，15~24 次 / 组。

提示：站起来时不要含胸低头，也不要用手拉起脖颈部。

（6）腹斜肌：调节腰间赘肉。仰卧，膝盖弯曲并拢，双脚离地上抬。右手放在右耳后，伸出左臂平放于体侧。下背部紧贴地面，肩胛骨抬离地面，上半身抬起，向左膝方向弯曲，下压。对侧转换，每侧重复 12~24 次。

（7）背起：俯卧，双手放在太阳穴边，或者向前伸，以迎接更大的挑战。双腿并拢，双脚放在地上，肩膀离地不超过约 7.6cm，然后慢慢放低。重复 2 组，15~24 次 / 组。

提示：做这个练习时，保持颈部长度，向下看。

4. 运动方式四——10min 上臂训练

通过这项 10min 的训练，可以加强手臂力量。

（1）俯卧撑：锻炼手臂、肩膀和胸部。双手放在肩关节下方，双臂支撑身体，手掌平放，手指向前，双腿伸直，膝盖离地。身体从头到脚形成一块坚硬的平板。弯曲手肘，放低身体。将手肘向两侧弯曲，直到胸部离地约 5cm。向上撑起，重复 10~15 次。

提示：①身体下降时不要让臀部下沉；②向上撑起时避免上背部拱起；③更简单的方法是跪撑俯卧撑。

（2）扶墙俯卧撑：锻炼肱三头肌。站在墙边一臂之遥，弯曲手臂，拉近身体与墙面的距离。站在离墙一臂远的地方（或者更大的难度）。双手放在墙上，与胸同高，与肩同宽或更窄。抓牢墙面会使三头肌更用力。手肘收拢，手臂弯曲，身体朝墙下压。当靠在墙上保持身体挺直时，让脚跟离开地面。向后推，使身体回到原位，重复 10~15 次。

提示：①在锻炼过程中，你的身体应该从头到脚呈平板状，保持一条直线；②挑战更大的难度，可以将手放在稳定的椅子上或地板上进行练习。

（3）长凳屈臂支撑：锻炼肱三头肌。坐在稳定的椅子上，双手紧握两边的边缘。双脚向前移动，将臀部抬离椅子。膝关节与臀同宽，逐渐降低身体高度，膝关节弯曲成 90°。将手臂弯曲到 90° 左右，保持手肘收拢，放下身体。向上撑起回到原始位置，重复 10~15 次。

提示：①向上撑起时不要将臀部向上抬；②为了更简单，可不用椅子，把手放在地板上；③挑战更大的难度，用直腿做长凳式屈臂支撑。

（4）肱三头肌伸臂：右膝跪地，向前倾。双手置于叉腰，保持手臂弯曲 90°。后伸右侧手臂，直到感觉舒服为止。弯曲手肘回到起始位置，重复 10~15 次。然后，换另外一腿、另一只手重复上述练习。

提示：①在完成伸臂运动的过程中肘部应保持抬高状态；②挑战更大的难度，可以持重物进行伸臂运动（如哑铃或一瓶水）。

5. 运动方式五——10min 腹肌训练

通过这项 10min 的腹肌训练，锻炼腹部肌肉，让腹部保持平坦。这些腹部运动加强了核心肌肉力量，也就是增强了躯干周围的肌肉力量。

（1）卷腹：锻炼腹部肌肉。仰卧，膝盖弯曲，双脚平放在地板上，分开与臀部同宽。双手放在大腿或胸部或耳后。慢慢地向膝关节靠拢，直到肩膀离地约 7.6cm。保持该位置几秒钟，然后慢慢降下。做 12 次腹部卷曲。

提示：①站起来时不要含胸低头；②不可以猛然抬头。

（2）斜卷腹部：锻炼腹斜肌。仰卧，膝关节弯曲，双脚平放在地板上，分开与臀部同宽。双腿同时下压至一侧地面。双手放在胸前交叉或耳朵后面。上身慢慢向另一侧的臀部弯曲，直到肩膀离地约 7.6cm。保持该位置几秒钟，然后慢慢降下。做 12 次斜卷曲，换边重复。

提示：①站起来时不要含胸低头；②不可以猛然抬头。

（3）平板支撑：锻炼下背部和核心肌肉。俯卧，前臂和脚趾支撑。保持双腿伸直，臀部抬高，从头到脚形成一条直而硬的线条。肩关节应该在肘关节正上方。在锻炼过程中注意保持腹肌收缩。保持这个姿势 5~10s，重复 8~10 次。

提示：①站起来时不要含胸低头；②不可以猛然抬头；③更简单的版本是将膝盖放在地板上。

（4）侧卧撑：锻炼下背部和核心肌肉。侧卧，用肘支撑。肩关节应该在肘部正上方。双腿伸直，臀部抬高，从头到脚形成一条直线。保持颈部长度不变，肩膀向下，远离头面部。锻炼时保持腹肌收缩。保持这个姿势 5~10s，重复 8~10 次。另一侧重复练习。

提示：①锻炼时保持臀部夹紧，力量向前；②不要让下背部下沉；③更简单的锻炼模式为靠近地面一侧膝盖贴在地板上。

（5）抬起双腿的腹部卷曲：锻炼下腹部。仰卧，膝关节弯曲，双脚平放在地板上，与臀部同宽。双手放在胸前。慢慢地将膝盖向胸部靠拢，保持 90° 弯曲，直到臀部和尾骨离开地板。保持该位置片刻，然后慢慢降下。完成 12 次卷曲动作。

提示：①站起来时不要含胸低头；②不要用手拉起颈部。

6. 运动方式六——10min 紧实臀部训练

通过这 10min 的练习将加强臀部、大腿和背部的力量。

（1）蹲：锻炼背部和腿部。双脚分开与肩同宽，双脚向前，双手向前伸展。屈膝降低体位，正如准备坐在椅子上一样。尽量让大腿与地面平行，找到感觉舒服的位置。慢慢上升到起始位置。重复 8~10 次。

提示：①背部挺直，向前看；②保持脚趾和脚跟的重量相等；③不要让膝关节伸过脚趾。

（2）侧卧举腿：锻炼臀部和下背部。右手侧躺下，右膝弯曲 90°，左腿伸直，与背部成一条直线。将左手手指按在臀部顶部，保持左髋略微前倾。左腿尽量抬高，臀部不要向后倾斜。慢慢降到起始位置。重复 8~10 次，换边重复。

提示：①抬起你的腿，保持与背部成一条直线；②抬起腿时感觉臀部肌肉收缩；③在整个运动过程中保持收腹动作。

（3）桥：锻炼臀部和下背部。仰卧，膝盖弯曲，脚跟贴地。双脚分开与肩同宽，平放在地板上。抬高臀部，从膝盖到肩膀形成一条直线。当身体支撑上来的时候，收紧腹部和臀部。然后，轻轻放低回到起始位置。重复 8~10 次。

提示：①不要让膝盖朝外；②保持下颌微收；③当站起来的时候，收缩臀部，而不是腘绳肌。

（4）单腿屈伸：锻炼臀部和下背部。双手和左侧膝关节屈曲单膝着地，支撑身体。膝关节位于臀部下面，双手放在肩关节正下方。与跪卧撑动作相似，但本动作为单腿。右腿保持 90° 弯曲，尽可能抬高，挤压臀部。降到起始位置。每只脚重复 8~10 次。

提示：①颈部长度不变，后扩双肩；②抬起腿时不要拱背；③挑战更大的难度，直腿完成抬高动作。

（5）弓箭步：锻炼腿部和臀部。双脚并拢站直，右腿向前迈一步。慢慢弯曲膝盖，直到大小腿几乎成直角。右膝不应伸过脚趾，左膝不应触碰地面。推回至起始位置。另一条腿重复上述动作 8~10 次。

提示：①保持背部挺直向前看；②不可膝关节伸过脚趾；③锻炼时保持收腹。

（王洪丹）

第三节　孕产妇运动处方的制定与实施

妊娠和分娩是女性一生中一段特殊而重要的经历。每位女性在享受为人母亲的喜悦时，也不免要面对孕期或产后出现的腹肌松弛、盆底肌功能障碍等多种困扰。如孕产期能够尽早的“识别它，控制它，训练它”，将会使女性终生受益。

一、定义或术语

孕妇是指妊娠期的妇女。妊娠是胚胎和胎儿在母体内生长发育的过程。成熟卵子受精是妊娠的开始，胎儿及其附属物自母体排出是妊娠的终止。

产妇是指产褥期中的妇女。产褥期是指从胎盘娩出到产妇全身各器官（除乳腺外）恢复到正常未孕状态所需的一段时间，通常为 6 周。产褥期是女性一生生理及心理发生急剧变化的时期之一，多数产妇恢复良好，少数可能发生产褥期病症。

二、流行病学

近二十年来，许多国际健康组织均鼓励没有运动禁忌证的孕产期女性进行规律的有氧运动和力量训练，这不仅有利于胎儿的生长和发育，而且可显著降低妊娠糖尿病和产后尿失禁的发生率。但研究显示，能满足国际推荐的孕期体育锻炼指南要求的中国孕妇只有 11%，而妊娠糖尿病的发生率达 17.5%~19.7%，产后压力性尿失禁的发生率达 29.5%。因此，应根据孕产期女性的生理变化过程，制定个体化的运动处方，鼓励和指导其正确运动。

三、孕产期的生理变化

孕期是一个非常特殊的生理窗口期，为确保胎儿健康，孕期母体会发生很多适应变化（图 3-11-3-1）。

子宫由非孕时 7~8cm×4~5cm×2~3cm 增至妊娠足月时 35cm×25cm×22cm。体重平均约增加 12.5kg（表 3-11-3-1）。呼吸与循环的适应性变化为母儿提供充足的营养物质和氧循环的储备库（表 3-11-3-2）。这些变化大多在产后 6~8w 内恢复正常。

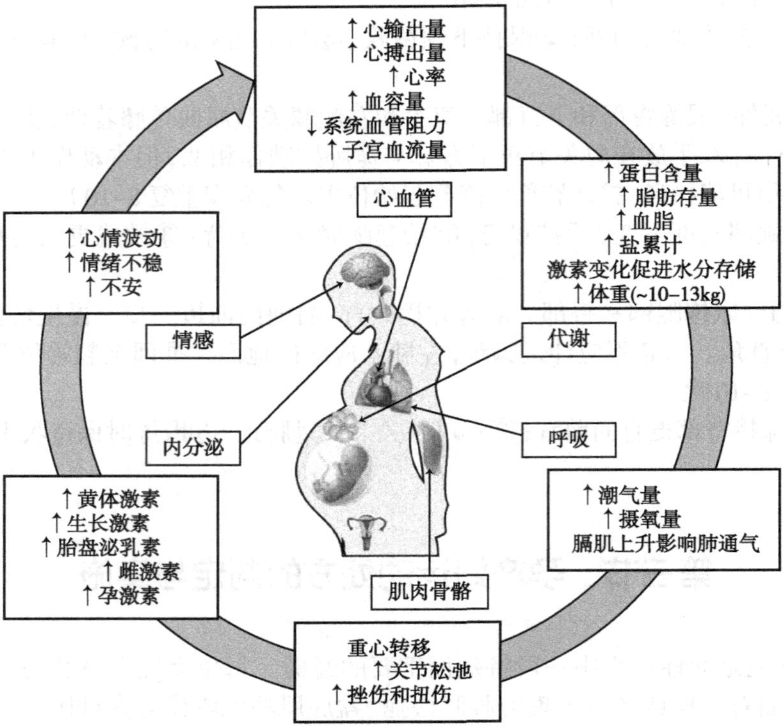

图 3-11-3-1 孕期母体发生的变化

表 3-11-3-1 根据孕前 BMI 建议的妊娠期体重和体重增加率

孕前体型	孕前 BMI/kg·m^{-2}	孕期总体重增加 /kg	孕中期和晚期每周增加体重 /kg
体重过轻	＜18.5	13~18	0.5~0.6
正常体重	18.5~24.9	11~16	0.4~0.5
体重过重	25.0~29.9	7~11	0.2~0.3
肥胖（包含所有情况）	≥30.0	5~9	0.2~0.3

表 3-11-3-2 孕期心血管与肺适应性变化

心血管		肺	
血容量	增加，可达 40%~45%	耗氧量	安静时增加 10%~20%
心率	增加 10 次 /min 左右	每分通气量	增加 40%~50%
心输出量	增加	功能残气量	降低
全身血管阻力	降低	氧储备	降低

受子宫增大和重心前移影响，腹肌和腹白线拉长变弱，腹直肌间隙增大。产后6周内大多恢复，但约1/3不能自动关闭此间隙，形成腹直肌分离（图3-11-3-2）。盆底组织受孕期受压和分娩时的机械性损伤以及哺乳期内激素的持续影响而松弛。这些变化导致张力性尿失禁、盆腔器官脱垂、腰痛、便秘、性功能障碍等问题增加。

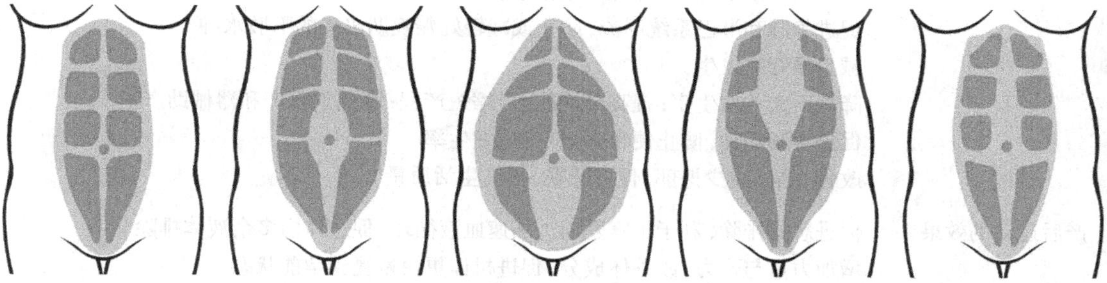

图3-11-3-2　腹直肌分离

四、运动处方

（一）孕产期运动效果

在没有医学禁忌（表3-11-3-3）的情况下，鼓励所有孕产期女性每天进行20~30min的有氧运动及力量训练，并作为健康生活方式的一部分。这会显著改变孕产期女性的身心健康，提高生活质量，特别是孕前期肥胖和久坐的女性，可显著降低妊娠相关性疾病的发生（表3-11-3-4）。

表3-11-3-3　妊娠期间运动禁忌证

绝对禁忌证	相对禁忌证
明显血液动力学异常的心脏病	严重贫血
限制性肺疾病	未经评估的孕妇心律失常
宫颈功能不前/宫颈环扎术后	慢性支气管炎
有早产风险的多胎妊娠	控制不良的1型糖尿病
孕中期或孕晚期持续性阴道出血	极端病态肥胖
妊娠26w后胎盘前置	极度体重不足（BMI＜12）
现孕阶段早产	极度静坐少动的生活方式
胎膜早破	现孕阶段胎儿宫内发育迟缓
先兆子痫/妊娠高血压	控制不良的高血压/先兆子痫
	骨关节疾病的限制
	控制不良的癫痫
	控制不良的甲亢
	重度吸烟者

表 3-11-3-4 孕产期运动的效果

妊娠期运动的效果	防止体重增长过快，控制体重；增加心肺耐力，增加肌肉力量，提高体适能 降低心率，增加心率变异性，改善心脏自主神经控制能力；降低妊娠高血压的发生，改善心血管功能 改善胰岛素敏感性，降低妊娠糖尿病的发生率 促进静脉和淋巴系统回流，防止或减轻妊娠晚期出现的下肢水肿 减少腰背痛发生 降低巨大儿发生率；提高分娩能力，缩短产程；降低剖宫产和器械助产率 促进胃肠蠕动，防止便秘，降低痔疮发生率 改善心情，减少抑郁，促进睡眠，提高生活质量
产后运动的效果	促进恶露排除，利于子宫复旧。加速血液循环，促进体内多余液体排除 增加力量与耐力，改善体成分，促进机体更快恢复到孕前状态 促进胃肠蠕动，减少便秘发生 减少产后焦虑或抑郁症的发生 加强核心训练，对腹直肌分离的康复和防治张力性尿失禁至关重要

（二）孕产期的运动处方

1. 孕期运动的急性生理反应　与非孕期相比，孕期对运动的急性生理反应通常是增加的（表 3-11-3-5）。孕期应避免最大强度运动负荷测试，除非医疗需要，且需进行运动禁忌证的医学评估后在医师监督下进行。

表 3-11-3-5 与非孕期比较，孕期运动的急性生理反应

摄氧量（在重量相关性运动中）	增加
心率	增加
心搏出量	增加
心输出量	增加
潮气量	增加
每分通气量	增加
氧通气当量（VE/VO_2）	增加
二氧化碳通气当量（VE/VCO_2）	增加
收缩压	无变化 / 下降
舒张压	无变化 / 下降

2. 运动前健康筛查　一旦排除了运动禁忌证，即可采用国际通用的 PARmed-X（physical activity readiness medical examination）问卷（表 3-11-3-6）对每个孕妇进行运动前健康筛查，并让所有孕妇知晓停止运动的警告信号（表 3-11-3-7）。

表 3-11-3-6　孕期运动前医学评估表(PARmed-X)

孕妇PARmed-X是孕期参加体适能锻炼或其他运动前进行健康筛查的指南

没有妊娠并发症的健康女性可以将体育活动融入到日常生活中，可参加对母亲、胎儿无明显风险的体育活动。这些项目带来的益处包括改善有氧耐力和提升肌肉适能，促进适当的体重增加和利于分娩。规律的运动也有助于防治妊娠糖尿病和妊娠高血压。

分娩前运动项目的安全性取决于适当的母体-胎儿的生理储备水平。孕期PARmed-X是一种方便的检查列表和处方，供健康照护者评价准备参加产前体适能项目的孕妇和对她们进行医务监督。

1. 孕妇应该填写“病人信息”以及“运动前健康调查”部分(1、2、3、4部分)，并将此表交给负责孕妇健康的照护人员。
2. 健康照护人员应该检查孕妇提供信息的准确性，并根据当前医疗信息填写C部分的禁忌证。
3. 如果没有任何运动禁忌证，应完成健康评估表，健康照护者签名后，孕妇交给其体适能训练师。

为了更谨慎的照护，推荐孕妇参加有利于增加妊娠结局的适当类型、强度和运动量的运动。孕妇PARmed-X推荐了个性化运动处方和安全项目。

注：A和B部分由孕妇在约见健康照护者之前完成。

A 孕妇信息

姓名(　　　　　　)　地址(　　　　　　　　　　)

电话(　　　　　　)　出生日期(　　　　　　)　健康保险号(　　　　　　)

体适能训练师姓名(　　　　　　)　体适能训练师电话(　　　　　　)

B 运动前健康调查

第一部分：一般健康情况

过去您是否经历过(是或否)：	是	否
1. 孕早期出现流产？	☐	☐
2. 其他孕期并发症？	☐	☐
3. 在过去30天完成了身体体适能问卷调查(PAR-Q)	☐	☐

如果第1项或第2项的回答为“是”，请说明：

____

第二部分：怀孕次数：

当前孕期情况

预产期：　　年　　月　　日

这次怀孕期间，是否遇到如下情况：	是	否
1. 明显疲劳？	☐	☐
2. 阴道出血(点状)？	☐	☐
3. 不明原因的虚弱或头晕眼花？	☐	☐
4. 不明原因的腹痛？	☐	☐
5. 脚踝、手或面部突然肿胀？	☐	☐
6. 持续头痛或伴有头痛的其他问题？	☐	☐
7. 单侧小腿肿胀、疼痛或发红？	☐	☐
8. 孕6个月后感受不到胎动？	☐	☐
9. 孕5个月后体重未增加？	☐	☐

如果上述任何一项回答为“是”，请说明：

____

第三部分：过去一个月的运动习惯

1. 仅说明规律的体适能/休闲活动情况：

____

强度	频率(次/w)			时间(min/d)		
	1~2	2~4	4+	＜20	20~40	40+
高	----	----	----	----	----	----
中	----	----	----	----	----	----
低	----	----	----	----	----	----

2. 您规律的职业(工作/居家)活动是否涉及：

	是	否
举重	☐	☐
经常散步/爬楼梯	☐	☐
偶尔散步(>1次/h)	☐	☐
长期站立	☐	☐
久坐	☐	☐
正常日常活动	☐	☐
3. 目前是否吸烟？*	☐	☐
4. 是否饮酒？*	☐	☐

第四部分：运动意图

您打算从事什么运动？

____

该项运动是否与现在有所不同？ 是 ☐　否 ☐

*注：强烈建议女性在孕期及哺乳期不要抽烟或饮酒

续表

运动禁忌证(由健康照护者完成)	
绝对禁忌证者 患者是否有下述症状：　是　否 1. 羊膜破裂，早产　☐　☐ 2. 孕中期或晚期持续性出血 / 胎盘前置　☐　☐ 3. 妊娠高血压或先兆子痫　☐　☐ 4. 宫颈闭锁不全　☐　☐ 5. 胎儿宫内发育迟缓的征象　☐　☐ 6. 多胎妊娠(比如三胞胎)　☐　☐ 7. 未控制的1型糖尿病、高血压或甲状腺疾病、其他严重的心血管、呼吸或系统性功能紊乱症?　☐　☐	相对禁忌证 患者是否有下述症状：　是　否 1. 既往妊娠有自然流产或早产史　☐　☐ 2. 轻 / 中度心血管或呼吸疾病(如慢性高血压、哮喘)　☐　☐ 3. 贫血或缺铁(Hb<100 g/L)　☐　☐ 4. 营养不良或饮食紊乱(厌食症、暴食症)　☐　☐ 5. 双胎妊娠28周以上　☐　☐ 6. 其他明显的医学问题　☐　☐ 请说明： ____________________ 注：这些情况下规律运动的风险可能大于获益，是否进行规律运动应咨询有资质的医护人员。
运动建议　☐推荐 / 赞同	☐禁忌

表 3-11-3-7　孕妇停止运动的警告信号

阴道出血
有规律的宫缩痛
羊水漏出
运动前呼吸困难
头晕眼花
头痛
胸痛
肌肉无力影响平衡
小腿疼痛或肿胀(需要排除血栓性静脉炎)
早产
胎动减少

3. 孕产期运动建议

(1)孕期运动建议：美国运动医学会的FITT-VP原则同样适用于孕妇，但需根据孕期症状、不适和能力进行调整，并增加为分娩做准备的训练及盆底功能训练(表3-11-3-8)。如果孕前无任何形式的运动，应从低强度开始；孕前有定期锻炼习惯者，可继续坚持，但需控制强度和安全性，并随时调整。运动方式应选择尽量减少失去平衡和胎儿创伤风险的活动。

表 3-11-3-8　推荐给孕妇的 FITT-VP 建议

	有氧运动	抗阻运动	柔韧运动	神经控制训练	盆底肌训练
运动频率（frequency）	孕前久坐人群 3d/w；孕前经常运动人群≥ 3~5d/w	2~3d/w，隔日进行	≥ 2~3d/w，最好每天	≥ 2~3d/w，最好每天	1~7d/w
运动强度（intensity）	中度强度（3~5.9METs；RPE=12~13；40%~60%VO_2reserve）；孕前有大强度运动习惯的女性或体适能水平较高者可进行大强度运动（≥ 6METs；RPE=14~17）	多组数次大强度重复运动（8~10 或 12~15）到中等疲劳（估算 1RM 的 40%~60%）	感觉到被拉紧或轻度不适感	平衡训练强度是指姿势、动作、或练习流程的困难程度。神经练习有效强度（和训练量）尚无定论	有效强度（和训练量）尚无定论
运动时间（time）	累计 30min/d 至少 150min/w 中等强度或 75min/w 大强度运动，孕前不运动者从 15min/d 进展到 30min/d	初学者 1 组，中级阶段到高级阶段 2~3 组，大肌肉群为目标，基本项目包括 8~10 个不同的练习	静态拉伸持续 10~30s（可到 60s），重复 2~4次	20~30min 至 60min/d	10~30min/d
运动类型（type）	有节奏持续性的大肌肉群训练，不同种类负重或非负重的运动联合（如徒步、团体运动，游泳）	孕期能耐受各种机械、自由重量和自身体重的运动（如上胸推、哑铃、弓步等）	系列主动或被动的静态和动态的柔韧性练习	涉及运动技能练习（如平衡、敏捷性、协调性、步态），本体感觉训练以及多平面的运动（如普拉提、瑜伽、太极）	盆底肌训练应集中在收缩和放松两方面。可利用不同的设备增加训练的有效性和吸引力
进度（progression）	最佳进阶时间是早孕期过后（孕 13w），因为这时的不适和风险最低。避免有跌倒和创伤的运动；有需跳跃和快速变化方向的运动可对关节施加压力，应特别小心以减少对关节的损伤	孕 16w 后要调整仰卧姿势的运动，以确保不会发生静脉回流受阻；运动中避免 valsalva 动作；避免举重和高强度重复的等长收缩练习	避免关节压力过大	可以包含在日常生活中；唯一监督要求是安全考虑和跌倒风险，避免不适或可能导致失衡和摔倒的姿势	应纳入任何产前的运动项目中；可随时随地练习；确保练习技术正确；应进行不同的练习，以提高盆底肌速度、力量、耐力和协调性，并使快缓肌同时参与

孕妇最大强度运动时心率反应比非孕期迟钝，最大心率储备减低，因此需调整常规靶心率区间（表 3-11-3-9），但因个体差异，推荐采用主观感觉疲劳量表（Borg's rating of perceived exertion）监控运动强度（表 3-11-3-10）。

表 3-11-3-9 调整后的孕期有氧运动靶心率区间

低风险正常体重孕妇对应中等强度运动的心率范围，低风险超重或肥胖孕妇对应低强度运动的心率范围		
孕前 BMI < 25kg/m²		
孕妇年龄/岁	体适能水平	靶心率区间/（次·min^{-1}）[a]
小于 20	——	140~155
20~29	低	129~144
	中等	135~150
	较好	145~160
30~39	低	128~144
	中等	130~145
	较好	140~156
孕前 BMI > 25kg/m²		
年龄/岁	靶心率区间/（次·min^{-1}）[b]	
20~29	102~124	
30~39	101~120	

[a] 体适能水平定义：低 - 峰值摄氧量的倒数 25 百分位数；中等 - 峰值摄氧量的中 50 百分位数；良好 - 峰值摄氧量的前 25 百分位数。[b] 靶心率区间是从医学筛查的低风险孕妇的峰值运动测试中获得

表 3-11-3-10 Borg 主观体力感觉等级表

6~7	极其轻松
8~9	很轻松
10~12	轻松
13~14	有点吃力
15~16	吃力
17~18	很吃力
19	极其吃力
20	精疲力竭

（2）产后运动建议：产后运动需根据分娩后时间、分娩方式和体适能情况决定。加强腹部、盆底和腰背部肌肉力量锻炼是重点。

1）产后第1周：尽早下地行走，以防血栓栓塞性疾病的发生。自然分娩者鼓励产后第二天下地活动，剖腹产者可延迟1~2d，但需尽早在床上做轻柔活动。凯格尔运动（又称骨盆运动）对减少尿失禁、防止内脏器官脱垂起重要作用（图3-11-3-3）。

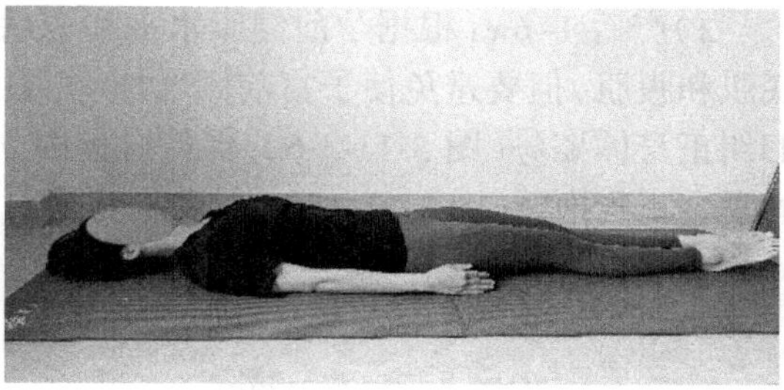

图3-11-3-3　凯格尔运动

注：仰卧位，模仿“憋尿”感觉找到盆底肌，以紧缩尿道方式收缩盆底肌，维持3s，然后放松3s，10次一组。每天可反复多次练习

产后第3天可进行腹直肌分离的自我检测（图3-11-3-4），剖宫产等伤口愈合后进行。通常认为超过2指即属腹直肌分离。检查时还需注意分离的深度，如宽度等于或大于2指，深度在1~2cm间，便为中等程度分离。

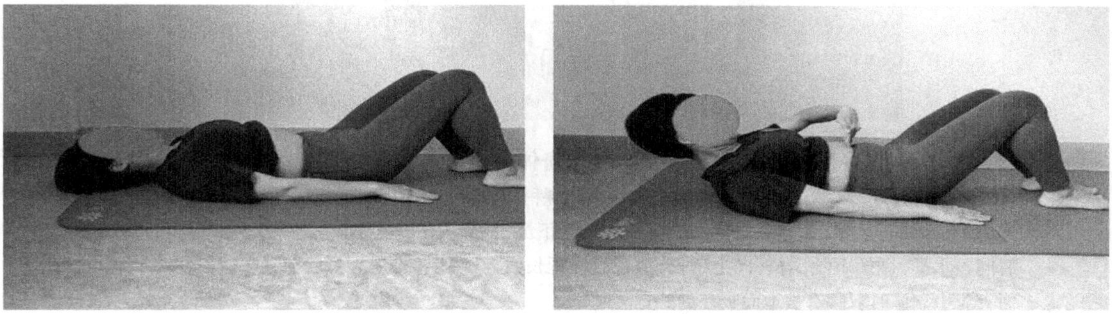

图3-11-3-4　腹直肌分离自我检测

注：仰卧位，手指并拢在脐环、脐上3cm、脐下2cm三处探入腹直肌间隙，头肩抬起离地，估计间隙的宽度和深度

启动内核心（膈肌、腹横肌、多裂肌和盆底肌）训练（图3-11-3-5）对促进腹直肌分离愈合、降低尿失禁和器官脱垂的发生以及促进体型恢复至关重要。产后几天内即可开始，剖腹产需在切口愈合后进行，且要避免在切口上施加任何拉力。运动时注意呼吸配合。

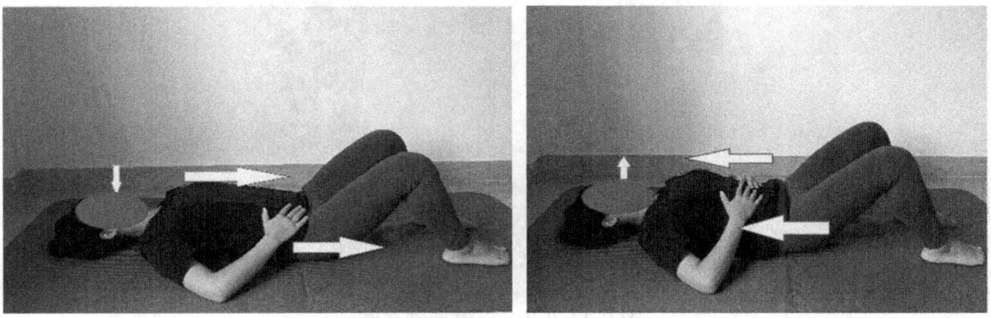

图3-11-3-5　内核心肌群训练

注：吸气时膈肌下沉，腹壁向四周扩张，盆底肌向脚的方向扩张；呼吸时盆底肌向腹部方向收缩，腹横肌向脊柱方向收缩，后背向床面方向下压，保持3~5s。双手放在腹股沟稍上方可感觉腹横肌收缩

2）产后 1~6w：根据孕前健康水平和产后恢复情况，逐渐加强运动，可在抗重力训练盆底肌和腹肌，但要避免使子宫前倾增加（如猫式或跪姿四点支撑）或倒立位的运动。鼓励产妇纠正身体姿势（图 3-11-3-6），保持脊柱中立位，使之成为日常生活和所有运动的基础，同时学会正确抱婴（图 3-11-3-7），以防腰背痛。

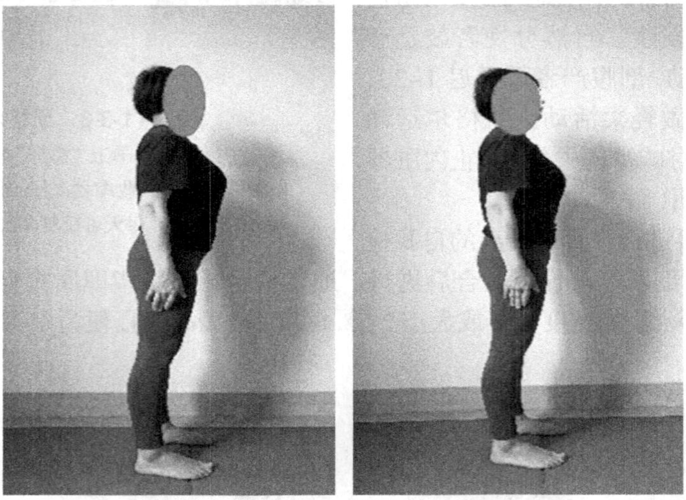

图 3-11-3-6 身体姿势纠正

双脚稍分开，双手自然下垂，身体重心落在脚踝稍前方，髋膝伸直（避免膝过伸），膝在足的正上方，髋在膝的正上方，骨盆中立位，胸部打开，肋骨下沉，胸廓位于骨盆正上方，轻拉肩胛骨向后，双肩同一水平，微缩下颌，脊柱向上延长，头在脊柱延长线上，头后部、肩胛骨后部和臀后部在一个平面上。中立位时双脚有被地面吸住的感觉。

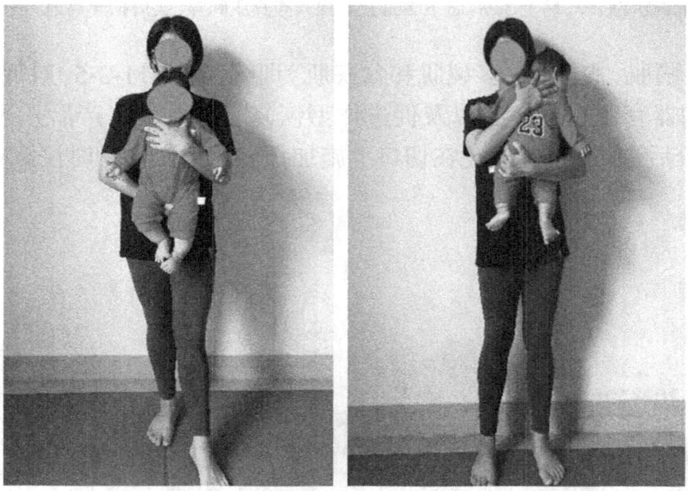

图 3-11-3-7 正确抱婴姿势

将孩子靠近身体中心抱住，如从身体一边抱孩子，要向上抱，让孩子头部靠在母亲肩上。

3）产后 6 周 ~6 个月：可开始柔和的猫式和身体前倾的运动。随身体康复，练习可逐渐加强，重点要加强腹部、盆底和下背部训练。在骨盆带不稳和严重腹直肌分离人群中，要持续监控增加运动的效果，尤其在月经前期。强调其接下来运动的规律性。

4)6个月后：重点仍是腹部、盆底和下背部肌肉训练。运动可逐渐恢复到孕前状态，但韧带松弛问题仍需注意。建议在运动前或运动停止1h后哺乳。

(3)注意事项

1)运动时要确保姿势、技术动作和呼吸配合的正确。

2)提前熟悉运动环境及天气情况，避免在太冷或太热、地滑、空气稀薄等的环境中运动。

3)运动前、中、后补充足够的水分。

4)避免骤然的上升或下降。

5)穿具有支撑、缓冲和减震功能的鞋子以及舒适的袜子。

6)穿透气的运动服，戴有支撑作用的孕妇胸罩。

7)长时间运动时，确保运动中的休息和饮水。

(本部分图片由芷侨康复研究所的高美艺拍摄与授权)

(付德荣)

第四节　残疾人运动处方的制定与实施

残疾(disability)(亦称之为“失能”)是指因在精神、生理、人体结构上某种组织、功能丧失或障碍，全部或部分丧失从事某种活动能力。特别是对于各种原因造成运动失能常常会导致残疾人运动的减少。而卧床和少动的生活方式会造成很多不良后果，包括心肺功能下降、骨质疏松、下肢血液循环受损最终形成血栓，同时自我效能感下降，对日常生活的依赖性增加，降低正常的社会活动能力。

随着老龄化的加剧，因年龄因素造成的残疾将越来越多。近年来，人们越来越关注发挥运动在改善残疾人的健康、功能恢复等康复潜力方面的作用。本指南旨在规范广大运动康复工作者对残疾人的运动康复及运动指导工作，提高残疾人的运动康复水平。

一、定义与术语

(一)定义

按照WHO定义，残疾是一个总称，包括损伤、活动受限以及参与的限制。2001年，为了标准化统计残疾数据和更好地制定和实施残疾人政策等目的，《国际功能、残疾和健康分类》(International Classification of Functioning, Disability and Health, ICF)将残疾重新定义为个体与其身体、社会和态度障碍之间相互作用的结果。这是多维度的残疾概念，在结构上，ICF将身体功能与功能损伤/身体结构与结构损伤、活动与活动受限以及参与和参与局限作为三对重要的标准来定义残疾。2006年，联合国《残疾人权利国际公约》(Convention on the Rights of Persons with Disabilities, CRPD)对残疾与残疾人也都做了明确定义，确认残疾是一个演变中的概念，其所表达的残疾与ICF对残疾的定义模式相同。

残疾人则包括肢体、精神、智力或感官有长期损伤的人，这些损伤与各种障碍相互作用，可能阻碍残疾人在与他人平等的基础上充分和切实地参与社会活动。

（二）术语

ICF对残疾的定义，由身体功能和结构、活动参与和背景因素（环境因素和个人因素）共同构成。这些核心术语构成了有关残疾的核心术语体系。即：在身体功能和结构范畴内称之为“功能损伤或结构损伤”；在活动范畴内称之为“活动受限”；在参与范畴内称之为“参与局限”。

二、流行病学

WHO官网显示，全球超过10亿人（约占世界人口的15%）患有某种形式的残疾，1.1亿至1.9亿成年人有很严重的功能性障碍。另外，部分由于人口老龄化和慢性疾病患病率的增长，残疾率正在不断增长。

截至2017年底，仅中国残疾人联合会门户网站公布的全国残疾人人口基础数据库显示，持证残疾人就有3 404.0万人。根据第六次全国人口普查及第二次全国残疾人抽样调查，按我国残疾人占全国总人口的比例和各类残疾人占残疾人总人数的比例推算，2010年末我国残疾人总人数为8 502万。各类残疾人的人数分别为：视力残疾1 263万人；听力残疾2 054万人；言语残疾130万人；肢体残疾2 472万人；智力残疾568万人；精神残疾629万人；多重残疾1 386万人。其中按残疾等级分，重度残疾2 518万人；中度和轻度残疾人5 984万人。2018年4月9日，张海迪在中国残疾人联合会第七次全国代表大会上所作的报告中显示，残疾人数量超过8 500万。另外，各类残疾在不同性别上存在明显的流行病学差异，如听力、言语、肢体、智力残疾的男性要比女性多，而女性的视力残疾则明显高于男性。居住在乡村的残疾人大约是城镇残疾人的4倍。各类残疾在等级上也存在非常明显的差异。

三、分类/分级及评定标准

（一）残疾的分类/分级

CRPD将残疾类别分为肢体残疾、精神残疾、智力残疾、感官-视力残疾、感官-听力残疾和感官-言语残疾共6类。我国在2006年进行的第二次全国残疾人抽样调查中采用了同样的分类方式，并且将具有两种及以上残疾的人列为多重残疾。此后，国家标准化管理委员会、民政部、中国残疾人联合会在2011年4月28日联合发布我国首个关于残疾人认定以及种类和等级划分的国家标准——《残疾人残疾分类和分级》（该标准自2011年5月1日起实施），将残疾分为视力残疾、听力残疾、言语残疾、肢体残疾、智力残疾和精神残疾六类。

各类残疾根据身体结构损伤和活动参与障碍的程度划分为四级，残疾四级为轻度残疾，残疾三级为中度残疾，残疾二级为重度残疾，残疾一级为极重度残疾。

（二）评定标准

最新的WHO残疾评定量表WHODAS2.0（https://www.who.int/classifications/icf/whodasii/en/）是目前标准化残疾程度和概况的通用评估工具，适用于不同文化背景成年人群体的所有疾病，包括精神疾病、神经疾病和成瘾。其内容简短，易于管理（5~20min），共涵盖6个功能主题，包括：①认知-理解和沟通；②移动-移动和四处走动；③自我保健-卫生，穿衣，吃饭和独自待着；④相处-与其他人互动；⑤生活活动-家庭责任，休闲，工作和学校；⑥参与-加入社区活动。

在运动康复或康复治疗中，则常常以日常生活活动的依赖程度来对患者进行评价，Barthel指数工具性日常生活功能量表及功能独立性测量量表是评定功能损伤程度的三种常用工具。

1. Barthel 指数 Barthel 指数(或称巴氏量表)是目前康复治疗评定中应用最广泛的一种 ADL 评定方法,具有操作简单,可信度和灵敏度都较高等特点。适用于评估患有神经、肌肉和骨骼疾病等的失能人士在治疗前后的独立生活活动能力变化,能够反映残疾人需要护理的程度。该量表不以患者可能具有的能力为准,而是以患者日常实际表现作为依据,包括了 10 项日常生活活动动作,8 项为自我照顾活动(进食、修饰、入厕、洗澡、穿脱衣、转移、大便和小便控制),2 项为行动相关活动(在平地行走或以轮椅行进 50m 和上下楼梯)。每个项目均有不同程度的分值,其中 6 个项目有 3 个程度分级得分(0~10 分),2 个项目有 2 个程度分级得分。0~20 分为极严重功能障碍;20~45 分为严重功能障碍;50~70 分为中度功能障碍;75~95 分为轻度功能障碍;100 分即为 ADL 自理。

2. 工具性日常生活活动(IADLs)量表 IADLs 量表是 ADLs 量表的一个组成部分,共包括了打电话、购物、备餐、做家务、洗衣、使用交通工具、服药和自理经济 8 个项目。其评分可以反映患者目前的功能状态,通过前后评估可以反映功能的改善或恶化。按照完成程度分为:①自己完全可以做;②有些困难;③需要帮助;④根本无法做。其总分最低为 14 分,为完全正常;大于 14 分有不同程度的功能下降;最高为 56 分;单项分 1 分为正常,2~4 分为功能下降,凡有 2 项或 2 项以上≥ 3 分,或总分≥ 22,为功能有明显障碍。

3. 功能独立性测量 功能独立性测量(functional independence measurement,FIM)在反映残疾水平或需要帮助的量的方式上比 Barthel 指数更详细、精确、敏感,是分析判断康复疗效的一个有力指标。FIM 不但评定由于运动机能损伤而致的 ADL 能力障碍,也评定认知功能障碍对于日常生活的影响。FIM 包括 6 个方面,共 18 项,其中包括 13 项运动性 ADL 和 5 项认知性 ADL。评分采用 7 分制,即每一项最高分为 7 分,最低分为 1 分。总积分最高分为 126 分;最低分 18 分。得分的高低以患者独立的程度、对于辅助具或辅助设备的需求以及他人给予帮助的量为依据。

四、运动处方

残疾人进行运动康复的原则是在安全的前提下,最大化运动处方的可行性、有效性和娱乐性。

1. 可行性 可行性即残疾人进行运动时能够获得便利的空间、器械或设备等,同时能够尽可能顾及经济性。居家运动康复是大多数残疾人比较理想的选择,不会受到场地、时间的约束,还能够最大程度保护隐私。基于社区的运动康复计划可以在各种环境中进行,包括学校、工作场所、宗教场所和其他当地娱乐中心。借助这些便利的场所定期以多种促进策略(例如竞赛,激励措施,自助计划,媒体公告,放映,环境变化)来引导、宣传和激励锻炼。而这些策略的成功在很大程度上取决于残疾人运动意识的转变,以及他们的社会支持系统。

2. 安全性 安全性是进行运动康复计划的一个首要前提。在制定运动处方时必须根据残疾人的年龄、性别、体能及相关疾病状况、既往运动爱好和功能状态来考虑运动处方的各要素。对于先天性缺陷、损伤和伴有慢性疾病的残疾人要明确其需求和禁忌证,确保运动强度高于能够产生“训练效应”所需的最低水平但不引起异常临床体征或症状(心绞痛,胸闷、头晕、心电图 ST 段异常等)。

3. 有效性 运动水平低于先前推荐用于提高心肺耐力的强度已被证实可降低某些慢

性疾病的患病风险并具有多种健康益处。研究表明，基线运动水平越低，与运动的特定增加相关的健康益处就越大。而残疾人运动的有效性还要建立在适应性的基础之上。

4. 乐趣性 乐趣性是提高残疾人运动康复依从性和积极性的一个重要因素，在运动处方制定时应该充分考虑多样化的运动方式，提高运动项目的趣味性。给参与者建立比较明确的短期目标，并通过定期的测试达到正面强化作用，同时使用进度记录表来记录参与者的运动成绩，充分肯定个人的成绩可以对参与者产生激励效果。另外，积极招募亲友共同参与到运动康复运动计划中来也是提高参与者积极性和依从性的好方法。

（一）运动康复目标

对于许多类型的残疾人士来讲，一个最重要的考虑是维持活动能力，这是限制他们完成日常生活活动的主要因素。运动能够减轻疼痛，改善肌肉适能和身体功能，提高生活质量。所以，残疾人运动康复总的目标是：逆转卧床休息和/或限制性运动导致的身体不适应，保持良好的身体机能，促进整体健康，减少并发症。同时促进代偿功能的建立和解决因残疾带来的心理健康问题。

当残疾人能够进行大量的运动时应该基本遵循正常成人指南推荐的运动计划，即累积每周至少150~300min的中等强度或75~150min高强度有氧运动，或中等强度和剧烈强度的有氧运动的等效组合（不同强度间的替换法则：2min的中等强度有氧活动与1min的高强度有氧活动相当）。最理想的方式是每天坚持进行30~60min的运动。同时，他们也应该进行每周2d或以上的中等或更高强度的肌肉强化活动，并尽量涉及所有主要肌肉群，获得更多的健康益处。如果不能满足指南要求时，可以通过咨询医疗保健专业人员或运动专家，了解与其能力匹配的运动类型和数量，避免不活动。

研究表明，只要运动计划与其能力相匹配，活动就可以安全进行。我们呼吁和鼓励对患有慢性病或残疾的人制定个性化的运动康复计划。例如，有残疾或患有影响腿部功能的病症的人可以从手臂的锻炼或轮椅行走中获得有氧活动。一些残疾人在进行锻炼时可能还需要有人监督或提供保护（如有些人在进行肌肉强化活动，如举重时可能需要帮助）。不同疾病类型残疾人的自身主动运动能力存在较大差异，在制定运动处方时应该具有相应的目的，如：

1. 多发性硬化症 改善身体功能，包括步行速度和耐力，以及足部功能。
2. 脊髓损伤 改善行走功能，轮椅技能，肌肉力量和上肢功能。
3. 脑卒中 改善步行功能，如步行速度或耐力。
4. 脑瘫 改善步行功能，如步行模式、步行速度或耐力，提高运动的协调性。
5. 自闭症 改变不良的生活习惯，提高运动的依从性，改善认知能力。

（二）运动康复要素

1. 运动项目 总的来说，为了提高或维持残疾人良好的心肺耐力和肌肉质量，以有氧运动和力量运动相结合的方式可以产生较好的收益。同时，运动项目应该根据不同疾病所致残疾的类型、不同的损伤部位或程度来选择，如轮椅体操对于脊髓损伤患者可能是比较理想的项目，偏瘫体操则是偏瘫患者比较理想的锻炼方式。以脊髓损伤所致的截瘫患者为例，如果是完全性损伤，则尽量设计可以调动损伤平面以上大部分肌肉的活动。如果是不完全性损伤，则在调动损伤平面以上的肌肉活动之外，还应该充分考虑残存的有自主活动肌群的锻炼，最大限度维持相关骨骼、肌肉和关节的功能，预防下肢深静脉血栓的形成。所以在制定运动处方时，还需要设计一些自助式活动项目，如一些绳带运动等。对于脑卒中患者而言，运动康复项目则还需要考虑患者的平衡性、动作协调性，对存在认知损伤的患者则需要设计一些双任务或多重任务项目，如行走中的数学计算等。而自闭症患者可能需要对常规的运动项目进行改良，充分引起患者的兴趣，提高其运动的积极性。

2. 运动强度 对于不伴有其他慢性疾病的残疾人，有氧运动的强度依然推荐与正常成人相同（即 40%~84%VO_{2max} 或相应的储备心率）。而在对患有慢性疾病或残疾的人进行运动强度的评价上，则应该区别于正常成人。通常用相对强度或者绝对强度和相对强度两种评价结合的方式来表示。

（1）绝对强度：以负荷量来决定，不考虑个人本身的生理能力。对于有氧运动，通常用能量代谢率的代谢当量（MET）来表达。肌肉力量训练则以举起重物的次数或移动的距离来表示。低强度活动为清醒状态下的非久坐活动，通常＜3.0METs，如漫步（速度小于 2km/h）、烹饪或轻家务劳动；中等强度活动为 3.0~5.9METs，如散步（速度 2.5~4.0km/h）、拖地、打扫等；大强度活动为 6.0METs 及以上，如快走（速度 4.5~5.0km/h）、跑步、搬重物上楼、高强度的健身课等。

（2）相对强度：考虑个人心肺适能的适应性。以个人有氧耐力（最大摄氧量 VO_{2max}）或 VO_2 储备的百分比表示，或以个人测量或估计的最大心率或储备心率的百分比表示。也可以用个人主观感觉量表或视觉模拟评分量表（例如，在 0~10 的范围内）来表示。一般来讲，相对中等强度为 40%~59% 最大储备心率，相对大强度为 60%~84% 储备心率。或者，相对中等强度的活动是在 0~10 的等级上的努力水平 5 或 6,（其中 0 是坐着不动的运动水平，10 是尽最大努力），而相对剧烈强度的活动从水平 7 或 8 开始。

值得注意的是，对于长期坐轮椅的患者（如截瘫、下肢截肢等）不能由常规的跑台试验来评估其心肺功能。目前采用较多的评定（最大摄氧量 VO_{2max}）方法有臂曲柄测功计（arm crank ergometry，ACE）和轮椅测功计（wheelchair ergometry，WCE）两种。臂曲柄测功计测试是采用上肢主被动功率车，在逐级设定的运动负荷下，受试者需要在规定的时间（1~3min）维持被要求的转数（如 50~60rpm）。同时在运动过程中通过心电图、血压、呼吸商和主观疲劳量表等指标来监控受试者的状态（与常规功率自行车的运动试验类似）。轮椅测功计测试是采用一个固定的平台，受试者以舒适的轮椅坐姿坐在轮椅上用手驱动轮椅以规定速度（如 4~5km/h）行进 3min，然后以每分钟增加 1km/h 的速度继续驱动轮椅直到不能保持要求的速度为止。同时进行心电图、血压、呼吸上及主观疲劳感觉的监控。

3. 持续时间 运动处方的目的不同，所需要持续的运动时间不同。以维持或提高心肺适能为例，应该累积 30~60min/d，一次能坚持 10min 以上最好。对于心肺耐力弱或刚开始接受运动康复的残疾人，运动持续的时间可以从 5min 开始逐步递增。

4. 运动频率 坚持每天活动能够产生更好的收益，如果不能每天进行运动，则每周至少保证 4d。对于一些不能行走的残疾人来说，每小时应该进行至少一次主动或自助式的活动 10~15min，以改善局部的血液循环，防止下肢血栓形成。

5. 进阶 何时增加运动的强度和持续的时间或改变运动项目，取决于每个人的能力、目标和偏好。一个具体的目标应该是增加有氧耐力和减少次最大心肌耗氧量。定时对残疾人进行心肺耐力测试和观察其在活动过程中的表现有助于更好地掌控其运动进展。

注意事项：除与正常人的注意事项外，对于残疾人应该还要注意以下问题。

（1）对于正在服药的患者应考虑药物对心血管和代谢的影响。

（2）身体状况不佳（如老年残疾人）的患者往往需要在较低强度（如 40%~50% 储备心率）

下开始运动，并能随时(或实时)监测异常体征和症状(如胸痛、头晕)。

(3)增强肌肉力量是有氧训练计划的重要补充，同时也是维持患者既有骨骼肌肉功能的重要方法。

(4)对于脊髓损伤患者，特别是损伤平面(颈段)较高者，其身体大部分肌群失去自主活动会导致心血管功能下降明显，锻炼中要时刻注意体位性低血压的发生。

(5)制定运动处方时，应考虑由于药物副作用导致的愈合能力受损，应最大程度避免下肢创伤和伤害，必要时要进行环境的改造。

(6)在指导残疾人锻炼时，应该注意充分尊重残疾人的隐私。对于认知或智力受损的残疾人，在运动项目的选择上要充分考虑其可行性，由易到难，同时要给予充分的反应时间和适应过程。特别对于自闭症患者，其对环境刺激可能非常敏感，必须充分考虑环境因素的影响，以免造成对患者的不当或过度刺激。

(7)严格控制残疾人运动的进阶，循序渐进，注重心理疏导。掌握残疾人的心理特点是有效进行沟通和促进其参与运动的重要因素。如部分残疾人可能存在逃避现实的心理问题，贸然进行高强度高难度活动的挑战可能产生运动风险。部分患者可能过分悲观，对生活失去信心，没有进行运动的动力而消极对待运动。

(侯晓晖)

参考文献

[1] BISWAS A, OH P I, FAULKNER G E, et al. Sedentary Time and Its Association With Risk for Disease Incidence, Mortality, and Hospitalization in Adults[J]. Annals of Internal Medicine, 2015, 162(2): 123.

[2] HAMER M, COOMBS N, STAMATAKIS E. Associations between objectively assessed and self-reported sedentary time with mental health in adults: an analysis of data from the Health Survey for England[J]. BMJ Open, 2014, 4(3): e004580-e004580.

[3] The American College of Obstetricians and Gynecologists. ACOG Committee Opinion No.650: Physical Activity and Exercise During Pregnancy and the Postpartum Period[J]. Obstet Gynecol, 2015, 126(6): 135-142.

[4] BARAKAT R, PERALES M, GARATACHEA N, et al. Exercise during pregnancy. A narrative review asking: what do we know? [J]. Br J Sports Med. 2015, 49(21): 1377-1381.

[5] BØ K, ARTAL R, BARAKAT R, et al. Exercise and pregnancy in recreational and elite athletes: 2016 evidence summary from the IOC expert group meeting, Lausanne. Part 1—exercise in women planning pregnancy and those who are pregnant[J]. Br J Sports Med, 2016, 50(10): 571-589.

[6] CHAMPION P. Mind the gap: diastasis of the rectus abdominis muscles in pregnant and postnatal women[J]. Pract Midwife, 2015, 18(5): 16-20.

[7] DAVIES G, WOLFE L, MOTTOLA M, et al. No.129-Exercise in Pregnancy and the Postpartum Period[J]. J Obstet Gynaecol Can, 2018, 40(2): e58-e65.

[8] FORCZEK W, IVANENKO Y, CURYŁO M, et al. Progressive changes in walking kinematics throughout pregnancy-A follow up study[J]. Gait Posture, 2019, 68: 518-524.

[9] GLUPPE S L, HILDE G, TENNFJORD M K, et al. Effect of a postpartum training program on the prevalence of diastasis recti abdominis in postpartum primiparous women: A Randomized Controlled Trial[J]. Phys Ther, 2018, 98(4): 260-268.

[10] GREGG V H, FERGUSON J E. Exercise in pregnancy[J]. Clin Sports Med, 2017, 36(4): 741-752.

[11] LAWSON S, SACKS A. Pelvic floor physical therapy and women's health promotion[J]. J Midwifery Womens Health, 2018, 63(4): 410-417.

[12] MEI Q, GU Y, FERNANDEZ J. Alterations of pregnant gait during pregnancy and post-partum[J]. Sci Rep, 2018, 28(1): 2217.

[13] MOTTOLA M F, DAVENPORT M H, RUCHAT S M, et al. No.367-2019 Canadian guideline for physical activity throughout pregnancy[J]. J Obstet Gynaecol Can, 2018, 40(11): 1528-1537.

[14] OLEKSY Ł, MIKA A, KIELNAR R, et al. The influence of pelvis reposition exercises on pelvic floor muscles asymmetry: A randomized prospective study[J]. Medicine(Baltimore), 2019, 98(2): e13988.

[15] RIEBE D, EHRMAN J K, LIGUORI G, et al. ACSM's guidelines for exercise testing and prescripyion[M]. 10th Edition. Philadelphia: Wolters kluwer, 2018.

[16] SANTOS-ROCHA R. Exercise and Sporting Activity During Pregnancy[M]. Switzerland : Springer International Publishing AG, 2019.

[17] SUZANNE Y. Pregancy and childbirth[J]. Sarena Wolfaard, 2010, 10-11.

[18] ZHU W, YANG H, WANG C, et al. High Prevalence of Gestational Diabetes Mellitus in Beijing: Effect of Maternal Birth Weight and Other Risk Factors[J]. Chin Med J(Engl), 2017, 130(9): 1019-1025.

[19] 王青，于晓杰，陈庚敏，等. 产后压力性尿失禁发生的影响因素研究 [J]. 中华妇产科临床杂志，2019，20(2): 112-115.

[20] 邱卓英，李安巧，黄珂，等. 基于 ICF 和联合国《残疾人权利公约》对国际组关残疾定义及其测量的内容研究 [J]. 中国康复理论与实践，2018，24(10): 1117-1121.

[21] 邱卓英，李欣，李沁燚，等. 中国残疾人康复需求与发展研究 [J]. 中国康复理论与实践，2017，23(8): 869-874.

[22] PIERCY K L, TROIANO R P, BALLARD R, et al. The Physical Activity Guidelines for Americans[J]. JAMA, 2018, 320(19): 2020-2028.

[23] PIERCY K L, TROIANO R P, BALLARD R M, et al. The Physical Activity Guidelines for Americans[J]. JAMA, 2018, 320(19): 2020-2028.

[24] EERDEN S D, EKKER R H, ETTINGA F J. Maximal and submaximal aerobic tests for wheelchair-dependent persons with spinal cord injury: a systematic review to summarize and identify useful applications for clinical rehabilitation[J]. Disabil Rehabil, 2018, 40(5): 497-521.

[25] TØRHAUG T B, RUROK B, HOFF J. Arm Crank and Wheelchair Ergometry Produce Similar Peak Oxygen Uptake but Different Work Economy Values in Individuals with Spinal Cord Injury[J]. Biomed Res Int, 2016, 2016: 5481843.

第十二章 慢性病患者的运动康复

本章介绍慢性病患者的运动康复，范围包括：高血压、血脂异常、糖尿病、骨质疏松症、肥胖症、癌症、冠心病、脑卒中和骨关节病。内容包括定义、流行病学、病因与康复机制、评定标准以及运动康复方法等。

第一节 高 血 压

高血压是最常见的慢性非传染性疾病，血压从115/75mmHg开始，随着血压的增高，心血管病的发生风险也随之增加。高血压是全球疾病负担最重的疾病，也是中国面临的重要公共卫生问题。2013年，中国卫生总费用为31 869亿元，其中高血压直接造成的经济负担占6.61%。本指南旨在规范广大运动康复工作者有关高血压的运动康复工作，并提高广大高血压人群的运动康复水平。

一、定义

心脏通过压力将血液输送到血管，血压是指血液在血管内流动时，作用于血管壁的压力，由输出的血液量（心排血量）和血管的弹性（血管外周阻力）决定。血压分为收缩压和舒张压，收缩压是指心脏收缩输出血液时产生的高值血压（最高血压）；血液输出后心脏舒张，此时血压最低，称为舒张压（最低血压）；最高血压和最低血压的差，称为脉压差。在未用抗高血压药的情况下，非同日3次测量的收缩压≥140mmHg和/或舒张压≥90mmHg，可诊断为高血压。患者有高血压病史，目前正在服用抗高血压药，血压虽低于140/90mmHg，仍诊断为高血压。

二、流行病学

据2010年全球疾病负担研究（GBD 2010）中国部分的结果显示，中国人群因高血压造成的伤残调整寿命年（DALY）高达3 794万人年，早逝损失寿命年（YLD）为236.5万人年，伤残损失寿命年（YLL）为3 557万人年，合计占总DALY的12%。我国建国以来共进行过4次全国性的大规模高血压患病率调查，分别为1958—1959年、1979—1980年、1991年和2002年，虽然在诊断标准和方法上略有不同，但从历次调查的结果依旧可以看出高血压的患病率呈明显的上升趋势。2002年，中国居民营养与健康状况调查显示，中国18岁以上成年人高血压的患病率为18.8%。高血压的患病率随年龄的增加呈明显上升趋势。45岁以前，男性高血压患病率高于女性，50岁以后女性反超男性。2002年，城市高血压的患病率为19.3%，农村为18.6%，从变化趋势上来看，城乡差距在逐渐缩小。2009—2010年全国高血压患病率数据分析表明，北方高血压的患病率高于南方。于2012—2015年采用分层、多阶段、随机抽样的方法在中国大陆31个省的262个城市和农村抽取451 755名≥18岁居民进行调查，结果显示，中国成人高血压患病率为27.9%（加权率为23.2%），男性高于女性（粗率：28.6% vs 27.2%；加权率：24.5% vs 21.9%），患病率随年龄增加而升高。2010年中国儿童高血压患病率为14.5%，且男生高于女生（16.1% vs 12.9%），儿童高血压患病率随年龄增加呈上升趋势。对住院病例的回顾性分析发现，住院高血压儿童以继发性高血压为主（占52.0%~81.5%），肾源性疾病是中国儿童继发性高血压的首位病因。

三、病因与康复机制

高血压是动脉硬化的原因，是包括心肌梗死，心力衰竭在内的心血管疾病最大的危险因素之一。高血压的发病受许多环境因素和遗传因素影响，其中高血压的发病和过度摄取食盐密切相关。人每天的食盐需要量为1g / d，食盐摄取量多的群体血压高，血压和食盐摄取量成正比，随着食盐摄取量的增加，血压会上升，限制食盐摄取，血压下降的程度因人而异（食盐敏感性不同）。

诊断原发性高血压时，应排除继发性高血压。应指导和教育患者改善生活习惯，限制食盐的摄入和戒烟。高血压患者的食盐摄取量到底应该减至多少为宜，也因每个人的食盐敏感性的不同而不同。目前国际上提倡高血压患者每日食盐摄取量不超过6g。此外，如果存在心血管危险因素，还应考虑开始降压治疗的时间。低中危险患者，在经过3个月的生活习惯纠正后，或进行了1个月的生活习惯纠正血压没有下降到140/90mmHg以下时，开始降压治疗。合并糖尿病、慢性肾病等高危因素的患者，应在纠正生活习惯的同时开始药物治疗。

四、分类

大体来说，高血压按发病原因分为原发性和继发性两种类型。通常我们所说的高血压一般是指原发性高血压，占高血压的90%~95%。原发性高血压一般找不出具体发病原因，需要患者终身治疗并服用药物。继发性高血压也叫症状性高血压，是由于某些确定的病因或原因引起的，通常把病因去除后，高血压症状就能得到缓解或去除。继发性高血压患者约占高血压患者的5%~10%。

继发性高血压中，以肾性高血压最为常见，也会由于内分泌疾病、血管病变、颅脑病变等其他原因引起。与原发性高血压的治疗不同，继发性高血压需要治疗原疾病才能有所缓解，通过降压药治疗则效果不佳。肾实质性高血压：病因为原发或继发性肾实质病变，是最常见的继发性高血压之一，如急性、慢性肾炎、肾病等。肾血管性高血压：多见于肾动脉疾病，如肾动脉先天性狭窄、畸形、大动脉炎。内分泌性高血压，包括原发性醛固酮增多症（原醛症）、嗜铬细胞瘤、库欣综合征（皮质醇增多症）、肢端肥大症等。主动脉狭窄，通常为先天或后天疾病所致，包括先天性主动脉缩窄及获得性主动脉狭窄，属于少见病。阻塞性睡眠呼吸暂停低通气综合征，指由于睡眠期间咽部肌肉塌陷堵塞气道，反复出现呼吸暂停或口鼻气流量明显降低，是顽固性高血压的重要病因之一。妊娠高血压综合征，多发于妊娠晚期，严重时需要终止妊娠。脑部疾病，如脑瘤、脑部创伤等。药源性因素，如长期口服避孕药、器官移植长期应用激素等。

五、评定标准

高血压需通过正确的血压测量来诊断。在诊疗室测量血压时，要保证袖带与心脏处于同高度，在安静坐位时测量，间隔 1~2min 重复测量 1 次，所测得的 2 次稳定数值（测量数值间的差异不超过 5mmHg）的平均值为血压值。依据在不同时间测量 2 次以上的血压值，可诊断高血压。虽然美国 2017 年颁布了新的高血压指南，把诊断高血压的阈值降低为收缩压在 130mmHg 以上，舒张压在 80mmHg 以上。但 ESC/ 欧洲高血压学会（ESH）高血压指南和 2018 中国高血压防治指南对高血压的定义不变，即：在未使用降压药物的情况下，非同日 3 次测量诊室血压，收缩压≥ 140mmHg 和 / 或舒张压≥ 90mmHg；患者既往有高血压史，目前正在使用降压药物，血压虽然低于 140/90mmHg，仍应诊断为高血压（表 3-12-1-1）。每天的血压是波动的，在诊疗室测定时血压为正常值，但其他时间测定值为高血压时，则称为“假性高血压”。相反，平常血压正常，到诊疗室由穿着白大衣的医师、护士测量时，因紧张而血压升高呈现高血压状态的，则称为“白大衣高血压”、为了对“假性高血压”和“白大衣高血压”做出诊断，应进行家庭血压测定或者 24h 动态血压监测。

表 3-12-1-1　高血压的分级

正常血压	收缩压：＜ 120mmHg 舒张压：＜ 80mmHg
正常高值	收缩压：120~139mmHg 舒张压：80~89mmHg
高血压	收缩压：≥ 140mmHg 舒张压：≥ 90mmHg
1 级高血压	收缩压：140~159mmHg 舒张压：90~99mmHg
2 级高血压	收缩压：160~179mmHg 舒张压：100~109mmHg
3 级高血压	收缩压：≥ 180mmHg 舒张压：≥ 110mmHg
单纯收缩期高血压	收缩压：≥ 140mmHg 舒张压：＜ 90mmHg

一旦确诊高血压，要明确血压的水平、有无脏器损害和除高血压外合并的危险因素，评估患者患心血管疾病的风险。此外，进一步查明高血压病因，判断是否为继发性高血压。继发性高血压的发病率占全部高血压患者的 5%~10%，虽然不高，但是如能针对病因进行治疗，则高血压能够被完全治愈；但若仅仅治疗高血压，则原发病得不到控制。所以在高血压者诊疗时，从初诊开始就要详细鉴别继发性高血压和原发性高血压。通过临床表现，可疑继发性高血压时应通过尿液检查、电解质检查等常规检查做出判断。高度怀疑为继发性高血压时，应将患者介绍至专科医师进行治疗。

高血压的检查应在综合考虑费用和效果的基础上，进行心血管危险因素综合评估和继发性高血压的诊断相关性检查，在首次被诊断为高血压和降压治疗时至少应实施过 1 次的常观检查项目有：尿常规检查，血液检查，生化检查（电解质、包括表皮生长因子受体在内的肾功能、脂质、糖代谢和肝功能等），胸部 X 线片（心胸比），心电图（检查有无左心室肥厚、ST-T 改变和心房颤动等心律失常）。应该实施家庭血压监测，评估脏器损害的代表性特殊检查有心脏超声、颈动脉超声、头部 MRI 检查等。根据问诊、临床表现和辅助检查结果怀疑继发性高血压的，用特殊检查进行筛查（血浆肾素活性等）。

六、运动康复方法

（一）康复的效果

循证医学的证据已显示，运动疗法对包括高血压在内的心血管疾病有一级预防效果。身体活动始于学龄期早期，并持续整个生命周期。成人后不再继续在学校或大学里进行体育运动，体重增加，易发生高血压等代谢综合征。因此，作为预防，运动和身体活动是必须的。运动 4~5 次 /w，至少 1 次达到 30~60min，或者 7d/w，30min/d。运动的频率、时间、强度决定于运动形式，还需根据个人情况进行调整。运动终止标准是出现气短，以 Borg 指数中"13 级稍疲劳"参考设定为宜。身体活动对心功能有保护效果，抑制肥胖、糖尿病发生，降低血压，改善脂质代谢，改善血管附着、血管炎症、内皮功能。运动可以提高胰岛素受体敏感性，促进纤溶系统作用。在前瞻性流行病学研究中，有报告指出，身体活动与心血管疾病的发病率和全因死亡率密切相关。

为了达到降压效果，至少 1 周内进行 120min 的有氧运动。有氧运动对血压影响的 4 篇文献荟萃分析显示，长期身体活动让所有试验对象（2 674 人）的收缩压降低了 3.4mmHg，舒张压降低了 2.4mmHg。运动前血压对运动效果非常重要，正常血压者运动后血压降低 2.6/1.8mmHg，高血压患者血压降低 7.4/5.8mmHg。高血压的运动降压机制除了降低交感神经活性外，还有降低循环血量和扩张血管的效果等。与血压正常者相比，原发性高血压者反映血管内皮功能指标的内皮依赖性血管舒张反应减弱，血管内皮功能损伤发生粥样硬化，进一步增加了心血管损伤的发病风险。

（二）适应证和禁忌证

高血压患者进行运动疗法训练时，需排除合并缺血性心脏病、心肌病等器质性心脏病。为了安全实施运动疗法，美国运动医学学会（ACSM）公布了运动负荷试验及运动处方指南。绝对禁忌证是急性期缺血、心律失常、急性期感染。根据医师的临床判断，舒张压＞115mmHg、收缩压＞200mmHg 考虑为相对禁忌证。

运动疗法实施前，需经医师问诊、体检和检查，判断是否适合进行治疗。检查项目包括血压、心率、尿常规、血生化、心电图、胸部 X 片、运动负荷心电图、超声心动图等。一般来说，多数心绞痛等缺血性心脏病安静时心电图无异常，根据运动负荷试验可正确了解运动中的身体反应，由此来判断是否适合实施运动疗法。中度以上的高血压性脏器损伤时不适宜进行运动，以降压药治疗为主。因此，高血压运动疗法的适应证指没有心血管系统等脏器损伤的正常血压高限（收缩 130~139mmHg，舒张期 85~89mmHg）和 1 级高血压（收缩期 140~159mmHg，舒张期 90~99mmHg）。特别适用于内脏型肥胖的代谢综合征或食盐敏感性高血压、运动不足或应激性高血压患者。

（三）具体方法

1. 运动的类型　运动疗法是治疗高血压的非药物疗法之一。最近，以高血压为首，对糖尿病、血脂异常运动疗法指导和管理日益受到重视，民众对运动疗法的关注度大大上升。但是，过度运动会引起猝死等严重并发症，需特别注意。就运动项目而言，推荐进行有氧运动锻炼，例如步行、慢跑、游泳、功率车以及其他休闲娱乐运动等。另外，运动时还需考虑环境因素如高温、寒冷、潮湿等，要选择合适的鞋子和衣服。低强度的等张运动，运动引起的收缩压升高不明显，但能降低舒张压。以轻度高血压患者作为研究对象，进行包括运动负荷试验在内的临床医学检查，观察游泳 3 个月对血压和血管内皮功能的影响，游泳的运动强度为最大摄氧量为 50%~60%，3 次 /w，每次 60min，持续 3 个月。3 个月疗程结束后，高血压患者的收缩压从 145.6 ± 14.4mmHg 降至 136.6 ± 13.7mmHg，舒张压从 90 ± 10.7mmHg 降至 83.8 ± 8.5mmHg，降压效果显著。运动后，高血压患者与正常血压者的血管内皮舒张反应显著增高，定期的游泳运动不仅可以有效降低高血压患者的血压，还能改善高血压患者和健康中老年人的受损的血管内皮功能。但是，这种运动的缺点是需要一定的设备和场所，否则难以持续进行。此外，对简单而容易实施的每日 10 000 步步行训练的效果进行研究发现：每天步行 8 000 步并持续 3 个月，可有效降低血压，所以我们积极推荐轻度高血压患者实行每天 8 000 步的步行运动。

此外，举重等属于等长收缩运动，会有运动中血压上升的危险。但是有文献报道，采用运动时不升高血压的短时间抗阻运动（抵抗负荷的训练项目）可以降低血压，运动频率为 2~3 次 /w，中等强度，重复 10~15 个运动为 1 组（腕、肩、胸、躯干、背部、腰和腿），完成 8~10 组。根据抗阻运动对血压影响的分析显示，有效的降压作用中握力训练效果最佳。因此，抗阻运动可以作为有氧运动的有益补充。但是目前还缺乏大规模的研究，期待今后的进一步研究。

2. 运动的频率　运动频率研究显示，3~7d/w 的耐力运动都可降低血压，但达到最理想降压效果的每周运动次数尚不清楚。一次运动训练可即时降低血压，并持续一整天，它与长期运动训练引起血压下降有关。此外，对于超重的高血压患者，要达到每周至少消耗 1 000kcal 热量的运动目标，建议尽量每天参加运动，达到理想降压效果。

3. 运动的强度　目前为止，不同强度（尤其是高强度）运动的降压效果仍存有争议。比较不同运动强度的降压效果，中低强度的运动（即达到年龄相关的预计最大心率的 60%~85%，或 40%~60%VO_{2max}），相对更高强度运动可更有效地降低血压。超过 65%VO_{2max}，运动强度的增加对降压似乎没有更明显效果，甚至可能消除已有降压效果。此外，Fagard 等报道，运动强度在 40%~70%VO_{2max} 之间的耐力运动训练的降压效果类似。综合考虑危险 - 效益比，推荐高血压患者有规律地参加中等强度耐力运动（40%~60%VO_{2max}），强度相当于主观自我疲劳感觉 6~20 级 Borg 指数的 12~13 级。

4. 运动的时间　每天进行 30~60min 运动训练，无论是单次还是分多次完成，都可产生降低血压和提高心血管功能的效果。即使是 3~20min 的短时间单次运动，训练后的降压效果也可维持几个小时。中等强度的单次长时间运动与几次短时间的运动相比，单次长时间的运动降幅更大，时间更持久。因而，推荐每天进行 30~60min 的持续运动，或间歇多次运动（每次至少 10min），全天累计时间 30~60min。

（四）注意事项

高血压患者无论年龄大小，进行运动锻炼前，应进行一次全面体格检查。对于合并严重的心、肺、脑、肾并发症者，应禁止运动锻炼。适当延长热身和运动恢复期的时间，增加总能量消耗，还因为降压药物（如 α 受体阻断药、CCB 和血管扩张剂）在停止运动时可能引起低血压。运动中运动量的选择要适当，量力而行，过度劳累会使病情加重。运动锻炼应循序渐进，从小运动量开始逐步增加，同时密切观察血压的变化，及时调整运动方案。叮嘱患者及时补充液体，特别在炎热环境中运动，有些降压药物如β受体阻断药或是利尿剂会影响患者的散热能力。当运动的血流动力学反应，因高血压已有改变，或受到药物（如β受体阻断药）影响时，采用Borg自感劳累分级作为心率的辅助，检测运动强度。锻炼要持之以恒，如停止锻炼，训练效果会在2周内完全消失。不要轻易撤除药物治疗，特别是2级以上的患者。不排斥药物治疗，但运动时应考虑药物对血管反应的影响。

总之，高血压患者的治疗，仅运动训练是不够的，还需配合少盐、戒酒、禁烟等生活习惯的调整。除了运动疗法外，进行如上所述的多种生活方式指导难以坚持，重要的是让患者充分了解运动的好处，坚持运动锻炼。另外，单靠生活习惯的调整难以将血压降至正常范围时，还需要服用降压药。所以对患者的综合指导顺序是：①运动；②饮食；③禁烟；④服药。

（曹鹏宇）

第二节 血脂异常

血脂异常是中国人群心血管病的重要危险因素之一。血清胆固醇（TC）、LDL增高或HDL降低均可增加心血管疾病的发病危险。本指南旨在规范广大运动康复工作者有关糖尿病的运动康复工作，并提高广大糖尿病人群的运动康复水平。

一、定义

脂质代谢异常是指脂类物质在体内合成、分解、消化、吸收和转运发生异常，使各组织中脂质过多或过少，从而影响身体机能的情况。脂质代谢异常是一种病理生理过程。血液中主要脂质有胆固醇（TC）、三酰甘油（TG）、磷脂（PL）和游离脂肪酸。

二、流行病学

20世纪80年代至90年代，国际合作研究显示，中国人群血清总胆固醇（TC）、低密度脂蛋白胆固醇（LDL-C）水平明显低于西方人群。近30年来研究结果表明，中国人群血脂水平和血脂异常患病率逐渐增高；其中经济发达地区人群、中老年人群血脂异常患病率较高。

2013~2014年中国慢性病与危险因素监测调查（CCDRFS）对中国31个省163 641名中国成人的调查结果显示，中国≥18岁人群血清总胆固醇（TC）、低密度脂蛋白胆固醇（LDL-C）、甘油三酯（TG）和高密度脂蛋白胆固醇（HDL-C）水平分别为4.70mmol/L、2.88mmol/L、1.14mmol/L和1.35mmol/L，TC水平较2002年CHNS（3.81mmol/L）、2010年中国慢性病监测（4.04mmol/L）的调查结果明显升高。《中国居民营养与慢性病状况报告（2015年）》显示，2002年、2010年、2011年和2012年中国≥18岁人群血脂异常的患病率分别为18.60%、33.97%、39.91%和40.40%；10年间中国成人血脂异常患病率大幅上升；总体东部地区高于中、西部地区，城市高于农村，男性45~59岁和女性≥60岁年龄组高TC血症患病率最高，男性患病率高于女性。

三、病因与康复机制

脂质代谢异常是指载脂蛋白异常，因为载脂蛋白的产生或分解障碍，引起载脂蛋白的粒子数增减或各种粒子的出现。载脂蛋白通过离心按比重分为乳糜微粒（CM），VLDL，LDL 和 HDL。根据粒子中含有的胆固醇和三酰甘油（TG）的浓度，分为富含胆固醇的脂蛋白和富含三酰甘油的脂蛋白。脂蛋白包括转运肠道吸收的脂质的 CM 和将肝合成的脂质转运到全身的 VLDL 及其代谢产物 LDL 和清除外周组织中胆固醇的 HDL 三类。CM 和 VLDL 中含有的 TG 被脂蛋白脂肪酶（LPL）分解，形成游离脂肪酸粒子的残粒脂蛋白，被肝受体吞入。LDL 是 VLDL 的 9 倍以上，其数量由肝 LDL 受体决定。餐后由于肠道产生 CM，所以空腹和餐后脂蛋白的组成不同。

动脉硬化形成和通过氧化、糖化等变性的 LDL 以及残粒脂蛋白相关。LDL 中的小而密低密度脂蛋白（sd LDL），被氧化的程度高，易在动脉壁蓄积，比一般 LDL 更易引起动脉硬化。许多相关报道证实 sd LDL 和冠状动脉疾病（CAD）、周围动脉疾病、动脉瘤相关。CAD 中 sd LDL 增加。摄入脂肪饮食后，血中的残粒脂蛋白长时间增加称为餐后高脂血症。餐后高脂血症，sd LDL 都和 CAD 密切相关。

改善生活习惯是治疗根本。患者药物治疗的目标是控制 LDL-C 低于 2.6mmol/L，non HDL-C 低于 3.4mmol/L。改善生活习惯，积极戒烟，避免被动吸烟。避免过度饮酒和饮食，维持标准体重。控制肉类脂肪、乳制品脂肪和蛋黄的摄取。增加鱼类、大豆制品、蔬菜、水果、粗粮和海藻类食物的摄取。有氧运动可以有效改善脂质代谢，最有效的观察指标是 HDL-C 的增加。

四、分类

（一）分类

1. 继发性高脂血症　指由于全身系统性疾病所引起的血脂异常。可引起血脂升高的系统性疾病主要有糖尿病、肾病综合征、甲状腺功能减退症，其他疾病有肾功能衰竭、肝脏疾病、系统性红斑狼疮、糖原累积症、骨髓瘤、脂肪萎缩症、急性卟啉病、多囊卵巢综合征等。此外，某些药物如利尿剂、β 受体阻断药、糖皮质激素等也可能引起继发性血脂升高。

2. 原发性高脂血症　在排除了继发性高脂血症后，即可诊断为原发性高脂血症。已知部分原发性高脂血症是由于先天性基因缺陷所致，而另一部分原发性高脂血症的病因目前还不清楚。

（二）分型

1. 高脂蛋白血症分型　WHO 制定了高脂蛋白血症分型，共分为 6 型，如Ⅰ、Ⅱa、Ⅱb、Ⅲ、Ⅳ和Ⅴ型。这种分型方法对指导临床上诊断和治疗高脂血症有很大的帮助，但也存在不足之处，其最明显的缺点是过于繁杂。

2. 临床分型　从实用角度出发，血脂异常可进行简易的临床分型。主要有单纯血清胆固醇升高的高胆固醇血症，单纯血清甘油三酯升高的高甘油三酯血症，血清胆固醇和甘油三酯均升高的混合型高脂血症。此外，还有血清高密度脂蛋白水平过低的低高密度脂蛋白血症。

3. 基因分型　随着分子生物学的迅速发展，人们对高脂血症的认识已经逐步深入到基因水平。已经发现有相当一部分高脂血症患者存在单一或多个遗传基因的缺陷。由于基因缺陷所致的高脂血症多具有家族性，有明显的遗传倾向，故临床上通常称为家族性高脂血症。

五、评定标准

（一）高 LDL 胆固醇血症

LDL 胆固醇（LDL-C）：3.64mmol/L 以上。临界高 LDL 胆固醇血症：3.12~3.61mmol/L。

（二）低 HDL 胆固醇血症

HDL 胆固醇（HDL-C）：＜ 0.91mmol/L。

（三）高脂血症

三酰甘油（TG）：1.7mmol/L 以上。

（四）成人家族性高胆固醇血症

未治疗时 LDL-C ＞ 4.6mmol/L；肌腱黄色瘤（手背、肘、膝等的肌腱黄色瘤和跟腱肥厚）或皮肤结节性黄色瘤；父母等家族成员患有家族性高胆固醇血症或男性不满 55 岁，女性不满 65 岁发生冠状动脉硬化性疾病；符合上述 2 项时，LDL-C 水平在 6.5mmol/L 以上，高度怀疑为该病。

六、运动康复方法

（一）康复的效果

纠正冠心病的危险因素是康复训练的重要目标之一。已证明单纯运动疗法对无器质性疾病的高脂血症治疗效果显著。荟萃分析显示单纯运动训练能有效降低总胆固醇、三酰甘油、收缩压及吸烟率。

运动疗法有效降低 50% 的心脏病死亡率是通过纠正冠心病危险因子实现的。运动训练对血脂的效果，有证据显示运动疗法可以升高 HDL 胆固醇，降低三酰甘油，但关于降低总胆固醇及 LDL 效果尚存在争议。日本也有研究显示，恢复期心脏康复不能改变总胆固醇和 LDL-C，但能增加 HDL-C。对低 HDL-C 血症合并冠状动脉疾病的患者，步行运动可以增加 HDL-C，且后者与 1 日内步行数相关。

1. TG 与运动　单次运动训练对 TG 的影响与长期有规律的运动训练相似。单次运动训练 TG 下降 7%~69%，平均下降约 20%。长期有规律性运动训练 TG 下降 4%~37%，平均下降约 24%。单次运动训练对血浆 TG 浓度的下降效果通常发生在运动后 24h，并能持续到运动后 72h。此外，运动训练所致的血浆 TG 浓度下降程度与其基线浓度有关，对于平时运动量小、基线浓度高的患者，其血浆 TG 浓度的下降幅度大，而对于初期基线浓度较低的患者，其血浆 TG 浓度的下降幅度较小。

2. TC 与运动　目前尚无证据支持短时间单次运动训练（如＜ 30min/d）即刻或随后的几天血浆 TC 浓度会有改变。但如果单次消耗了巨大热量（如马拉松或铁人三项）后的即刻或随后的几天血浆 TC 浓度也可能有所改变。大多研究成果都不支持运动训练可引起血浆 TC 浓度改变。部分运动训练可引起血浆 TC 浓度改变的研究报道中，通常伴有 BMI、体脂肪比例或饮食脂肪摄入的下降。

3. LDL-C 与运动　LDL-C 的水平通常不受单次短时间运动训练的影响。但如果采用消耗大量热能的长时间运动（如单次消耗 1 300kcal 热量的运动训练），可使 LDL-C 水平下降。长期规律性运动训练通常不改变 LDL-C 水平，但有报道指出运动可对 sd LDL（与冠心病发病直接相关，并与 TG 浓度升高有关）有不同程度的影响。长期中等强度运动训练可降低 sd LDL 颗粒浓度，并减少其数量，同时增加其他 LDL 颗粒的数量，因此，总体来看血浆 LDL-C

的浓度保持不变。

4. HDL-C与运动 单次运动训练HDL-C增加4%~18%，平均增加约10%。长期有规律性运动训练HDL-C增加4%~18%，平均增加约8%。单次运动训练可改变HDL-C水平，但对于有运动习惯（接受过运动训练）和没有运动习惯的人，分别需要运动消耗1 100kcal和500kcal热量才能明显升高HDL-C水平。当运动量达到一定的热量消耗阈值，并且持续时间长于12周的运动训练通常能使HDL-C水平以量效的方式升高，但并非总是如此。运动训练量（运动训练中消耗的热量）、BMI、身体成分的变化以及饮食结构等因素都能影响运动训练提高HDL-C水平的效果。

（二）适应证和禁忌证

高血脂症患者，根据疾病状况，运动疗法的禁忌证主要是未有效控制的高血压、糖尿病、肝肾功能障碍和心血管疾病；有明显的心血管功能障碍的BMI在35以上患者，首先应使BMI降低到30以下后再开始运动疗法。

（三）具体方法

高血压、糖尿病、高脂血症和代谢综合征的治疗重要的是包括运动疗法、饮食治疗在内的综合性生活指导。具体的运动类型、运动强度、运动时间和运动频率如下。根据AHA／美国心肺血液研究所（National Heart，Lungand Blood Institute，NHLBI）的建议，进行定期的中等强度运动。在日本厚生劳动省的“2006版促进健康运动指南之从生活习惯预防（2006版运动指南）”中，以普及健康成人安全有效的运动为目的，提出了运动方案。指南推荐，设定运动量的单位是Ex（METs× 运动时间），1周内无论次数多少，要求合计达到23Ex以上的运动量，才可以有效地预防生活习惯病。此外，在身体活动量的目标计算中，不包括小于3METs强度的身体活动，以大于3METs的运动及生活活动作为身体活动量的目标计算对象。运动的类型，根据不同的体态及病情，做具体化的分析和设定，详见下文的注意事项。

（四）注意事项

肥胖的高脂血症患者多伴有退行性膝关节病或腰痛等骨科疾病。由于运动疗法会加重骨关节损伤，运动时需在考虑让患者使用鞋底含有吸收冲击力材料的运动鞋或在运动中采用减重措施。为避免身体的过度负担产生运动损伤，建议肥胖患者尤其是Ⅱ度肥胖以上患者尽量采取水中运动或卧式踏车运动等可减轻下肢负荷的运动方式。

（曹鹏宇）

第三节 糖 尿 病

糖尿病是胰岛素功能障碍引起的慢性高血糖疾病，是心脑血管病发生的重要危险因素。本指南旨在规范广大运动康复工作者有关糖尿病的运动康复工作，并提高广大糖尿病人群的运动康复水平。

一、定义

糖尿病按照美国ADA提出的最新糖尿病诊断标准需要满足：①自我报告并由专业人员诊断的糖尿病；②空腹血糖≥126mg/dl；③餐后2h血糖≥200mg/dl；④ HbA1c ≥6.5%。

糖尿病前期定义为：空腹血糖 100~125mg/dl；餐后 2h 血糖 140~199mg/dl 或 HbA1c 为 5.7%~6.4%；且以往无糖尿病病史。

二、流行病学

2013 年进行的具有代表性的大样本流行病学研究提供了近期中国糖尿病患病率及糖尿病前期检出率数据。来自全国 31 个省、自治区和直辖市的 1 176 个农村乡镇和城区，检测对象为 18 岁以上的成人，样本量为 170 287 人。结果显示：中国成年人糖尿病患病率为 10.9%，男性为 11.7%，女性为 10.2%；既往确诊的糖尿病患病率为 4.0%，新诊断的糖尿病患病率为 6.9%。无论男性还是女性，糖尿病患病率都是城市高于农村，糖尿病患病率随着经济的发展以及超重肥胖而增加。糖尿病前期检出率为 35.7%，老年人、超重 / 肥胖人群以及农村居民中糖尿病前期检出率较高。糖尿病知晓率为 36.5%，治疗率为 32.2%，治疗控制率为 49.2%。老年人、女性和城市居民知晓率和治疗率较高，相对年轻的患者和城市居民治疗控制率较高。

中国慢性病前瞻性研究入选 512 869 名来自中国 10 个地区的 30~79 岁成年人。结果显示，糖尿病患者的全因死亡率显著高于无糖尿病者，糖尿病增加了下述疾病的死亡率：缺血性心脏病 [死亡人数 3 287，RR=2.40（95% CI：2.19~2.63）]；脑卒中 [死亡人数 4 444；RR=1.98（95%CI：1.81~2.17）]。糖尿病也增加了慢性肝病、感染、肝癌、胰腺癌、女性乳腺癌和生殖系统癌症的死亡风险，其中心血管病死亡风险的增加尤为突出，且农村高于城市。研究显示，糖尿病患者心血管死亡风险增加的重要原因除了糖尿病治疗率和控制率低以外，还与这些患者心血管保护药物（阿司匹林、他汀类药物和降压药）的使用率低有关。该研究估算，50 岁前诊断为糖尿病的患者平均寿命缩短 9 年（农村 10 年，城市 8 年）。

三、病因与康复机制

胰岛素分泌减少主要受遗传因素的影响。胰岛素抵抗是指胰岛素的作用和血中胰岛素的浓度不相符的状态。肥胖使脂肪细胞体积变大，产生 TNF、抵抗素和游离脂肪酸等。这些物质阻碍胰岛素的细胞内信号的转导，使骨骼肌和脂肪对葡萄糖的摄入下降，同时促进肝细胞分解糖原，促进葡萄糖的释放，结果导致即使存在胰岛素仍表现为高血糖状态。噻唑烷衍生物的作用靶点是称作 PPARγ 的物质，是脂肪细胞分化过程中的重要物质。噻唑烷衍生物使 PPARγ 活化，肥大的脂肪细胞变小，TNF、抵抗素和游离脂肪酸的产生减少，从而改善胰岛素抵抗，提高胰岛素敏感性。通过饮食刺激肠道分泌胰岛素的体液因子，称为肠促胰素。肠促胰素包括：由小肠前段的 K 细胞分泌的 GIP 以及由小肠后段和回盲部的 L 细胞分泌的 GLP-1。GIP 和 GLP-1 均可刺激胰岛素分泌，促进 β 细胞增殖，抑制细胞调亡。此外，GLP-1 还有抑制糖原分泌的作用。同时 GLP-1 还可作用于中枢神经系统，使人体食欲下降。GLP-1 延迟胃内容物的排空，不仅可控制血糖，还有对抗肥胖的作用。

运动疗法治疗糖尿病的，效果好、治疗成本低、易于接受、副作用少，与药物疗法和饮食疗法并称为糖尿病的三大防治方法。运动训练可改善 2 型糖尿病患者的血糖，降低胰岛素抵抗，有助于控制体重，并可通过改善高血压、血脂异常与心肺耐力等减少患心血管疾病的危险，其对心血管并发症的预防及治疗效果超过单纯药物疗法。

四、分类

（一）1型糖尿病

1 型糖尿病是胰岛细胞被破坏致使胰岛素绝对不足，导致高血糖状态，基本上均为自身免疫性。

（二）2型糖尿病

临床上所见到的糖尿病以 2 型糖尿病为主。不同病例，胰岛素分泌减少和胰岛素抵抗作为病因所占的比重也不同。胰岛素分泌减少主要受遗传因素的影响。胰岛素抵抗是指血中胰岛素不能充分发挥作用的状态：①脂肪和肌肉摄取葡萄糖下降；②肝抑制葡萄糖释放的作用下降；③肥胖时脂肪细胞产生 TNF、游离脂肪酸可抑制胰岛素受体的信息传递，引起胰岛素抵抗。

（三）其他特殊机制，继发性糖尿病

遗传基因异常引起的糖尿病，例如，胰岛素基因异常、年轻的成年型糖尿病（MOD）、线粒体基因异常等及其他的疾病引起的各种糖尿病，即以前说的继发性糖尿病，包括胰腺疾病、内分泌疾病、肝病等引起的糖尿病。

五、评定标准

（一）糖尿病型

空腹血糖≥ 7mmol/L；口服葡萄糖耐量试验（OGTT）日服 75g 葡萄糖 2h 血糖≥ 11.1mmol/L；随机血糖≥ 11.1mmol/L；HbAlc（NGSP）≥ 6.5%[HbAlc（JDS）>6.1%]。

（二）正常型

空腹血糖＜ 6.1mmol/L，且 OGTT 试验 2h 后血糖值＜ 7.8mmol/L。

（三）糖尿病前期型

既不是糖尿病型，也不是正常型。

糖尿病的诊断流程中满足过去诊断糖尿病的条件时，即使不符合现在诊断的条件，也可以诊断为糖尿病或者按糖尿病处理。用空腹血糖进行诊断时，应特别注意确认空腹的条件。第一次用测定随机血糖≥ 11.1mmol/L 做出诊断时，第二次应用其他的检查方法进行检查。

六、运动康复方法

以 2 型糖尿病为重点，对糖尿病康复特别是运动疗法进行叙述。

（一）康复的效果

急性效应：胰岛素作用效果充分、糖代谢保持良好的糖尿病患者，结合餐后血糖升高的时间进行持续 20~30min 的运动，与不运动组比较，其血糖上升幅度变小。另外，即使是在血糖稳定的时间内，运动后的血糖值也较运动前下降。Poirier 等研究了 19 例（其中 18 例为口服降糖药，1 例为饮食降糖）2 型糖尿病患者，提出了餐后时间和运动与血糖降低的关系。采用最大摄氧量的 60% 强度进行功率车训练 1h，运动时间设定在晚间进食后，进食立即到后 5~8h 等几个时间带，评价与血糖值的相关因素。结果显示，若在餐后运动，血糖可降低 20%~40%。

长期效应：持续进行运动训练可出现长期效应。在糖代谢系统中，运动训练能增加骨骼肌的 GLUT4 总量，还能增加对胰岛素产生反应的转运 GLUT4。运动训练还对 2 型糖尿病

和肥胖患者的脂质代谢产生影响。具体表现为TG的降低和HDL的升高。

对合并冠状动脉疾病的糖尿病患者的影响：目前研究已证明糖尿病（DM）和非糖尿病（NDM）患者在冠状动脉疾病的患病率、重症度以及预后等方面都有显著差异。Banzer等以运动耐力为研究切入点，对952例（DM250例，NDM702例）患者进行研究，DM组的峰值METs水平显著下降（5.7 vs 7.0METs，$P<0.0001$）。同样，Mourot等研究了1 027例患者（DM413例，NDM614例），DM组最大摄氧量和6min步行距离明显降低，即最大摄氧量为14.3 vs 16.6ml/（kg·min）（$P<0.001$），6min步行距离为404m vs 445m（$P<0.001$）。根据上述Banzer等对952例（DM250例，NDM702例）患者研究显示，进行每周3次、每次30~40min、持续10周的心脏康复的功率车训练、步行平板训练、划船运动训练等，结果显示两组的改善程度相同。即峰值METs在DM组的改善率为26%，NDM组的改善率为27%。不同的是，BMI＞30的肥胖患者中，NDM组减肥效果更加明显。Mouro等对1 027例（DM413例，NDM614例）患者研究显示，由心脏康复耐力训练所致的改善程度相似。同研究中，监护下5次/w（13h/w），每次1h的步行平板训练（热身5min，AT水平运动45min，放松运动5min），另外再进行1h的抗阻运动。结果显示两组的最大摄氧量改善情况分别为27.6%（DM组）和30.5%（NDM组）；6min步行距离最大摄氧量改善分别为21.0%（DM组）和21.3%（NDM组）。

（二）适应证和禁忌证

糖尿病运动疗法的禁忌证为：血糖控制不良（空腹血糖＞13.9mmol/L、酮体中度阳性），糖尿病增殖性视网膜病引起的新鲜眼底出血（请眼科医师会诊），肾功能不全（血肌酐：男性＞221umol/L，女性＞176umol/L），缺血性心脏病或心肺功能障（请各专科医师会诊），骨关节疾病（请专科医师会诊），急性感染，糖尿病坏疽，严重的糖尿病自主神经病变等。以上情况很少限制日常生活中的体力活动，不必绝对卧床；糖尿病时，需特别注意无症状性（无痛性）心肌缺血。

（三）具体方法

实际心脏康复训练中，应选用怎样的运动项目，怎样的运动强度，怎样的运动频率才能获得康复效果呢？通常认为散步、慢跑、游泳等使用全身肌肉参与的有氧运动为宜。美国糖尿病病学会建议有氧运动强度为最大摄氧量的50%~74%，20~60min/次，3~5次/w。近年来，选择中等强度的运动非常流行，其强度为最大摄氧量的40%~60%，建议最好通过心肺运动负荷试验设定靶心率。不能进行运动负荷试验时采用简易评估法，中老年患者最大心率不超过120~130bpm，高龄者不超过100~110bpm。由于突然从最大摄氧量60%的运动强度开始，会发生危险，所以建议从40%~50%的强度开始较为适宜。另外，2型糖尿病患者合并自主神经障碍时，可根据自觉症状设定运动强度，通常以Borg指数中“12稍轻松”为靶强度，也有以“13稍疲劳”作为靶强度的。但对高龄老人，建议以“11轻松”的强度开始训练，然后以“12稍轻松”靶强度终止。

近年来，不仅有氧运动，抗阻运动也越来越受到关注，已有相关研究结果报道。研究显示高龄老人进行每周3次、持续4~6周的抗阻运动，可有效改善胰岛素受体敏感性和血糖控制情况。鉴于抗阻运动的有效性，不仅要推荐患者进行有氧运动，还应根据患者具体情况增加抗阻运动，制定个体化的运动处方。

（四）注意事项

运动疗法开始前，不仅是老年患者，有心血管高危因素者在运动疗法开始前也应当进行运动负荷试验，了解血压和心电图等的循环系统反应，确保安全性。这些患者包括：病程超过10年或年龄35岁以上的2型糖尿病患者；除糖尿病外，存在冠心病危险因素（家族史、高血压史、高脂血症、吸烟史、肥胖等）的患者；伴有视网膜病等糖尿病性微血管病变的患者；合并外周血管功能障得的患者；合并自主神经功能障碍的患者。

运动时的一般注意事项包括：观察患者双足，使用适合患者的全足掌缓冲的鞋。血糖控制不良（特别是1型糖尿病，2型糖尿病合并尿酮体阳性）时，不能进行训练。胰岛素或口服降糖药（特别是磺脲类药）治疗的患者，在运动中、运动当天和次日有可能发生低血糖；特别是胰岛素治疗的患者，在胰岛素作用最强的时刻，例如上午11点不宜进行体育锻炼，运动前血糖< 5.6mmo/L时，最好摄取1~2单位容易吸收的糖类（碳水化合物）。运动开始1h前进行胰岛素注射时，胰岛素注射部位应避免为运动部位。不要在餐后立即运动，尽量在用餐2h后开始运动训练，注意水分的补充。中等及以上强度的运动持续30min以上时，要注意在运动的前、中、后补充水分。要特别注意老年、肥胖、服用降压药和利尿药的患者，以及容易引起中暑和脱水的人群（饮酒后也更容易引起中暑和脱水症状）。

在日常生活中，逐渐增加运动量达到运动目标，通常建议采用1次/d，至少3~5次/w，20~60min/次的中等强度运动，在运动前后需进行准备运动和整理运动。

（曹鹏宇）

第四节 骨质疏松症

骨质疏松症（osteoporosis，OP），是一种因骨质密度下降，导致骨折风险提高的疾病。它严重地影响着患者的生活质量，患者不仅周身疼痛，还伴有身高降低、驼背、骨折等临床症状，不但给患者带来很多痛苦，也给社会带来很大的经济负担。随着世界人口的老龄化，骨质疏松症的发病率也逐年上升，现已成为世界普遍关注的公共卫生问题。运动是预防骨质疏松的有效方法，也是临床治疗骨质疏松的辅助方法之一。本指南旨在通过规范骨质疏松症的运动康复方法，提高骨质疏松患者的康复效果。

一、定义与术语

（一）定义

骨质疏松症（英文：osteoporosis，来自希腊文“porous bones”，意为“多孔的骨头”），2001年美国国立卫生研究院（National Institutes of Health，NIH）将其定义为以骨强度下降和骨折风险增加为特征的骨骼疾病，提示骨量降低是骨质疏松性骨折的主要危险因素，但还存在其他危险因素。骨质疏松症是中高年龄群体最常见的骨折原因，多见于绝经后女性和老年男性。骨质疏松的患者通常骨折前都不会有任何症状，因此该病又被称为“沉默的疾病”。疾病进程中骨骼逐渐变得松软易折，稍微受压就会断裂；发生慢性疼痛及机能衰退后，就连日常活动都会导致再度骨折。易于因骨质疏松而骨折的部位有脊椎、前臂骨和髋关节。原发性骨质疏松症包括绝经后骨质疏松症（Ⅰ型）、老年骨质疏松症（Ⅱ型）和特发性骨质疏松症（包括青少年型）。绝经后骨质疏松症一般发生在女性绝经后5~10年内；老年骨质疏松症一般指70岁以后发生的骨质疏松；特发性骨质疏松症主要发生在青少年，病因尚不明。继发性骨质疏松症指由任何影响骨代谢的疾病和/或药物及其他明确病因导致的骨质疏松。

（二）术语表达

骨质疏松症相关术语的表达见表 3-12-4-1：

表 3-12-4-1　常用术语表达及其释义

中文	英文	释义
骨平衡	bone balance	指成骨的生长和改建所形成的动态平衡。当骨骼平衡为零时，没有骨丢失。随着更年期到来和年龄的增长，骨骼平衡变成负数，骨骼丢失出现
骨密度	bone mineral density（BMD）	骨密度全称是骨骼矿物质密度，是反应骨骼强度的指标。在临床使用时由于不同的骨密度检测仪的绝对值不同，通常使用T值判断骨密度是否正常
骨质疏松	osteopenia	低骨量，为骨密度低于 1.0~2.5 年轻正常成年人的平均峰值标准差（T）
骨质疏松症	osteoporosis	一种骨骼疾病，其特征是骨骼强度受损，导致骨折易感性增加。诊断标准为≤ −2.5T
骨质疏松性骨折	osteoporotic fracture	从站立或较低处摔倒所产生的创伤性骨折；最常见的部位为脊椎、臀部和手腕
骨细胞	osteocytes	位于骨基质中，是成熟骨组织中的主要细胞，相当于人的成年期。当骨生长和再生时，成骨细胞向周围分泌基质和纤维，将自身包埋于其中，有骨盐沉积后则变为骨组织，成骨细胞则成熟为骨细胞
成骨细胞	osteoblasts（OB）	位于骨的表面，参与新骨形成和矿化的细胞。由骨原细胞分化而来
破骨细胞	osteoclasts（OC）	位于骨的表面，参与吸收旧骨、受损或多余骨的多核细胞
构建	modeling	骨沿骨骼表面形成或吸收，改变骨骼的大小和形状，以适应骨骼生长。是骨改变形状适应负载环境的过程
重塑	remodeling	是骨骼被吸收或在原位被新骨取代的一个动态过程，发生在人整个生命过程中
机械力传导	mechanotransduction	骨细胞将机械刺激（即来自物理活动的负荷）转化为化学反应的过程
应变	strain	骨骼材料的变形，指的是骨骼在应对外环境负荷时发生变化的过程

二、流行病学

骨质疏松症随着年龄的增长而增多，据估计，全世界约有2亿人患有骨质疏松症。在白人中，大约有15%的50岁以上的人和70%80岁以上的老人患有骨质疏松症，而且女性比男性更加常见。在发展中国家，根据不同的诊断方法，有2%~8%的男性和9%~38%的女性患有该病。2010年，欧盟大约有2 200万女性和550万男性患有骨质疏松症。在美国，2010年大约有800万女性和100~200万男性患有骨质疏松症。在我国，目前60岁以上人口已超过2.1亿（约占总人口的15.5%），65岁以上人口近1.4亿（约占总人口的10.1%），是世界上老年人口数最大的国家。随着人口老龄化日趋严重，骨质疏松症已成为我国面临的重要公共健康问题。早期流行病学调查显示：我国50岁以上人群骨质疏松症患病率女性为20.7%，男性为14.4%；60岁以上人群骨质疏松症患病率明显增高，女性尤为突出。据估算2006年我国骨质疏松症患者近7 000万，骨量减少者超过2亿人。对2010—2016年骨质疏松患病情况进行荟萃分析发现，中国60岁以上人群骨质疏松症总体患病率为36%，其中男性为23%，女性为49%。虽然目前缺乏新近的流行病学数据，但可以了解我国骨质疏松症患病人数巨大，是中国老人年高发疾病。

骨质疏松性骨折（或称脆性骨折）指受到轻微创伤或日常活动中即发生的骨折，是骨质疏松症的严重后果。骨质疏松性骨折的常见部位是椎体、髋部、前臂远端、肱骨近端和骨盆等，其中最常见的是椎体骨折。全世界每年有890万例骨折是由骨质疏松引起的。在全球范围内，超过50岁的1/3的女性和1/5的男性患有骨质疏松性骨折。来自美国的数据显示，普通人群和白人女性的骨质疏松症发病率有所下降，从1994年的18%下降到2006年的10%。白人和亚洲人面临的风险更大。虽然非洲血统的人在骨质疏松性骨折后的死亡风险最高，但由于骨质疏松性骨折导致骨折的风险较低。国内基于影像学的流行病学调查显示，50岁以上女性椎体骨折患病率约为15%，50岁以后椎体骨折的患病率随年龄增加而逐渐增高，80岁以上女性椎体骨折患病率可高达36.6%。据估计，2015年我国主要骨质疏松性骨折（腕部、椎体和髋部）约为269万例次，到2035年，估计约为483万例次，到2050年约达599万例次。女性一生发生骨质疏松性骨折的危险性（40%）高于发生乳腺癌、子宫内膜癌和卵巢癌危险性的总和，男性一生发生骨质疏松性骨折的危险性（13%）高于前列腺癌。

骨质疏松性骨折的危害巨大，是老年患者致残和致死的主要原因之一。发生髋部骨折后1年之内，20%的患者会死于各种并发症，约50%患者致残，生活质量明显下降。而且，骨质疏松症及骨折的医疗和护理，会给家庭和社会造成沉重的负担（包括治疗费用、长期残疾和劳动人口生产力的丧失）。欧盟每年花费370亿欧元用于骨质疏松症相关的医疗支出，而美国估计每年花费190亿美元用于相关的医疗费用。据2015年预测，我国2015、2035和2050年用于主要骨质疏松性骨折（腕部、椎体和髋部）的医疗费用将分别高达720亿元、1 320亿元和1 630亿元。

研究表明，纬度影响骨质疏松性骨折的风险。与靠近赤道的地区相比，像北欧这样的高纬度地区通过阳光获得的维生素D更少，因此与低纬度地区相比，骨折率更高。例如，瑞典男性和女性到50岁时髋部骨折的风险分别为13%和28.5%，而中国男性和女性的这一风险仅为1.9%和2.4%。饮食也可能是造成这种差异的一个因素，因为维生素D、钙、镁和叶酸都与骨密度有关。

三、病因及康复机制

（一）病因

1. 发病机制　骨骼需有足够的刚度和韧性维持骨强度，以承载外力，避免骨折。为此，要求骨骼具备完整的层级结构，包括Ⅰ型胶原的三股螺旋结构、非胶原蛋白及沉积于其中的羟基磷灰石。骨骼的完整性由不断重复、时空偶联的骨吸收和骨形成过程维持，此过程称为“骨重建”。骨重建由成骨细胞、破骨细胞和骨细胞等组成的骨骼基本多细胞单位（basic multicellular unit，BMU）实施。成年前骨骼不断构建、塑形和重建，骨形成和骨吸收的正平衡使骨量增加，并达到骨峰值；成年期骨重建平衡，维持骨量；此后随年龄增加，骨形成与骨吸收呈负平衡，骨重建失衡造成骨丢失。

绝经后骨质疏松症主要是由于绝经后雌激素水平降低，雌激素对破骨细胞的抑制作用减弱，破骨细胞的数量增加、凋亡减少、寿命延长，导致其骨吸收功能增强。尽管成骨细胞介导的骨形成亦有增加，但不足以代偿过度骨吸收，骨重建活跃和失衡致使小梁骨变细或断裂，皮质骨孔隙度增加，导致骨强度下降。雌激素减少降低骨骼对力学刺激的敏感性，使骨骼呈现类似于废用性骨丢失的病理变化。

老年性骨质疏松症一方面由于年龄增加造成骨重建失衡，骨吸收/骨形成比值升高，导致进行性骨丢失；另一方面，年龄增加和雌激素缺乏使免疫系统持续低度活化，处于促炎性反应状态，炎症因子刺激破骨细胞，并抑制成骨细胞，造成骨量减少。老年人年龄相关的肾上腺源性雄激素生成减少、生长激素-胰岛素样生长因子轴功能下降、肌少症和体力活动减少造成骨骼负荷减少，也会使骨吸收增加。此外，随年龄增加和生活方式相关疾病引起的氧化应激及糖基化增加，使骨基质中的胶原分子发生非酶促交联，也会导致骨强度降低。

总之骨质疏松症及其骨折的发生是遗传因素和非遗传因素交互作用的结果。遗传因素主要影响骨骼大小、骨量、结构、微结构和内部特性。峰值骨量的60%至80%由遗传因素决定，多种基因的遗传变异被证实与骨量调节相关。非遗传因素主要包括环境因素、生活方式、疾病、药物、跌倒相关因素等。骨质疏松症是由多种基因-环境因素等微小作用积累的共同结果。

2. 危险因素　包括不可控和可控因素（表3-12-4-2）。

（1）不可控因素：主要有种族（患骨质疏松症的风险：白种人高于黄种人，而黄种人高于黑种人）、老龄化、女性绝经和脆性骨折家族史。

（2）可控因素：不健康生活方式：包括体力活动少、吸烟、过量饮酒、过多饮用含咖啡因的饮料、营养失衡、蛋白质摄入过多或不足、钙和/或维生素D缺乏、高钠饮食、体质量过低等。

影响骨代谢的疾病：包括性腺功能减退症等多种内分泌系统疾病、风湿免疫性疾病、胃肠道疾病、血液系统疾病、神经肌肉疾病、慢性肾脏及心肺疾病等。

影响骨代谢的药物：包括糖皮质激素、抗癫痫药物、芳香化酶抑制剂、促性腺激素释放激素类似物、抗病毒药物、噻唑烷二酮类药物、质子泵抑制剂和过量甲状腺激素等。

表 3-12-4-2 骨质疏松的主要危险因素

不健康生活方式		
体力活动少	过量饮酒	吸烟
饮过多含咖啡因的饮料	营养失衡	蛋白质摄入不足
钙和/或维生素D缺乏	高钠饮食	低体质量
内分泌系统疾病		
甲状旁腺功能亢进症	垂体前叶功能减退症	早绝经（绝经年龄＜40岁）
库欣综合征	性腺功能减退症	糖尿病（1型及2型）
甲状腺功能亢进症	神经性厌食	雄激素抵抗综合征
高钙尿症		
胃肠道疾病		
炎性肠病	胃肠道旁路或其他手术	原发性胆汁性肝硬化
胰腺疾病	乳糜泻	吸收不良
血液系统疾病		
多发性骨髓瘤	白血病	淋巴瘤
单克隆免疫球蛋白病	血友病	镰状细胞贫血
系统性肥大细胞增多症	珠蛋白生成障碍性贫血	
风湿免疫性疾病		
类风湿关节炎	系统性红斑狼疮	强直性脊柱炎
其他风湿免疫性疾病		
神经肌肉疾病		
癫痫	脑卒中	肌萎缩
帕金森	脊髓损伤	多发性硬化
其他		
慢性代谢性酸中毒	终末期肾病	器官移植后
慢性阻塞性肺疾病	充血性心衰	结节病
特发性脊柱侧凸	抑郁症	肠外营养
淀粉样变	艾滋病	
药物		
糖皮质激素	抗癫痫药	芳香化酶抑制剂
促性腺激素释放激素类似物	肿瘤化疗药	质子泵抑制剂
甲状腺激素	噻唑烷二酮类胰岛素增敏剂	抗凝剂（肝素）
铝剂（抑酸剂）	选择性5-羟色胺再摄取抑制剂	抗病毒药物
环孢霉素A	他克莫司	

（二）康复机制

1. 机制　康复的机制在于适当的力学刺激和负重有利于维持骨重建，增加骨密度，修复骨骼微损伤，避免微损伤累积和骨折。在生长期健身运动有助于增加峰值骨量的高度；成年后运动可改善机体力量、姿势和平衡，提高机体灵敏度和协调性，减少跌倒的风险。

2. 原则　WHO 在 1989 年明确提出预防骨质疏松症的三大原则：补钙、运动疗法、饮食调节。骨质疏松症的主要防治目标包括改善骨骼生长发育，促进成年期达到理想的峰值骨量；维持骨量和骨质量，预防增龄性骨丢失；避免跌倒和骨折。骨质疏松症初级预防：指尚无骨质疏松但具有骨质疏松症危险因素者，应防止或延缓其发展为骨质疏松症并避免发生第一次骨折。骨质疏松症二级预防和治疗：指已有骨质疏松症或已经发生过脆性骨折，防治目的是避免发生骨折或再次骨折。

四、评定标准

骨质疏松症的诊断基于全面的病史采集、体格检查、骨密度测定、影像学检查及必要的生化测定。临床上诊断原发性骨质疏松症应包括两方面：确定是否为骨质疏松症和排除继发性骨质疏松症。骨质疏松症的诊断主要基于 DXA 骨密度测量结果和/或脆性骨折。

（一）常用骨密度及骨测量方法

骨密度是指单位体积（体积密度）或者是单位面积（面积密度）所含的骨量。骨密度及骨测量方法较多，不同方法在骨质疏松症的诊断、疗效监测以及骨折危险性评估中的作用有所不同。目前临床和科研常用的骨密度测量方法有双能 X 射线吸收法（dual energy X-ray absorptiometry，DXA）、定量计算机断层照相术（quantitative computed tomography，QCT）、外周 QCT（peripheral quantitative computed tomography，pQCT）和定量超声（quantitative ultrasound，QUS）等。目前公认的骨质疏松症诊断标准是基于 DXA 测量的结果。

我国已经将骨密度检测项目纳入 40 岁以上人群常规体检内容，临床上为诊治骨质疏松症的骨密度测定指征见表 3-12-4-3。

表 3-12-4-3　骨密度测量的临床指征

符合以下任何一条，建议行骨密度测定
·女性 65 岁及以上和男性 70 岁及以上者
·女性 65 岁以下和男性 70 岁以下，有一个或多个骨质疏松危险因素者
·有脆性骨折史的成年人
·各种原因引起的性激素水平低下的成年人
·X 线影像已有骨质疏松改变者
·接受骨质疏松治疗、进行疗效监测者
·患有影响骨代谢疾病或使用影响骨代谢药物史者
·IOF 骨质疏松症一分钟测试题回答结果阳性者
·OSTA 结果≤ −1 者

（二）基于骨密度测定的诊断

DXA 骨密度测量是临床和科研最常用的骨密度测量方法，可用于骨质疏松症的诊断、骨折风险性预测和药物疗效评估，也是流行病学研究常用的骨骼评估方法。其主要测量部位是中轴骨，包括腰椎和股骨近端，如腰椎和股骨近端测量受限，可选择非优势侧桡骨远端1/3（33%）。DXA 正位腰椎测量感兴趣区包括椎体及其后方的附件结构，故其测量结果受腰椎的退行性改变（如椎体和椎小关节的骨质增生硬化等）和腹主动脉钙化影响。DXA 股骨近端测量感兴趣区分别为股骨颈、大粗隆、全髋和 Wards 三角区的骨密度，其中用于骨质疏松症诊断感兴趣区是股骨颈和全髋。另外，不同 DXA 机器的测量结果如未行横向质控，不能相互比较。新型 DXA 测量仪所采集的胸腰椎椎体侧位影像，可用于椎体形态评估及其骨折判定（vertebral fracture assessment，VFA）。

对于绝经后女性、50 岁及以上男性，建议参照 WHO 推荐的诊断标准，基于 DXA 测量结果（表 3）：骨密度值低于同性别、同种族健康年轻（30~40 岁）女性的骨峰值 1 个标准差及以内属正常；降低 1~2.5 个标准差为骨量低下（或低骨量）；降低等于和超过 2.5 个标准差为骨质疏松；骨密度降低程度符合骨质疏松诊断标准，同时伴有一处或多处脆性骨折为严重骨质疏松。骨密度通常用 *T* 值（T-Score）表示，*T* 值 =（实测值 – 同种族同性别正常青年人峰值骨密度）/ 同种族同性别正常青年人峰值骨密度的标准差。基于 DXA 测量的中轴骨（腰椎 1~4、股骨颈或全髋）骨密度或桡骨远端 1/3 骨密度对骨质疏松症的诊断标准是 *T* 值≤ –2.5（表 3-12-4-4）。

表 3-12-4-4 基于 DXA 测定骨密度分类标准

分类 *T* 值	分类 *T* 值	年轻女性（%）
正常	*T* 值≥ –1.0	85%
低骨量	–2.5 < *T* 值< –1.0	14%
骨质疏松	*T* 值≤ –2.5	0.6%
严重骨质疏松	*T* 值≤ –2.5+ 脆性骨折	

注：*T* 值 =（实测值 - 同种族同性别正常青年人峰值骨密度）/ 同种族同性别正常青年人峰值骨密度的标准差；DXA，双能 X 射线吸收法

对于儿童、绝经前女性和 50 岁以下的男性，其骨密度水平的判断建议用同种族的 *Z* 值表示，*Z* 值 =（骨密度测定值 – 同种族同性别同龄人骨密度均值）/ 同种族同性别同龄人骨密度标准差。将 *Z* 值≤ –2.0 视为“低于同年龄段预期范围”或低骨量。

五、运动康复方法

骨质疏松症是一个“沉默的疾病”，发病时间长，症状不明显，因而其防治应贯穿于生命的全过程。骨质疏松性骨折会增加致残率或致死率，因此骨质疏松症的预防与治疗同等重要。骨矿代谢与光照、运动、食物是密切相关的，如果能够在这三方面加强，可以延缓骨的退化和骨质疏松症的过早出现。运动疗法是防治骨质疏松症最有效、最基本的方法之一。

（一）运动康复目标

骨质疏松症的康复目标在于发挥肌肉质量对骨质代谢所起的调节促进作用；矫正这类

患者常见的驼背畸形；通过康复治疗，预防或减少这类患者由于肌力不足而增加跌倒；对已经发生的骨折进行康复治疗；改善症状，增强全身体力，提高生活质量。

（二）运动康复要素

1. 运动方式　常见的有以下类型。

（1）有氧运动：在一定的负荷范围内，有氧运动预防骨质疏松的效果与其运动强度及运动量成正比。有氧运动能够提高机体腰椎、股骨颈以及跟骨等部位的骨密度，能够有效地防止或延缓骨质流失，从而起到预防骨质疏松的效果。另外，有氧运动易于掌握，运动方便，有较高的执行性，对于老年人值得推荐。常见的有氧运动方式有步行、健步走、跑步、健身操、舞蹈、骑车、划船、球类运动等。

（2）冲击性运动：冲击性运动是指在运动过程中受力瞬间受力点对机体产生冲击性反作用力的运动，如跳跃后落地瞬间地面的反作用力或球拍击球瞬间击球点的反作用力等。这些反作用力的冲击能刺激骨骼，从而促进骨形成，防止骨质流失。冲击性运动能够提高绝经前、后期女性髋部、股骨、股骨颈等部位的骨密度，从而达到预防骨质疏松的效果。常见的冲击性运动方式有跳绳、冲击性踏步和跑步、跳跃、单足跳、下蹲跳等。

（3）负重运动：负重运动形式较多，可以是抗阻训练，也可以是在有氧运动和冲击性运动的基础上进行额外的负重。负重运动能够增加肌肉的横截面积、肌纤维数量，从而提高肌肉力量。在进行抗阻训练时，肌肉的牵拉力和重力通过器械传递到骨骼的力量对骨骼产生刺激，从而提高机体的骨密度，促进骨形成，防止骨质流失。常见的负重运动有利用沙袋、哑铃、重力球和弹力带等进行的渐进抗阻训练；利用自身体重进行的抗阻训练，比如俯卧撑、仰卧起坐、引体向上等；利用哑铃、杠铃、史密斯机等器械进行的负重运动，如负重蹲起、挺举等运动。

（4）民族传统运动：我国的民族传统运动种类繁多、历史悠久，一直以来对促进国人的健康起着积极作用。群众基础较好的有太极拳、八段锦、五禽戏、易筋经等。大量研究表明，太极拳等传统运动能够促进骨形成、防止骨质流失、还可以改善平衡和协调，对老年人防止骨质疏松和防跌倒方法有积极的效果。

（5）组合运动：平衡和协调等综合能力的提高对于老年人防摔倒有重要的意义，因此康复的运动训练应该避免单一，以多种运动方式相结合为宜。组合式运动是指由两种或两种以上的运动方式组合而成的运动方式，如采用有氧运动＋负重运动、冲击性运动＋八段锦等。运动项目种类的丰富，既能全面提升身体素质，比如机体的心肺功能、肌肉力量、平衡和协调能力等身体机能指标，又能有针对性地提高身体某一部位的骨密度；不但能够提高整体运动能力，又能带来运动的乐趣，使锻炼者能更好地接受并完成下一阶段的运动方案，形成良性循环，使运动的成骨效应达到最大化。

（6）其他运动：振动训练是一种新兴的训练方法，目前在运动训练、康复理疗、航空等领域均得到广泛应用。相对于其他运动方式，全身振动训练具有简单、效果显著、训练方案可控性高等特点。已有研究表明，振动训练能够促进骨质生长，增强骨骼形态和强度，是预防及治疗骨质疏松的有效手段。

高强度间歇训练（high intensity interval training，HIIT）指进行多次短时间高强度（90%VO_{2max}）运动训练，在每两次高强度训练之间以较低的强度运动或完全休息形成间歇期。单次运动时间和间歇期可持续几秒到几分钟不等。研究发现高强度间歇训练可以通过增加肌肉力量和平衡能力来降低骨质疏松风险。

2. 运动强度　因运动项目不同而采取不同的运动强度。有氧运动采用中等运动强度（40%~60%VO_2R 或 HRR），大强度运动可以采用≥ 60%VO_2R 或 HRR 的运动。抗阻运动，根据骨骼的承受力，从中等运动强度（60%~80%1RM，8~12 次的抗阻训练）增加到较大运动强度（80%~90%1RM，5~6 次的抗阻训练）。

3. 运动频率　由于骨的重建周期要经历静止、激活、转换和成型 4 个缓慢的过程，而这个重建过程要维持 4~6 个月，因此要保持骨密度、减少流失、增加骨量就必须持之以恒地运动下去，在这个过程中既要形成运动的习惯，也要防止运动疲劳。ACSM（美国运动医学学会）的建议是耐力运动 3~5 次 /w，最少也要 3 次；抗阻运动和冲击力运动 2~3 次 /w；在这些运动中再适当的穿插负重运动、球类运动等。

4. 运动时间　刚开始有效的运动时间应保持在 20~30min，然后逐渐增加到每周 150min 的基本目标。如果有特殊情况，也可以从短时间的运动开始。中等强度的有氧运动每次维持 40~60min 为宜，抗阻训练则至少能完成一个组合，即重复 8~10 次。

5. 注意事项　运动要注意参考每个人的身体素质、性格特点和周围环境，做到因人而异。儿童以跳绳、球类等有趣的运动项目为主；青少年以有规律的高强度运动为主，配合较大强度的负重训练，促进骨的形成。中年人骨骼进入老化期，可多进行爆发力和最大肌力练习，提高骨峰值，延缓骨量丢失。

老年人常伴有慢性疾病，运动前除了进行常规检查外，还要进行运动试验以进一步评估运动的风险。必要时要寻求康复医生和临床医生的帮助。在运动中注意循序渐进、多样运动方式交叉结合并及时进行反馈。伴随心血管系统等慢性疾病者在运动中尽量避免倒立、憋气等动作，并随时注意心率和血压等指征的变化。

已经患有骨质疏松症的老年人，应避免双脚跳等高冲击性的运动，进行中等冲击性运动时，应保持一只脚在地面上。禁止高尔夫和划船等会导致脊柱弯曲或者受压的运动。

（三）常用的运动康复方法

依据 ACSM 的推荐（表 3-12-4-5、表 3-12-4-6），常用的骨质疏松人群的运动处方分为两类：①有一个以上的骨质疏松危险因素（低骨密度值、年龄、女性等）的个体；②骨质疏松病人。

表 3-12-4-5　有骨质疏松风险人群的 FITT 推荐

频率	每周 3~5d 承受体重的有氧运动和每周 2~3d 的抗阻运动
强度	有氧运动：中等强度（40~60%VO_2R 或 HRR）到较大强度（≥ 60%VO_2R 或 HRR） 抗阻运动：根据骨骼承受力，从中等强度增加到较大强度
时间	每天 30~60min 承受体重的有氧和抗阻相结合的运动
方式	承受体重的有氧运动（如：网球、爬楼梯、步行和间歇性慢跑），包含跳跃的活动（排球、篮球）和抗阻运动（举重）

注：FITT 是频度（frequency）、强度（intensity）、时间（time）和类型（type）四个单词的英文缩写

表 3-12-4-6　有骨质疏松症人群的 FITT 推荐

频率	每周 3~5d 承受体重的有氧运动和每周 2~3d 的抗阻运动。
强度	一般采用中等强度的承受体重的有氧运动和中等强度的抗阻运动。
时间	每天 30~60min 承受体重的有氧和抗阻相结合的运动。
方式	承受体重的有氧运动（如：爬楼梯、步行等可耐受的方式），抗阻运动（举重）。

六、预防

（一）调整生活方式

1. 加强营养均衡膳食　建议摄入富含钙、低盐和适量蛋白质的均衡膳食，推荐每日蛋白质摄入量为 0.8~1.0g/kg 体重，并每天摄入牛奶 300ml 或相当量的奶制品。

2. 充足日照　夏季尽量通过阳光照射获得维生素 D，暴露四肢，不使用防晒霜、不打伞，时间选择以上午 10 点到下午 2 点，照射时间 5~10min，频率为每周 2~3 次。但需注意避免强烈阳光照射，以防灼伤皮肤。

3. 戒刺激性食物　戒烟、限酒，避免过量饮用咖啡和碳酸饮料；尽量避免或少用影响骨代谢的药物。

（二）服用骨质疏松药物

1. 补充钙和维生素 D　建议维生素 D 的每日最低计量为每天 3 000 国际单位（75μg）。

2. 药物支持　患有骨质疏松症的患者可用双磷酸盐或其他骨吸收抑制药物。患有严重脊柱骨质疏松和骨折的患者可以每天皮下注射特立帕肽（teriparatide）。

（侯晓晖）

第五节　肥　胖　症

肥胖症是由于遗传和环境因素的影响，使得全身脂肪组织与其他组织比例过高和 / 或分布异常，并最终导致机体代谢紊乱的一种慢性疾病。随着社会经济的发展、膳食结构的改变和体力活动的减少，肥胖症发病率在世界范围内迅速增长，严重危害人类的健康，极大增加了社会负担。本指南旨在使广大运动康复工作者系统理解肥胖症的病因、发病机制、诊断、康复治疗原则及机制，掌握肥胖症的运动康复原则，规范运动康复工作，进一步提高针对肥胖症的运动康复水平。

一、定义或术语

（一）定义

根据 WHO 发布的资料，肥胖症是一种由于体内不正常或过多的脂肪组织积累，而产生很多健康危害的疾病。这些健康危害包括：心血管疾病（主要是心脏病和脑卒中）、糖尿病、肌肉骨骼疾病（尤其是骨关节炎）和某些癌症（包括子宫内膜癌、乳腺癌、卵巢癌、前列腺癌、肝癌、胆囊癌、肾癌和肠癌等）。

（二）术语表达

肥胖症根据程度可以分为超重和肥胖两个阶段，肥胖指严重的身体脂肪量与瘦体重比例失调，超重指体重超过参考值。WHO 根据 BMI 进行划分和界定：25~ ＜ 30 为超重，BMI ≥ 30 为肥胖。

二、流行病学

根据 WHO 的资料，1975—2016 年间，全球肥胖率增加了近 3 倍。2016 年，全球范围内 18 岁以上人群有 19 亿为超重或肥胖，占该人群比例的 39%（男性 39%，女性 40%），其中 6.5 亿为肥胖，占该人群比例的 13%（男性 11%，女性 15%）。2016 年，全球大约有 4 100 万 5 岁以下儿童超重或肥胖，其中将近一半在亚洲。5~19 岁儿童青少年超重或肥胖率从 1975 年的 4% 增加为 2016 年的 18%（男性 19%，女性 18%）。到 2016 年，此年龄段超重或肥胖人数超过 3.4 亿，其中肥胖人数为 1.24 亿（男性 8%，女性 6%）。

在中国，整体人口肥胖率在 2000 年、2005 年、2010 年和 2014 年分别为 8.6%、10.3%、12.2% 和 12.9%，超重率分别为 37.4%、39.2%、40.7% 和 41.2%，呈逐年上升趋势。根据 2013 年的数据，中国 0~5 岁儿童超重率为 8.4%，肥胖率为 3.1%。2012 年的数据，6~17 岁儿童青少年的超重和肥胖率分别为 9.6% 和 6.4%。2010 年的数据，我国 60 岁以上人群的超重率为 32.1%，肥胖率为 12.4%。

三、病因及康复机理

（一）病因

WHO 认为，超重和肥胖的基本病因是能量摄入和能量消耗正平衡（能量摄入大于能量消耗）。全球范围内的肥胖流行，是高热量食物摄入过多和体力活动减少所致。但肥胖的发病机制非常复杂，至少包括以下几方面：

1. 遗传因素　基因是导致肥胖和脂肪分布异常的重要因素，双生子实验表明，基因对肥胖的影响作用至少在一半以上。

2. 神经因素　人类下丘脑存在调控摄食行为的神经核团，并接受脂肪组织和肠道分泌的相关生物活性物质的调节，这些生物活性物质分泌异常或受体后信号转导障碍，可能是肥胖的重要发病机制之一。

3. 内分泌因素　肥胖与胰岛素抵抗和高胰岛素血症关系密切，各种原因造成的胰岛素抵抗和高胰岛素血症可能是导致肥胖的重要原因。

4. 饮食和行为方式　现代社会，高热量、高糖、高脂饮食流行和 / 或体力活动不足，也是造成肥胖的重要原因。

（二）康复手段及机理

肥胖的发病机制非常复杂，其康复手段也应该从多方面进行，常用的肥胖症康复手段及其机理如下：

1. 饮食治疗　只有能量负平衡才能减重，因此减肥的第一步是必须减少热量摄入。成年人维持正常的体重需要摄入每公斤体重 22kcal 的热量，即使完全不运动，每天维持正常新陈代谢的最低能量摄入也需要约 1 200kcal。减肥时，应该把每天的摄入热量从平时的水平减少 500~750kcal，但不应低于最低的热量摄入要求。除了总热量摄入减少，膳食结构也需要改变，大多数国家的膳食指南推荐低脂膳食。近年来，高蛋白质低碳水化合物膳食也受到病人的喜爱，因为高蛋白质饱腹感强，而低碳水化合物可以使更多的脂肪分解，使减肥效果可能更好。

2. 运动治疗　运动是减肥的重要手段。为了达到减肥的效果，应该进行规律的运动，5~7d/w，60~90min/d，每周的能量消耗在 2 500~2 800kcal。但从长远的减肥效果来看，单一的运动干预并不乐观，因此应该和饮食治疗或其他治疗联合进行。90% 的成功减肥者采用运动和饮食联合治疗。运动减肥的可能机制如下：①运动增加了脂肪消耗；②适度运动可以抑制食欲，减少热量摄入；③运动可以提高瘦体重，从而提高机体基础代谢率；④运动可以抑制脂肪合成。

3. 药物治疗　BMI ≥ 30 或 BMI ≥ 27 合并肥胖相关并发症时，推荐药物治疗。芬特明是最常用的减肥药，可以通过抑制食欲起到减肥的效果，但具有口干、心悸、焦虑等副作用。西布曲明是一种 5 羟色胺和去甲肾上腺素重吸收抑制剂，可以抑制食欲、增加饱腹感。2/3 的患者服用两年可以减少 5%~10% 体重，但具有口干的副作用，少数人可以出现短暂的血压和心率升高。奥利司他是一种小肠酶抑制剂，通过阻碍 1/3 饮食中脂肪的吸收发挥作用，每天可以减少热量摄入 180kcal。

4. 手术治疗　BMI ≥ 40 或 BMI ≥ 35 合并肥胖相关并发症时，可以进行手术治疗。手术治疗前，很多人需要进行 6~12 个月的综合医学治疗，很多医生要求病人在手术前减掉 5%~10% 体重，以减少手术并发症。

5. 认知和行为治疗　认知和行为治疗的目的是改变患者对肥胖和体重控制的观点和认知，建立信念，同时鼓励患者采取有效减轻并维持体重的行为措施。通常包括：自我管理（如饮食日记）、控制进餐过程、强化认知的技巧等。

四、分类

肥胖的分类有多种方法，按发生原因可分为继发性肥胖和单纯性肥胖，按发生部位可分为腹部型肥胖（向心型）和臀部型肥胖（外周型），按脂肪细胞解剖特点可分为多细胞性肥胖和大细胞性肥胖。

（一）单纯性肥胖和继发性肥胖

单纯性肥胖与遗传和生活方式密切相关，是最常见的肥胖类型，约占肥胖人群的 94%。儿童肥胖多为单纯性肥胖。继发性肥胖常常继发于某些神经内分泌疾病，或某些药物所导致。

（二）腹部型肥胖和臀部型肥胖

腹部型肥胖以脂肪主要囤积在腹部皮下和腹腔内为特征，又称向心型肥胖，男性多见。臀部型肥胖以脂肪主要囤积在臀部和大腿部为特征，又称外周型肥胖，女性多见。一般来说腹部型肥胖对健康的危害更大。

（三）多细胞性肥胖和大细胞性肥胖

多细胞性肥胖以脂肪细胞数目多为特征，而大细胞性肥胖以脂肪细胞体积增大为特征。大多数成年人肥胖属于大细胞性肥胖。

五、评定标准

（一）评价指标

一般常用 BMI 和体脂百分比两个指标来定义肥胖和对肥胖程度进行分级。BMI= 体重（kg）/ 身高（m）^{2}。该指标简单、容易操作，但对少数人群（如运动员）的评价可能会出现偏差。

体脂百分比是指身体脂肪重量与总体重的百分比。该指标用于肥胖的定义和分级比较客观科学，但测试方法相对比较复杂，常用的体脂百分比测试方法包括：皮褶厚度测量法、水下称重法、双能X线法、生物电阻抗测量法，其中水下称重法为黄金测试法。

（二）评定标准

世界各国或各专业学会对肥胖的定义和分级标准有所不同。种族不同，肥胖的标准可能会存在差异，目前尚无世界统一的标准。WHO根据BMI进行划分和界定，见表3-12-5-1。我国2003年发布的《中国成人超重和肥胖症预防控制指南（试行）》中超重和肥胖的诊断标准也可参看表3-12-5-1。另外，中国肥胖问题工作组2004年发布的中国儿童青少年超重、肥胖标准见表3-12-5-2。

表3-12-5-1 WHO和中国超重、肥胖BMI分类标准

单位：kg/m^2

	WHO	中国
超重	25.0~29.9	24.0~27.9
肥胖	≥ 30.0	≥ 28
肥胖（I级）	30.0~34.9	28.0~29.9
肥胖（Ⅱ级）	35.0~39.9	30.0~34.9
肥胖（Ⅲ级）	≥ 40.0	≥ 35.0

表3-12-5-2 中国学龄儿童青少年超重、肥胖筛查BMI分类标准

年龄/岁	男超重	男肥胖	女超重	女肥胖
7~8	17.4	19.2	17.2	18.9
8~9	18.1	20.3	18.1	19.9
9~10	18.9	21.4	19.0	21.0
10~11	19.6	22.5	20.0	22.1
11~12	20.3	23.6	21.1	23.3
12~13	21.0	24.7	21.9	24.5
13~14	21.9	25.7	22.6	25.6
14~15	22.6	26.4	23.0	26.3
15~16	23.1	26.9	23.4	26.9
16~17	23.5	27.4	23.7	27.4
17~18	23.8	27.8	23.8	27.7
18	24.0	28.0	24.0	28.0

六、运动康复方法

体重取决于总能量摄入和总能量消耗的平衡状态，减肥应该从增加能量消耗和减少能量摄入两方面入手，使能量消耗大于能量摄入。

（一）运动康复效果

增加运动和其他体力活动是减肥的基本措施，但结合饮食控制会使减肥效果提高20%。运动量或体力活动水平与减重量之间存在量效关系，根据研究观察，运动干预期间，小于150min/w的运动减肥效果有限，大于150min/w可以减重2~3kg，而大于225~420min/w可以减重5~7.5kg。运动对于防止体重反弹也是必要的，但目前缺乏足够的科学证据去了解防止体重反弹所需的运动量。有些研究认为，预防体重反弹的运动量应该高于普通人群健身的运动量（每周150min），每周需运动200~300min，而且看起来“越多越好”。

（二）肥胖症运动康复的原则及运动处方

ACSM推荐，每周应该进行200~300min中等强度的运动才可能取得长久的减肥效果。但近年来的研究显示，高强度间歇运动与中等强度运动具有相同的减肥效果，甚至可能更好。由于大部分研究均为实验室研究，虽然高强度间歇训练的减肥效果已经得到证实，但其适应证、禁忌证等仍需进一步研究确定。

运动减肥一般分为两个阶段：减肥阶段和维持阶段。减肥阶段的目标是：尽可能多地增加能量消耗以提高减肥效果；维持阶段的目标是将运动融入个人的生活方式，以能够长期保持减肥效果。减肥运动处方包括：有氧锻炼、抗阻锻炼和柔韧锻炼，这些锻炼方式应该结合起来进行。每种运动处方都应该从运动的强度、时间、频率和形式进行规范。具体的运动处方原则见表3-12-5-3。

表3-12-5-3 运动减肥推荐运动处方原则

	有氧锻炼	抗阻锻炼	柔韧锻炼
运动频率	每周5d及以上	每周2~3d	每周2~3d及以上
运动强度	开始时采用中等强度（40%~59%摄氧量储备或心率储备），逐渐提高到高强度（60%摄氧量储备或心率储备以上）	60%~70% 1RM；逐渐增加以提高肌肉力量和肌肉质量	拉伸到感觉紧张或轻度不舒适
运动时间	从每天30min（每周150min）开始，逐渐增加到每天60min以上（每周250~300min）	每组大肌肉群，进行8~12次重复收缩为一组，进行2~4组	保持10~30s，每次练习重复2~4次
运动形式	采用大肌肉群参与的、较长时间的、有节律的动力性运动形式，如跑步、骑车、游泳、登山等	使用抗阻训练仪器，或自由重量	静态拉伸、动态拉伸、PNF拉伸

注：1RM，一次收缩能够克服的最大阻力；PNF，本体感觉神经肌肉促进技术

（三）肥胖症运动康复注意事项

1. 如果采用中到较高强度（moderate-to-vigorous intensity），开始时的运动时间应该不低于每天30min。

2. 为了达到长期保持减肥效果的目的，每周进行中到较高强度运动的时间应不低于250min（每周消耗能量 2 000kcal 以上），为了达到这个目标，每周应该运动 5~7d。

3. 以上提到的每天运动时间可以分多次间断完成，累积达到总是长，但每次运动的时间应该不低于 10min。

4. 抗阻锻炼本身不能起到临床意义上的减肥效果，但可以提高肥胖人群肌肉力量和身体功能，也可以降低心血管疾病和糖尿病的风险。

5. 应建立短期和长期的减肥目标，在最初的 3~6 个月，减少的体重应该至少为原体重的 3%~10%。

6. 应该减少现有的能量摄入水平，每天减少 500~1 000kcal 的热量摄入，每周会减掉 0.5~0.9kg 体重。

7. 如果减肥在 5%~10% 以上，则需要更严格的营养、运动和行为干预。对那些运动干预不敏感的肥胖人群，可以考虑药物或手术治疗。

8. 为了达到长期的减肥效果，必须做到饮食方式改变和运动行为相结合。

七、预防

肥胖症是在先天和后天因素影响下，长期积累形成的慢性疾病。目前为止，肥胖症的治疗和康复手段效果均不是非常理想。因此，对肥胖症的干预应该提前进行，加强对肥胖症的预防至关重要。WHO 指出，超重和肥胖在很大程度上是可以预防的，应该从以下几方面进行：

1. 从社会层面　能够提供可实施的、易实现的、经济上可承受的健康饮食和规律运动的环境和条件，使人们可以最容易选择。

2. 从个人层面　必须限制脂肪和糖类的摄入，增加水果、蔬菜、谷类、全麦和坚果类的摄入；必须进行规律的体育活动（儿童每天 60min，成年人每周 150min）。

3. 加强开展各种肥胖危害教育宣传，提高群众健康风险意识，了解和掌握肥胖症的预防方法，自觉自愿地参加到预防肥胖的行动中来。

（张海峰）

第六节　癌　　症

癌症（cancer），又称恶性肿瘤，是一类涉及细胞异常生长和增殖的疾病。区别于良性肿瘤的一般不转移、不复发，恶性肿瘤会入侵和转移到身体的其他部分，破坏组织、器官的结构和功能。全球癌症发病率和死亡率仍呈现迅速上升趋势，长期癌症幸存者的数量也持续增长，针对这些长期癌症幸存者的额外康复干预需求也在增加。越来越多的证据表明运动能提高癌症幸存者的生活质量、改善癌症患者体质、降低癌症治疗带来的副作用以及降低癌症患者死亡率，是促进其康复的重要手段。本指南旨在为运动康复工作者实施癌症治疗后的运动康复计划时提供指导和规范，提高癌症幸存者的运动康复水平。

一、定义与术语

（一）定义

按照WHO的定义，癌症是一组可影响身体任何部位的多种疾病的通称。癌症定义的一个特征是快速产生异常细胞，这些细胞超越其通常边界生长并可侵袭身体的临近部位和扩散到其他器官。后者被称之为转移，转移是癌症致死的一个主要原因。癌症源于正常细胞转变为肿瘤细胞的多阶段过程，通常由癌前病变发展到恶性肿瘤，这些变化是人们的遗传因素和一系列外部因素之间相互作用的结果。癌症的主要危险因素包括吸烟、饮酒、不健康饮食以及缺乏运动。

（二）术语表达

癌症常有恶性肿瘤和赘生物等不同的表达，特在此进行术语澄清：

1. 恶性肿瘤　人们通常会将癌症称为恶性肿瘤，但是恶性肿瘤又被分为癌症和肉瘤两种。在病理诊断中，上皮组织来源的恶性肿瘤称为“癌”，间叶组织来源的恶性肿瘤则称为“肉瘤”。

2. 赘生物　机体或器官内、外面在病理过程中形成的各种突出物的总称。按其性质可分为非肿瘤性和肿瘤性两种。

二、流行病学

截至2018年，全球新增癌症病例预计将达到1 810万例，其中960万人死亡。相关数据显示，20%的男性和17%的女性一生中的某个时间会罹患癌症，13%的男性和9%的女性会死于癌症。全球范围内，癌症确诊后5年内存活的人口数量达4 380万。

2018年癌症新发病例中有接近一半来自于亚洲地区，是全球新发病例最多的地区，癌症死亡率达57.3%。欧洲和美洲分列第二和第三位，占全球新发病例的比重分别为23.4%和21.0%，癌症死亡率分别为20.3%和14.4%。非洲的新发病例占全球新发病例的比重为5.8%，死亡率为7.3%。

肺癌和女性乳腺癌是新发癌症病例中数量最多的癌症种类，每种的确诊人数都约为210万，约占所有癌症病例的11.6%。大肠癌占10.2%，约为180万例；前列腺癌占7.1%，约为130万例；胃癌占5.7%，约为100万例。癌症死亡率排名前五的癌症依次是肺癌（18.4%，180万例）、大肠癌（9.2%，88.1万例）、胃癌（8.2%，78.3万例）、肝癌（8.2%，78.2万例）和女性乳腺癌（6.6%，62.7万例）。

三、病因及康复机制

（一）病因

癌症的确切病因尚不明晰，一些因素与癌症的发生密切相关。

尽管遗传因素可能会导致某些类型的癌症，实际上只有不到10%的癌症是由于遗传造成的，而90%以上的癌症发生的原因是由环境和生活方式因素引起的基因突变。引发癌症的主要因素包括：不健康的饮食习惯和肥胖（30%~35%）、吸烟（25%~30%）、感染（15%~20%）、辐射（10%）、污染、压力和缺乏活动。

1. 饮食和运动　有研究表明，超重与多种癌症的发生有关。运动不足被认为是癌症危险因子，不仅仅是由于缺乏运动对于体重的影响，也因为运动不足对于免疫系统和内分泌系统有不良效应。吃得太多造成的营养过剩比少吃蔬菜和其他健康食物危险更大。

一些特定的食物与特定的癌症相关。高盐饮食和胃癌相关，食物中的黄曲霉毒素污染会导致肝癌，嚼槟榔会导致口腔癌。

2. 化学物质　接触特定化学物质可能会罹患特定类型的癌症。例如：90%的肺癌和长期吸烟有关，20%的癌症死亡病例与吸烟有关，烟草里含有超过50种的未知致癌物，故而也有可能诱发喉、头、颈、胃、膀胱、肾、食道和胰腺处的癌症。酗酒和肝癌及消化道癌症有关，接触工业染料和苯等化学物质也可能催生2%~20%的癌症病例。

3. 辐射　多达10%的浸润癌与电离辐射和非电离紫外辐射有关，但具体多大的电离辐射量会提高患癌风险尚不清楚。电离辐射源包括医学影像射线和氡气，非电离紫外辐射主要来自阳光。另外，阳光中的紫外线辐射还可能会造成非黑色素瘤皮肤癌。有研究机构认为移动电话等设备产生的非电离无线电射频辐射也是潜在的致癌物，但证据不足。

4. 感染　约18%的癌症死亡与感染性疾病有关，非洲地区的比例高于世界平均水平（大于25%），发达国际的比例较小（少于10%）。病毒、细菌和寄生虫都是可能的致癌感染源（表3-12-6-1）。

表3-12-6-1　各种致癌感染源及其可能导致的癌症

感染源	相关癌症
人乳头状瘤病毒（HPV）	宫颈癌
人类疱疹病毒4型（HHV-4）	B细胞慢性淋巴增殖性疾病
卡波西肉瘤相关疱疹病毒	卡波西肉瘤、原发性积液淋巴瘤
乙型肝炎和丙型肝炎病毒	肝细胞性肝癌
人类T细胞白血病病毒1型	T细胞白血病
幽门螺杆菌	胃癌
埃及血吸虫	膀胱鳞状细胞癌
肝吸虫	胆管癌

（二）康复机制

癌症及癌症治疗通常伴随着生理和心理方面的副作用和后遗症。癌症的手术、放化疗、免疫治疗、激素治疗以及类固醇治疗会降低患者的心肺功能，使患者肌肉量下降、肌肉力量减弱、骨骼健康度降低，使患者的免疫功能减退、认知功能减退、活动量下降、生活质量降低；使患者的脂肪量上升、体重或BMI指数增加，会增加患者的炎症反应及淋巴水肿，增加痛觉及抑郁症状。运动可以增强癌症患者的心肺功能，改善他们的肌力与肌耐力，保持患者的骨密度水平，帮助他们控制体重、降低BMI，提高患者关节活动度和身体柔韧性，提高身体平衡能力，降低患者疲倦感；另外，运动还能够改善癌症患者的情绪，帮助患者放松，改善睡眠，帮助患者将日常关注的焦点从疾病转移到健康，让患者觉得独立和有自尊。

四、运动康复方法

多数癌症的治疗需要采用综合治疗，实现疗效的最大化。癌症治疗的目的除了为了延长生存期，也需要顾及病人的生活质量。

（一）运动康复目标

癌症运动康复的总目标是降低癌症治疗带来的副作用，改善癌症患者日常生活能力，提高他们的生活质量。

（二）运动康复原则

为癌症患者设计运动处方进行运动康复治疗的原则是有针对性、超负荷和循序渐进。在指定运动处方前要对患者进行体检，知晓其当下的体质水平，为有针对性地制定运动处方提供依据。另外，每个训练计划要针对一项期望达到的目标，例如：为了提高患者的心肺功能，有氧运动是最佳方案；若是为了改善肌肉的健康，就应该选用抗阻训练。超负荷是指运动负荷要比患者身体已经习惯和适应的强度稍高，例如对于久坐的患者，中等强度的步行训练对于改善其心肺功能才可能是有效的方案。每隔一段时间的训练，要依据患者的情况逐渐提高训练量。

（三）运动康复要素

1. 运动方式　有氧运动和阻抗运动是癌症患者运动康复的主要运动方式。除了常规的有氧及抗阻训练，目前流行的瑜伽、太极和普拉提等都能帮助改善癌症患者的平衡、柔韧性和放松度。

2. 运动时间、强度和频率　ACSM 建议癌症患者每周进行 150min 中等强度的有氧运动，或者每周 75min 的高强度练习，也可以采用等量的组合训练。每次运动至少持续 10min，分布到整个星期中。超过以上运动量的练习有可能会带来额外的健康益处。若实施抗阻训练，建议患者针对主要肌群进行连续 2 周的训练。每天拉伸活动到的肌肉和肌腱（表 3-12-6-2）。

骨髓移植患者进行抗阻练习比进行有氧练习更有益。造血干细胞移植患者在进行有氧运动时应当在建议的基础上适当降低强度和提高速度。重度肥胖的妇科癌症患者在进行有氧运动时，需要额外的监控和及时调整训练计划，当出现周围神经病变时，健身单车练习比负重练习更适合她们。乳腺癌患者在开始抗阻训练的时候，要以很低的强度进行至少 16 组的练习，保持较低的阻力增加量。根治性前列腺切除术的患者可以增加盆底肌的锻炼。大肠癌造口的患者为了避免疝气，也应以较低的强度开始抗阻练习。

表 3-12-6-2　癌症的运动康复推荐运动处方

	有氧运动		肌肉强化运动	柔韧锻炼
运动频率	每周 5d 及以上		每周 2d 及以上	在进行其他运动的同一天
运动强度	中等强度（3.0~5.9METs）	高强度（6.0METs 以上）	中等以上强度	拉伸到感觉紧张或可忍受的不舒适

续表

	有氧运动		肌肉强化运动	柔韧锻炼
运动时间	从每天至少30min（每周150min）开始，逐渐增加到每天60min以上（每周300min以上）	从每天至少15min（每周75min）开始，逐渐增加到每天30min以上（每周150min以上）	没有特别的时间要求，如果用抗阻训练的方法则8~12次重复一组，做2~3组	没有特别要求，通常和其他运动组合
运动形式	有节律的持续时间长的大肌肉运动，例如：健步走（4km/h或更快）、平地骑车（16.1km/h以下的速度）、游泳、瑜伽、网球（双打）等	有节律的持续一段时间的大肌肉运动，例如：跑步、骑车（16.1km/h以上的速度）、跳绳、网球（单打）等。	使肌肉超载的运动，例如：举重、使用弹力带、引体向上、俯卧撑、平板支撑等	增加关节活动度的运动：拉伸

3. 注意事项 在对癌症患者实施运动康复时，有可能导致免疫抑制、摔倒、骨折、疼痛加剧从而干扰正常治疗的完成和效果，这些都会困扰从业人员。因而为癌症患者制定运动处方时应当遵循一些注意事项。

（1）如果癌症患者有严重的疲劳和贫血、手术后伤口刚刚愈合、患有心肺疾病等，运动康复的方法是不推荐的。有心脏问题的患者若要进行运动，需要额外的监护。

（2）接受去势疗法的或者被检查出有骨质疏松或骨转移的乳腺癌患者及前列腺癌患者在运动时要小心骨折。

（3）如果大肠癌患者接受了造瘘术，他们在进行接触性运动项目或举重练习之前应当征询治疗师的意见，要避免过大的腹内压。

（4）造血干细胞移植患者不宜过度训练，以防免疫效应的出现。

（5）伴有腹部、腹股沟或下肢肿胀或炎症的妇科癌症患者在进行下肢运动练习前需要先治疗这些并发症。

五、预防

70%~90%的常见癌症都是由环境因素造成的，所以是可以通过选择良好的生活方式来预防的。

（一）饮食

预防癌症的健康饮食强调蔬菜、水果、全谷物以及鱼等的摄取，避免过多食用加工过的肉或者红肉、动物脂肪、腌菜以及精制碳水化合物。

1. 肥胖 体重超标是多种癌症的风险因素，并且很多超重或肥胖的患者因为治疗原因体重会进一步增加。日常饮食应当限制高热量食物和饮料摄取来保持正常的体重。

2. 酗酒 酒精早已被国际癌症研究所（IARC）列为1类致癌物，人体至少有7个部位的癌症都和它有着明确的联系：口咽部、喉部、食管、肝脏、结肠、直肠和乳腺。其中，随着饮酒量增加，风险增加幅度最大的是口腔、咽部和食道部位的癌症。流行病学研究发现，平均每天摄入酒精50克以上的人在这些方面的患病风险大约是不饮酒者的4~7倍。因而日常饮食要控制酒精的摄取。

（二）良好的生活习惯

1. 不吸烟　有证据表明吸烟与胰腺癌、胃癌、食管癌、肾癌以及膀胱癌等癌症存在因果关系，吸烟年限越长、吸烟量越大，发病风险越高。不吸烟或及早戒烟对预防癌症有积极的作用。

2. 坚持运动　有研究认为，人们久坐的时间越长患癌的风险就越大，乳腺癌和结肠癌似乎是与运动关系最密切的两种癌症。坚持运动可以帮助降低患癌的风险。

（三）药品

注射疫苗可以预防一些致癌病毒的感染。HPV 疫苗可以降低患宫颈癌的风险；乙肝病毒疫苗可以阻止人们感染乙肝病毒，降低患肝癌的风险。

（侯晓晖）

第七节　冠　心　病

冠状动脉粥样硬化性心脏病简称“冠心病”，是最常见的慢性非传染性心血管疾病，是严重威胁人们健康并造成大量死亡的一种心身疾病，半个世纪以前其发病率逐渐增加。冠心病为老年人最常见的心脏病。本指南旨在规范广大运动康复工作者有关冠心病的运动康复工作，并提高广大冠心病人群的运动康复水平。

一、定义

冠状动脉粥样硬化性心脏病是冠状动脉血管发生动脉粥样硬化病变而引起血管的管腔狭窄或阻塞，造成心肌缺血、缺氧或坏死而导致的心脏病，常常被称为“冠心病”。

二、流行病学

2008 年中国卫生服务调查研究第四次家庭健康询问调查的结果显示：城市地区冠心病的患病率为 15.9‰，农村地区为 4.8‰，城乡合计为 7.7‰。2002—2013 年冠心病死亡率总体上呈现上升态势。2013 年城市居民冠心病死亡率为 100.86/10 万，农村居民为 98.68/10 万。据《中国卫生健康统计年鉴 2018》，2017 年城市居民冠心病死亡率为 115.32/10 万，农村居民冠心病死亡率为 122.04/10 万，农村地区高于城市地区。男性高于女性。2017 年冠心病死亡率继续 2012 年以来的上升趋势。农村地区冠心病死亡率上升明显，到 2016 年已超过城市水平。

2002—2016 年急性心肌梗死（AMI）死亡率总体仍呈上升态势，从 2005 年开始，急性心肌梗死（AMI）死亡率呈现快速上升趋势，农村地区 AMI 死亡率不仅于 2007、2009、2011 年超过城市地区，而且从 2012 年开始农村地区 AMI 死亡率明显升高，2013 年和 2016 年大幅超过城市平均水平。2016 年 AMI 死亡率城市为 58.69/10 万，农村为 74.72/10 万。无论城市、农村，男性还是女性，AMI 死亡率均随年龄的增加而增加，40 岁开始显著上升，其递增趋势近似于指数关系。

三、病因

心肌氧耗的平衡被打破后可引起心肌缺血，导致心肌代谢障碍、心功能障碍、心电图异常、胸痛等一系列结果。动脉粥样硬化首先累及动脉壁内膜、中膜、外膜三层结构中的内膜，包括平滑肌细胞的增生和游移，单核细胞浸润及向巨噬细胞分化，脂质积聚形成斑块，导致血管狭窄或闭塞。斑块内的脂质和巨噬细胞等较少，覆盖在其上的被膜较厚富含纤维组织，形成相对稳定的斑块和明显的狭窄，通常是劳力性心绞痛的病因。而脂质和巨噬细胞成分较多，覆盖的被膜较薄时，血管狭窄程度即便较轻时斑块也不稳定，这就成为急性冠状动脉综合征（acute coronary syndrome，ACS）中不稳定型心绞痛和急性心肌梗死的原因。动脉粥样硬化不仅导致冠状动脉狭窄，血管痉挛也是它的表现形式之一。

心绞痛是由于心肌一过性缺血缺氧，导致胸痛和心电图改变的一种代表性的缺血性心脏病。心肌缺氧可分为需氧量增加而供氧量不足的相对缺血状态和冠状动脉血流灌注减少甚至中断而引起供氧不足的绝对缺血状态。心肌氧耗量是由心肌收缩力、心率和收缩期心室壁张力所决定的。在运动及精神紧张等情况下，这些指标增加，使得心肌氧耗量也增加。在这种情况下，如果冠状动脉狭窄，则冠状动脉血流不能增加到必需量，从而心肌就会因低氧而产生胸痛和心电图的改变。另一种情况是，即使心肌氧耗量不增加，但由于冠状动脉痉挛或短时间的闭塞，导致冠状动脉内血流一过性的减少甚至阻断，也能引起心肌缺血。

急性的冠状动脉闭塞导致血流持续中断，致使灌注区域的心肌坏死，合并有各种并发症的称为急性心肌梗死。急性心肌梗死发病后，30%~40% 的患者因并发心室颤动而当即死亡。因此需强调现场心肺复苏（bystander CPR，cardiopulmonary resuscitation）的重要性。冠状动脉内不稳定的斑块破裂导致血栓性闭塞的形成，是引起急性心肌梗死的最主要的原因。当冠状动脉的血栓性闭塞导致心肌严重缺血，持续 30min 以上，将引起心肌的逐渐坏死。心肌坏死的范围，随着缺血时间的延长，逐渐由心内膜层向心外膜层进展，发病后 3~24h 可以形成透壁性心肌梗死。

四、分类

冠心病分五种类型，分别是无症状型、心绞痛型、心肌梗死型、缺血性心肌病型和猝死型。其中最为凶险的表现是心肌梗死和猝死。

无症状型：无症状，但有客观依据，如心肌缺血的心电图改变，或者增加负荷时有改变，休息后恢复。但 ST-T 改变绝非冠心病特有，很多疾病都可以引起。

心绞痛型：典型的表现为胸口感觉像石头压着，或者被抓住一样，觉得气透不出来，甚至有濒死感。疼痛可波及心前区，并向左肩、左上肢内侧放射。发作时常被迫立即停止活动。时间一般持续 5~10min，休息或服用硝酸甘油（或消心痛、麝香保心丸）后，在 1~2min 内可以缓解。上述感觉多在体力活动、劳累、精神激动、寒冷和饱餐后出现。有时疼痛部位可表现在上腹部、下颌、左肩胛甚至牙齿，还有些人表现为体力活动后出现胸闷、心慌、气短，停下休息后可以缓解。

心肌梗死型：常见的严重疾病。是冠状动脉内不稳定的斑块破裂导致血栓性闭塞形成，致使心肌坏死。

缺血性心肌病型：如果心脏长期缺血、缺氧，最终可能出现慢性心力衰竭，受到刺激会反复发作，需要住院治疗，严重影响生活质量。

猝死型：有些冠心病甚至一开始就表现为猝死。

以上几种类型可以合并存在。近来常用“急性冠脉综合征”的诊断，包括不稳定型心绞痛，急性心肌梗死及猝死，都是冠脉血栓形成引起的。血栓完全堵塞冠脉发生急性心肌梗死，不完全闭塞发生不稳定型心绞痛，两者均可致猝死。认识血栓形成是引起急性冠脉综合征的原因，对该病的防治极为重要。

五、评定标准

冠心病的诊断主要依赖典型的临床症状，再结合辅助检查发现心肌缺血或冠脉阻塞的证据以及心肌损伤标志物判定是否有心肌坏死。心肌缺血最常用的检查方法包括常规心电图、心电图运动负荷试验以及心肌放射性核素显像等。有创性检查有冠状动脉造影和血管内超声等。冠状动脉造影是目前冠心病诊断的“金标准”，可以明确冠状动脉有无狭窄、狭窄的部位、程度、范围等，并可据此指导进一步治疗。但是冠状动脉造影正常不能完全否定冠心病。血管内超声可以明确冠状动脉内的管壁形态及狭窄程度。

六、运动康复方法

（一）康复的效果

运动疗法可改善冠状动脉危险因素，具有抗动脉硬化、抗缺血，抗血栓、抗炎症的作用，能改善血管内皮功能、改善骨肌代谢，改善自主神经功能等作用，心脏康复对冠状动脉疾病有多方面效果，许多证据表明心脏康复可改善的运动耐量，提高 QOL 降低心血管死亡率和总死亡率等。人们曾担心运动疗法会增加心肌氧耗量，使心功能恶化，加重心室重构；而后来研究显示运动疗法可改善左心室功能，减轻心室重构。此外，运动疗法对自主神经也有多种影响，可降低交感神经活性，升高副交感神经（迷走神经）活性。这是降低快速性室性心律失常引起的心脏猝死的机制之一。

Taylor 等通过荟萃分析显示，经过以小于 6 个月的运动疗法为主的心脏康复，总死亡率降低 20%，心血管死亡率降低 26%。另外，美国明尼苏达州的研究表明对急性心肌梗死患者实施包括监护下运动、心理咨询、教育的门诊型康复方案，与不参加心脏康复组的 3 年生存率（64%）相比，参加组为 95%。参加组的死亡率和心肌梗死再发率分别下降了 56% 和 28%。出院后 3 年内死亡的 48% 未参加心脏康复。不参加组的生存曲线和一般市民的预测生存率相比，显著降低。参加恢复期心脏康复对急性心肌梗死的二级预防非常重要。

（二）具体方法

1. 急性心肌梗死的运动疗法　急性心肌梗死康复大致分为 3 个阶段，目标各不相同。急性期定义为出院前的阶段，急性期康复在住院期间实施；第二阶段，恢复期前期康复在住院期间实施，然后第二阶段恢复期后期，康复在门诊实施；第二阶段结束后是第三阶段维持期康复。其中早期运动康复计划因人而异，目的是帮助患者尽快恢复体力及日常生活能力，出院时生活基本能够自理。

急性心肌梗死患者一旦脱离急性危险期，病情处于稳定状态，即：过去 8h 内无新发或再发胸痛；心肌损伤标志物水平（肌酸激酶同工酶和肌钙蛋白）无进一步升高；无明显心力衰竭失代偿征兆（静息时呼吸困难伴湿啰音）；过去 8h 内无新发严重心律失常或新发心电图缺血性改变。急性期的运动康复即可开始。运动处方的具体内容包括：早期的离床活动（包括床上、床旁活动）和病房内外的活动，不建议进行抗阻运动。从床上的被动运动开始，逐步过渡到坐位、坐位双脚悬吊在床边、床旁站立、床旁行走、病室内步行以及上 1 层楼梯。急性期患者运动康复和恢复日常活动的指导必须在心电和血压监护下进行（推荐使用运动心电遥测监护系统，方便患者活动及医护人员监护），运动量宜控制在较静息心率增加 20 次 /min

左右，同时患者感觉不大费力（Borg 评分< 12）。如果运动或日常活动后心率增快超过 20 次 /min，患者感觉费力，宜减少运动量或日常活动，寻找原因加以纠正后再恢复所在步骤的康复程序，进一步观察运动心率的变化和主观劳累程度，以便决定是否进入下一步康复程序。

恢复期运动康复主要内容包括以改善运动耐量为基础的运动康复方案。主要根据运动试验的危险分层进行选择性的心电、血压监护下的中等强度运动，推荐运动康复次数为 36 次，不低于 25 次，包括有氧运动、抗阻运动和柔韧性运动。在进行有氧运动治疗时，为保证急性心肌梗死患者运动训练的安全性和限制在有氧运动范围内，如果运动试验方案为直线递增的方案，建议选用比无氧阈强度和动态缺血阈值强度低 10W 的强度训练；否则建议选用比无氧阈强度和动态缺血阈值强度出现时的心率减慢 10 次 /min 的强度作为训练强度。这样可保证运动治疗的强度均在有氧代谢和无新发缺血的范围内。关于运动时间和频率，开始时是 10min × 2 次 /d，之后逐渐增加至（20~30）min × 2 次 /d，稳定期目标为（30~60）min × 2 次 /d。每周 3 次以上，最好每日进行。要不留疲劳感，应减少初期运动时间和次数，循序渐进，逐渐增强。在运动前后要设置准备运动和整理运动的时间。老年人应当有充分的准备运动时间，以防运动时发生心血管事件、跌倒等事故。关于运动种类，推荐进行大肌群、持续性、有韵律的有氧运动。例如步行、慢跑、游泳、骑自行车及其他多种运动，但应避免进行竞技性运动项目，运动疗法开始时避免进行急剧增加心脏负担的等长性无氧运动。

维持期心脏康复的运动疗法的实施需要依靠医疗机构和患者自身共同的努力。医疗机构需要确认血压和体重，促进运动处方的制订、修正和促进运动的坚持等，让运动疗法和健康饮食习惯成为生活的一部分。

2. 心绞痛的运动疗法　运动强度以出现缺血时的 80%、AT 水平、Karvonen 公式、自我感知运动强度（Borg 评分 11~13）为目标。这些指标虽然在设定时考虑了运动的安全性，但仍可能发生自觉症状，缺血性 ST 段改变等的轻度缺血，所以应在对每位患者进行详细的冠状动脉病变评估后设定运动强度。此外，心绞痛运动疗法的有效性和介入方法有关。研究表明，运动联合放松疗法可减少心绞痛的缺血发作。运动内容同其他心血管疾病一样，以有氧训练为主，辅以柔韧性训练和抗阻训练等内容，如果运动耐量 60% 以下的运动强度未出现缺血症状体征，可适当增加其他类型的训练或运动。

不稳定型心绞痛是运动疗法的禁忌证。特别是恶化劳力型心绞痛，48h 内安静时频发心绞痛很有可能发生心肌梗死，必须经药物治疗或 PCI 手术，待病情稳定后再进行运动疗法。

3. 冠状动脉介入（PCI）术后的运动疗法　PCI 术后，患者在急性期和慢性期均有可能发生血栓，所以应注意养成服药习惯，并在运动时注意及时补充水分。

运动疗法的内容与心绞痛相同。PCI 术后马上进行极量的心肺运动负荷试验是很危险的，因为呼吸代偿点（RC point）以后出现酸中毒，血中儿茶酚胺浓度上升，血小板活化，导致血液黏度增大，可引起支架内的亚急性血栓的形成（SAT）。但是如果进行了充分的抗血小板聚集治疗，运动负荷试验和运动疗法介入的时间就无须延迟，加上药物洗脱型支架的出现使 SAT 发病率减少，因此通过心肺运动负荷检查，确定 AT 值，制定运动处方，使得运动疗法更加安全和有效。Rittger 的研究显示，置入药物洗脱型支架的第 2 天，进行超过 AT 水平的平均 5METs 的运动负荷试验，没有发生特别的损害。即便经股动脉置入支架止血后，第 2 天也无须限制日常生活。

总之，冠心病的运动疗法需循序渐进，从低强度运动开始，切忌在初次活动时即采用高负荷量。需告知患者避免参加的运动项目、训练时自我观察的指标以及当指标出现异常时运动终止的标准，教会患者识别不适和预警症状并及时咨询或就诊。老年人及心功能不全者，注意切勿运动过量并适当延长热身及整理活动的时间。如果已知患者的缺血阈值，制定的运动强度所对应的靶心率低于该缺血阈值 10 次 /min 为宜。要根据患者锻炼的情况定期评估和调整，从而保证运动处方与患者的病情不断相适应。

（曹鹏宇）

第八节 慢性阻塞性肺疾病

慢性阻塞性肺疾病（COPD）是具有气流阻塞特征的慢性支气管炎和 / 或肺气肿，可进一步发展为肺心病和呼吸衰竭的常见慢性疾病。与有害气体及有害颗粒的异常炎症反应有关，致残率和病死率很高，全球 40 岁以上人群发病率已高达 9%~10%。本指南旨在规范广大运动康复工作者有关 COPD 的运动康复工作，并提高广大 COPD 人群的运动康复水平。

一、定义

慢性阻塞性肺疾病（COPD）是长期吸入以烟草为主的有害物质而引起的肺炎性疾病。呼吸功能检查提示存在不可逆的气流受限。气流受限由不同程度的末梢呼吸道病变和肺气肿等共同作用引起，具有进行性。临床上以渐进性的呼吸困难，慢性咳嗽和咳痰等症状为特征，过去所说的肺气肿和慢性支气管炎均和吸烟相关，两者常同时存在，所以统称为 COPD。

二、流行病学

据 2001 年 WHO 的调查结果显示 COPD 在高收入国家的死因中排列第 5 位，低和中收入国家的死因中排列第 6 位，全球发病率大约是 10%。在欧洲，40~69 岁人群的发病率为 9.1%。在美国 25 岁以上人口中，COPD 的发病率为 6%。“NICE”研究的结果显示，日本人的患病率为 8.6%，40 岁以上约有 530 万人，70 岁以上约有 210 万人患此病。在日本，该病在死因中排第 10 位，但是无论男女，该病在 65 岁以上或 75 岁以上的老年人中的比例在不断增加。在中国预计有 2 500 万例 COPD 患者，慢性阻塞性肺疾病流行病学调查比较分析发现农村发病率高于城市。根据《中国居民营养与慢性病状况报告（2015 年）》，2012 年中国≥ 40 岁人群 COPD 患病率为 9.9%。2013 年全球疾病负担研究显示，2013 年中国≥ 40 岁人群 COPD 患病率为 7.3%，随着年龄增长患病率逐渐升高。

三、病因与康复机制

COPD 活动时呼吸困难的基本原因是气流受限和动态过度肺充气。气道黏液过度分泌是慢性咳嗽、咳痰的原因，但并不是所有 COPD 患者都有黏液过度分泌，所有吸烟者的肺部呼吸性细支气管水平都可见炎症表现。COPD 最早侵犯这些末梢小气道，伴随着慢性炎症不断向周围扩展，病情也不断发展。呼吸道末梢的炎症扩散，导致肺泡被破坏出现肺气肿，若是炎症波及中央，则会出现支气管黏液腺的肥大、呼吸道上皮水肿、呼吸道平滑肌增厚和呼吸道分泌物潴留等呼吸道病变。肺通气血流灌注比的分布不均是低氧血症的原因。重度患者中，和肺泡低通气相比高碳酸血症更常见。严重患者可见肺动脉高压，最终发展为肺源性心脏病。肺动脉高压的主要原因是低氧血症引起的肺血管收缩反应。COPD 时可见心血管系统疾病等全身并发症，所以应对其严重程度进行综合性评价和进行必要的治疗。此外还应注意肺癌、气胸等肺部并发症。

COPD 的主要症状是劳力性呼吸困难（DOE：dyspnea on exercise），以轻微的用力即引起病理性呼吸困难为特征。这种呼吸困难有以下原因：换气能力下降导致通气量下降；换气效率下降和低氧血症导致过度通气；换气的动力变化导致呼吸做功增加。步行和上下楼梯等用力导致呼吸加快和呼气时间缩短，气流受阻的患者，呼吸时不能呼出的空气残留在肺，加重运动时呼吸困难。这种现象被称为动力性肺过度膨胀，是运动时通气受限的主要原因。气流受阻以外，骨骼肌功能异常对呼吸困难起着重要作用。呼吸困难导致用力受限，骨骼肌出现失用性萎缩，处于去适应状态（身体功能失调、低下），其结果是氧气利用效率低下；用力时乳酸的产生增加，导致代谢性酸中毒，进一步刺激呼吸中枢增加通气，呼吸困难加重，进一步限制用力，形成恶性循环。这种恶性循环表现为用换气受限难以解释的呼吸困难，与肺功能低下无关的自行进展。再加上对呼吸困难的不安和恐惧，需要进一步增加换气，导致抑郁和闭门不出，又加重了社会性孤立。

运动疗法是切断这一恶性循环的唯一治疗手段。运动疗法可以增加骨骼肌的数量和提高其功能，改善有氧代谢的酶的活性和末梢循环状态。增加骨骼肌氧气利用效率和氧气运输效率，可直接或间接作用于循环系统和呼吸系统，减轻呼吸困难。其结果是改善运动耐量，扩大生活范围，提高生活质量（QOL）。

四、评定标准

对于有慢性咳嗽、咳痰和活动时呼吸困难等症状的患者，应怀疑 COPD。在此基础上吸入支气管扩张药后的肺功能检查提示 FEV/FVC ＜ 70%；除外其他引起气流受限性疾病，可做出诊断确诊。COPD 的换气功能下降，可通过弥散功能检查来进行评定。

确诊需要通过 X 线检查、肺功能检查、心电图和除外其他引起气流受限的疾病。胸部 X 线检查，对于除外其他疾病及进行性的肺气肿性病变和呼吸道病变的诊断是有用的，但是难以发现 COPD 的早期病变。早期的肺气肿性病变的检出需要高分辨能力的 CT（HRCT）。气道可逆性较好的 COPD、缺乏可逆性气流受限的难治性哮喘，COPD 合并哮喘等的鉴别比较困难。需要鉴别的气流受限性疾病有支气管哮喘、弥漫性泛细支气管炎、先天性鼻旁窦支气管综合征、闭塞性支气管炎、支气管扩张、肺结核、尘肺病、肺淋巴管肌瘤病、充血性心力衰竭、间质性肺炎和肺癌等。

五、分级

具有以下特点的患者应该考虑诊断为 COPD：慢性咳嗽、咳痰、进行性加重的呼吸困难及有 COPD 危险因素的接触史（即使无呼吸困难症状）。确诊需要肺功能检查，使用支气管扩张剂后 FEV1/FVC ＜ 70% 可以确认存在不可逆的气流受阻。根据 FEV1 占预计值的百分比进行功能分级：Ⅰ级（轻度）FEV1 ≥ 80% 预计值；Ⅱ级（中度）50% ≤ FEV1 ＜ 80% 预计值；Ⅲ级（重度）30% ≤ FEV1 ＜ 50% 预计值；Ⅳ级（极重度）FEV1 ＜ 30% 预计值或 FEV1 ＜ 50% 预计值，伴呼吸衰竭。

六、运动康复方法

（一）康复的效果

COPD 的康复训练效果不仅表现为运动疗法所致的运动耐力提高，还表现在教育患者正确使用机器或学会正确服药方法，提高自我管理能力，加深对疾病的理解等方面。通过康复，能确切地提高生活质量，改善日常活动能力，稳定病情，减少住院天数和反复住院次数，减轻焦虑不安等。最新研究结果显示，呼吸康复训练可有效延长 COPD 患者生存时间。2007 年修订的 ACCP / AACVRP 指南中的循证医学证据表明，呼吸康复训练可有效改善 COPD 的气促症状，改善健康相关的 QOL（证据等级 A）。呼吸康复可减轻 COPD 气短症状；呼吸康复可改善与 COPD 健康相关的 QOL（HRQL）；6~12 周的呼吸康复可产生一些有益的效果，并能维持 12~18 个月，此后会慢慢减弱。COPD 的运动疗法必须包括步行相关的肌群训练：力量训练增加肌力和肌肉量；上肢耐力训练对 COPD 有益，应该加到呼吸康复训练中；低强度负荷和高强度负荷两种运动疗法对 COPD 均有临床意义。

（二）适应证和禁忌证

COPD 稳定期的治疗除了药物疗法和氧疗外，需要结合 COPD 患者的病程及重症程度制定相应的呼吸康复方案。根据 COPD 的严重程度，确定康复的场所。运动疗法的禁忌证有：合并不稳定型心绞痛、新发心肌梗死、失代偿性充血性心力衰竭、急性肺源性心脏病、恶性心律失常、严重主动脉瓣狭窄、活动性心肌炎、心内膜炎等心脏病；控制不良的高血压；急性全身性疾病或发热；合并新发肺栓塞、急性肺源性心脏病、重度肺动脉高压；合并严重肝肾功能障碍；合并严重的骨关节病；合并严重认知障碍和重症精神病；其他代谢异常（急性甲状腺炎等）。

（三）具体方法

运动疗法是呼吸康复程序的基本构成要素，运动疗法以呼吸康复为平台，包括以下几项内容。

1. 肌力训练、步行训练、功率自行车为主的运动训练　COPD 运动疗法重点是锻炼与步行相关的肌群（证据等级 A），通过增加力量训练来增强肌力和肌肉量（证据等级 A），上肢耐力训练对 COPD 是有益的，应该添加到呼吸康复中（证据等级 A），肌力训练或步行训练均可有效促进肌肉对氧的利用，提高体力和活动能力。需在康复医师或物理治疗师的指导下，边观察气促、动脉血氧饱和度和心率，边实施运动疗法。运动强度从较轻的负荷开始，根据运动中的监控数据、患者症状及合并症等进行调整。一般来讲，分为 60%~80% 最大运动量的高负荷训练和 40%~60% 最大运动量的低负荷训练，而两者的效果无差异。考虑到潜在合并其他内科疾病的可能性和家庭训练更容易坚持，推荐采用低负荷训练，即不超过无氧阈值的有氧运动加上肌力训练是较为安全的。

近年来，备受关注的 COPD 康复可改善预后。呼吸与循环障碍者的预后受最大摄氧量影响，而最大摄氧量又受到骨骼肌功能的影响。COPD 的预后不仅取决于气流阻塞的严重程度，而且与 BODE index 相关。B（body mass index）：体质量指数，O（airflow obstruction）：肺功能检查的气流阻塞程度、1 秒量，D（dyspnea）：呼吸困难、气短指数，E（exercise capacity）运动耐量；合计每项评分，总分从 0 分到最重的 10 分。日常生活活动量和户外活动量，是比年龄和 BMI 更重要的预后预测因素，身体活动量越少越容易引起 COPD 急性加重，预后越差。

2. 呼吸训练（缩唇式呼吸、腹式呼吸）　呼吸的基本要领是吸气时通过膈肌收缩经鼻吸气，呼气时通过缩唇呼出。缩唇式呼吸，可以增高气道内压，防止气道闭塞。腹式呼吸，可以增加每次通气量提高动脉血的氧分压。

3. 放松训练、胸廓牵伸和松动

4. 辅助呼吸　慢性呼吸衰竭患者常出现胸廓活动幅度变小，通过辅助呼吸使得呼吸轻松些，改善呼吸肌的疲劳。但是目前并没有明确的循证医学证据，因此辅助呼吸主要是用于促进排痰。

5. 呼吸体操　呼吸体操能增强呼吸肌和全身肌肉的肌力，增加肌肉的柔性，解除疲劳。也称为呼吸法的训练。

6. 排痰法　包括体位引流、叩击法、震动法、吸引法、挤压排痰和深吸气快速咳痰，采取抬高痰液潴留的体位，有利于痰的排出。再利用辅助呼吸技术促进痰液的排出。排痰法可以打开气道减轻呼吸困难，防止支气管感染。

（四）注意事项

实施COPD运动疗法时，有关注意事项如下：

1. COPD与脉搏　实施COPD运动疗法过程中，需要监测动脉血氧饱和度和脉搏。COPD的治疗药物中多数药物会引起脉搏增快（β_2受体激动药，甲基黄嘌呤）的不良反应，需要监测血药浓度。当然，如因原发疾病导致脉搏过速，就难以鉴别了。

2. COPD与吸入药物　用于COPD治疗的药物多数为吸入药物，COPD稳定期大多使用抗胆碱药、β_2受体激动药、类固醇吸入剂等。正确使用吸入剂的培训在物理治疗和作业治疗上非常重要。首先，由于气流受限、呼吸困难、呼吸急促等导致不能顺利的吸入。所以在进行呼气肌训练的同时，定时进行吸气训练。不同的吸入药物，使用的器具也不同，需进行灵活应用，需要联合药剂师进行服药指导。另外，高龄患者多合并认知障碍，不能理解吸入器的使用方法，填药、按按钮等复杂动作较多时，高龄患者更难完成。所以必须和药剂师一起对患者进行耐心的服药指导。

3. COPD与摄食吞咽障碍　COPD患者出现摄食吞咽障碍的概率较高。有研究显示，对门诊男性COPD患者行咽部造影检查发现，85%的患者存在一定程度的摄食吞咽障碍。报告指出，COPD患者的吞咽障碍可能是误咽导致突然加重的原因，所以不仅要对COPD患者进行摄食吞咽的营养管理指导，还要预防症状加重。关于COPD患者的摄食吞咽对策，可以采用食物增稠的方法来防止误咽，加强营养治疗的同时，进行摄食吞咽康复训练。各种呼吸康复与摄食吞咽康复同时进行，能有效改善摄食吞咽功能。

（曹鹏宇）

第九节　脑　卒　中

脑卒中（stroke）是我国乃至世界上多数国家重点防控的重大疾病。幸存的脑卒中患者中55%~75%都有不同程度的功能障碍，其中80%出现运动功能受损。所以，脑卒中运动康复在其防治中具有重要地位和作用。

一、定义或术语

脑卒中又称脑血管意外（cerebralvascular accident，CVA），是由于脑部血管突然破裂或因血管阻塞导致血液不能流入大脑引起脑组织损伤性疾病，表现为局限性或广泛性的脑功能障碍，是一种急性脑血管疾病。脑卒中是我国成年人致死、致残的首位病因，具有发病率高、致残率高、死亡率高和复发率高的特点，包括缺血性和出血性脑卒中。

（一）缺血性脑卒中

缺血性脑卒中（acute ischemic stroke，AIS）是指各种原因引起的局部脑组织供血动脉的血流障碍，导致脑组织缺血缺氧性变性坏死，出现相应的临床神经功能缺失。主要包括脑血栓形成和脑栓塞，前者指脑动脉粥样硬化斑块破裂、血栓形成堵塞血管的卒中；后者指来自于身体其他部位的游走栓子堵塞血管造成的卒中。

（二）出血性卒中

出血性卒中（acute hemorrhagic stroke，AHS）是指非创伤性原因引起的动脉破裂自发性颅内出血，高血压、动静脉畸形、淀粉样血管病及动脉瘤等是常见原因，包括脑出血和蛛网膜下腔出血。前者指脑实质内出血，产生占位效应，压迫脑组织产生神经功能缺损症状；后者指蛛网膜血管破裂出血，流入蛛网膜下腔，产生以脑膜刺激征为主的神经功能缺损。

二、流行病学

脑卒中具有发病率高、死亡率高、致残率高、复发率高的特点。2016 年我国缺血性脑卒中发病率为 276.75/10 万，出血性脑卒中发病率为 126.34/10 万，≥ 40 岁居民脑卒中患病人数 1 242 万。2016 年缺血性卒中年龄标化死亡率为 56.9/10 万，出血性卒中年龄标化死亡率 76.0/10 万，较 2005 年分别下降了 22.1% 和 37.0%，每年因脑卒中死亡 196 万人，幸存者增加。首次脑卒中后 1 年的复发率高达 17.1%。脑卒中住院花费逐年增长，对患者家庭及社会带来了极大的负担。我国脑卒中防治仍面临巨大挑战。

三、病因和康复机理

脑卒中的基本病因是动脉粥样硬化、脑动脉瘤或血管畸形等。脑卒中的危险因素是防控重点，包括：①不可干预因素：年龄、性别、种族和家族遗传性等，衰老、男性、非裔美国人和有家族史者更易罹患脑卒中；②可干预因素：高血压、糖尿病、血脂异常、心脏疾病、吸烟、饮酒、不健康饮食、腹型肥胖、体力活动不足和心理因素等 10 项危险因素可解释全球 90.7% 的脑卒中和我国 94.3% 的脑卒中，说明生活方式因素和慢性病是脑卒中更为重要的致病危险因素。

脑卒中运动康复机制：脑可塑性是指在内外环境的刺激作用下，大脑改变其结构与功能的适应能力。大量研究提示，脑卒中运动康复的主要机制是增加脑可塑性改变，从细胞分子生物学、突触、大脑皮层组织及各级脑中枢等多层面都显示出正确、多量、有益的运动刺激在改善功能的同时对脑源性神经生长因子、突触结构与效率，皮层间功能重组和各级脑中枢网络的协调等方面产生了积极影响。脑保护作用是指使用各种治疗措施减少脑组织损伤和坏死，尽可能保留脑的结构和功能的作用。近年来研究表明，运动训练和某些神经刺激辅助康复技术具有减少脑组织炎症反应和有害自由基水平，减轻血脑屏障功能损伤，增加血管再生等作用，保护脑卒中后避免受到更大伤害的作用。

四、功能障碍分类

脑卒中后可出现各种功能障碍，临床表现复杂。由于受损血管、病变部位、病变大小和病灶性质的不同，临床表现各有不同，主要有：①意识障碍，如情感淡漠、谵妄或嗜睡、昏迷等症状，丧失对环境及自我认识、辨别和判断能力。②运动障碍，表现为一侧或双侧身体自主活动能力丧失或下降，可伴有肌张力异常、共济失调、平衡障碍、步态异常等。③感觉障碍，常有痛、温、轻触觉等浅感觉减退、消失、过敏或异常；运动觉、位置觉、方向觉等本体感觉缺失或异常；重力觉、实体觉和两点辨别觉等实体感觉丧失；同侧偏盲、斜视等视觉障碍等。④吞咽障碍，表现为吞咽困难、饮水呛咳、流涎或者吞咽失用，导致脱水、营养不良和反复吸入性肺炎。⑤知觉障碍，可有失认和失用症，常见左侧空间忽略。⑥言语障碍，表现为失语症、构音障碍和言语失用，失语症中包括运动性失语、感觉性失语、混合性失语、命名不能、失读症和失写症等。构音障碍包括肌无力、肌紧张、协调障碍和共济失调型构音障碍。⑦认识障碍，表现为注意力不集中、记忆力下降，判断、推理、逻辑分析、运算等抽象思维能力下降，时间、地点、人物定向障碍等。⑧心理精神障碍，抑郁、焦虑、人格异常、哭笑反常等表现。⑨大小便控制障碍、植物神经功能异常、性功能障碍等。⑩继发性功能障碍，包括压疮、关节挛缩、深静脉血栓形成、感染、肩手综合征等。所有这些问题都是脑卒中防治和康复的重要内容。

五、康复功能评定

康复功能评定是对病、伤、残患者的功能状况进行定性和定量描述，并对其结果做出合理解释的过程。它是通过收集患者的病史和相关信息，使用适宜的方法有效准确地评定功能障碍的种类、性质、部位、范围、严重程度、预后以及制定康复治疗计划和评定疗效的过程。本节重点介绍运动康复及相关功能评估。

（一）Brunnstrom 偏瘫运动功能评估法

该方法将脑卒中偏瘫侧运动功能恢复分为 6 期，分别是：1 期患者无随意运动；2 期患者开始出现随意运动，并能引出联合反应和共同运动；3 期患者肌张力显著增高，以共同运动为主；4 期患者肌张力开始下降，出现部分分离运动；5 期患者肌张力逐渐恢复，肌群间协调更好，开始出现精细运动；6 期患者运动能力接近正常，但其运动速度和精确性比健侧差。

（二）Fugl-Meyer 评定法

主要包括肢体运动、平衡、感觉、关节活动度和疼痛五项，共 113 个小项目，可以比较全面地反映运动及相关功能是否受损及受损程度；该方法分级为 3 级（0，1，2 分），总计在 0~226 分间；分数越高，表示其功能越好；其中运动功能积分共 100 分，包括上肢、腕手功能评估共 66 分，下肢共 34 分，分数越高，功能越好。

（三）症状限制性运动试验

该方法旨在评估患者的峰摄氧量水平和安全运动界限，以便了解患者的有氧耐力，精准地指导制订运动处方。通常选用递增负荷功率自行车运动试验或跑台运动试验，亚极量运动试验也是常用的方法。试验前需要排除运动测试禁忌证，如血压过高，严重心肌缺血，严重心律失常和血管夹层动脉瘤等。

（四）6min 步行能力测定

该方法主要是评估患者在 6min 内的步行距离，间接反映患者的有氧耐力、平衡功能和肌肉痉挛等情况。

（五）增量桥式运动测试

该方法评估那些极其虚弱的脑卒中患者的运动耐力，以每分钟做桥式运动的次数衡量运动耐力。

（六）其他功能评定

平衡功能采用三级平衡检测法、Berg 平衡量表或平衡仪进行评定；肌张力评定采用改良 Ashworth 评定法；日常生活能力评定采用改良 Barthel 指数（MBI）和功能性独立评定（FIM）；感觉功能评定、认知功能评定、失语症评定、构音障碍评定和心理障碍评定等可用量表和实值测量来进行。

六、运动康复方法

（一）脑卒中的康复目标与时机

1. 康复目标　采用有效的措施预防脑卒中后并发症，如压疮、关节挛缩、深静脉血栓形成、泌尿系感染、肩手综合征等，改善功能，如运动、感觉、言语、认知等，提高患者的日常生活能力，改善患者的生存质量，降低脑卒中患病危险因素，减少复发。

2. 康复时机　脑卒中早期康复减轻残疾程度，提高患者的生存质量已经得到公认。但关于脑卒中康复治疗开始的最佳时机尚无统一定论。对于不同的功能障碍，早期康复的效果会有所不同。一项多中心研究表明脑卒中发病后 24h 开始进行康复是安全有效可行的，可以促进患者的移动能力恢复，但一项综述研究显示，中风后 24~48h 内早期运动康复是有害的，而 2 周内开始康复是有益的。国内普遍认可患者生命体征稳定后 48h 后开始康复治疗是安全的。

（二）基本原则

①早期进行康复；②全面评估指导制订康复治疗计划，循序渐进；③患者主动参与；④积极防治并发症，做好脑卒中的二级预防。

（三）运动康复训练方法及效果

运动功能康复训练的方法包括肌力训练、神经生理学疗法、强制性运动疗法、减重步行训练、镜像疗法、非侵入性脑刺激辅助训练、虚拟现实辅助训练、机器人辅助训练等。各种方案都有其理论基础和临床应用，在脑卒中运动康复治疗中，没有证据表明哪一种方法优于其他方法。总体上，90% 脑卒中患者可以恢复步行，仅有大约 40% 患者上肢功能获得较好恢复。

1. 神经生理学疗法　该疗法是依据神经发育理论按照神经肌肉发育规律，对脑卒中运动功能进行训练，抑制痉挛、增加功能性运动活动和神经控制，从而达到促进运动功能恢复的方法，是脑卒中运动康复的基本方法，它包括 Bobath 疗法、PNF 训练技术、Rood 疗法、引导式教育、运动再学习等。在此基础上进一步发展了重复性运动训练等延伸方法。研究表明这些方法都可减少脑卒中患者合并症和促进功能恢复及日常生活自理。

2. 肌力训练　脑卒中后肌无力和肌痉挛共存，肌力训练已经成为脑卒中患者康复计划的重要组成部分，但训练时要注意方式方法，不要诱发肌痉挛。荟萃分析显示，急慢性脑卒中患者进行肌力训练可增加肌肉力量，改善移动能力而不加重痉挛。水中力量训练也可以增加下肢肌力，增加屈伸肌间的协调，这些研究说明肌力训练能有效地改善脑卒中患者的运动能力。

3. 强制性运动疗法　通过限制健侧上肢活动，对患肢进行大量的、重复的、针对性的日常生活活动能力的训练方法，以达到促进使用和强化训练患肢的目的。研究发现，经过 0.5~7h/d，3~6d/w，共 1~10w 的强制性运动治疗可以显著改善患者偏瘫侧上肢的运动功能和日常活动能力，且具有持续效应。说明了强制性运动疗法对脑卒中早期和恢复后期患者上肢运动功能的恢复起到了积极的作用。

4. 镜像疗法　镜像疗法也称运动观察疗法，是将镜子矢状位立于受试者前面，双手分别置于镜子的两侧，受试者通过镜子观察健侧上肢的运动，诱发患侧肢体利用镜像神经元机制产生相应活动。最新的系统回顾研究发现，镜像训练方案能有效地改善急慢性脑卒中患者的上肢运动功能。

5. 减重步行训练　是指通过器械悬吊的方式，部分减轻患者体重对下肢的负担，以帮助患者进行早期安全步行训练的方法。荟萃分析表明，减重步行训练能显著提高脑卒中患者的最大步行距离和脑卒中患者的髋关节屈伸角度，改善步行质量，说明减重步行训练在一定程度上对脑卒中患者是有帮助的。

6. 机器人辅助训练　该训练方法可以智能化定时、定量、有效和可重复地对患者进行训练，实现训练方案及康复评估参数标准化。上肢康复辅助训练系统，可以通过前臂支撑器补偿患者手臂的部分重量，增强残留的功能和神经肌肉控制，从而进行主动运动；下肢康复辅助训练系统通过模拟正常的步行运动学规律，强化外周深浅感觉输入刺激，能有效地促进脑卒中患者步行能力的恢复。机器人辅助训练还可与功能性电刺激联合使用，增强疗效。荟萃分析和系统回顾研究发现，机器人辅助康复对改善急性和慢性脑卒中患者上肢运动功能更为有效，在肌肉张力和日常生活能力方面没有观察到显著的改善。因此表明机器人辅助运动康复可应用于早期和恢复后期脑卒中患者。

7. 有氧锻炼运动处方　脑卒中患者在住院期约有 76% 的时间都处于卧床和静坐的状态，只有 23% 时间在进行康复，绝大多数病人的训练强度在 $20\%HR_{max}$ 储备，时间短暂，达到 60%~$90\%HR_{max}$ 强度的运动仅为 1~4min，仅有 1/4 患者可达到 40%~$80\%HR_{max}$ 储备运动 10min 的标准，因此，脑卒中患者有氧耐力锻炼亟待加强。研究显示，住院期间在标准脑卒中康复中加入 30min/d，50%~70% 峰功率，3 天 /w 的靠背式踏车有氧运动，可显著增加患者 6min 步行距离。脑卒中患者目前主要采用低强度跑台行走、平地行走、蹬功率自行车、减重步行等有氧运动锻炼方式，20~60min/ 次，3~5 次 /w，运动前不需做运动试验。如果患者采取中等强度运动康复效果还可进一步提高，但在运动前提倡进行运动试验测试最大有氧耐力，这样可以精准开具运动处方，但目前运动试验率仅为 2%。

高强度间歇运动训练也逐渐引入脑卒中患者有氧耐力锻炼中，它是高强度活动与恢复性运动交替进行的训练方式，两者之间的比例可多样调配组合成不同的训练方案以适应患者病情。研究显示，脑卒中后对具有行走能力的恢复较好患者实施高强度间歇运动训练方案后，有氧耐力增强，行走能力增加，但还需进一步深入研究。总之，脑卒中患者接受有氧训练可以不同程度地提高步行能力、步速、步行效率、下肢肌肉力量，增加脑激活，改善认知，改善脑卒中各项危险因素。

8. 运动康复注意事项　对于脑卒中患者来说，上述恢复运动功能的方法都是安全有效的，但在治疗过程中还需要根据具体情况制定个体化方案，综合应用上述多种技术来提高康复治疗效果。如果脑卒中患者存在多种功能障碍，在进行运动功能康复的同时，还应进行其他功能障碍的康复；预防脑卒中后可能发生的并发症，如压疮、关节挛缩、深静脉血栓形成、泌尿系感染、肩手综合征等也很关键，尤其是在脑卒中早期康复中要格外加以重视。

七、脑卒中的二级预防

脑卒中的二级预防主要是针对高危人群进行相关的健康知识宣传普及，采取有力措施降低危险因素。

1. 健康宣教，改变静坐少动、多食肥胖、滥用保健品的不健康生活方式，加强对健康平衡饮食、规律的体育活动、减重降脂、稳定血压和合理保健等的健康教育，预防脑卒中的发病危险因素。

2. 利用药物控制脑卒中的危险因素，如高血压、高血糖、高血脂以及心脏病等，使病情稳定，减少复发。

（黄力平）

第十节 骨关节病

骨关节病主要包括骨性关节炎、非化脓性关节炎、代谢性骨病等疾病，如骨关节炎、类风湿关节炎、骨质疏松症等。骨关节炎是一种严重影响患者生活质量的关节退行性疾病，预计到2020年将成为第四大致残性疾病，给患者、家庭和社会造成巨大的经济负担。

一、定义与术语

（一）定义

骨关节炎（osteoarthritis，OA）指由多种因素引起关节软骨纤维化、皲裂、溃疡、脱失而导致的关节疾病。其病理特点为关节软骨变性破坏、软骨下骨硬化或囊性变、关节边缘骨质增生、滑膜增生、关节囊挛缩、韧带松弛或挛缩、肌肉萎缩无力等。OA好发于负重大、活动多的关节，如膝、脊柱（颈椎和腰椎）、髋、踝、手等关节，其临床症状主要表现为关节疼痛、肿胀、活动受限和关节畸形。

（二）术语表达

由于关节炎种类繁多，特在此对其他常见的关节炎作简要介绍，以区别骨关节炎。

1. 类风湿关节炎（rheumatoid arthritis，RA） 是一种慢性、全身性、自身免疫性综合征，其特征是外周关节的非特异性、对称性炎症，关节滑膜的慢性炎症、增生，造成关节软骨和骨的破坏，最终导致关节畸形和功能丧失。

2. 风湿性关节炎（rheumatic arthritis，RF） 是风湿热（链球菌感染后引起的一种自身免疫性疾病）所导致的关节病变，以多发性、大关节、游走性关节炎为典型特征，主要发生在青少年。

二、流行病学

骨关节炎以中老年患者多见，女性多于男性。在40岁人群中的患病率为10%~17%，60岁以上的人群中患病率可达50%，75岁的人群则达80%。该病的致残率可高达53%，严重影响患者的工作、学习及生活。随着我国人口老龄化的进展，OA的发病率还有逐渐上升的趋势。

根据骨关节炎的定义，患病危险因素在各地区暴露、研究人群的特征不同，骨关节炎的流行程度存在一定的变动。但总体来说，其发病率与部位、年龄、性别、种族、遗传等因素密切相关。

三、病因及康复机制

（一）病因

骨关节炎的发病机制尚未阐明，但目前研究认为，OA 的高危因素主要有年龄、性别、肥胖、遗传、创伤等。

1. 年龄　年龄是原发性 OA 发病的众多危险因素中最明显的因素之一。

2. 性别　多项研究表明，女性 OA 的发病率明显高于男性。雌激素在 OA 发病中起重要作用，女性绝经后雌激素水平显著低于正常，OA 患病率增加。

3. 肥胖　肥胖是多数疾病的危险因素，有证据表明，肥胖能使 OA 的发病年龄提前，也可能加速 OA 的进展。过高的体重增加了关节负荷应力，诱发关节软骨损伤，此外肥胖者机体会产生一些易引起 OA 发生的代谢产物。

4. 遗传　骨关节炎的发生与遗传缺陷有关，遗传缺陷可导致关节软骨基质代谢异常。已有研究，发现 40%~65% 的 OA 患者其发病与遗传有关，且对手、髋关节 OA 的影响较膝关节 OA 显著。同时发现多种与 OA 发病相关的致病基因。

5. 创伤　关节创伤或磨损力量超过了关节的承受范围，会引起软骨的损伤，破坏关节结构及内部环境，进而加快了软骨的退变及骨关节炎的发生。有调查发现膝关节外伤史阳性人群的 OA 患病率显著高于膝关节外伤史阴性的人群。

（二）康复机制

1. 机制　骨关节炎的运动康复机制是通过综合手段干预，维持或改善关节活动度，增强肌力，提高平衡协调功能，从而减轻患者的疼痛，改善关节功能，延缓疾病的进程，最终提高患者的生活质量。

2. 原则　骨关节炎康复治疗的基本原则是运动疗法、物理因子疗法、传统康复、健康教育及心理治疗。在治疗时应个体化，结合患者自身情况，如年龄、性别、体重、自身危险因素、病变部位及程度等制定合适的康复方案。

四、分类

骨关节炎的分类有多种方法。美国风湿协会（ARA）将骨关节炎分为原发性和继发性。按照是否伴有临床症状分为症状性和放射性，前者伴有明显的 OA 临床症状，后者无临床症状只有 X 线 OA 表现。按照发病部位可分为髋、膝、手、颈椎、腰椎等骨关节炎。

目前比较公认的分类方法是原发性和继发性骨关节炎。

（一）原发性骨关节炎

无明确的全身或局部诱因，与遗传和体质因素有一定的关系。通常多发生于中老年，女性多于男性。

（二）继发性骨关节炎

继发于创伤、炎症性关节病、代谢性疾病、关节不稳定、慢性反复的积累性劳损或先天性疾病等，多发生于青壮年。

五、评定标准

骨性关节炎的临床诊断主要包括患者症状、体征、影像学检查及实验室检查。

康复诊断是指 OA 导致的功能障碍或康复问题。根据 WHO 颁布的《国际功能、残疾与健康分类(ICF)》，从身体功能、结构、日常生活活动及参与四个方面进行评定，主要的评定内容如下。

(一) 疼痛评定

OA 患者通常存在不同严重程度和持续时间的疼痛。临床上使用的疼痛评定方法主要包括视觉模拟评分法(VAS)和数字评分法(NRS)，患者可以用来简单地报告休息、夜间、日常生活活动和步行时的疼痛状况。

VAS 具体方法：在一张白纸上画一条 10cm 长的直线，左端表示“无痛”(0)，右端“极痛”(100)。患者根据自身感受疼痛的程度，在直线上标记出最符合疼痛程度的位置，测量从“无痛”端至记号之间的距离，即为评分分数。

NRS 具体方法：用 0 到 10 代表不同程度的疼痛，0 表示无痛，疼痛较强时增加点数，10 为表示最剧烈的疼痛。询问患者：“请给你的疼痛打一个分值或自己圈出一个最能代表自身疼痛程度的数字。”

(二) 关节结构评定

结构是功能的基础，与功能关系密切。OA 患者因存在关节结构异常，在功能层面会出现关节感觉障碍、运动控制紊乱等问题。对关节结构的评定主要从视诊、触诊、测量、影像学表现等方面进行。

通过视诊和触诊，观察病变关节是否肿胀、僵硬、畸形等；通过测量关节围度，确定病变关节是否有骨性膨大，是否有肢体挛缩或畸形；通过影像学检查，了解病变关节间隙有无变窄、软骨下骨硬化、关节边缘增生、骨赘形成及骨质疏松。

(三) 运动功能评定

OA 患者临床的主要表现包括关节活动度受限及肌力下降。因此，应对受累关节的运动功能进行评定。主要包括关节活动度评定、肌力评定、运动控制能力等。

1. 关节活动范围评定　不同关节活动度的评定方法不同，主要测量病变及邻近关节的活动度。

2. 肌肉力量评定　选用徒手肌力评定、等速肌力评定等，对受累关节周围肌肉力量进行评定。

3. 平衡功能评定　腰、髋、膝、踝等部位的 OA 患者由于关节活动度受限或本体感觉障碍，其平衡功能会受到影响，因此要进行平衡功能评定。可选用 Romberg 试验、Berg 平衡量表、平衡测试仪等评定方法。

(四) 关节功能评定

根据病变部位的不同选择相应部位的关节功能评定量表进行关节功能评定。

针对下肢 OA 患者，推荐使用西安大略和麦克马斯特大学骨关节炎指数量表(WOMAC)。此评分量表根据患者相关症状及体征来评定其关节炎的严重程度及其治疗效果，共 24 个项目，从疼痛、僵硬、日常生活活动三个方面来评估髋膝关节的结构和功能(表 3-12-10-1)。

表 3-12-10-1 西安大略和麦克马斯特大学骨关节炎指数量表

疼痛	关节僵硬	日常生活活动
1. 在平坦的地面上行走	1. 早晨起床时僵硬情况有多严重	1. 上楼梯
2. 上下楼梯	2. 起床之后的一天的时间内，僵硬有多严重	2. 下楼梯
3. 晚上影响睡眠的疼痛		3. 由坐到站
4. 坐着或躺着		4. 站立
5. 挺直身体站立		5. 向地面弯腰
		6. 在平坦的地面上行走
		7. 进出小轿车或上、下公交汽车
		8. 外出购物
		9. 穿上短袜或长袜
		10. 从床上起来
		11. 脱下短袜或长袜
		12. 躺在床上
		13. 进出浴缸
		14. 坐着
		15. 在卫生间蹲下或起来
		16. 做繁重的家务活
		17. 做轻松的家务活

（五）日常生活活动能力评定

OA 患者通常存在日常生活活动能力（ADL）不同程度的受限，表现为步行、上下楼梯、工具性日常生活受限及个人护理等活动受到不同程度限制。评定方法可以采用改良 Barthel 指数量表（MBI）和工具性日常生活活动能力评定量表（IADL）见表 3-12-10-2、表 3-12-10-3。

表 3-12-10-2 改良 Barthel 指数量表（MBI）

ADL 项目	完全依赖	最大帮助	中等帮助	最小帮助	完全独立
个人卫生	0	1	3	4	5
洗澡	0	1	3	4	5
进食	0	2	5	8	10
如厕	0	2	5	8	10
穿衣	0	2	5	8	10
小便控制	0	2	5	8	10
大便控制	0	2	5	8	10
上下楼梯	0	2	5	8	10
步行	0	3	8	12	15
轮椅操控	0	1	3	4	5
床椅转移	0	3	8	12	15

表 3-12-10-3 工具性日常生活活动能力评定内容(IADL)

评分标准：	3= 不需要任何帮助；2= 可以自己做，但做的时候有困难个；1= 需要一些帮忙；0= 完全不能自己做
评分内容	

1. 电话的使用
"你能不能自己用电话呢?"包括找电话号码，拨打及接听电话
2. 交通的使用
"你能不能自己搭车呢?"包括自己上到正确的车，付车票钱购买车票，上下车
(假设你必须要搭交通工具去一个远的地方例如探朋友/看病)
3. 购物
你能不能自己买物品呢?"包括自己选物品、付钱及带回家里
(假设你必须要到附近商店买食物或日用品)
4. 准备食物
"你能不能自己煮食物呢?"包括自己计划食物、准备材料、煮熟食物及放入碗碟里
(假设你必须要自己准备一顿饭)
5. 家务活动
"你能不能自己做家务呢?"包括简单家务(如抹桌子叠被子、洗碗)及较重的家务(如抹地/窗)
(假设你必须要自己做家务)
6. 家具维修
"你能不能应付简单的家具维修呢?"加换灯泡、维修桌子及上螺丝等
(假设你必须要自己做)
7. 卫生
"你能不能自己洗衣服呢?"包括清洗及晾自己的衣服、被子、床单等
(假设你必须要洗自己的衣服、被子、床单等)
8. 服药
"你能不能自己服用药物呢?"包括能依照指示在正确的时间内服用正确剂量的药物
(假设你必须要自己擦药或服药等)
9. 财务管理
"你能不能处理自己的财务呢?"包括日常找零钱、交租金或水电费及到银行提款
(假设你必须要买物品、自己交租金或水电费及有钱在银行)

(六)生活质量评定

OA引起的疼痛、运动功能障碍及平衡功能障碍会导致患者社会参与受限，而参与受限与日常生活活动受限进一步导致患者生活质量下降。可以采用美国简明健康测量量表(SF-36)进行生活质量评定。SF-36量表从生理功能、生理职能、躯体疼痛、一般健康状况、精力、社会功能、情感职能以及精神健康等8个方面全面概括了被调查者的生存质量。

六、运动康复方法

(一)运动康复目标

骨性关节炎运动康复的总目标是缓解疼痛，延缓疾病进展，矫正畸形，改善或恢复关节功能，提高患者生活质量。

（二）运动康复要素

1. 运动强度 通常推荐中低强度的有氧运动，40%~60% 的储备摄氧量或储备心率强度适用于大多数骨关节炎患者。对于体力活动能力低下的 OA 患者，推荐低强度有氧运动，如 30%~40% 的储备摄氧量或储备心率强度。

通常推荐较低强度的抗阻运动，较大强度以及低强度的抗阻训练均可以改善骨关节炎患者的运动功能、缓解疼痛以及增强肌肉力量，但可能会进一步加重关节损伤。具体的强度需要根据患者发病部位以及严重程度，在专业人士的指导下进行选择。

2. 运动时间 运动时间与强度有着密切的关系。ACSM 建议 50~64 岁的慢性病（如骨关节炎）患者以中等强度持续练习 30min/d，5d/w，或高强度练习 20min/d，3d/w；并进行 8~10 次力量训练（每次锻炼重复 8~12 次），2d/w。

3. 运动频率 训练项目与运动强度不同，每周的运动频率也不同。有氧运动 3~5 次 /w，肌肉力量训练 2~3 次 /w，水中运动 2 次 /w，关节活动度以及柔韧性练习最好每天都要进行。

（三）常见的运动康复方法

1. 运动疗法

【目标】减轻疼痛，改善和维持关节功能，保持关节活动度，延缓疾病进程。

【适应证】骨性关节炎。

【处方应用】

（1）有氧运动训练：主要包括步行、慢跑、健身跑、长距离游泳、骑自行车、打太极拳等。推荐低强度有氧运动，按照储备心率计算运动时间。

（2）肌肉力量训练：主要包括等长收缩训练、抗阻肌力训练、等速肌力训练等方法。

以膝关节为例，具体训练方法可选择：

1）股四头肌等长收缩训练：仰卧，伸直膝关节进行股四头肌静力收缩。每次收缩尽量用力并坚持尽量长的时间，重复数次以肌肉感觉有酸胀为宜。

2）抬腿训练股四头肌（直抬腿）：仰卧床上，伸直下肢抬离床面约 30° ，坚持 5~10s，每 10~20 次为一组，训练至肌肉有酸胀感为止。锻炼臀部肌肉，侧卧或俯卧，分别外展及后伸大腿进行臀肌收缩训练，训练次数同上。

3）静蹲训练：屈曲膝、髋关节，但不小于 90°，作半蹲状，坚持 30~40s，每 10~20 次为一组。

4）抗阻肌力训练：利用弹力带、沙袋及抗阻肌力训练设备进行抗阻肌力训练。

（3）关节活动训练：主要包括三类。①关节被动活动，可以采用手法及器械被动活动关节；②牵引，主要目的是牵伸挛缩的关节囊及韧带组织；③关节助力运动和主动运动，在不引起明显疼痛的范围内进行主动或辅助关节活动，如采用坐位或卧位行下肢活动等。

（4）水中运动：主要包括肌肉力量训练和功能性训练，如站立、下蹲、行走等练习。训练方法的选择同陆上运动，可结合水的阻力和浮力设计综合的运动方案。

【疗效分析】有氧运动可以增强全身的有氧代谢能力及身体的耐力。肌肉力量训练可以加强关节周围肌肉力量，防止废用性肌萎缩，改善关节稳定性。关节活动训练可以维持和改善关节活动度，从而维持关节功能。水中运动利用不同成分、温度、压力的水及水的阻力和浮力等特性，设计方法，以改善心肺功能、运动功能及活动度，可以实现减重条件下的关节活动范围和肌肉力量训练，当患者不能进行陆上运动时，水疗可以起到替代作用。

【注意事项】以上运动疗法的强度，以患者身体能够耐受，不引起局部关节疼痛、肿胀为限。

2. 物理因子疗法

【目标】减轻关节疼痛，提高患者满意度。

【适应证】骨性关节炎。

【处方应用】

(1)电疗法

1)经皮神经电刺激(TENS):频率选择依照患者感到能缓解症状为准，电流强度以引起震颤且无痛为宜，1~2次/d，5d/w，10天一个疗程。

2)短波透热疗法:剂量分为无热量、微热量和温热量，通常1次/d，10~20min/次。一个疗程不超过30天。

(2)声疗法

1)治疗性超声疗法:治疗频率、剂量、速度依据患者的部位及耐受情况而定，1次/d，每次治疗5~15min，一个疗程不超过20天。

2)体外冲击波疗法:根据治疗目的、强度不同，可1次/d或每2~3d/次。

【疗效分析】经皮神经电刺激是目前绝大多数指南推荐使用的物理治疗方法，可以缓解疼痛、促进局部循环、促进肌肉收缩。短波通过热效应和非热效进行治疗，可以镇痛、消除炎症、促进组织修复等。治疗性超声能够促进修复、松解粘连、消除炎症水肿。体外冲击波治疗可以减少滑膜分泌的炎症因子，防止关节软骨退变，也可以松解粘连、改善循环，调节神经肌肉兴奋性。

【注意事项】掌握各类物理因子疗法的适应证及禁忌证，在治疗频率、强度及时间设置上，依患者耐受情况而定。

七、预防

骨关节炎预防的具体方法包括功能锻炼、减轻体重、合理膳食、调整生活方式、早期诊断治疗等。在文体活动及日常生活、工作中注意保护关节，减少加重关节负担不合理的运动，预防关节进一步损伤。

(钱菁华)

参考文献

[1] BERTANI R, MELEGARI C, DE COLA M C, et al. Effects of robot-assisted upper limb rehabilitation in stroke patients: a systematic review with meta-analysis[J]. Neurol Sci, 2017, 38(9): 1561-1569.

[2] BRAGG F, HOLMES M V, LONA A, et al. Association between diabetes and cause-specific mortality in rural and urban areas of China[J]. JAMA, 2017, 317(3): 280-289.

[3] COLEMAN E R, MOUDGAL R, LANG K, et al. Early Rehabilitation After Stroke: a Narrative Review[J]. Curr Atheroscler Rep, 2017, 19(12): 59.

[4] WILSON D J. Osteoporosis and sport[J]. Eur J Radiol, 2019, 110: 169-174.

[5] GEENEN R, OVERMAN C L, CHRISTENSEN R, et al. EULAR recommendations for the health professional's approach to pain management in inflammatory arthritis and osteoarthritis[J]. Ann Rheum Dis, 2018, 77(6): 797-807.

[6] KIM G, LIM S, KIM H, et al. Is robot-assisted therapy effective in upper extremity recovery in early stage

stroke? —a systematic literature review[J]. J Phys Ther Sci, 2017, 29(6): 1108-1112.

[7] LIU XH, HUAI J, GAO J, et al. Constraint-induced movement therapy in treatment of acute and sub-acute stroke: a meta-analysis of 16 randomized controlled trials[J]. Neural Regen Res, 2017, 12(9): 1443-1450.

[8] MEHRHOLZ J, POHL M, KUGLER J, et al. The Improvement of walking ability following stroke[J]. Dtsch Arztebl Int, 2018, 115(39): 639-645.

[9] PÉREZ-CRUZADO D, MERCHÁN-BAEZA J A, GONZÁLEZ-SÁNCHEZ M, et al. Systematic review of mirror therapy compared with conventional rehabilitation in upper extremity function in stroke survivors[J]. Aust Occup Ther J, 2016, 64(2): 91-112.

[10] PONTES S S, DE CARVALHO A L R, ALMEIDA K O, et al. Effects of isokinetic muscle strengthening on muscle strength, mobility, and gait in post-stroke patients: a systematic review and meta-analysis[J]. Clin Rehabil, 2019, 33(3): 381-394.

[11] SALEH K J, DAVIS A. Measures for Pain and Function Assessments for Patients With Osteoarthritis[J]. J Am Acad Orthop Surg, 2016, 24(11): e148-e162.

[12] SI L, WINZENBERG T M, JIANG Q, et al. Projection of osteoporosis-related fractures and costs in China: 2010-2050[J]. Osteoporos Int, 2015, 26(7): 1929-1937.

[13] VARAHRA A, RODRIGUES I B, MACDERMID J C, et al. Exercise to improve functional outcomes in persons with osteoporosis: a systematic review and meta-analysis[J]. Osteoporos Int, 2018, 29(2): 265-286.

[14] VIANA R B, NAVES J P A, COSWIG V S, et al. Is interval training the magic bullet for fat loss? A systematic review and meta-analysis comparing moderate-intensity continuous training with high-intensity interval training (HIIT)[J]. Br J Sports Med, 2019, 53(10): 655-664.

[15] WANG L, GAO P, ZHANG M, et al. Prevalence and ethnic pattern of diabetes and prediabetes in China in 2013[J]. JAMA, 2017, 317(24): 2515-2523.

[16] WEBER K L, JEVSEVAR D S, MCGRORY B J. AAOS Clinical Practice Guideline: Surgical Management of Osteoarthritis of the Knee: Evidence-based Guideline[J]. J Am Acad Orthop Surg, 2016, 24(8): e87-e93.

[17] XU T, YU X, OU SI, et al. Efficacy and Safety of Very early mobilization in patients with acute stroke: a systematic review and meta-analysis[J]. Sci Rep, 2017, 7(1): 6550.

[18] ZHANG Y, WANG YZ, HUANG LP, et al. Aquatic Therapy Improves Outcomes for Subacute Stroke Patients by Enhancing Muscular Strength of Paretic Lower Limbs Without Increasing Spasticity-A Randomized Controlled Trial[J]. Am J Phys Med Rehabil, 2016, 95(11): 840-849.

[19] 白璧辉，谢兴文，李鼎鹏，等. 我国近 5 年来骨质疏松症流行病学研究现状 [J]. 中国骨质疏松杂志，2018，24(2): 253-258.

[20] 房红芸，翟屹，赵丽云，等. 中国 6-17 岁儿童青少年超重肥胖流行特征 [J]. 中华流行病学杂志，2018，39(6): 724-727.

[21] 何成奇. 骨关节炎康复指南 [M]. 北京：人民卫生出版社，2016.

[22] 胡大一，王乐民，丁荣晶，等. 中国心血管疾病康复 / 二级预防指南(2015 版)[M]. 北京：北京科学技术出版社，2015.

[23] 王陇德，刘建民，杨弋，等. 我国脑卒中防治仍面临巨大挑战——《中国脑卒中防治报告 2018》概要 [J]. 中国循环杂志，2019，34(2): 105-119.

[24] 于冬梅，琚腊红，赵丽云，等. 中国 0-5 岁儿童超重肥胖分布特征 [J]. 中华流行病学杂志，2018，39(6): 710-714.

[25] 中华医学会骨科学分会关节外科学组. 骨关节炎诊疗指南(2018 年版)[J]. 中华骨科杂志，2018，38(12): 705-715.